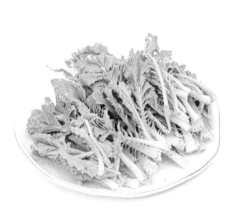

陈允斌

陈允斌 著

# 二十四節氣

## 顺时饮食法

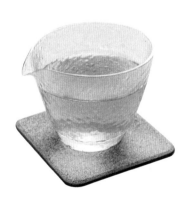

科学技术文献出版社
SCIENTIFIC AND TECHNICAL DOCUMENTATION PRESS

·北京·

**图书在版编目（CIP）数据**

陈允斌二十四节气顺时饮食法：全四册 / 陈允斌著 . — 北京：
科学技术文献出版社，2021.1（2023.3 重印）

ISBN 978-7-5189-7072-8

Ⅰ . ①陈… Ⅱ . ①陈… Ⅲ . ①食物养生 Ⅳ . ① R247.1

中国版本图书馆 CIP 数据核字（2020）第 162302 号

---

**陈允斌二十四节气顺时饮食法·春生**

策划编辑：王黛君　责任编辑：王黛君　宋嘉婧　责任校对：文　浩
责任出版：张志平

---

出 版 者　科学技术文献出版社
地　　址　北京市复兴路 15 号　邮编 100038
编 务 部　（010）58882938，58882087（传真）
发 行 部　（010）58882868，58882870（传真）
邮 购 部　（010）58882873
官方网址　www.stdp.com.cn
发 行 者　科学技术文献出版社发行　全国各地新华书店经销
印 刷 者　艺堂印刷（天津）有限公司
版　　次　2021 年 1 月第 1 版　2023 年 3 月第 3 次印刷
开　　本　710×1000　1/16
字　　数　729 千
印　　张　71.5
书　　号　ISBN 978-7-5189-7072-8
定　　价　299.00 元（全四册）

# 序 言

## 为什么要跟着二十四节气来养生？

　　古代的中国先贤根据太阳的运行位置，将一年分为二十四段，每月两段，月首叫"节"，月中叫"气"，合起来就是"节气"。对节气更替引起的自然万物变化规律的认识，形成了中国人独有的时间知识体系。

　　每一个节气的到来，都带来气候、物候的变化，也对人的身体产生影响。中国人经过几千年的实践发现，顺应节气来调整日常生活和饮食，能起到事半功倍的养生效果。因此，"二十四节气"在传统中医学和养生学中有很广泛的应用。每个节气都是一个养生和防病、治病的节点。

　　在我推广节气养生的这些年中，通过对大量读者们的实践经验进行分析，我发现，节气养生对于从北到南不同地域的人，都有一定的效果。甚至海外的一些读者们，也通过节气养生调养好了身体。

　　中国人祖祖辈辈讲究顺应节气，可能是这样的传统形成了我们共同的基因记忆。只要您是炎黄子孙，无论生活在哪里，不妨尝试跟随节气吃吃中国传统饮食，感受我们的先辈"天人合一"的生活，或许会有意想不到的收获。

## 新读者必读：如何使用本书和实践书中的节气养生方法？

这套书的主要内容是以二十四节气为中心的顺时养生，包括节气防病和保健重点，以及对应的饮食方法和日常起居宜忌等。

由于在《吃法决定活法》书中已分享过我的家传节气食方，本书对读者们实践后咨询较多的内容进行详细解说和补充，个别具体内容则不再重复。

1.在整个节气期间（大约半个月），我们都可以用到这个节气的饮食方子和养生原则。月初的节气，其养生方还可以适用于整个月。

2.尽量做到顺时不间断。节气养生是环环相扣的。每个节气的饮食，也同时为下一个节气做好铺垫、打好基础。如果前几个节气的食方没有按时吃，后面节气的食方就不容易达到最好的效果，甚至有时还需要用一些特殊的方法来补救，比如，冬至前的"开路汤"。

## 节气养生中的"顺时"

节气养生是"顺时生活"的主要内容，"顺时"很关键。

顺时的"时"，我将它分为三个层面：天时、地时、人时。其中，与节气相关的部分，主要有三点。

## 1. 节气中的天时

在一年之中，随着二十四节气的轮转，带来风、寒、暑、湿、燥、火等天气的变化。在一日之中，则是昼夜的转换、十二时辰的变化。这些都是天时。

同一个节气，在不同的年份，气候的差异对人会有影响。《黄帝内经》对一个甲子60年的变化规律和相应的治病保健措施有很精辟的总结。特别是其中对于疫病的预测，经过长期的验证，准确率是很高的。关于这个部分的具体内容，可以参考《顺时生活》系列健康日历。

## 2. 节气中的地时

二十四节气有物候的变化。大地上天然的食材在不同的节气应时而生，我们顺时来采收，也顺时来食用，来获得它们最佳的营养和功效。

在不同的节气我们吃同一种食物，效果都可能不一样。比如，立春、雨水时吃韭菜可以补身体的阳气。而清明节气后再吃韭菜，就有可能上火。

其实，中国古代早就发明了大棚种植的技术，可以种植反季节蔬菜。但当时的朝廷认为这样不对，就下令阻止了，认为这是不时之物，食之伤人。就是说，不是这个季节应该吃的食物，吃了以后会对人体造成伤害。

## 3. 节气中的人时

就像古人说的："花开花落自有时，总赖东风主。"其实，人的身体也顺应着自然的节律，随着节气的转换，有生、长、化、收、藏的变化。在不同的节气，养生和饮食的重点也应有所不同。

疾病的高发期，也跟节气很有关系。比如，大雪是上消化道出血和心肌梗死最高发的节气，冬至是心力衰竭高发的节气，大寒是脑梗死高发的节气，等等。知晓了规律，我们在每个节气的养生防病就有了重点。

二十四节气顺时养生，就是顺应天、地、人这三个层面的"时"，在节气的流转中顺其自然地过好每一天，让每一天的每一口家常便饭，都变成顺应天时的滋补品。

愿我们都能坚持顺时生活，不负光阴！

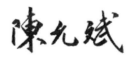

2020 年 11 月立冬于北京

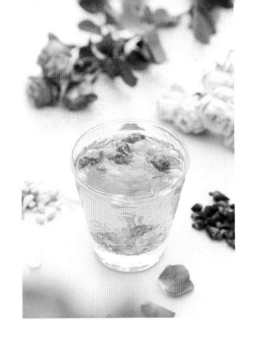

# 目 录

第一章 立春 *the Beginning of Spring*

**立春：肝木先动 _ 003**

春天为什么要吃春饼、春盘？_ 003

立春：进补不宜，清味为主 _ 008

"蓼茸蒿笋试春盘，人间有味是清欢" _ 012

**立春开始，养生偏向于饮 _ 016**

一个节气是管十五天的 _ 016

立春有三候，每一候有五天 _ 018

立春节气，宜喝"排浊抗霾茶" _ 020

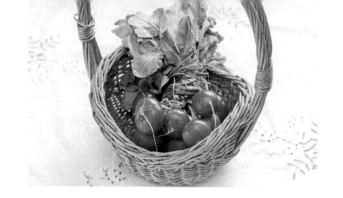

**您会吃元宵和汤圆吗？** _ 025

大年初一，吃一碗团圆美满的汤圆 _ 025

如何在家做好吃又健康的汤圆？ _ 028

怎样吃汤圆不伤脾胃？ _ 031

**人日（大年初七），喝碗七菜羹** _ 037

"只从元日（初一）到人日，便觉新年胜故年" _ 037

挑选七菜羹所需要的蔬菜，有三点讲究 _ 041

**元宵节里的养生密码** _ 045

元宵节，中国古代的狂欢节 _ 045

春天养生，调节情绪（气）非常重要 _ 047

# 第二章 雨水 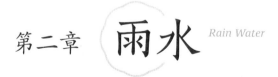 *Rain Water*

**雨水节气，我们的身体如何将息？** _ 050

雨水寓意着什么？ _ 050

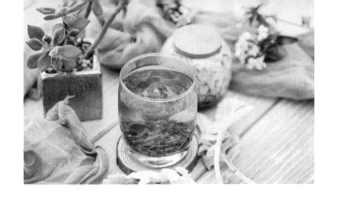

雨水节气，吃韭菜最能减寒 _ 053

韭菜怎么吃？ _ 061

## 春天为什么易流行禽流感、流感等传染病？ _ 065

什么是禽流感？ _ 065

禽流感和流感、普通感冒有什么区别？ _ 067

## 如何预防春天的传染病？ _ 068

常喝防感护生汤 _ 068

春天喝防感护生汤有什么功效呢？ _ 073

如何挑选防感护生汤的原料？ _ 074

春天喝防感护生汤是否有禁忌？ _ 076

## 二月二为什么"龙抬头"？在哪里可以看到"龙抬头"？ _ 078

春天的时候，要多吃米、面等甘味的食物 _ 078

平时容易脱发，可以用侧柏叶加生姜调理 _ 079

"龙抬头"可不是一个简单的民俗 _ 083

跟龙有关的中医名方：青龙汤 _ 087

祝您二月二龙抬头，鸿运当头 _ 089

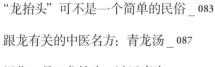

**在春天，不上火的活法 _ 091**

春天是容易上火的季节_ 091

不管喝什么茶，只要喝后舒服就可以继续喝_ 095

**补钙，要特别讲究方法 _ 097**

最好是通过食物来补钙_ 097

萝卜缨，边角余料有妙用_ 099

如何找到更多的萝卜缨？_ 102

萝卜缨小食方_ 104

第三章 惊蛰 the Waking of Insects

**惊蛰，喝黄豆萝卜汤补身体 _ 112**

惊蛰节气，我们的身体要动养_ 112

惊蛰节气前后，喝黄豆萝卜汤_ 114

**惊蛰期间，我们的身体如何将息？ _ 125**

惊蛰节气，喝桑菊茶可以预防外感_ 125

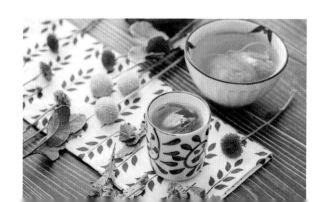

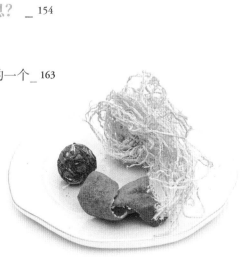

感冒了，桑菊茶加减来调理 _ 127

桑菊茶里的原料各有什么神奇？ _ 130

喝桑菊茶的宜忌 _ 132

春天要少吃酸味的食物 _ 133

食物分酸、苦、甘、辛、咸五味 _ 133

酸味的食物有哪些？ _ 136

春天要多吃甘味的食物 _ 138

"春吃甘，脾平安" _ 138

甘味的食物对身体有什么好处呢？ _ 140

不是纯粹甘味的食物，春天适不适合吃呢？ _ 146

# 第四章 春分 the Spring Equinox

春分时节，我们的身体如何将息？ _ 154

春分，花香养肝 _ 154

一年有四时八节，春分是八节中的一个 _ 163

春分期间，重点养肝 _ 165

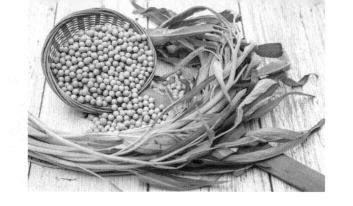

**上巳节，养生要做三件事 _ 168**

上巳节，有甚深的养生智慧 _ 168

吃上巳菜，祛除冬天留存在体内的陈寒 _ 173

荠菜，菜中之甘草 _ 173

上巳节，春天的雅集 _ 183

**"秋贵重阳冬贵蜡，不如寒食在春前" _ 188**

寒食节对我们养生有什么启示？ _ 188

寒食节，吃冷食的节日 _ 193

# 第五章 清明 Pure Brightness

**清明时节，我们的身体如何将息？ _ 200**

清明时节，纯净澄澈为清，日月照空为明 _ 200

清明时节，离不开清明菜 _ 202

## 春季宜养肝，但每月各有侧重 _ 206

初春、仲春、暮春的养生重点 _ 206

养生要分重点，不贪多，更不能求快 209

## "春去秋来心自在"：不抑郁的生活 _ 210

"一起来聊聊抑郁症" 210

抑郁症如何识别、防范？ _ 210

抑郁的人，用什么来调理？ _ 213

## 春夏之交，警惕春困 _ 221

春困就是亚健康 _ 221

春困的不同表现，代表身体的不同问题 _ 223

春夏之交，如何过得神清气爽？ _ 225

## 春天，吃"陈皮牛肉"胜过黄芪 _ 231

春天不生病：第一靠清，第二要补 _ 231

自制美味的陈皮牛肉 _ 233

## 春天，让呼吸系统不生病的吃法 _ 237

春夏之交长期咳嗽，吃什么调？ _ 237

警惕百日咳 _ 241

慢性支气管炎的原因及调理方法 _ 247

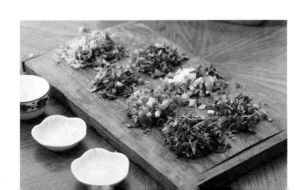

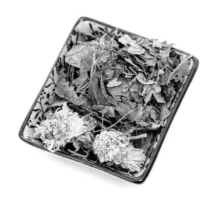
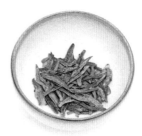

# 第六章 谷雨 *Grain Rain*

**谷雨时节，我们的身体如何将息？** _ 254

谷雨期间，有哪些风物当前？ _ 254

谷雨时节，身体容易出现哪些问题？ _ 258

病逢谷雨喜分茶 _ 260

有咽炎的朋友，要喝槐花蜜配的绿茶 _ 264

**春天，香味是一种疗愈** _ 268

春天，我们要与香味为伴 _ 268

香椿怎么保存才能保证食用的时间长？ _ 276

香椿浑身都是宝 _ 282

**春将去，养生勿忘查漏补缺** _ 292

夏日将临，春季养生的功课没做好怎么办？ _ 292

**春去有来时，愿春长见君** _ 297

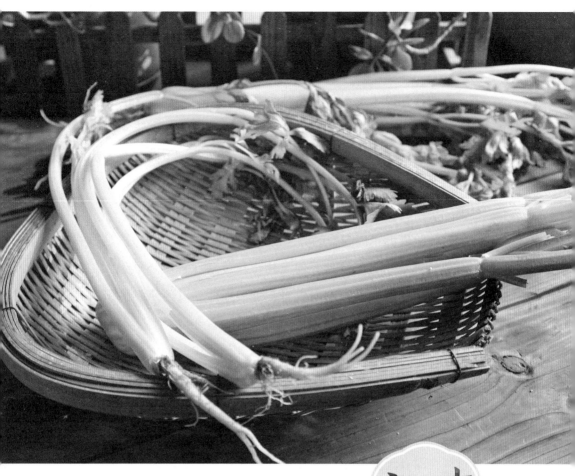

第一章 立春

*the Beginning of Spring*

《黄帝内经》说:"春三月,此谓发陈。"

冬天养生要封藏,是一个"关"的过程;

而春天养生要"发陈",是一个"开"的过程。

从立春节气开始,就不再进行冬天的进补了,

这时候的首要任务就变成了给身体排毒,还要抗病毒。

在立春节气,我们要打开身体"气"的通道。

我们都知道《黄帝内经》对四季养生有很具体的指导："春三月，此谓发陈，天地俱生，万物以荣，夜卧早起，广步于庭，被（pī，通"披"）发缓形，以使志生，生而勿杀，予而勿夺，赏而勿罚，此春气之应，养生之道也。逆之则伤肝，夏为寒变，奉长者少。"

这一段告诉我们春季的养生之道：春季的三个月，是"发陈"的时节。天地间生气发动，使万物生长茂盛。宜夜卧早起，在庭院里慢走，散开头发，解开衣带，舒展形体，以便使心情积极向上。春天要护生，不宜滥杀；要施与，不宜夺取；要奖赏，不宜惩罚……这些都是顺应春天来养护春气的"生"的方法。如果违逆了，就会伤肝，夏季容易得寒变病（指由于心阳虚引起的一系列身心疾病），供给夏季长养的能量就不足了。

第一句讲的"发陈"很关键。冬天养生要封藏，是一个"关"的过程；而春天养生要"发陈"，是一个"开"的过程。

"发陈"，就是推陈致新。"陈"，是经过一个秋冬，在人体蓄积已久的能量，以及陈积的各种风、寒、湿、浊、内热等各种"毒"。到了春天，要将陈积的"毒"发散出去，同时利用秋冬蓄积的能量来生长。

芳香开窍。在春天要"发陈"，就要"开"——打开人体气的通道。所以整个春天，宜与香味为伴。药香、花香、茶香、食物的辛香……都可以帮助我们打开身体，就像把窗户打开来散掉浊气。

# 立春：肝木先动

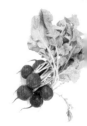

## 春天为什么要吃春饼、春盘？

### * 立春，比大年初一更能代表新年的开始

农历的大年初一，有时候是在1月份，还是冬天，但我们仍然称为"新春佳节"，为什么呢？是因为它总在立春的前后。按传统习俗，到了立春，新的一年才算正式开始。

每年春节（农历正月初一）对应的公历日期都有早有晚，但立春节气，每年都在公历2月4日左右，这就是中国古代阴阳合历的高明之处。从农业和人们平时生活的角度来说，立春才是一年的开始，四季养生也是从这个时候开始进入新一轮的循环。

### * 春到人间，草木先知

早春时，气温还不高，蛰虫也还没有出来，但是树和草会先开始吐芽，所以说是春到人间，草木先知。

在人体内，也有与"草木"相对应的，就是肝系统。肝是属木的，春天来了，肝气就像草木一样生发。人的情绪对肝气影响很大。初春时，是不宜争强好胜的时候，尽量不与人发生无谓争执，以免扰动肝气。动脉硬化的朋友更是要小心，防止动怒伤肝，引发血压升高、头晕，甚至脑卒中。

## ＊ 立春开始一个月，可以吃春饼、春盘

从立春节气开始，就不再进行冬天的进补了，这时候的首要任务就是给身体排毒，还要抗病毒。

在立春节气，我们可以吃两样东西：春饼和春盘。整个立春节气的十五天都可以吃。如果您吃了觉得舒服，吃一整个月也没问题。因为立春在月之初，它属于一个节，是可以管一个月的。

## ＊ 立春为什么要吃春饼呢？

立春吃春饼，主要有两个原因。

第一，春饼是粮食做的。在北方，春饼是用面粉做的；在南方，春饼也叫春卷，是用米粉做的。但不管是用面粉还是米粉，它们都是甘味的，多吃甘味的食物能健脾。

第二，春饼里卷的菜适合用春天（特别是早春时）长出来的蔬菜。在北方，早春时长出来的菜虽然非常少，但我们可以发一点绿豆芽，卷在春饼里吃。

在春天，凡是发芽的东西都能提升身体的生发之气。如果是喜欢发芽菜的朋友，您还可以再发一点儿萝卜苗、香椿芽，卷进春饼里吃，也是非常好的。

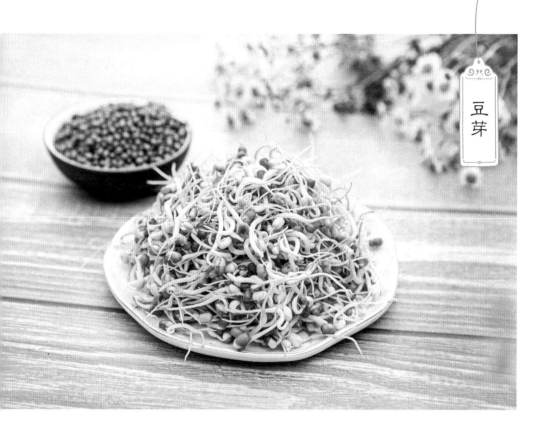

豆芽

注意：在春饼里您要卷的是早春的蔬菜，而不是大棚里种植出来的。

如果没有当季的蔬菜，您就用豆芽，一般不用黄豆芽而用绿豆芽，因为绿豆芽排肝毒的效果更好。

绿豆芽可以清热解毒，又没有绿豆那么寒凉，在早春的时候，天气还比较冷，用绿豆芽正好。

* 春饼里卷的绿豆芽可以自己在家发

在家发豆芽其实非常简单。

小瓶子来发绿豆芽适合第一次发豆芽的人，一般来说，只要

# 发绿豆芽

原料：绿豆。

做法：把绿豆放入瓶（玻璃瓶最好）中，放大约1/5，加水泡透，然后把水倒出
来。天冷时放在暖和的地方，北方可以放在靠近暖气的地方，每天用水冲
洗一次，过几天就能发出芽来。

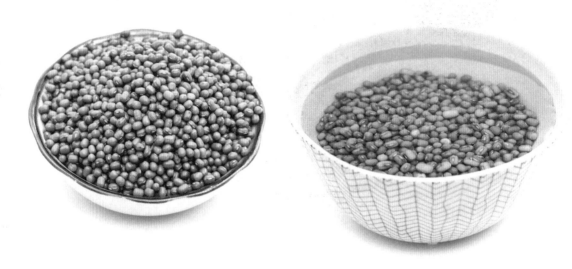

允斌叮嘱：

每次泡绿豆芽的水要倒掉，只要保持湿润就行，不要让水泡着，否则容易泡坏。


瓶子里面没有沾过油，是很容易发成功的。

如果想发出胖胖的、更加鲜嫩好吃的豆芽，那么还可以进一
步这样做：

1.用重物压着，这样豆芽能长得更粗壮。

2.全程不见光，这样豆芽会更好吃。

如果您想让绿豆芽发得比较粗壮，可以把绿豆放在陶瓷盆里，
加一点水泡上，泡透后把水倒掉，让它只是保持湿润。上面盖上
一层纱布，最好是压上一个重的东西，比如一个碗，这样绿豆芽

就可以发得比较粗壮（因为有了重力，绿豆芽就会使劲地往上顶，自然就变得粗壮了）。

### 发豆芽的第二个方法: 旧水壶、旧药罐发豆芽

家里如果有不用的茶壶或旧的电热水壶，可以用来发豆芽。

用旧烧水壶发豆芽的方法

1.将绿豆放入水壶，倒入温开水，泡一夜，不用开盖，把水从壶嘴倒掉。

2.每天早晚淋两次冷水，再倒掉水，保持豆子湿润。

3.三到六天就可以吃了。

### 发豆芽的第三种方法: 用煎药罐来发豆芽

这个方法是一位读者推荐的，是个很妙的法子。

用煎药罐发豆芽的方法

1.用温水把豆子发出小芽后倒入罐子。

2.每天灌水倒水，盖子一直盖着不揭开。

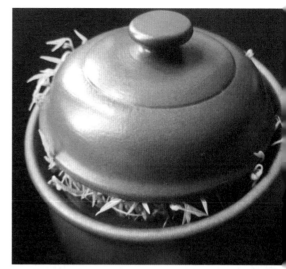

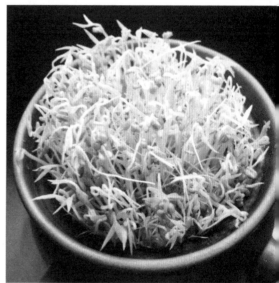

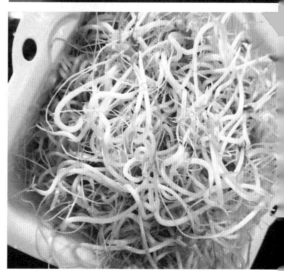

3. 直到盖子稍微被顶开了，再过一两天芽比较粗了就可以了。

这个方法真是很妙——全程不见光，陶罐又透气，盖子也有一定分量可以压住豆芽。

在家里用这些方法发出来的豆芽是非常干净的，您不需要特别去清洗它。

绿豆发芽之后会有一层绿豆壳，您不要把它洗掉，做菜的时候一起来做，排肝毒的效果会更好。

---

**读者评论：吃春盘后，精神比以前好了**

Samie_le：开春以来一直吃春盘、凉拌韭菜，之前每到春天手指都会长湿疹，人也经常感冒。今年不长了，人也没感冒，精神也比以前好了，感谢老师的方子。

---

# 立春：进补不宜，清味为主

## ﹡ 吃春盘不分南北

春天来了，除了吃春饼以外，我们还要吃春盘。

有的朋友给我留言说："现在北方还是冰天雪地的，能吃春盘吗？"

其实，春节假期我们吃了很多大鱼大肉等肥甘厚味的食物，脾胃里早已积存了很多浊气和内热，这时候正需要通过吃春盘来助消化、解油腻。因此，吃春盘是不分南北的。

立春

在人们印象中，春天应该是花红柳绿、阳光明媚的，其实这是晚春的景象。早春的时候，天气还比较寒冷，草还没有长，树还没发芽，但这都是表面现象，春天来了没有呢？它已经来了，天地之气已经在悄悄启动了。

比如在北京，不要说2月份，就是到了3月份，有时候也会下雪，但这并不表示春天没有来，因为这时候下的是春雪。

冬雪是粉末状的，而春雪是羽毛状的，是大片大片的雪花，因为它里面含有大量的水汽。

一过立春，我们就要按照春天的规律来保养身体了。这时，我们应该如何做呢？

过去一个冬天所受的风寒，这时候可能还残留在我们体内，而冬天我们又吃了很多进补的东西，导致身体内蓄积了一些内热，这个时候，我们不能再补了，而是要排毒、抗毒。

怎么做呢？我们可以来吃春盘。

※ 给一家人吃的春盘如何搭配？

### 1. 春盘，就是一盘子初春新长的青菜

很多朋友不懂什么叫作春盘。古人所谓的春盘，其实就是一盘子春天新长出来的青菜，而且必须是辛味的，就是带有一点辛辣的味道，这样的蔬菜才能帮助我们的身体排毒、抗毒。

正月初七（人日）那天喝的七菜羹，里面用的蔬菜也是春盘所

用的。如果您喝了七菜羹觉得很舒服，那您不妨继续喝下去；如果您觉得每天喝七菜羹比较麻烦，那您可以直接把春盘里的蔬菜凉拌，或者卷春饼吃，可以从立春节气开始，一直吃到三月初。

### 2.春盘怎么搭配呢？

最初的时候，古人是放五种菜——蒜苗、薤（jiào）头叶子、韭菜、油菜薹（tái）、香菜。

由于这五种都是辛香味的蔬菜，所以也叫五辛盘。后来又逐渐变化出各种不同的搭配——用春饼卷菜吃，配上青萝卜用来消食。这样一盘琳琅满目的蔬菜，就称之为春盘。

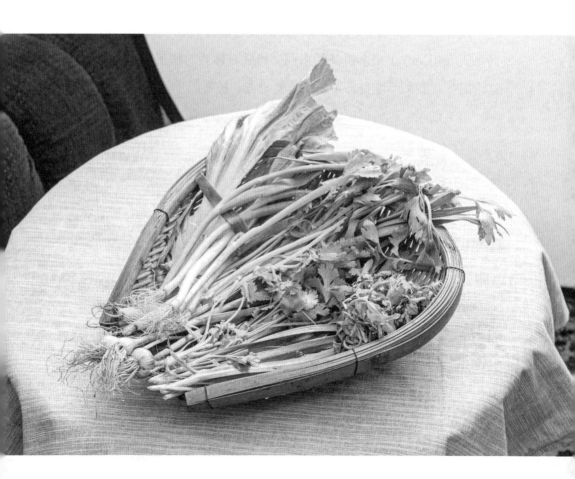

但不管怎样搭配，春盘讲究的是选择带有辛香味的当季绿色蔬菜，因为辛味有发散的作用。经过一个冬天，人体的五脏里积存了许多浊气，需要借助辛味给它排出去，辛味同时又能提升人体的阳气，防止春困，让人精神抖擞。

在五辛盘的搭配里面，薤头叶子现在可能不容易买到了。您去市场上买到的一般都是薤头。油菜薹，南方的朋友可以用，北方的朋友假如买不到的话，您可以用别的菜替换它。

除了这五种菜，春盘还可以选择芹菜、荠菜和萝卜缨。

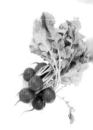

### 3.初春养生，讲究的是一个"气"字

如果您想要学古人食用五辛盘，我推荐一个比较好的搭配——芹菜、韭菜、香菜、荠菜、萝卜缨。

这几种蔬菜各有各的功效，而且都特别有意思。

从初春的养生角度来说，它们的功效都带着一个"气"字：芹菜是祛风气的；韭菜是行血气的；香菜是通阳气的；荠菜是利肝气的；萝卜缨是消食气的。

荠菜作为一种野菜，市场上可能不太容易买到，您可以网购。早春，南方地区的荠菜已经长出来了，再过一段时间，山东的荠菜也会长出来。

如果您实在买不到荠菜，也可以用油菜薹或者蒜苗来代替。南方的朋友就用油菜薹，这是南方非常常见的蔬菜；北方的朋友就用蒜苗，蒜苗有醒脾气的作用，能激发人体的运化功能。蒜苗可以自己在家里发。

如果您想连续吃一个月五辛盘，那就不用每天都把五种蔬菜配齐，有什么吃什么，只要把这些辛味蔬菜都吃到，就很完美了。

冬天的养生，讲究的是一个"藏"字，重在封藏。初春的养生，讲究的是一个"气"字，到了初春要把自己的身体打开，就像到了春天要把窗户打开一样，让身体透一透气，让气血顺畅地流动起来。祛除浊气，生发阳气，当人体气血通和的时候自然就百病不生了。

吃了五辛盘，身体会更加生气勃勃。

# "蓼茸蒿笋试春盘，人间有味是清欢"

一年有四立——立春、立夏、立秋、立冬，它们代表着四个季节的开始。在季节转换的时候，我们在饮食方向上也需要有大的调整，而且这个调整是可以保持两个月的。

立春时候的饮食方子，您可以从立春开始连续吃两个月；立夏时候喝的姜枣茶，也是可以连续喝两个月的，一直喝到三伏天之前；立秋的时候有一点特殊，因为立秋的时候，同时也是长夏，所以立秋的饮食方子有一点细微的变化；到了立冬的时候，补肾茶和补肾汤都是可以连续喝两个月的。所以一年中每个季节开始的时候，我推荐的饮食方子基本上都是适用于整个季节的，特别是每个季节的前两个月，您需要用这个方子。

立春时候吃的七菜羹、五辛盘，包括排浊抗霾茶，如果您在吃了、喝了以后觉得很舒服，很对您的胃口，那就不妨经常吃，一直吃到清明节，甚至吃到立夏之前都是可以的。

＊ 七菜羹和五辛盘里的菜很难选怎么办？

立春时候吃的七菜羹和五辛盘，不同地域的读者朋友们最初学着吃有时会纠结，评论区里分成了两大阵营。

北方的读者说："陈老师，我们东北这里春季有的菜没有，夏季有的菜也没有，这盘七菜羹可把我难倒了，怎么办呢？"

另一位读者说："新疆估计要到五六月份才有应季菜，现在的菜都是大棚菜或内地运过来的。新疆这个天现在哪有春天的感觉？完全还是在过冬。"

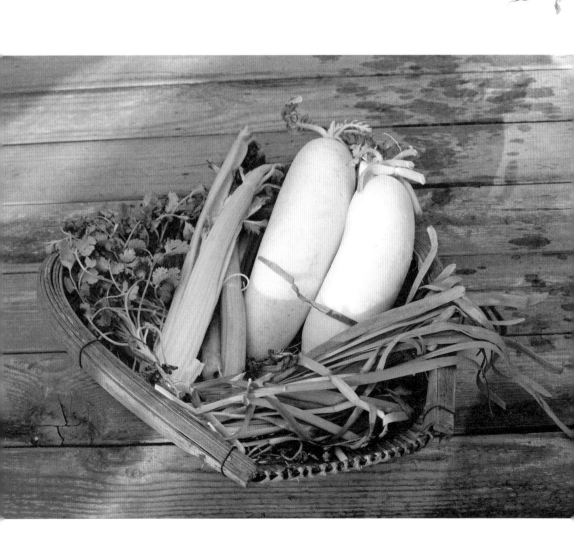

还有一位读者说了北方朋友们的普遍想法：虽然已经立春，但是北方地区依然天寒地冻，很少能买到大地菜，基本都是温室菜，像我说的那种蕴含了冬春之气的菜太少了。

而南方的一些读者却说："我们南方的萝卜缨现在都已经很大了，都有一点老了，荠菜现在都开花了，这菜老了还可以做羹吗？"

其实，每年一到立春的时候，在吃七菜羹、五辛盘来养生的这个环节上，南、北的读者朋友们都会自动分成两个泾渭分明的阵营。

北方的朋友和南方的朋友的想法之所以不同，是因为中国实在太大了，从南到北，从东到西，气候、物产的差异非常大。所以每到一地，我都会给当地的朋友们讲地域养生，但在书里给大家推荐的节气养生法，都是具有普适作用的。也就是说，对于生活在中国大部分地区的朋友们来说，它都是有一定的适用性的。

您可以根据所在的地方进行一些调整，比如在初春，北方地区没有太多的应季菜，您可以用萝卜泡水发萝卜缨，用大蒜泡水发蒜苗，用绿豆泡水发豆芽，自己制造一些应季的菜。当然，您也可以网购。现在网购非常方便，而且立春的时候，南方地区的菜普遍已经上市了。


\* 春盘菜是生吃还是熟吃？能加别的菜吗？

有些朋友一直没搞清楚春盘是生吃还是熟吃。其实，春盘里的菜如果是可以生吃的，那就生吃；如果不可以生吃，最好焯水或者炒熟来吃。

有读者问："陈老师，能不能把这几种蔬菜焯水蘸酱油、芥末来吃？"这是一个很好的吃法，因为芥末也是辛味的，在春季的时候，它可以帮助身体排出浊气。

另一些留言问："芹菜、荠菜、萝卜缨，这些菜是不是都要焯水？"其实，芹菜本身嫩嫩的，不需要焯水，可以直接凉拌吃。荠菜和萝卜缨最好焯一下水再吃，但如果是樱桃小萝卜的萝卜缨，则不需要焯水，可以直接蘸酱吃。

还有朋友问道："这些菜可不可以用油炒着吃？"这是完全可以的。只是要注意炒的时候不要把它炒得太油，也不要炒得过熟，这样会丧失它们的新鲜美味，排毒的效果也会打折扣。

还有一些人想搭配其他的菜一起吃，比如有人问道："春盘里可不可以加入胡萝卜丝和金针菇？"这些一般都是可以的。在春盘里面加一些其他食物，只要做得清淡，不影响辛味蔬菜的效果，都可以。

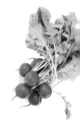

# 立春开始，养生偏向于饮

## 一个节气是管十五天的

很多人认为，节气是一天的概念，其实不是，一个节气是管十五天的。也就是说，节气养生并不是在交节气的那一天才养生，而是在整个节气所管的这十五天之内，您都可以吃适合这个节气的饮食。

为什么我们总说某月某日交某节气，而且还精确到几点几分几秒？这里有一个黄道和黄道经度的概念。地球围绕太阳公转一周是一年，但从地球上看，是太阳在天空中移动了一周，这样的一周，我们把它叫作黄道。如果把这一周360度等分成24份，这就是黄道的经度，24份上的每一个点，就是通常所说的二十四节气。

我们把春分这个点定为黄道经度的零度，每隔15度，太阳运行到下一个位置的时候，就是下一个节气，这就是一年二十四节气的来历。

为什么要跟着节气来养生？因为中国的农历是阴阳合历，非常地巧妙，里面阳历的部分，就是指太阳运行的位置。以太阳每运行15度为一个节气，定下了二十四个节气。而且在我国的秦汉时期，二十四个节气就已经被全部观测到了，同时，还把它们的顺序和名称也固定了下来。

北京有一处著名的古迹叫古观象台，在台顶上就陈列着一台黄道经纬仪，这台仪器制造于清康熙年间，它是用来测量黄道的经度、纬度和二十四节气的。如果您到北京旅游，不妨去看一看。我特别建议带小孩子看一看，让他们多了解一些古代的天文学知识。

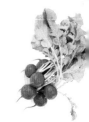

## ＊ 每月月初的节气叫"节"，每月下旬的节气叫"气"

节气，其实节和气是不一样的，什么是节，什么是气呢？

在每个月月初的那一个节气，我们叫作节，比如，11月月初是立冬，这是一个节。而每个月下旬的那一个节气，我们称之为气，也叫中气，比如，11月下旬的小雪，这就是一个中气。

现在年轻人熟悉的星座，也是以太阳在黄道上运行的位置来划分的，太阳在黄道上每移动30度，就是一个星座，这样一圈下来，正好是十二个星座，也被称之为黄道十二宫。黄道十二宫，也是以太阳运行到黄道经度的零度，也就是交春分这一个时刻为起点的，这个月是白羊星座。

二十四节气的十二个中气，都在每个月的下旬，它们的间隔时间跟现代占星学的太阳星座的十二个月占用的时间周期是完全吻合的。

黄道十二宫是以中气来划分的，但在二十四节气中，每个月月初的这个节，是要大于每个月下旬的这个中气的。

# 立春有三候，每一候有五天

　　每一个节气分为三候，每一候有五天。立春有三候：一候东风解冻；二候蛰虫始振；三候鱼陟负冰。这三候对应的物候现象是风、土和水。

## ＊ 一候东风解冻，要注意保护自己的头部

　　立春第一候的这五天，风吹在身上，跟冬天已经不一样了。虽然气温没多大变化，但是风不那么凛冽了，有一种温润的感觉。风对我们身体的伤害，也从对下半身的伤害为主，转移到对头部的伤害为主了。

　　冬天，很多老年人受了风寒，感觉腰、腿痛。到了初春，如果再受风寒，他们可能就会感觉到头晕、血压升高，甚至会诱发脑卒中；对年轻人来说，春天的风会让他们患上感冒、咳嗽、眼睛发红或者是鼻炎等，这些都是风伤害我们头部的表现。

　　有些家长，立春后出门就不给孩子戴帽子了，以为春天到了，天气暖和了，阳光照在身上还不错。我总是忍不住要提醒这些家长，一定要给孩子戴帽子。因为天气虽然开始暖和了，但春风还是会伤人的。尤其对7岁以下的小朋友来说，头部是最薄弱的地方，非常容易受风，所以在春天出门，我们一定要给孩子戴一顶

薄薄的棉质帽子，不能太厚，不然孩子一活动，头部一出汗反而容易着凉，容易感冒、咳嗽。

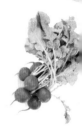

### ✳ 二候蛰虫始振，马上开始防病毒

立春节气第二候的物候是蛰虫始振，也就是说在土里、洞里的昆虫慢慢苏醒了，虽然还没完全醒来，但它们已经蠢蠢欲动了。

其实，自然界中的虫不仅包括我们肉眼看到的，还包括肉眼看不到的，如细菌和病毒。这些自然环境中存在的细菌和病毒也在慢慢地复苏。我们不要等到三四月份天气暖和、病毒非常活跃的时候再来预防，那就有点晚了。

立春后，我们马上就要预防病毒。怎么来预防呢？

重点是清除体内的陈寒和浊气。

《黄帝内经》说："冬伤于寒，春必咳嗽。"如果您在冬天受了寒，而且没有及时地发散出去，积存到了春天，就容易咳嗽、感冒、发热。

初春的时候，冬天刚过去，我们体内的寒气还没有变得很顽固，吃一些辛味的蔬菜，就能把它发散出去，能排毒、抗毒，预防春季的流行病。

因此，在正月初七（人日）开始喝的七菜羹，还有立春节气吃的春盘，您都可以继续吃下去。

立春节气的第三候是鱼陟负冰。立春的鱼跟其他节气有什么不同呢？立春节气，北方一些地区河水解冻了，鱼儿纷纷游到水面上来。水面如果有残冰，看起来就好像是鱼在背着冰游动一样，这叫作鱼陟负冰。

这种景象我没有见过，我想古人应该是经常看到的。在北京，这个时节水面还是一片冰封，表面看起来跟冬天差不多。但是白天阳光好的时候，您仔细聆听，会听到湖面时不时地传来一阵响动，这就是冰层裂开的声音。

北方的有些朋友们在立春节气找不到春天的感觉，对饮食换季就没那么积极，其实，如果把身心融入大自然中去慢慢感受，就会听到春天的脚步声。

# 立春节气，宜喝"排浊抗霾茶"

七菜羹和五辛盘都是吃的羹汤、菜，我给喜欢喝茶的朋友们也配了一个方子，就是在立春节气喝的排浊抗霾茶。

* 冬天的时候，我们身体内积了什么"毒"？

冬天的时候，我们身体内积存了很多浊气。浊气来自两个方面：一是内部的因素；二是外部的因素。

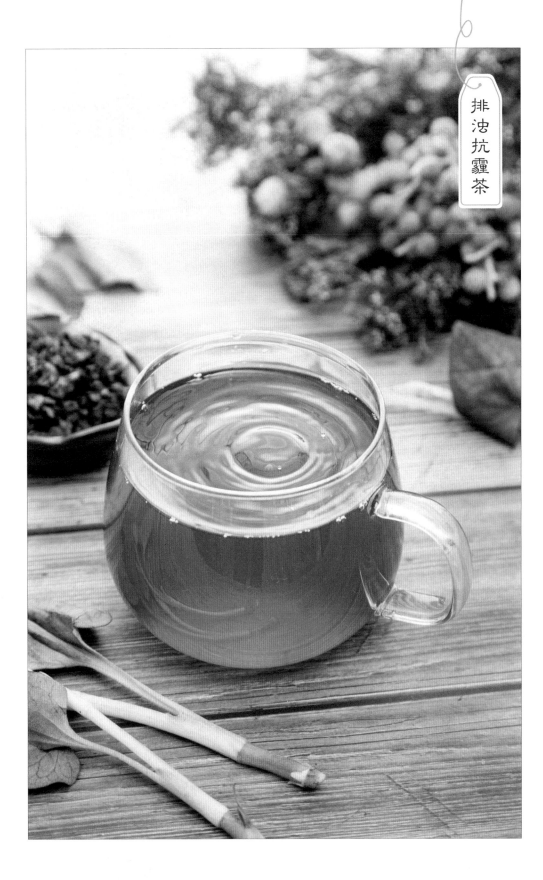

排油抗霾茶

## 排浊抗霾茶

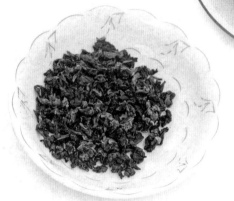

原料：鱼腥草（干品）15～30克，
乌龙茶约6克。

做法：

1. 锅里放鱼腥草，加冷水，大火烧开，1分
   钟后关火。（因为鱼腥草不适合久煮，否
   则它消炎、抗毒的成分就减弱了）

**允斌叮嘱：**

如果您只是平时预防，用15克鱼腥草就可以了。如
果早春的时候有霾，那就用30克；乌龙茶就用您平
时喝茶的量，大约6克。

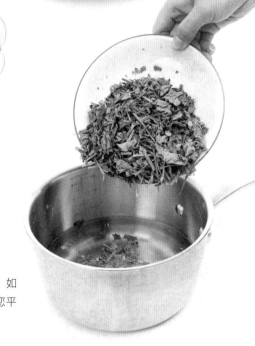

2. 把煮好的鱼腥草水滤出来，冲泡乌龙茶。煮过的鱼腥草不要倒掉，可以再煮一次。

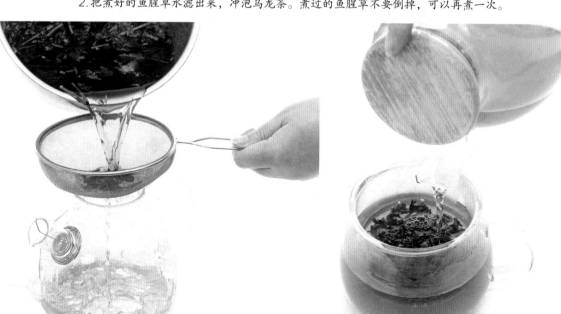

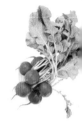

内部的因素是我们在冬天吃了很多的大鱼大肉，肥甘厚味，这些东西会积存内热和毒素；外部的因素，是一到冬天就会出现的霾，身体吸入霾，它会积存在体内，到了春天我们就要好好地排出去，避免它留在我们的身体内作怪。

霾属于浊气的一种，而且属于阴浊之气，它特别容易伤害人体的清阳之气。

如果冬季霾天比较多的话，我们身体的阳气到了初春就不容易生发起来。如果您居住在冬季有霾的城市，那么在立春节气，您可以喝排浊抗霾茶，让身体更好地排毒，清除浊气，生发阳气。

## ＊ 排浊抗霾茶：鱼腥草煮水，泡乌龙茶

您可以在冲泡乌龙茶之前先用开水洗一遍茶，然后用煮开的鱼腥草水冲泡乌龙茶。您可以多冲泡几次。煮过的鱼腥草可以加水再煮一次，冲泡乌龙茶。

很多朋友对鱼腥草的味道有一点抵触，如果您去药店买鱼腥草的干品就会发现，其实它是没什么味道的，最多有一点淡淡的茶味。如果是好的野生鱼腥草的干品，甚至会有一种花香味。用它泡水或煮来喝，有喝茶水的感觉。喜欢饮茶的人，再配上乌龙茶，喝起来会更香。

当然，排浊抗霾茶里配乌龙茶，不仅是为了让茶味更好，乌龙茶在其中也起到了消炎、解毒的作用。

这道茶是给爱茶人的一个方子。平时不喝茶的人，直接喝鱼腥草茶排浊抗霾就可以。脾胃虚弱的人，可以配一个陈皮。

## ✽ 早春之际，不太适合喝寒凉的绿茶

早春的时候，天气还比较寒凉，这时候还不太适合喝绿茶，因此要用乌龙茶这种半发酵的茶。它既可以健脾、益胃，又可以排毒，是比较合适的。

冬天的时候，养生重点偏向于食，特别是吃一些补益的食物和汤品。到了春天，我给大家介绍的更多偏向于饮，因为春天是一个喝茶的好季节，通过饮可以更好地清除身体内的毒素。

## 大年初一，吃一碗团圆美满的汤圆

"初一的饺子初二面，初三的饸饹往家转"，这是北方过年的习俗。南方，在大年初一早上，则是要吃一碗团圆美满的汤圆。

立春过后，就快到元宵节，也是要吃汤圆和元宵。您知道元宵和汤圆怎么做、怎么煮、怎么吃比较美味又健康吗？如果我们吃多了元宵和汤圆，应该怎么办呢？

### ❋ 元宵和汤圆有何不同？

元宵是摇出来的，是把馅儿放在干的糯米粉里面，然后不断地洒水，摇成圆形；而汤圆是包出来的，是把糯米粉先揉成面团，再包馅儿进去，搓出圆形。

元宵是有嚼头的，它比较干；汤圆吃起来是比较软糯的，还会流沙。

元宵是不能久放的，摇好之后得马上煮了吃了，如果放两天煮，它就不好吃了。元宵也不适合冷冻，否则会裂开，就没办法再煮了。

汤圆是揉过的面团包的，是可以冷冻的，我们在超市也非常容易买到一包一包、冷冻好的汤圆。

通常来说，元宵只有过年这几天才能吃到。元宵虽然吃起来没有汤圆的口感那么软糯细腻，但我们吃的就是它每年这个新鲜劲儿，是很让人向往的；速冻汤圆现在一年四季都能吃到，感觉大家好像不太稀罕了，过年还是在家自制汤圆更好吃。

## ＊ 超市里买的速冻汤圆，为什么不会裂口？

不知您发现没有，超市里买来的速冻汤圆不会裂口，可是自己在家做的汤圆放到冰箱里速冻之后，往往容易裂开，这是什么原因呢？

原因就在于：超市里卖的速冻汤圆通常会加一点改良剂，以免汤圆裂口；而自己在家做汤圆的时候，是没有加任何添加剂的，所以容易裂开。

反过来讲，自己在家里做的汤圆是天然的，避开了改良剂和添加剂等问题。另外，我们自己在家做汤圆或者元宵时，对于馅儿的甜度是可以把握的。有些朋友觉得从超市买来的汤圆太甜了，吃起来有点烧心（胃灼热），那您就不妨自己来做。

其实，自己在家做汤圆或元宵也不是很难的事情，关键的问题就是要把馅儿和好，这样就能很容易地做出汤圆或元宵了。

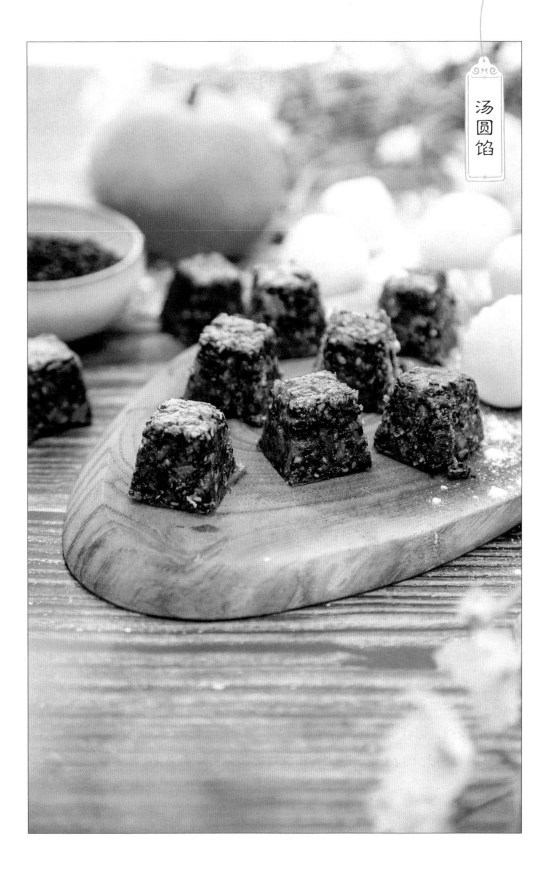

汤圆馅

# 如何在家做好吃又健康的汤圆？

## * 我家汤圆、元宵馅儿的配方

我来介绍一种我家做汤圆馅儿的配方。

这个配方里头用橘皮糖来代替做汤圆的糖，这样吃起来既不是很甜腻，又能防止汤圆吃多了以后滋腻生痰，吃起来也是很香的。

如果您冬天没有自己用红橘皮做橘皮糖，橘皮蜜饯也买不到的话，您就用红糖来代替，只是它没有防止生痰和止咳的功效了。

## * 馅儿的配方是可以变化的

馅儿的配方是可以变化的，您可以把芝麻换成花生。花生要事先切碎，也是放炒锅里炒1分钟，跟橘皮糖一起搅拌，再加上化过的猪油一起搅拌均匀，压实，放到冰箱里冷藏。有些朋友可能不吃猪油，那您可以用黄油来代替。吃素的人可以用椰子油来代替。

馅儿和好后，就可以包出大约100个中等个头的汤圆了。

## * 馅儿和好了，但元宵和汤圆怎么做呢？

如果您自己在家摇元宵，就准备好糯米粉；如果您自己在家包汤圆，那就准备好两斤（1千克）糯米粉、半斤（250克）米粉（普通的大米粉）混合起来，正好可以包完和好的馅儿。

# 自制汤圆馅

原料：黑芝麻250克，橘皮糖250克，猪油或黄油100克，开水50毫升。橘皮糖就是用冬天吃的红橘的皮做出来的糖，如果您自己没有做，可以去买一些橘皮糖蜜饯。

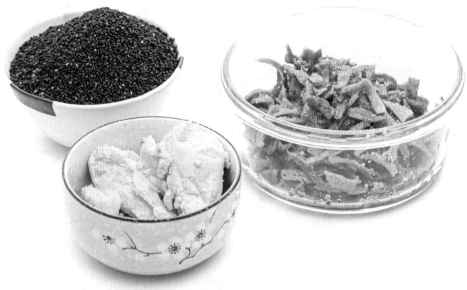

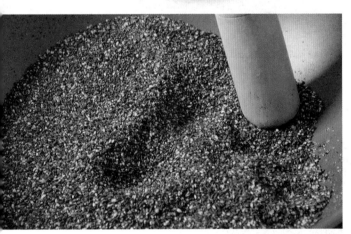

做法：

1. 把黑芝麻放在铁锅里炒1分钟，炒香，用擀面杖擀碎，也不用擀得非常细腻，有一点颗粒感也是可以的。

2. 把橘皮糖切成小丁，和擀好的芝麻一起拌匀，放到一个方形的饭盒里面。

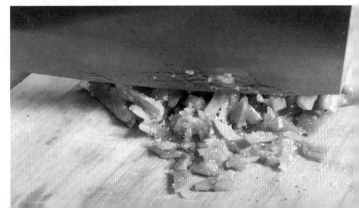

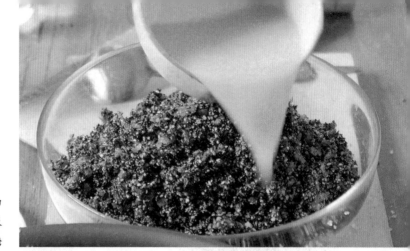

3. 用一点点开水把猪油（黄油）化开，倒到饭盒里，跟芝麻和橘皮糖搅拌均匀，再从上面压实、压平，然后放到冰箱冷藏半小时。

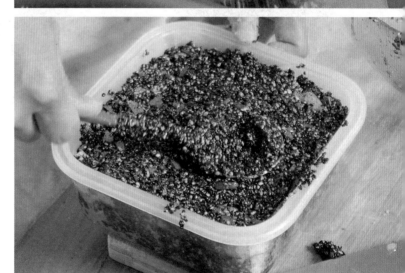

4. 等馅儿凝固后取出，用刀切成小方块儿，这时就可以用来包汤圆，或者做元宵了。

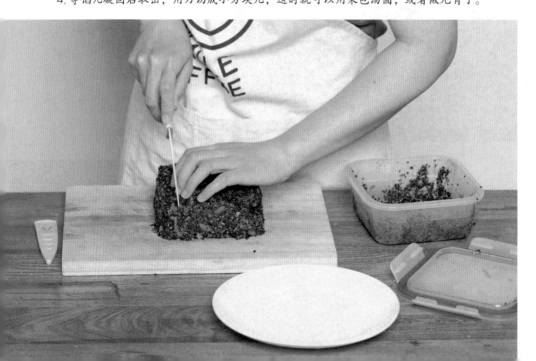

如果您想让自己包出来的汤圆更加细腻软糯的话，建议您用水磨的糯米粉，或者直接买水磨的糯米粉团，这种是已经做好的，是那种湿的水磨米粉团，用它来包汤圆效果会更好。

如果您家里有料理机，又愿意自己动手做，可以把糯米用水泡一晚上，第二天把水滗掉，然后把糯米放到料理机里打磨成浆，这样来做汤圆，味道也很不错。

用上面的方法做出来的家庭手工汤圆非常健康，首先汤圆粉没有加过改良剂，馅儿的甜度也比较适度，而且因为馅儿里用了橘皮糖，可以止咳化痰、消食解腻。

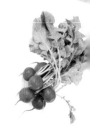

## 怎样吃汤圆不伤脾胃？

＊ 元宵和汤圆吃多了难受，喝大蒜水

在元宵节，北方人会吃元宵，南方人会吃汤圆，但不管是元宵还是汤圆，它们都是糯米做的，所以比较难消化。

一些吃糯米难消化的朋友，一到元宵节就比较纠结，想吃元宵或汤圆，又怕吃多了以后不消化、不舒服。而且元宵和汤圆的馅儿比较甜腻，有些朋友吃了以后会伤脾胃、生痰湿，小朋友吃多了以后也可能会食积、咳嗽。

如果小朋友吃完汤圆喊胃胀、肚子痛，或者不舒服，大人可以用几瓣大蒜煮水给他喝下去，喝完之后，他就会舒服了。大蒜水可以非常有效地缓解吃完糯米后引起的饱胀感。

# 自制汤圆

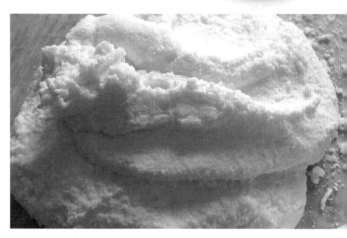

原料：两斤（1千克）糯米粉，
半斤（250克）大米粉。

做法：

1. 用温水和糯米粉，不要揉得太
   干，表面要有一种很湿润、很
   黏手的感觉。不断地揉，越揉
   米粉团就越黏。

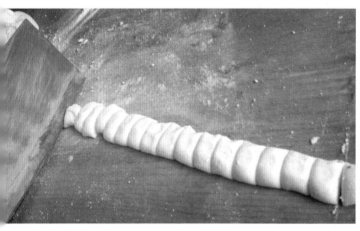

2. 揉到米粉团非常绵软之后，把
   它搓成长条。用刀切成一个一
   个的小剂子。

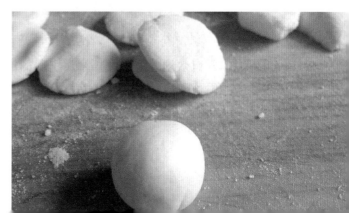

3. 把小剂子搓圆，放到手心压
   扁。放馅儿进去，包好搓成球
   形，这样汤圆就做好了。

如果想在元宵节里既能享受到元宵或汤圆的美味，又不伤脾胃，有一个秘诀：在煮汤圆的水里放入一块姜。

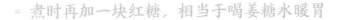

## ＊ 一块带皮生姜冷水下锅，帮助消化

煮汤圆的水是有讲究的，多数朋友会用白水，其实我们只要在用白水煮汤圆前放一块带皮的生姜，就可以很好地化解吃完汤圆之后的肚子胀、难受，甚至胃痛等现象。

把生姜拍扁，冷水下锅，水开之后，再稍微多煮一会儿，然后放汤圆。注意：煮汤圆的水要"宽"，就是水要多，这样煮出来的汤圆，不容易黏在一起，也不容易裂开、露馅儿。

## ＊ 煮时再加一块红糖，相当于喝姜糖水暖胃

汤圆煮到它们都漂浮起来后就熟了，这时就可以关火。

如果您想要汤味更好，可以往汤里加一点红糖。这样煮好之后，不仅汤圆非常好吃，而且汤头的味道也很好。它就是姜糖水的味道，喝下去以后会让人觉得胃里暖暖的，可以很好地缓解吃完糯米之后的肚子胀等问题。

用这个方法来煮汤圆，不仅汤圆会被家里人吃光，而且连煮汤圆的水也会被大家抢喝光的，您不妨试一下。

如果想要更好的效果，可以在包汤圆的馅儿里放上橘皮糖，用它来代替馅里的糖。

　　还有一种能让汤圆更加好消化的方法，就是在家里自制汤圆或元宵的时候，不要用纯的糯米粉，而是要往里面加入一些大米粉。这样包出来的汤圆，不仅好消化，而且口感也更好。

　　注意：如果您一次包的汤圆比较多，先包好的汤圆要及时用保鲜膜盖上，不然在空气中晾的时间久了就会裂口。

* 做汤圆的米粉团如何揉才揉得好？

　　有的朋友觉得自己揉不好做汤圆的米粉团，那您不妨试一下

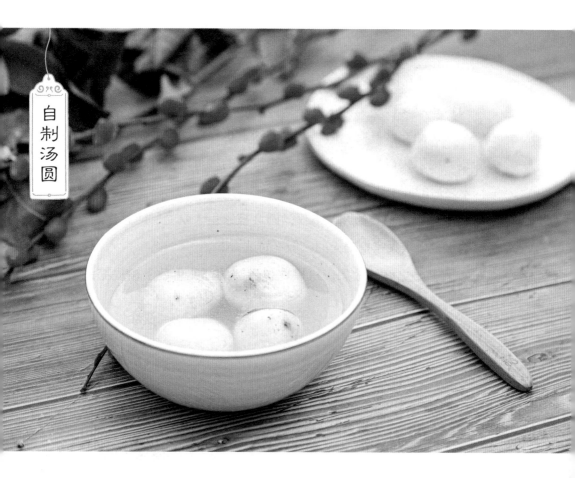

自制汤圆

这个方法：从事先揉好的米粉团中，取出大约 1/5，把它放进开水锅里煮，看到糯米粉团漂起来了就是熟了。

煮熟之后，把它跟之前的面团混合在一起再反复揉，让熟米粉团和生米粉团融合。因为熟米粉团非常黏，可以和生米粉团黏在一起，这样做出来的汤圆，口感会更加绵软、细腻。

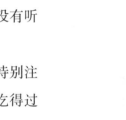

### ※ 吃汤圆的个数也反映了一个人脾胃的健康程度

其实，每次吃汤圆的个数也反映了一个人脾胃的健康程度，脾胃越健康的人，汤圆吃得越多。比如我父亲，他是非常能吃汤圆的，一次能吃 36 个，当然，他的脾胃功能非常好，从来没有听过他说脾胃不舒服，更别提胃痛了，这些毛病都跟他绝缘。

平时脾胃比较虚弱的朋友，还有小朋友，吃汤圆时要特别注意限制汤圆的数量，因为小朋友的脾胃都比较娇嫩，如果吃得过多，容易腻住。

另外，吃元宵或汤圆的时候，记得一定要吃双数哟，这样才有吉利的好意头，比如，吃四个，就是四季平安；吃六个，就是六六大顺；吃八个，就是八方来财。

其实，"元"有开始、第一的意思，新年里的第一个月份就被称为元月；"宵"就是月圆之夜的意思。元宵合起来就是新年里第一个月圆之夜。新年开始的第一个月圆之夜，象征着团团圆圆，我们在这一天吃团团圆圆的元宵或汤圆，天上月圆，人间团圆，是非常应景的。

**读者评论：汤圆里放生姜和红糖，真的不伤脾胃**

夏天：现在我煮汤圆，都会放生姜和红糖，真的不伤脾胃，谢谢美女老师。

**允斌解惑：汤圆不适宜晚上吃**

恬：老师，用陈皮和姜煮了速冻汤圆，不喝汤可以吗？

允斌：汤里有药效，不喝太可惜。

ANNA：晚上煮汤圆能放姜吗？

允斌：汤圆是早上吃的，不适宜晚上吃。

小清新绿：天气转冷，我爱煮甜酒汤圆吃，吃完全身暖烘烘的。小孩子可以吃用甜酒煮过的汤圆吗？

允斌：酒味煮散掉就可以。

放飞心情：老师，您说过红糖不能久煮，煮汤圆可以放红糖吗？

允斌：红糖可以后放。

娃哈哈：晚上吃汤圆能放陈皮吗？大爱陈皮，现在我脸上的小疙瘩没了，估计是陈皮的功劳。

允斌：放陈皮好，早上吃汤圆更好！

# 人日（大年初七），喝碗七菜羹

## "只从元日（初一）到人日，便觉新年胜故年"

大年初七是"人节"，又称"人日"。人日就是人类的生日，是中国的一个很重要的传统节日。传说女娲创造苍生，按顺序造出了鸡、狗、猪、羊、牛、马、人等。因为人是第七天造出的，所以初七为人类的生日。

古人写道："只从元日到人日，便觉新年胜故年。买酒买符酬旧社，宜蚕宜麦祝新田。"这是非常喜庆的感觉了。

元日到人日，也就是初一到初七，如果过得非常顺利、非常好，人们就会感觉到新的一年比过去的一年更好，也就是"新年胜故年。"

### ✳ 初七喝七菜羹，万象更新

在人日这一天，我们要喝七菜羹祈愿健康长寿。

七菜羹，古人也把它叫作"七宝羹"，它至少有 1600 年的历史了。

七菜羹的"羹"，也用来表示"更"，就是更替。元日（大年初一）的时候，万象更新；到了人日（初七）人事更新，从这天开始，才正式进入新的一年，重新回到了柴米油盐的人间生活中。

## * 自制七菜羹

您可以从以下蔬菜中任选七种，包括芹菜、荠菜、芥菜、韭菜、香菜、蒜苗、小葱、繁缕、蔓菁、油菜薹、萝卜缨。其中，蔓菁（南方地区比较多，河北也有），有的地方叫蔓菁，有的地方叫芜菁；繁缕是一种野菜，在南方地区可以找到，找不到也没关系，您用其他蔬菜来代替就可以了。

七菜羹做好后，您早上、中午或者晚上什么时间喝都是可以的。

还可以按同样的方法把七种菜煮到粥里（去掉勾芡的步骤），这样就叫七宝粥，也是很美味的。七菜羹/七宝粥的功效：生发阳气、疏散风热、清肠排毒。

---

**读者评论：感觉整个人轻松多了**

木子梨1：这几天一直在喝七菜羹，感觉整个人轻松多了。

五柳先生_qh：陈老师，我晚上回来做了七菜羹。现在菜不好买，只买到了芹菜、香菜、蒜苗、红菜薹、小葱。做了满满一大锅，出锅一闻真是香，每人喝了一大碗。喝完后全身发热，过完年喝一碗七菜羹真舒服。

玉兔_vu：第一次喝七菜羹，虽然很清淡，但是味道还是蛮不错的，谢谢老师！

一根葱_3s：我家只买到了五种菜，找不到荠菜等。这个汤喝完几小时后，肠胃排气很通畅，舒服。

春意阑珊：从立春开始就吃七菜羹，效果非常好，吃多少肉都不觉得上火，早上起来也几乎没有痰了。

梅：最近常吃七菜羹，菜市场里别人不要的萝卜缨我都捡回家做七菜羹。每次喝完七菜羹就感觉肚子很舒服，太感谢陈老师了。

Donna：2018年整个春天都在吃七菜羹，喝玫瑰花茶，脾胃和肝真的是舒服得不得了，能感受到气息生发顺畅，胃也不胀了，脾气也不急躁了。

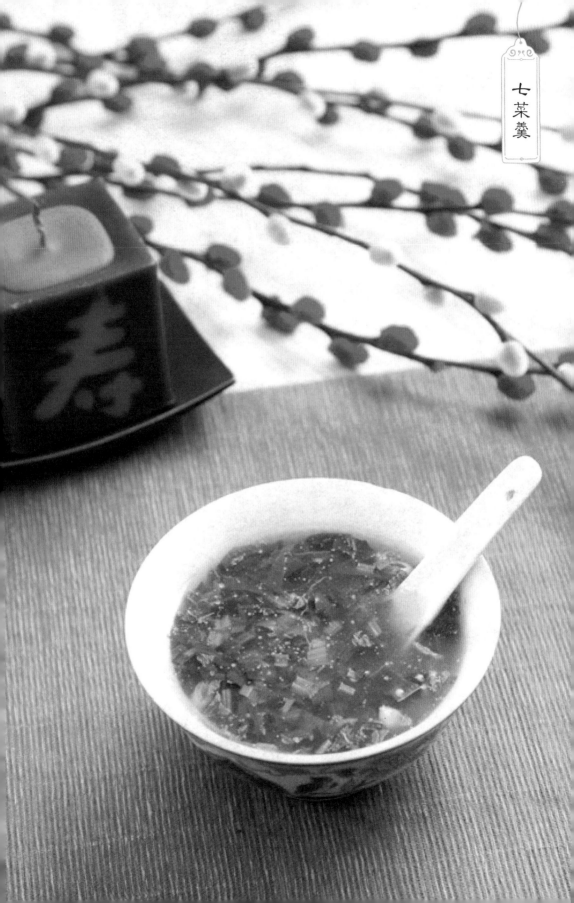

## 七菜羹

原料：芹菜、荠菜、芥菜、
韭菜、香菜、蒜苗、
小葱、繁缕、蔓菁、
油菜薹、萝卜缨。
（任选七种）

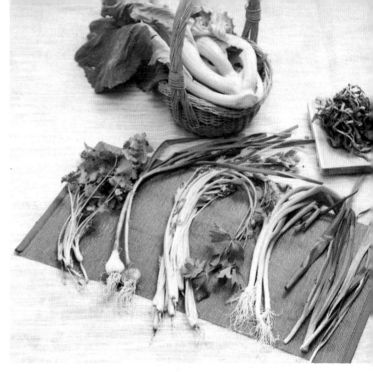

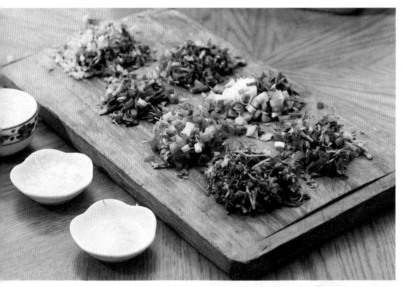

做法：

1. 锅里加水烧开，放一点
   点油（植物油或者动物
   油都可以）和盐。

2. 把蔬菜切碎，放入锅中，
   大火煮熟（因为蔬菜都切碎
   了，用大火沸腾一下就熟
   了），勾芡（可以勾得薄一
   点），这样菜汤会更加有
   味。关火出锅就可以了。

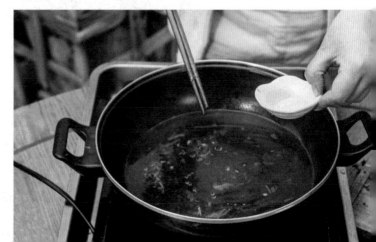

有一位读者问："吃七菜羹可以缓解咳嗽吗？我从去年咳嗽到现在，喝了七菜羹后感觉好多了。"

其实，这种咳嗽可能跟肠胃积滞有关系，七菜羹有通肠胃的作用，喝了以后对咳嗽会有一点帮助。我建议您在做七菜羹时挑选辛味比较浓的菜，比如萝卜缨，它对于缓解咳嗽是很有帮助的。

## 挑选七菜羹所需要的蔬菜，有三点讲究

其实，喝七菜羹是为了在立春时节排出体内的浊气，生发人体的阳气，所以您在选蔬菜的时候，要注意以下三点。

### ※ 一定要挑选应季的蔬菜，不要用大棚蔬菜

早春自然生长的蔬菜，它的生命力特别旺盛，有利于生发人体的阳气，特别是早春新长出来的这批菜，大多都是宿根（去年的根）的。冬天的时候，由于营养都回流到了根部，经过一个冬天的滋养，在早春发芽、生长，它是既得了冬气，又得了春气，是营养最丰富的一批菜。比如萝卜缨，萝卜缨就是去年的根，今年发了芽。再比如韭菜，韭菜也是宿根植物，早春的第一批韭菜也是去年的根发出来的。

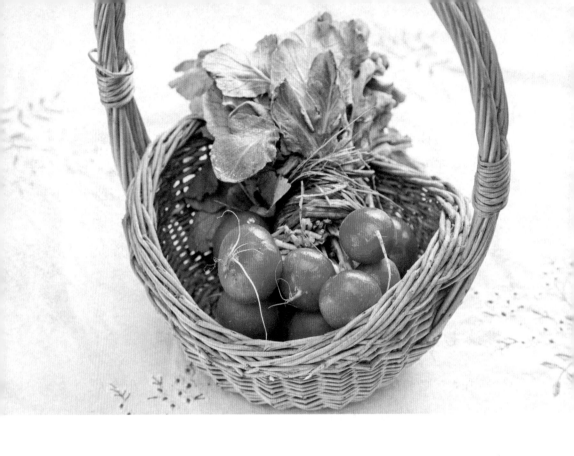

※ 要选辛味的菜

辛味的菜，就是带有一点辛香、辛辣味的菜，这些辛味能帮我们的身体疏散风热。

立春后，虽然气温可能还跟冬天一样，但自然界的气候已经在悄悄发生变化了。此后，我们就要开始预防春季的风热病和病毒性传染病了，而辛味的蔬菜就有散风热、抗病毒的作用。

※ 找一找新长出来的野菜

如果您在南方地区，那您不妨出去找一找新长出来的野菜。这个时候新长出来的野菜也是有宿根的，也就是说，去年的根在地里埋藏了一年，现在得到了春天的阳气，就往上生长、发芽，这样的野菜排毒效果更好，比如荠菜、繁缕。如果能找到，加一点在七菜羹里效果会更好。

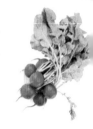

## ✳ 凑不齐七种菜怎么办？

北方的朋友可能感觉这个时节不容易找齐这些菜，那就用一些能找到的菜来代替。没有萝卜缨可用萝卜（带皮），没有小葱可以用大葱叶。

我在北京过年，只要自己动手，也有应季菜可以做七菜羹。北方封闭的阳台就像个小温室，天再冷也能自己发点小葱、麦芽和蒜苗。花盆里往往还能找到不请自来的野草——繁缕，立春后长得更是茂盛，放少许在七菜羹里，有清热利咽的作用。

其实，凑不齐七种菜也没有关系。七菜也好，五菜也好，甚至三菜、一菜都可以，您可以根据现有的条件选择。

有一位读者留言说得很好："今天菜不好买，我只用到了五样，满满一大锅，出锅一闻也真是香。家人每人喝了一大碗，都说好吃，吃完以后全身发热，觉得过完年吃一碗七菜羹真舒服。"

其实，五菜羹的效果也是很好的，而且这位朋友用的是芹菜、香菜、蒜苗、红菜薹、小葱，这几样是市场上很容易买到的菜。

还有朋友留言说："喝了以后觉得肠胃排气很通畅、舒服，感觉清清爽爽的。之前总是觉得肚子里有气，想排又排不出去，现在觉得好多了。"

这都是因为七菜羹、五辛盘里的菜带有辛香味，有通气的作用，在春天的时候吃它们会让身体的气血流动起来。这是我们吃七菜羹和五辛盘的一个目的。只要是辛香味道的菜，都可以达到这种效果。至于您能凑齐几样，都是没有关系的。

## ＊"我喝到了春天的味道"

这些辛味很重的菜，大家可能会想象它们放在一起的味道不好接受，其实，煮出来的味道是您意想不到地清香。

"我喝到了春天的味道。"一位朋友喝了七菜羹后这样说道。这句话说得特别好，七菜羹也好，五辛盘也好，只要是早春的应季蔬菜，它们就会带有春天的味道。无论您在南方还是北方，在东部还是西部，只要有心，总能找到这些带有春天味道的菜。

如果您之前错过了也不要紧，后面还有将近两个月的时间，您还可以从容地来准备。

读者评论：**春盘菜好吃，排毒又抗病毒**

香蕉奶昔派：吃了好几天的春盘菜，好吃，排毒又抗病毒。谢谢老师！

允斌解惑：**一岁半的孩子能吃五辛盘吗？**

雪绒花：老师，外孙女一岁半，能吃五辛盘吗？

允斌：只要能吃青菜就可以吃五辛盘。

SoSo ♥燕儿：陈老师，可以用五辛盘的菜下火锅吃吗？

允斌：是个好主意。

# 元宵节里的养生密码

## 元宵节，中国古代的狂欢节

### ❋"月上柳梢头，人约黄昏后"

"月上柳梢头，人约黄昏后。"这是欧阳修描写宋都开封元宵之夜场景的名句，用在情人节是不是也很应景呢？

中国的元宵节，其实跟西方的情人节日期非常接近，节日内容也非常接近，它们都是春天的庆典，而且都不仅仅限于年轻的情侣。元宵节，就好比是中国古代的狂欢节。

古代的时候，官府规定夜里宵禁，宵就是夜晚的意思，宵禁就是一到天黑就不允许人们外出了，必须关门闭户。但在元宵节这几天就开禁了，允许人们通宵外出、自由活动，那时候的灯会一般会持续三到七天。

在古代，元宵节并非只有正月十五这一天，它是可以连续过七天的。灯会期间，每到夜晚街市上灯光如白昼，热闹非凡。在那几天，不讲究传统的"礼防"，是允许年轻的男女约会的，因此古人才会写下"月上柳梢头，人约黄昏后"这样的词句。

这种新年开始狂欢的习俗，其实反映了古人顺应天时生活的习性，因为这个时候是春天了。

在春天的时候，万物都在生发，人也需要舒缓心情，让自己的情绪随心而动，不压抑自己的意志，以免影响肝气的疏泄，所以古人才会在元宵的这几天，让大家放下礼节和男女大防，可以自由地交往。

两千多年以前，每年二月古罗马人也有一个类似的典礼，叫牧神节，是为了表示对农牧之神和婚姻之神的敬意。另一个传说是每年的 2 月 14 日，鸟儿就开始求偶了，人们认为这一天是春天万物初生的好日子，代表着生命的开始，这也是现代西方情人节的另一个由来。

我觉得中文翻译成情人节不是特别合适，把它改称为"爱心节"可能更好，因为这是一个人人都可以过的节日，是迎接春天的庆典。

* 初春的时候，不要阻挡人体的生机

其实，不管是东方文化还是西方文化，都注意到在初春的时候不要阻挡人体的生机。

在传统医学中，我们会用五行来配五季——木、火、金、土、水，要配春、夏、秋、冬、长夏。其中，五行中的火、金、土、水都是无机之物，只有木是有机之物，是有生命的，所以古人用木来代表春天的生。

如果观察春天生长的树木，您会发现木都是往上长的，没有往下长的。树木的枝条很柔软，容易弯曲，但它的天性是喜欢舒展的，如果强迫它弯曲就长不好。

同样，人在春天的时候也要舒展，要疏发肝胆之气。如果人的肝胆之气受到了压制，就容易生病。肝胆之气和情绪的关系非常密切，可以说肝是人体的情绪器官，人的情绪的好坏对于肝气的影响是非常大的。

因此，一年四季的养生，可能在其他季节更多的是注意饮食、起居，但在春季的时候，调节心情才是最重要的。

# 春天养生，调节情绪（气）非常重要

## * "气有余便是火"

如果一个人情绪压抑或者压力很大，那么，他的肝气就难以生发，郁结在胸中就会引起气血瘀滞，或者化为内火，因为中医理论讲"气有余便是火"。

当一个人情绪急躁、生气、暴怒的时候，会觉得自己上肝火了，当肝气生发过度，就会使人血压升高、面红耳赤、头晕眼花，甚至中风。

春天养生的一个非常重要的特点就是调节情绪，既不要压抑情绪，也不要让情绪非常急躁。

## * 调节情绪就是保肝

春天是养肝的季节，在这个季节，要做的事情其实就两件：第一，调节情绪来保肝；第二，通过饮食来改善情绪，从而调整肝脏的功能。它们是相辅相成的。

一个人的性格或者脾气，是与他的肝脏的健康程度有关的。反过来说，如果他的肝脏比较健康，那他的情绪或者脾气也能得到很有效的管理。

饮食和身体健康是息息相关的，饮食健康身体才会健康，情绪和心理也会健康，这是一个良性循环。

当情绪和心理不健康的时候，反过来又会影响身体健康，身体健康又会影响饮食健康，这是一个恶性循环。

因此，尽量让健康呈现一个正循环：饮食健康—身体健康—心理健康。

在春季这三个月，调肝是重点。第一个月要生发肝气，第二个月要疏肝理气，第三个月清肝排毒。

在春季的第一个月，我们要尽量让肝气得到自然的生发，不要去压抑它。这时候对新的一年有什么新的计划、构想，不妨勇敢地去尝试。喜怒哀乐，也不妨适当地表达，这些都有利于肝气的疏泄。

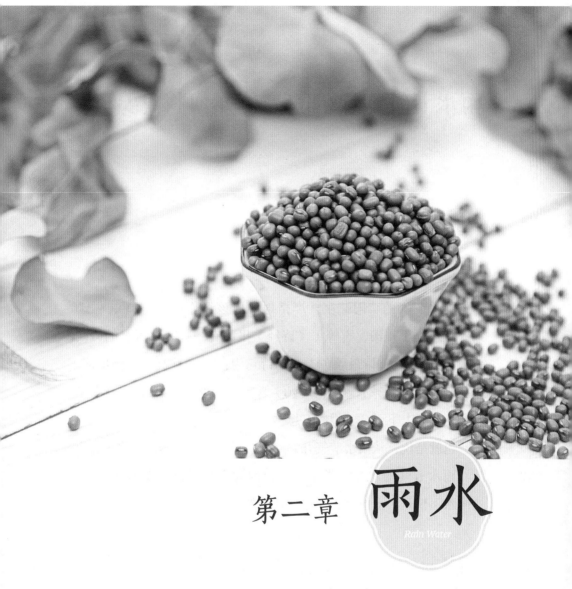

第二章 雨水
*Rain Water*

雨水节气的时候，冰雪在消融，江河在解冻，气温应该回暖了，

但北方人有句老话，叫作"下雪不冷化雪冷"，

因为雪化的时候，会吸收大量的热量，再加上北方经常会有冷空气光顾，

还会带来寒潮南下，这就是人们形容的春寒。

# 雨水节气，我们的身体如何将息？

## 雨水寓意着什么？

雨水节气的"雨"字，严格地说应该读作四声（yù），做动词，意思是下（雨、雪等）。《诗经》里面有一首非常著名的诗叫作《采薇》，这首诗最脍炙人口的诗句为："昔我往矣，杨柳依依。今我来思，雨雪霏霏。""雨（yù）雪霏霏"里的"雨"，在这里是动词，是天上下雨、下雪的意思。

也就是说，从雨水节气开始，天上下的不再是雪而是水了。

雨水节气的水是非常宝贵的，因为它是春天生发的催化剂。这个水不仅是天上的水，还包括地面的水。

### ※ 雨水节气第一候："獭祭鱼"

我曾经写过一首《四季五味养生歌》："春吃甘，脾平安；夏吃辛，清肺金；秋吃酸，护肝胆；冬吃苦，把肾补；少吃咸，能延年。"讲的是一年四季每个季节应该吃什么味道的食物来养五脏。

"春吃甘"，就是说春天要吃甘味的食物。甘味的食物有很多

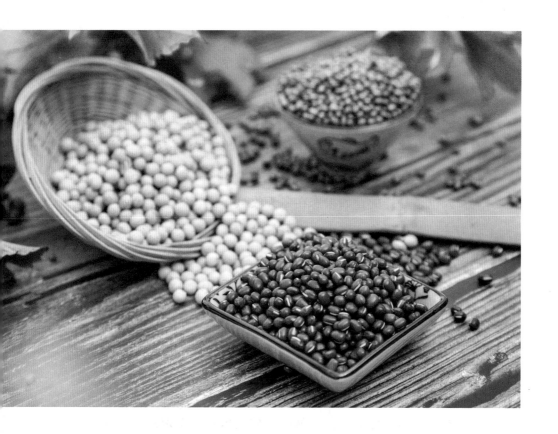

种，鱼肉是其中一种。在春天吃一些鱼肉，有养护脾胃的作用，对小孩来说还有促进大脑发育和保护视力的作用。

雨水节气第一候的物候特点是"獭祭鱼"，獭就是水獭。水獭开始捕鱼了，捕完鱼以后，它会把捕到的鱼排列起来，古人认为它是在祭祀，所以叫獭祭鱼。

其实，这时的渔民也开始捕鱼了，北方地区有一种说法是要吃开河鱼。河水刚解冻时的鱼是特别鲜美的。因为一个冬天在冰层下生活，鱼体内的脏污都已经排尽了，而且鱼身体里的脂肪也已经转化了，所以味道比较好。

其实，鱼儿冬天生活在冰层下面，身体也像我们人的身体一样经历了一个收藏的阶段，而且鱼是自然生物，顺应天时是生物的本能，所以它们比人收藏得更好。整个冬天，鱼在冰面下的活动很少，吃的东西也非常少，这是真正的收藏。

经过收藏阶段的开河鱼，体内的精气很充足，所以吃开河鱼，对我们的身体有比较好的补益作用。因此，民间传说："开河鱼赛人参"，就是这么一个道理。

人也是一样的，如果您在冬天收藏得比较好，春天就会感觉精力充沛；如果您在冬天没有好好地收藏，春天的时候就会感觉到萎靡不振，甚至会生病。

冬天身体养得好不好，春天就可以看出来了。您是想像开河鱼一样活蹦乱跳，还是像人工养殖的鱼那样无精打采呢？

## ＊ 春天吃鱼时，要放胡椒粉

春天吃鱼要注意一点，就是要放胡椒粉，特别是做鱼汤，更要放一点点胡椒粉。因为胡椒粉是暖肾的，有引火归原的作用。

老话讲："鱼生火，肉生痰。"其实，鱼是不会让人上火的，有些人吃了鱼以后不消化，虚火上浮了，您用一点点胡椒粉引火归原，就不会上火了。

## ＊ 春天不宜多吃酸，但可以吃泡菜

有一种食材跟鱼是绝配，那就是泡菜。用泡菜做鱼是西南地区，特别是四川的一种做法，它可以很好地去腥、解腻、提鲜，做出来的鱼特别好吃。

我的微信里有一位读者，我觉得他挺善于思考的，他留言说："陈老师，您说春天不宜多吃酸，那可不可以吃泡菜呢？"

其实，春天不宜吃酸是从传统医学上来讲的。泡菜的酸味其实是乳酸菌带来的一种风味，是可以吃的，因为泡菜并不属于酸涩的食物。泡菜是酸而辛，甘而咸，是带有四种味道的食物，其中比较突出的味道，不是酸而是辛。

一般来说，泡菜是比较辣的，就算不放辣椒和生姜，它用的材料也都是辛香味的，比如，十字花科的芥菜、大头菜、萝卜。所以，在春天的时候，您是完全可以吃泡菜的。

# 雨水节气，吃韭菜最能减寒

❋ "料峭春回不减寒"——雨水节气，好比是春天里的冬天

我把雨水节气比作是春天里的冬天，因为这个节气经常会有春寒。古人写诗经常会用到"春寒"这个词，说明他们对春天的寒气是深有体会的。文学大家钱锺书先生也写过有关春寒的诗句："迷离睡醒犹余梦，料峭春回未减寒。"

春天来了，但是寒气没有减少，这是为什么呢？

北方的朋友应该更加清楚，雨水节气的时候，冰雪在消融，江河在解冻，气温应该回暖了，但北方人有句老话，叫作"下雪不冷化雪冷"。因为雪化的时候，会吸收大量的热量，再加上北方经常会有冷空气光顾，还会带来寒潮南下，这就是人们形容的春寒。辛弃疾面对春寒写道："元宵过也，春寒犹自如此。"还得"就火添衣"。

俗话说："春冻骨头冬冻肉"，春天的冷跟冬天的冷不一样，冬

天只要身上捂得厚就行了。但在春天，出门以后总感觉有一股寒气顺着腿往上蹿，它是冻骨头的，这是地气的寒。

这个时候虽然天气在升温，但地气还是比较寒凉的，所以下半身要多穿点，不要着急减，以免冻了骨头。

在早春的时候，要防止"冻骨头"，有一样菜就能帮到我们，它能给下焦的肾系统增加阳气，这就是春韭菜。

## * 初春，是吃韭菜的最佳时令

雨水节气是一年中吃韭菜的最佳时令，再往后的仲春（农历二月），也还可以吃，清明节以后再吃韭菜就要很慎重了。

因为春韭特别补，但夏韭就不值钱了。老话说："夏韭臭死狗"，意思是到了夏天，韭菜不仅纤维粗、口感老，还容易腐烂发

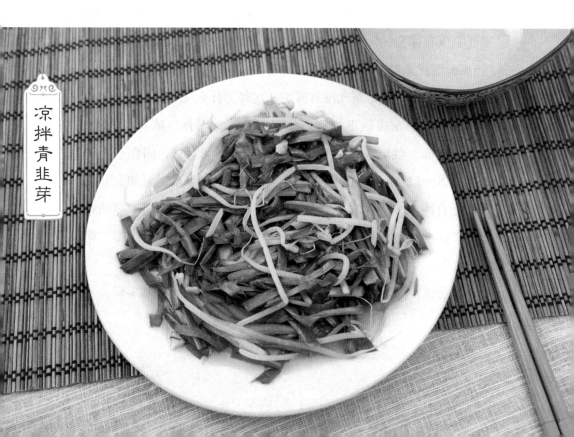

凉拌青韭芽

臭，味道很不好。其实，夏韭不仅味道差，而且热性强，吃的话热毒太重，一般会吃菜的人在夏天是不吃韭菜的。

### 1.初春多吃韭菜，人不生百病，还筋骨强健

古人说韭菜："春三月食之，苟疾不昌，筋骨益强。"认为春天多吃韭菜，就会使人百病不生，还会筋骨强健。古人还认为，在春天吃韭菜可以祛除面部的皱纹，使人心情开朗，视力变好，目光炯炯有神，所以，古人也把韭菜称为百菜之王。

"韭"字的谐音就是长久的"久"。古人发现韭菜是可以生长很多年的。据说，它可以长 90 年。我没有见过生长了 90 年的韭菜，但韭菜能长的年份比较多，这是肯定的，因为它是一种宿根植物。我在花园里种了韭菜，年年春天，它们都会发出新苗。

在北方，韭菜在土里埋一个冬天，一到春天它顶着残雪依然能够长出苗来，因此韭菜的生命力是非常顽强的，特别是初春头一茬的韭菜。

为什么春韭好，因为它是头一茬的韭菜，是越过冬的。它得到了冬天地气充分的滋养，拥有了很好的收藏。

得到地气充分滋养的韭菜根，在初春的时候发出苗来，又受到春日阳光的滋养，这样的韭菜特别有补益作用，而且食用它还不容易上火，因为春韭的热性不重，它还是一种温性的食物。

### 2.吃春韭，配一点绿豆芽就好

早春的韭菜是非常鲜嫩的，也非常好吃，我们除了吃春盘的时候可以用到它，还可以直接用它来做凉菜。不需要过多的配料，做法也很简单，这样才能凸显它的清香味道。

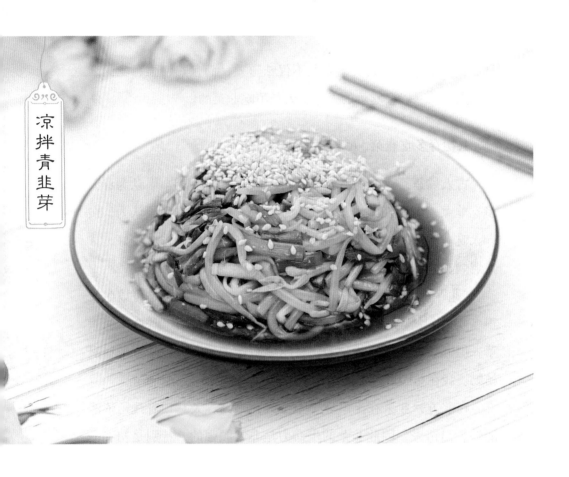

凉拌青韭芽

建议不要用初春的韭菜来炒肉、炒鸡蛋什么的，只需简单地配一些绿豆芽就可以。此外，在韭菜里加少许的绿豆芽，还可以防止上火。

我们就取这两样来做一道很适合雨水节气吃的时令菜，这道菜少油少盐，老人也可以吃点。

我们还可以给这道菜做一个造型。把拌好的韭菜、豆芽放在小碗里压实，把碗倒扣在盘子上，它就会形成一个很漂亮的半圆形。再撒一点芝麻碎，既添香，也是一种装饰，这道凉拌青韭芽就做好了。

## 凉拌青韭芽

原料：嫩的韭菜、绿豆芽和一点点白芝麻。
调料：生姜、芝麻油、盐、糖、醋。

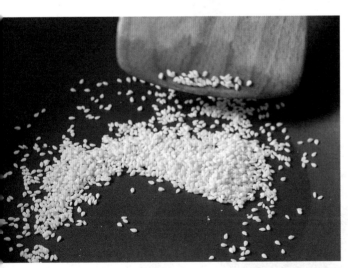

做法：

1. 把芝麻放在炒锅里，不放油，开小火，炒出来一点香味就可以了。注意火别大了，否则芝麻会炒焦。

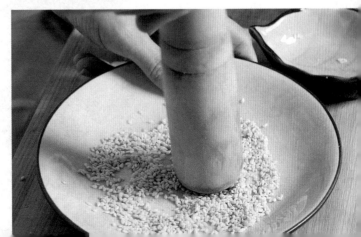

2. 把炒好的芝麻放在干的案板上，用擀面杖擀碎。

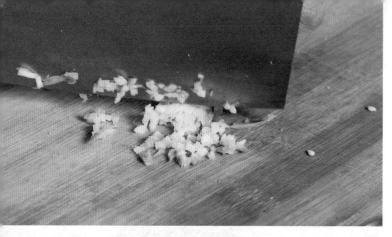

3. 生姜切成碎末，记住姜一定是带皮的。把姜、芝麻碎放在一起，备用。

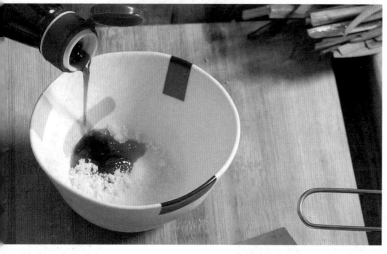

4. 取少许的盐、糖、醋和芝麻油拌成调味汁，备用。

5. 锅里加水烧开，把调好的调味汁倒 1/3 进去，这样焯韭菜可以保护其营养不流失。记住，要用早春的嫩韭菜，不用切开。韭菜要快速焯烫，因为这是嫩韭菜，稍微焯一下就可以了。

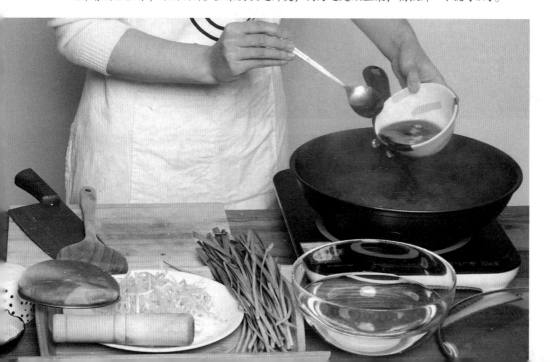

6. 焯过的韭菜过一下凉水，使其保持青绿的颜色，然后把韭菜切成一寸长的段。

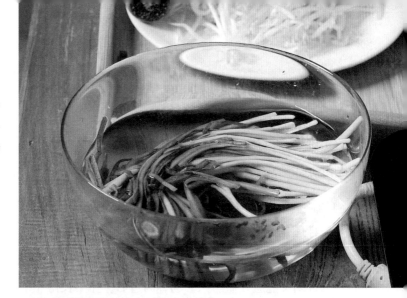

7. 豆芽也用焯韭菜的水焯一下，焯一分钟左右，捞出来也过一下凉水。

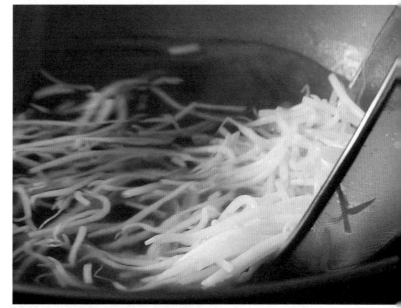

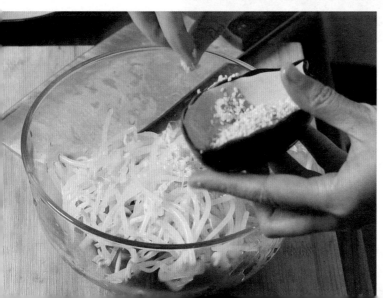

8. 把焯过的豆芽和韭菜放在碗里拌匀，再倒入调味汁，撒上切好的姜末，然后拌匀。

吃凉拌青韭芽可以通气血。我曾经说过，在早春的时候养生，讲究的就是一个"气"字，要让气血通和。这道凉菜就可以通气血，还可以消除疲劳，对缓解春困也有帮助。它还有一个特别的好处，就是可以清肠排毒，把肠胃内的浊气给排出去。

这道菜也很适合老年人吃，因为它用的油和盐都非常少，而且还是芝麻油，给老年人通肠胃也是很有好处的。

一年之中，吃韭菜最补的时令就是在初春，这时吃韭菜既能补肾阳又能通气血。第一场春雨过后，韭菜长得非常水灵，又香又嫩。

头茬的新韭您可别忘了吃，它有春雨的味道。

---

**读者评论：凉拌青韭芽，味道很棒**

一丹 _k7：凉拌青韭芽，味道很棒！平时不爱吃韭菜，这次和绿豆芽拌在一起，感觉很好吃。

淡然静雅：凉拌青韭芽已吃，真的很清口。我用老师教的方法，自己发的绿豆芽，真没想到会这么方便。

文静：吃了陈老师推荐的凉拌青韭芽，困扰已久的便秘好了，真是意外之喜呀！

**允斌解惑：吃凉拌青韭，辅以蒲公英根茶，对男性特别好**

含笑罂粟：老师，我吃韭菜烧心啊。
允斌：早韭不同，加豆芽更不同。

优辅乐园：这几天，我和老公都在吃豆芽拌韭菜，老公很爱吃。
允斌：再辅以蒲公英根茶，对男性特别好。

张亿歌：家里有韭菜，绿豆芽也正在发。老师，方子中用黑芝麻可以吗？
允斌：可以的。

@_@ 眼镜＆姐姐：在新疆，农历三月万物才开始生长发芽，头茬韭菜要过了清明节才能吃上，但老师说过清明以后就不要吃韭菜了。请问，四月份以后在新疆可以吃头茬韭菜吗？
允斌：可以，新疆与内地不一样。

# 韭菜怎么吃？

## ⁕ 男女老少都可以吃韭菜

对于韭菜，有的人特别喜欢，有的人避之不及，因为有很多人对它的作用有一点误解。韭菜可以补肾阳，所以民间给它取了一个别名叫作"起阳草"。因为这个阳字，韭菜被很多人误解了，把它仅仅理解为只针对生殖系统有用，这个范围就太窄了，其实韭菜很冤枉的。甚至有人认为小孩子不能吃韭菜，这就更是一场误会了。

肾阳是中国传统医学的一种说法，并不仅仅指肾脏。肾阳是全身阳气的源头，不管是男性还是女性，老年人还是小孩，都是需要肾阳的。

如果把人体比作一台家用电器，那么肾阳就是电，人是离不开肾阳的。吃韭菜不仅仅是成年男性的专利，男女老少都可以吃。

## ⁕ 哪几种人不适合多吃韭菜呢？

韭菜既能补肾阳，又能通气血，是蔬菜中一种不可多得的补药。

在春天吃头茬韭菜，适应性还是比较广的。如果在春季之外的季节吃，它的禁忌就比较多，因为韭菜是热性的。

一般来说，大多数人在初春都是可以吃一点韭菜的，但越往后天气越热，这时候吃韭菜就比较发了。

韭菜是一种发物，容易使人发老病，特别是胃热重的人吃了还会烧心，所以天气热一点之后，有些朋友吃韭菜就要慎重一些了。

哪几种人不适合多吃韭菜呢？

一是阴虚的人。

二是高热痊愈10天之内的人。

三是有胃热的人。

四是眼睛发红的人。

五是皮肤长痘痘的人。

如果是在长痘痘的急性发作期，就是痘痘又红又肿的时候，不要吃韭菜。

## ✳ 挑选韭菜的窍门

有一年，我在河南录一档养生节目。节目组请了一位阿姨，她挺会在菜市场买菜的，她帮我们总结出不少买菜的经验，节目录制期间，她说了三个挑选韭菜的窍门，我分享给大家，供您参考。

### 1.看韭菜茎的末端

割下来的韭菜的茎的末端如果很平齐，韭菜就是新鲜的；如果末端伸出来了一节，俗称"吐舌头"，韭菜就不是新鲜的。因为割下来的韭菜还会生长，在生长的过程中，由于中间的嫩叶子长得快，外面的老叶子长得慢，所以就出现了"吐舌头"的现象，这就是存放时间比较长的韭菜了。

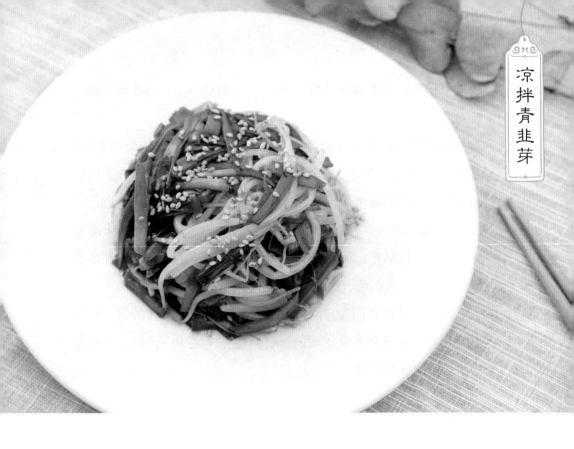

### 2.看韭菜叶子的末端是否往下耷拉

如果韭菜叶子耷拉，就不是新鲜的韭菜。

### 3.挑品种

如果韭菜叶子很细很长，而且叶子细细的、尖尖的，这种韭菜的品种比较好。如果叶子很宽、很平，还厚厚的，那这种韭菜的品种就不够好。

*"春初早韭，秋末晚菘"——顺时吃菜最好味，也最养人*

杜甫有一首名诗《赠卫八处士》，讲的是多年不见的老友在战乱中相见。其中有两句最为动人："夜雨剪春韭，新炊间（jiàn）黄粱。"

这两句听起来是讲食物，其实大有深意。古人认为"春韭"是早春最好吃的蔬菜，为了招待老友，冒着夜雨出门，剪下园里刚长出的头茬鲜嫩韭菜，显示出主人最高的诚意。

"春韭"是一个很著名的典故，说在蔬菜中什么菜味道最好——"春初早韭，秋末晚菘"，也就是早春出的头茬韭菜和晚秋收获的最后一批白菜，都是最好吃的蔬菜。

这两种菜在它们各自的时令也是最补益我们身体的菜，所以美食和养生从来都不是矛盾的，它们是完全融为一体的，这就是中国传统的饮食智慧。

# 春天为什么易流行禽流感、流感等传染病？

## 什么是禽流感？

**\* H7N9 是禽流感中的一种类型**

禽流感，是在禽类之间传播的病毒变异之后感染人。至今被发现能直接感染人的禽流感病毒亚型有 7 种。其中，高致病性 H5N1 亚型和新禽流感 H7N9 亚型比较严重，致死率高。

什么是 H7N9？它是禽流感的一种类型，禽流感病毒颗粒的外膜由 H 和 N 两型表面糖蛋白覆盖，H 分 16 种类型，N 分 9 种类型。其中的 H7N9 禽流感病毒在 2013 年后，人们才发现它会传染人。

其实，禽流感也是一种流感（流行性感冒）。我们可以防范、控制，用一些方法来对抗。

禽流感致死率比较高的一个很重要原因，是一开始的误诊耽误了治疗时机，所以我们要掌握两点知识：第一，怎样预防禽流感；第二，怎样简单判断是流感还是禽流感，以及在什么样的情况下要尽快到医院检查。

禽流感在春天流行得比较严重，尤其是在春天的前两个月。这是流感病毒流行的一个高发期，因此，我们要好好地防范它。

禽流感的传染途径非常明确，它有三个传播渠道：

第一，直接接触。

直接接触被禽流感病毒感染的鸡、鸭等禽类，或者是它们的排泄物。

第二，飞沫传播。

鸡和鸭是不会打喷嚏的，但它们的分泌物会飘在空气中，当人吸入带有禽流感病毒的分泌物的时候，就会被传染。在家禽交易市场，即便您没有接触、触摸禽类，一样可能被传染。

第三，间接接触。

比如，某个地方曾经交易过被禽流感病毒感染的活鸡、活鸭，不久后您来了这个地方；或者厨房曾经杀过被感染了的活鸡、活鸭，您来到这里；或者是接触了脏水，因为禽流感病毒在低温的水中是可以存活很长时间的，甚至能存活一年以上，所以在禽流感暴发时期，生活在农村地区的朋友，尽量不要到有家禽游动的水塘洗手、洗脚或者玩水。

生活在城市里的朋友，没有多少机会接触到活鸡、活鸭等家禽，被禽流感病毒感染上的概率是比较低的。但有一点还是要注意，就是从超市买回来的鸡肉、鸭肉，处理时要戴上一次性手套，切生肉和切熟肉的案板不要混用。烹调时，温度一定要在100℃以上，且时间在两分钟以上，这样就可杀死禽流感病毒了。

# 禽流感和流感、普通感冒有什么区别？

我们怎样来识别禽流感？禽流感和流感、普通感冒有什么区别呢？

一般来说，普通感冒是从受风寒开始的，一开始是怕冷、头痛、身上难受，有一点低热（不会马上发高热）；流感会比普通感冒严重一些，很快就会高热；禽流感一开始的症状很像流感，马上就会觉得喉咙难受、痒、痛，咳嗽，但并没有普通感冒那种鼻塞、流鼻涕现象，一般来说就是咳，迅速地高热。

一位成年人突然之间咳嗽了、高热了，那就要赶快到医院检查一下，看是不是得了流感或者禽流感。成年人一般不太容易高热，尤其是老年人，更不容易高热，只有小孩得病才会很快地高热。

禽流感一开始很像流感，但它会很快变成非常严重的肺炎。这时候人的体温很高，一般都在39℃以上，还会呼吸困难。有一个非常重要的鉴别点，就是咳嗽或咳血。禽流感会引起严重的肺炎，咳出的痰会带血，遇到这种情况，要马上去医院急救。

禽流感就是一种流感，之所以它的致死率高，是因为很多人误判、误诊了自己，认为自己患的是普通感冒。

# 如何预防春天的传染病？

## 常喝防感护生汤

古人把春天流行的流感、肺炎等会引起发热的传染病都归类为"温病"。温病一旦严重起来，"温"就变成"瘟"，温病就会变成瘟疫。

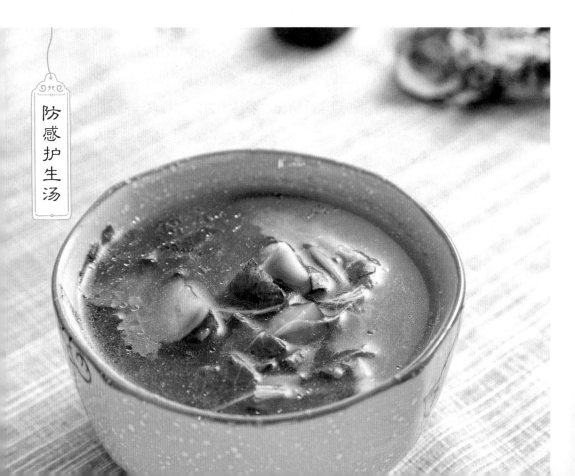

防感护生汤

# 防感护生汤

原料：鲜荠菜1把，萝卜缨1把，牛蒡半根，干香菇3个。
调料：油、盐、醋等。

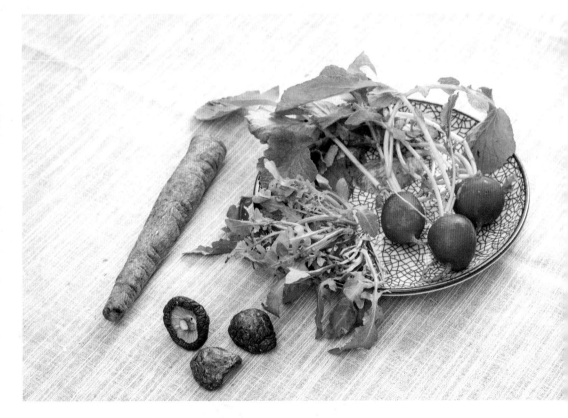

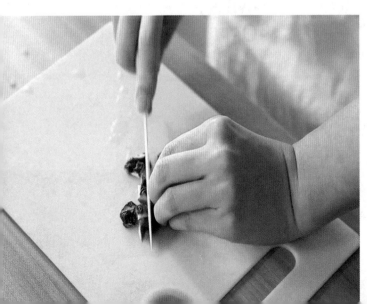

做法：
1. 把干香菇洗净泡发，切成
   小块儿。

2. 牛蒡刷洗干净，不要去皮。刷洗干净之后，切成滚刀块。这样切出来的牛蒡，每一块都有两个切面，比较容易入味。

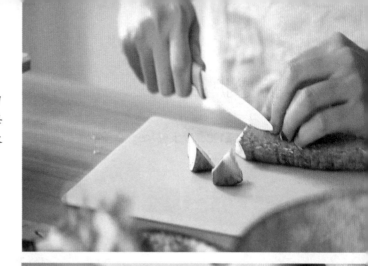

3. 把切好的牛蒡放入醋水中。

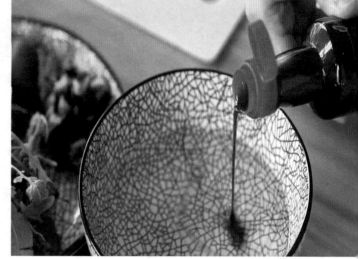

4. 锅里放入水，加一点点油和盐，以保护蔬菜的维生素不流失。

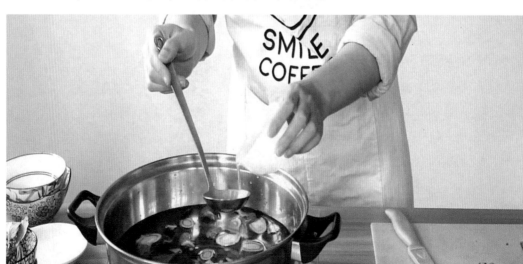

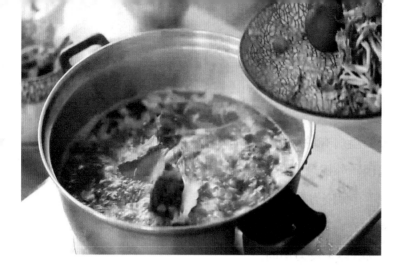

5. 把香菇和牛蒡放进锅里，煮开后，再把洗干净的萝卜缨放进去，煮上20分钟。

6. 放入荠菜，煮上1分钟，马上关火起锅。

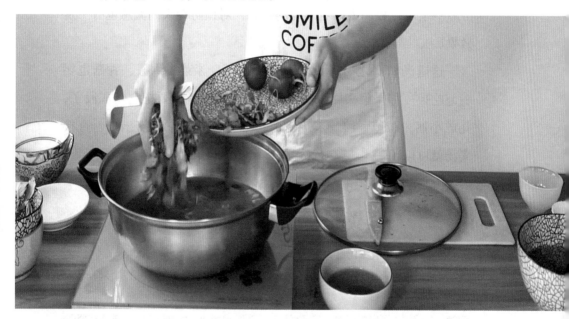

**允斌叮嘱：**

1. 干香菇比鲜香菇抗病毒的效果要好一些，而且不容易生痰。

2. 如果您觉得牛蒡的表皮比较脏，可以用面粉水泡一泡，面粉水有表面活性剂的作用，有助于去除牛蒡表面的脏东西及化肥和农药残留。

3. 牛蒡含有丰富的铁，非常容易氧化，切完之后如果放在菜板上，它一会儿就会变黑。最好是在切的时候，旁边放一碗醋水，随切随把切好的牛蒡放到醋水里面泡着，这样它的颜色就不会变。

4. 荠菜洗干净，切成2厘米长的小段，切的时候要连根一起切。荠菜根的效果很好，如果您觉得根太老，可以不吃它。如果用老荠菜，或者干荠菜，就整株放汤里煮，只喝汤，老荠菜不用吃。

5. 荠菜是不需要久煮的，它很容易熟，煮上1分钟，它的清香味就会散入汤内，味道最好。如果久煮，荠菜的风味就没有了，抗病毒的作用也会打折。

古人对春天的温病有一个很详细的阐述，它有两个因素，一个外因，一个内因。外因就是传染性的病毒，内因就是我们身体里的伏寒和火，还有免疫力较低。

同一种流感病毒，有的人会被传染，有的人就不会被传染，这是因为每个人的身体免疫力不同。

春天各种病毒活跃，提高人体免疫力成为当务之急。我给大家分享一个可以提高人体免疫力的食方，对预防春天的流感也有一定效果。

这道汤做好之后，我们不仅要喝汤，荠菜、牛蒡、香菇也要一起吃掉。如果您买回来的荠菜特别老，那就不要把它切成段了，扎成小捆，跟萝卜缨一起下锅煮，煮好之后把它们捞出来，直接喝汤就可以了。

**读者评论：防感护生汤非常好喝**

傻孩子的纸飞机：有一年过年正好遇上禽流感，当时我发热了，就用了老师的方子，第二天热退了。此后家人不舒服了就喝防感护生汤，感恩。

阿艳：防感护生汤非常好喝！孩子很喜欢，喝了很舒服，女儿喝了以后咳嗽有所改善，非常感谢老师！

晗涵：以前不认识荠菜，听老师说了荠菜这么多好处，今年挖了好多。防感护生汤真的好喝，可闺女不爱吃萝卜（没有萝卜缨，煮的带皮萝卜），其他人都说萝卜好吃，有荠菜味。现在我家煮面条都会往锅里放荠菜，那味道真叫一个香，沁人心脾！

**允斌解惑：没有鲜牛蒡，用干牛蒡也可以**

梅：老师，做防感护生汤没有鲜牛蒡，用干牛蒡可以吗？

允斌：可以。

# 春天喝防感护生汤有什么功效呢?

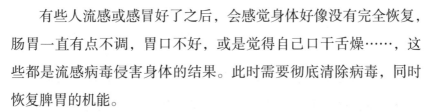

## * 预防春季传染病

防感护生汤是预防春季流行病的一道汤,可以提高人体的抗病毒能力,对春天的流感、麻疹这些流行病都有一定的预防作用。

## * 有效调理流感或感冒后遗症

如果在春天得了流感或者普通感冒,好了之后还留下一点点小尾巴,比如,咳嗽、咳黄痰、喉咙痛,小朋友还有一点便秘,等等,那您可以喝这道汤来进行调理。

有些人流感或感冒好了之后,会感觉身体好像没有完全恢复,肠胃一直有点不调,胃口不好,或是觉得自己口干舌燥……,这些都是流感病毒侵害身体的结果。此时需要彻底清除病毒,同时恢复脾胃的机能。

对于这些流感 / 感冒后遗症,也可以喝防感护生汤来善后。

## * 养脾胃

有些朋友总是问我脾胃虚弱怎么调理,我觉得这不是三两句话就能讲清楚的,因为一年四季养脾胃的方法各有不同。

如果您想养脾胃,整个春天都适合喝这道防感护生汤。如果您喝了之后,觉得身体很舒服,可以每周都喝几次。

学生和经常外出的人，没有条件做汤，那至少要每天喝荠菜水和牛蒡茶。

## 如何挑选防感护生汤的原料？

防感护生汤里的荠菜、牛蒡，对有些朋友来说是家常菜，家里厨房经常准备着，但对另一些朋友来说，可能平时很少吃它们，觉得很陌生，不知道上哪里去买，很纠结。

其实，防感护生汤是应对春天流行病暴发阶段所用的，如果您实在配不齐汤中所需的原料，可以从《陈允斌抗病毒应急食方》书里看看还有没有其他的抗病毒的汤。

### * 大自然很有意思：应地之菜，往往克应地之病

大自然是很有意思的，一个地方生长出的菜，往往会对这个地方的流行病有调理作用。比如，2017年禽流感疫情，一开始集中暴发在南方，之后传入北方。禽流感暴发最严重的三个省是浙江、江苏和安徽。这几个地方牛蒡都很容易找到。荠菜就更不用说了，在南方的初春遍地都是，雨水节气之后，可能都比较老了，但老荠菜药效更好。

等到惊蛰节气时，北方的荠菜也慢慢长出来了，北方一些地方把它称为荠荠菜、白花菜。荠菜在全国到处都有，并不是南方专有的蔬菜，在一些地方它只是换了一个名字而已。

如果您实在买不到荠菜或牛蒡，不用着急，可以喝接下来惊蛰节气的抗病毒汤。如果您确实很想喝这道汤怎么办呢？可以网购，非常方便。

* 如何挑选好的荠菜？

荠菜是有不同品种的，如果网购的话，可以挑好的品种。

按大小来区分是最简单的方法。叶子越小的荠菜越好吃，小叶荠菜的叶片一般都很薄，叶子上有很深的羽状裂纹，看起来像羽毛一样，它上市的时间比大叶荠菜上市时间要晚一些。

还有一种小叶荠菜，它的羽状分裂的叶子特别细，这种叫作沙荠，味道是最鲜美的。

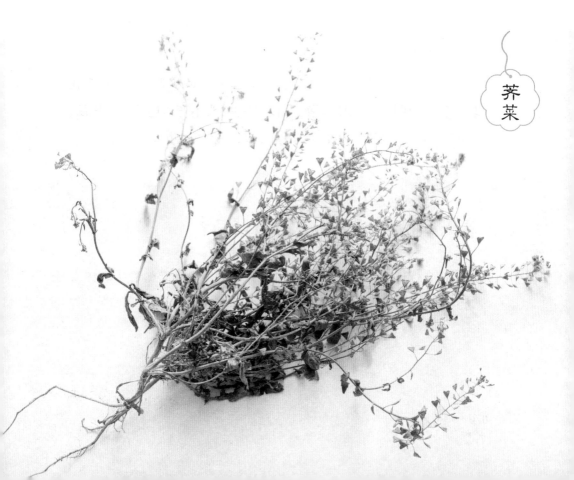

荠菜

大叶荠菜叶片比较厚，生长速度很快。在早春季节，菜市场上出现的都是这种大叶的荠菜。

不论是哪种荠菜，它们的功效都大同小异。荠菜也分头茬和二茬，最好是吃初春时刚生苗的荠菜，它经过一个冬天的营养累积，药性是最好的。到了夏天，药性相比早春的荠菜就要逊色多了。

牛蒡，有的朋友非常熟悉，有的朋友甚至从来都没有听说过。以前，牛蒡可能是一种只有在部分地区才可以吃到的蔬菜，但现在全国都可以买到了，网购也非常方便。

如果去市场选牛蒡，首先，您会发现它跟山药很像，也是长长的一根，但它比较光滑。其次，山药上有很多的须，牛蒡没有。

怎么挑选牛蒡呢？

抓住牛蒡粗的一头，把它横着拿起来，如果细的一头弯得比较厉害，说明牛蒡比较鲜嫩；如果细的一头不弯，还是直挺挺的，说明牛蒡已经老了，木质纤维化了，吃起来如同嚼木头一般。

# 春天喝防感护生汤是否有禁忌？

什么样的人可以喝防感护生汤呢？其实，在整个春天，男女老少都可以喝。

一般来说，一周喝一次防感护生汤就可以了；但如果这个春天病毒十分活跃的话，您不妨一周多喝几次；如果是传染病暴发的地区，那您每天都要喝。

这道汤也很适合孕妇（怀孕三个月以后的孕妇）来喝。有的朋友问："陈老师，我怀孕还不到三个月呢，能喝吗？"一般来说，怀孕三个月以内的孕妇，在身体健康的情况下，如果您平时经常吃荠菜、牛蒡这些蔬菜，怀孕后可以继续吃，喝防感护生汤也没有问题。如果您从来没有吃过这些蔬菜，怀孕三个月之内喝这道汤要谨慎一点。或者咨询一下医生，然后自己再决定喝不喝。

有些刚怀孕的女性可能会有各种意外情况的发生，或者是习惯性流产。如果发生了意外，需要查找原因，如果您在这段时间正好吃了一些平时没吃过的东西，那原因就比较复杂了，不太好排除。本来是很好的食物，就可能无辜"背锅"了。

其实，这道汤里的原料都是一些很常用的蔬菜，所以只要不是极个别特殊情况的人，一般的男女老少都不用太纠结，不妨尝试一下，只要您喝了以后觉得舒服，那您就可以在整个春天都喝它。

# 二月二为什么"龙抬头"？在哪里可以看到"龙抬头"？

## 春天的时候，要多吃米、面等甘味的食物

农历二月初二，是龙头节，也就是俗称的"二月二，龙抬头"。

二月初二这一天，我们吃的食物都跟龙有关，比如初春的春饼，这天叫作龙鳞饼；平常吃的面条，这天叫作龙须面；米饭这天叫作龙子。

其实这些民俗，就是为了让我们在春天的时候多吃米、面这些粮食。

春天，我们要多吃甘味的食物，而米、面就是甘味食物中最基本的一类，它们的味道是甘味中的正味。

春天多吃米、面等粮食对我们的身体有健脾、补气血的作用。

有些年轻朋友自己气血虚，问我应该吃什么补品。其实，他们的身体都挺健康的，无非就是平时不爱吃主食，总认为多吃水果、蔬菜才是健康的。

在我们的饮食结构中，粮食是最基本的组成，人每天吃得最多的必须是粮食。有些年轻的朋友想要补气血，不妨在春天每天多吃一碗饭，气血就补到了。

要想顺时而食，养出一个好身体，就从每天好好吃饭开始。

### ❋ 一年中有春、秋两个养发关键期

到了农历二月初二龙头节，到大街上去看，生意最好、排大队的地方一定是理发店。特别是北方，这一天人们都到理发店理发。因为北方的风俗是正月不理发、不剃头，到了二月才会理发、剃头。特别是到了二月初二这天，要给小朋友理发，叫作"二月二剃龙头"，寓意一年都有精神头，而且会鸿运当头。

这些民俗里蕴含了很深的文化含义，它跟古代天象、养生有关，最主要的还是跟养护头发有关。

一年中有两个养发关键期，一个在春季，一个在秋季。这两个时期养发、护发的方法还不一样。

在春季，差不多从二月二前后开始，进入一年中头发生长的旺盛阶段。春天和夏天是头发长得最快的时候，每天能长将近半毫米。在二月初二这一天理发，头发很快就能长长。而对于在秋、冬季脱发比较厉害的朋友来说，春天正好是生长新头发的好时机。

在春天，养发首先就要养护头发的生长，给头发在春夏两季的生长打下一个很好的基础。接下来的三个月，如果能顺时养护，头发会长得又多又快。

## 平时容易脱发，可以用侧柏叶加生姜调理

侧柏叶是侧柏的叶子，古人用它来洗头，生发、乌发的效果特别好。还可以用生姜来按摩头皮，疏通头皮经络，促进吸收。

# 侧柏叶古方生发药酒

原料：侧柏叶200克，带皮生姜3片，
　　　白酒1斤（500毫升）。

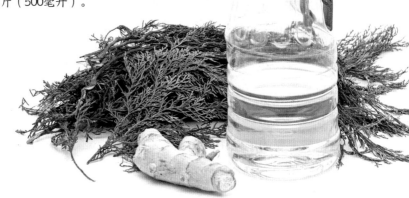

做法：

1. 把侧柏叶剪成小段。

2. 切三片带皮的生姜，和侧柏叶一起放到
   白酒里，浸泡两周。当您看到酒的颜色变
   成偏棕色时，药酒就可以使用了。

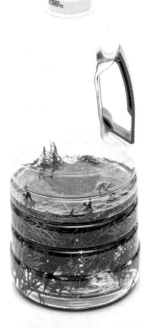

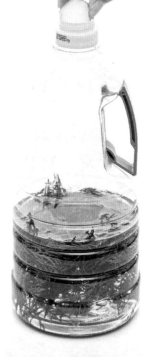

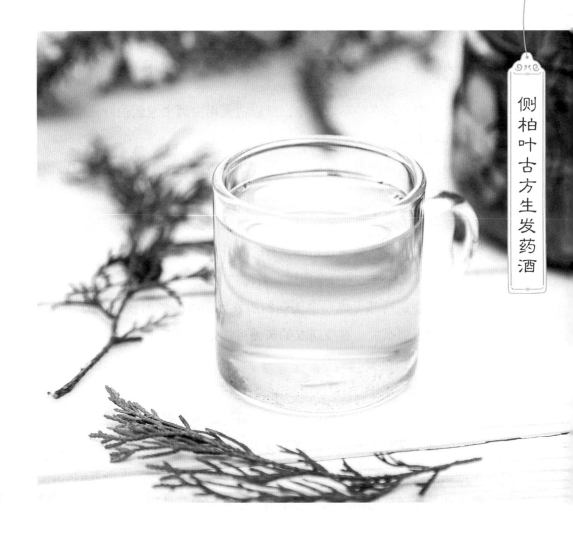

侧柏叶古方生发药酒

**✳ 如何使用侧柏叶古方生发药酒防治脱发?**

做法:先切一片生姜,擦头部脱发的部位。然后再把药酒抹上,继续用姜片来擦脱发的部位,擦5分钟左右,直到头皮有发热的感觉就行了。

记住:头上涂抹的药酒不要洗掉。每天早晚各擦一次,坚持一个月,一般来说,脂溢性脱发的朋友此时就可以看到效果了,原来没有头发的部位会长出细细的小绒毛。

## * 侧柏叶古方生发药酒主要适用于脂溢性脱发和斑秃

古代没有现在的萃取技术，所以古人用白酒来泡侧柏叶，这样就提取出了它的有效成分。

白酒有杀菌消毒、溶解油脂的作用。所以这个生发药酒，主要适用于脂溢性脱发，也可以用于斑秃。

脂溢性脱发一般比较常见，很多男性朋友的脱发都属于脂溢性脱发，往往是从头顶开始的，有的人是发际线逐渐退后，有的人是在头顶正中秃出来一个圆圈，俗称"地中海式脱发"。

斑秃会在局部形成一个圆圆的脱发区，有的像铜钱那么大，有的像鸡蛋那么大，有些朋友的斑秃可能是长期形成的，有些朋友可能是突然之间出现的。

以上两种情况您都可以用到这款药酒。

其他类型的脱发也是可以用的，只是效果没有脂溢性脱发和斑秃的好。导致头发脱落的原因有很多种，不同的类型、不同部位的脱发，它的成因都不一样，调理的方法也不一样。大多数的脱发还是要通过内调才能够起作用。这款药酒是外用的，对头发的护理相对来说比较简单。

有些朋友脱发的时间已经很长了，局部的头皮已经非常光滑、发亮，甚至角质化，毛囊已经没有再生能力了，用药酒就没有什么效果了。

如果是由于烫发、染发引起的脱发，头皮和头发都受损了，可以用侧柏叶和生姜来护理，但是最好不用白酒，而是应该抹一些头皮护理液，给它保湿和补充营养。

**读者评论：擦了侧柏叶酒后，同学的额头上方长出了很多细发**

CN 烨：同学的发际线越来越靠后了，我把侧柏叶泡酒的方法推荐给了他，他抱着试试的心态用了一段时间，前几天他告诉我，他额头上方长出了很多细发。

**允斌解惑：侧柏叶，它确实是让人百子千孙**

清风：请问侧柏叶是柏树的叶子吗？我们这里俗称扁柏，就是柏树，它的叶子是扁的，也叫百子树！每当有人家要办婚事都会采些放婚房里寓意百子千孙！

允斌：是的。侧柏叶对肝、肾都有好处。它确实是让人百子千孙的宝贝。

樱桃：新鲜的侧柏叶可以吗？

允斌：可以，新鲜的侧柏叶更好。

法朵：老师，可以侧柏叶、姜片一起泡吗？

允斌：可以。

# "龙抬头"可不是一个简单的民俗

## ＊"龙抬头"就是"见龙在田"

　　农历的二月初二，是"龙抬头"的日子，这可不是一个简单的民俗，它代表了中国古代非常先进的天文学知识，以及由此发展出来的中医的一些传统理论，我们现在用的一些古代的名方，也跟它大有关系。

　　"龙抬头"是老百姓的一种俗称，古代的文化人把它叫作什么呢？就是《周易》里所说的"见龙在田"。

　　我们中国人自称是龙的传人，但龙到底是一种什么样的动物呢？从古至今也没有人见过真的龙。其实，龙本来就是古人仰望星空时想象出来的一种神兽，它是天上的星象，不是人间的动物。

整个春天，只要您在天亮前起床，仰望星空，都能看到这条中华民族世世代代尊崇的"龙"。

## ＊"左青龙，右白虎，前朱雀，后玄武"是什么意思？

我们可以想象一下，古人在没有灯光的夜晚，仰望满天繁星的时候，肯定会觉得这些星星浩如烟海，怎么来区分它们呢？他们就采用了一个简单的方法——把天空划分为四块，也就是四象。四象中的星星又组成了四种神兽，每种神兽代表一个象，就是：左青龙、右白虎、前朱雀、后玄武，它们分别代表了东西南北四个方位。

每一象由七种星宿（xiù）组成，四象一共是二十八种星宿，这就是二十八星宿的来源。

星宿是什么概念呢？相当于西方的星座。西方人把几颗星星组成的一个形状叫作星座，东方人把它叫作星宿。

在东方，青龙七宿又称龙星，由角、亢、氐、房、心、尾、箕七组星宿组成了一条龙的形状，这就是古人所说的青龙，也称为苍龙七宿。这组星星的形状，跟我们现在在甲骨文和金文中看到的龙字形状是非常一致的。

据中国天文考古大家冯时先生考证，"龙"这个字，正是苍龙七宿的象形。最初古人造这个字的时候不是根据现实中的动物来造的，而是照着天上的龙星形状来造的，代表的就是天上的龙星。

其实，古人对龙所作的种种描述，说的都是天上的星象，它是一个天文学的概念。

《说文解字》是这样解释龙这个字的："龙，鳞虫之长，春分而登天，秋分而潜渊。"

如果我们不了解一些天文学的知识，就不明白这句话说的是什么意思。其实，这句话是说龙星到了春分的时候，就在东方的夜空上升；到了秋分的时候就下沉到了地下。这是古人观天象而得出的结果。

从东西南北的四象——青龙、白虎、朱雀、玄武，然后又联系到中医所说的五行，所以中国文化追溯到根上都是从一个本源出来的。

古人观察到天上的龙星，到了农历二月初二前后，在黄昏之后位于龙角位置的角宿会从东方的地平线上升起，这种天象就叫作"见龙在田"，也就是俗称的"龙抬头"。

天文考古学大家冯时先生对这些有非常精彩的论述，如果您对国学特别感兴趣，或者是想研究《周易》，或者是想深入学习中医传统文化的朋友，我建议您的参考书籍中可以加入冯时先生的《中国天文考古学》。天文学是中华文明的起源，我们只有回到原点、回到根上去了解中华的传统文化，才能明白现在传承下来的这些国学文化、中医文化到底是怎么回事。

### ＊ 带孩子看一看"龙抬头"

由于岁差的关系，现在我们在二月二这天想看到"龙抬头"，需要等到晚上 10 点以后了。但是您可以带孩子早上起来看。

春天的时候，龙星（苍龙七宿）夜晚从东方天空升起，到了早上就转到南方。

我家的阳台正对南方。立春之后，每天早上起床，我都能看到龙星横亘在南天，头在西（这里的一组星叫角宿，是"龙角"），尾在东（这里的一组星叫尾宿，是"龙尾"），若隐若现。

因为城市灯光的关系，不能看清组成龙星的所有星宿，但其中有两颗特别亮的星星是我们很容易看到的。注意看图中我用红圈画出的两颗星。

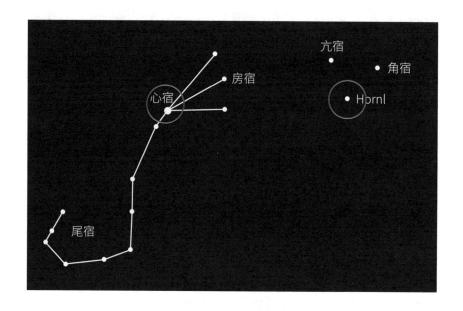

左边一颗是"龙心"的心宿二，它属于天蝎座。这颗星星很亮，而且是美丽的红色，您可以很容易找到它。它就是诗经"七月流火"所指的"火"——"大火星"，在后面的寒食节一篇中我还会具体地讲它与时节的关系。

右边一颗是"龙角"的角宿一，它属于室女座。在天气好时，它也很醒目。当角宿在日落后出现在东方地平线，这就是"龙抬头"了。

龙抬头，其实代表的就是时节。古人就是这样年复一年顺应着时节的流转，过着"天人合一"的生活。

# 跟龙有关的中医名方：青龙汤

曾经我给大家介绍过一种与虎字有关的、老年人冬季可以用到的中药——虎潜丸。其中说到了"云从龙，风从虎"，龙代表水，而风代表虎。

"青龙"是春季的代表，是东方的代表，同样，也是水的代表，代表要把水给排出去，就像天很旱了一直不下雨，大家都在苦苦地等待，求这个"龙"来下雨。所以我们见到"龙"来了，就知道雨会降临了。

## ❋ 千古名方青龙汤：大青龙汤、小青龙汤

青龙汤分大青龙汤和小青龙汤，它们都出自医圣张仲景的千古医书《伤寒杂病论》。其中，大青龙汤的药效是很猛烈的，需要医生来给病人谨慎地开处方。小青龙汤药效温和，现在有中成药，如小青龙颗粒、小青龙冲剂等。

"龙"代表水，而东方的"青龙"代表的是行雨——把身体内的水给排出去。身体内的水是什么呢？主要就是痰饮，痰饮就是在我们心肺部位积存的水。

在中医传统中，有人也用小青龙汤来治感冒，这有点大材小用了，因为治感冒的话，食疗就已经足够了。其实，小青龙汤是可以治大病的，当然这个需要医生来开处方。

## ❊ 小青龙汤对咳喘、鼻炎、肺心病有调理作用

小青龙汤对哪些病有调理作用呢？一个是咳喘，一个是鼻炎，再就是肺心病。

中医有句老话叫作"外科不治癣，内科不治喘"。喘是非常难治的，如果治不好，大夫就会丢脸，所以不治喘。

造成咳喘的原因各种各样，支气管炎、肺炎、哮喘……如果一个人又咳喘又不出汗，还挺怕冷的，用小青龙汤就比较合适。

有些患有慢性支气管炎的朋友，每年都会定期发作，如果再加上咳喘、不出汗、怕冷这些情况，您可以咨询医生，看有没有可能用到小青龙颗粒。

过敏性鼻炎也是一种非常难缠的病，有此病的朋友也不妨咨询一下医生，看能不能服用小青龙颗粒。

## ❊ 小青龙汤能治肺心病等大病

很多人常年咳喘，反复犯病，然后就会形成一些症状——必须靠着坐，尤其晚上睡觉不能躺平，一躺平就想咳，必须枕一个

很高的枕头才可以。严重时咳出来的痰都是泡沫样的，老年人可能还会两腿浮肿。

以上这些症状，是由于肺的问题造成了心脏的问题，是肺源性的心脏疾病——肺心病，这些都是可以考虑用小青龙汤来治疗的。

简单总结一下，如果一个人的心肺长期有痰饮，有很多的浊水积存，一直都调理不好，那用小青龙汤就可以帮助排出这些浊水。

有一次我在电视台录节目的时候，一位主持人的鼻炎发作了，一直在打喷嚏。他说："陈老师啊，其实我白天还不是最难受的，最难受的是晚上，一躺下睡觉，如果偏向左边睡，左边的鼻孔就堵上了；如果转过来偏向右边睡，右边的鼻孔又堵上了，特别难受，觉得呼吸都不顺畅。"

这位主持人患的就是季节性的过敏性鼻炎，其实也在小青龙汤的治疗范围，但小青龙汤毕竟是药，不是食，所以遇到这种问题，最好是到医院让医生来决定是否可以用。

## 祝您二月二龙抬头，鸿运当头

我给大家介绍大青龙汤、小青龙汤，就是想说明一个问题——中药里有一些效果很好的方子。

如果您有一些疑难杂症，在医院治疗后觉得效果不佳，不妨找中医看一看，也许会有意想不到的收获。比如小青龙汤，它不仅仅能治咳喘、鼻炎，也还可以治很多大病。

像小青龙汤这么好的方子，它的历史已有两千多年了，可想而知，两千年以前的人，他们对各种中药的药性已经了解得非常透彻，真的是让我们叹为观止。

就连这些汤方的功效和药材组成，古人都编成了歌诀，方便我们后人来记忆——"小小青龙最有功，风寒束表饮停胸。细辛半夏甘和味，姜桂麻黄芍药同"。

有时候，我觉得古代的中医都是文学家，我曾经开玩笑说："在古代，要是学不好语文，真的不好意思当医生。"

事实上，国学和中医文化真的是密不可分，中医文化也是国学的一种。如果您有兴趣去钻研的话，这里面的乐趣是无穷无尽的。

"龙抬头"的日子，"见龙在田，利见大人"。我也祝您二月二龙抬头，鸿运当头。

# 在春天，不上火的活法

## 春天是容易上火的季节

* 春天的火，一般都发在人体的头、面部

春天是容易上火的季节，而且火一般都发在人体的头、面等部位，比如，有的人是眼睛发红；有的人是鼻子上长痘；有的人是牙龈肿痛；有的人是一感冒就咽喉肿痛、扁桃腺肿大；有的人是头晕，而且有一种头昏脑涨、很烦热的感觉……这些都是头、面部上火的症状。

怎么办呢？我们可以用一款春季清火茶来提前防范。

我给大家推荐过一个我家的退热秘方"蚕沙竹茹陈皮水"，里面用到了三味材料——蚕沙、竹茹、陈皮，不知道您有没有囤积一些在家里，以备不时之需呢？很多朋友说，这些材料老存在家里好像平时用不上。

那春天这个时候您就可以把它们取出来了，您需要里面的两样材料：竹茹、陈皮。

# 散热排浊茶

原料：竹茹3克，陈皮半个，喜欢饮
　　　茶的人可以配白茶6克（或绿
　　　茶），有炎症时，可以配鱼腥
　　　草茶，竹茹、陈皮可以在药店
　　　买到，如果是切成丝的那种陈
　　　皮可以一次用10克左右。

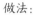

做法：
1.把竹茹、陈皮用水泡一下。

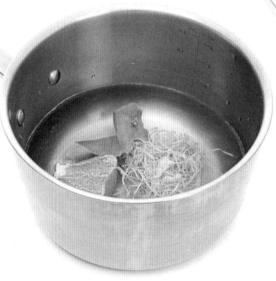

2.冷水下锅，煮开后再煮10
　分钟左右关火。

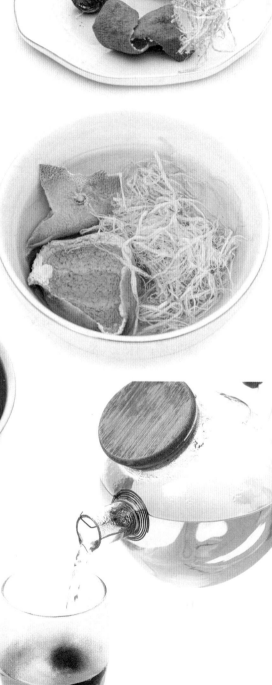

3.把汁滤出来，用它来冲
　泡白茶或鱼腥草茶。

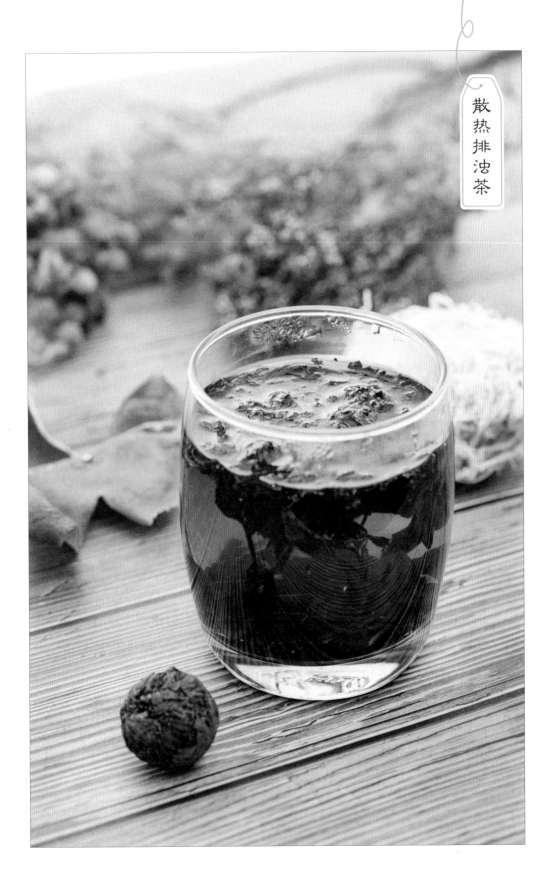

散热排油茶

**允斌叮嘱：**

1. 竹茹和陈皮可以多煮几次，反复冲泡白茶，这是一天的量。

2. 这款茶饮不是药，用量上是可以自己调整的，比如陈皮，如果您觉得自己需要多用，用一整个也是没关系的；白茶一般来说就是一泡的用量，6克左右，也可以根据自己的喜好来调整浓淡程度。

3. 竹茹的用量是3克左右，不要太多。从药店买的竹茹，是一团一团的，您取一小团就足够了。因为它非常轻，看起来觉得有一大把，但其实没有多少量。

4. 如果没有白茶，也可以用绿茶来代替，但白茶的清火效果更胜一筹。

**读者评论：** 喝散热排浊茶后，牙龈不痛了

丁梅：我今天喝竹茹陈皮白茶，喝完牙龈不痛了，神奇的药茶方！

**允斌解惑：** 口腔溃疡，可以喝散热排浊茶吗？

冯远芬：陈老师，我最近口腔溃疡，身体常常发热，好像上火了，这种情况可以天天喝竹茹陈皮白茶吗？

允斌：口腔溃疡是体内有湿气，喝的时候把竹茹减掉。另外，治疗口腔溃疡建议用吴茱萸足贴贴敷脚心。

## ＊ 什么人适合喝散热排浊茶？

这道茶饮很适合平时爱上火的朋友来喝，它的作用主要就是清火，而且专门清头部的火，也包括咽喉部位的火，在春天容易扁桃腺肿大的朋友可以提前喝这道茶饮。

有些年轻朋友可能大便干结、爱长痘痘，也可以喝这道茶。散热排浊茶还有化痰止咳的作用，如果您在冬天感冒发热之后留下一点咳嗽的尾巴，喝这道茶正合适。

内热重的人，包括往年夏天喝了姜枣茶以后感觉上火，现在不妨抓紧时机来喝一喝这道清火茶。

当人体内有热、有炎症、发热时，体内就像一个战场，竹茹可以帮我们扑灭"战火"，它可以清心火，凉血；清肝火，除烦；清胃火，止吐；清肺火，化痰。竹茹是一味平和的中药，对于孕妇和小婴儿都是安全的。

陈皮是保护脾胃的，而且它性温，和凉性的竹茹搭配在一起使这道茶饮更平和，并增强化痰止咳的效果。对冬季感冒咳嗽后没有及时调理好身体的人，能起到补救作用。

## 不管喝什么茶，只要喝后舒服就可以继续喝

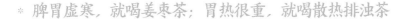

*脾胃虚寒，就喝姜枣茶；胃热很重，就喝散热排浊茶*

总结一下，如果您脾胃虚寒，就喝姜枣茶；如果您胃热很重、爱上火，可以喝清火茶；介于两者之间的，脾胃比较平和的朋友，如果又想清火又想在立夏之后给脾胃排毒的话，可以春天喝清火茶，到了立夏之后改喝姜枣茶。

总之，不管喝什么茶，都要根据自己的体质来选择。而且您可以喝一段时间之后，感受一下自己身体是不是舒服，觉得舒服的话，可以继续喝，不舒服的话就停掉。

养生和调理的饮食方子有很多，我们不需要拘泥在一个方子上，这个方子是给喜欢喝茶的朋友提供的。孕妇、小孩或者是不

适合喝茶的人，也不用纠结是不是非要喝这一道清火茶，因为还有其他的方子可以用。

### ＊三月中旬之前，可以一直喝排浊抗霾茶

立春节气的排浊抗霾茶（鱼腥草）是可以一直喝的。如果您觉得之前喝得很舒服，不妨继续喝下去，因为之前霾天积存在人体内的毒，还需要一段时间才能排出去。

另外，霾严重地区的朋友也可以继续喝排浊抗霾茶。

霾属于阴浊，在春分之前，阴气比阳气重，这时候我们要注意抗霾。过了春分——三月中旬之后，霾就会渐渐地减弱了，人体气血的通道已经非常畅通，排毒的速度也比平时要快，这时候，您就可以改喝其他茶饮了。

# 补钙，要特别讲究方法

## 最好是通过食物来补钙

很多朋友喜欢补钙，但补钙是要特别讲究方法的，如果补得不得法，盲目地吃钙片，身体不仅不一定吸收，还有可能引起结石。补钙最好还是通过饮食来让身体吸收钙元素，这样比较安全、可靠。

### ✳ 萝卜缨是天然的钙片

有一样天然的钙片——萝卜缨，就是萝卜的茎和叶。

为什么说萝卜缨是天然的钙片？因为100克的萝卜缨含150~350毫克的钙，这种含钙量在蔬菜类中可以说是名列前茅的，甚至超过了牛奶和豆浆。

有些人总觉得补钙要吃动物性制品，其实植物中也是含有天然钙的，吃蔬菜同样也能补钙。

在早春，我给大家推荐的春盘里面就有萝卜缨，它跟其他季节出产的不一样，是属于秉冬春之气的一种蔬菜。萝卜在冬天采收，植物的营养都回流到了根部，所以冬天的萝卜很好吃；到了

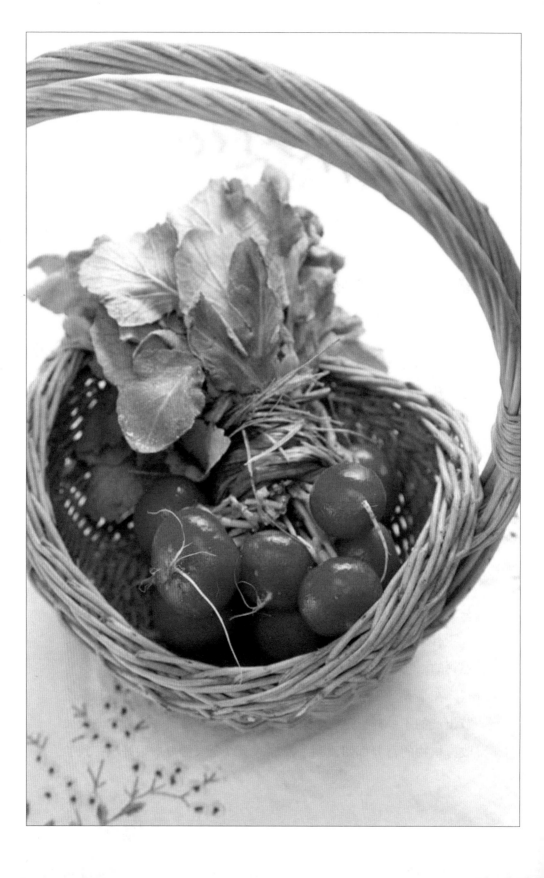

春天，阳光一照，萝卜开始发芽，长叶子，这就叫秉冬气而得春阳。

## * 早春吃萝卜缨，阴阳并济

秉冬气而得春阳的蔬菜，在早春吃对身体特别补益，总结为四个字就是"阴阳并济"。冬天的气是属阴的，春天的阳光是属阳的，在早春的时候吃冬天长根而春天又发苗的蔬菜，是可以同时补我们身体的阴阳二气的。早春的萝卜缨就是这种特别有能量的食物。

传统上，我们用萝卜缨来入药的时候也是非常讲究，一定要采摘早春的萝卜缨。

**允斌解惑：** 白萝卜怎么利用好呢？

**快乐：** 白萝卜下气，要少吃，那怎么利用好呢？如果只吃萝卜缨子和白萝卜皮，把挺大的一个白萝卜扔掉，感觉挺可惜的。

**允斌：** 不要这样机械地执行，要分人、分时，且可以搭配其他食材吃。

# 萝卜缨，边角余料有妙用

## * 降火、降血压

萝卜缨除了是天然的钙片之外，它还有很特殊的功效。

首先，它具有萝卜的功效，但又跟萝卜有点不一样。萝卜是凉性的，萝卜缨是温性的，萝卜缨的温性是为了平衡萝卜的凉性——一般的天然的食物都是全价营养，是阴阳具足的。

萝卜缨的温性使它在绿叶蔬菜中显得尤为可贵，因为大多数的绿叶蔬菜都是凉性的，温性的绿叶蔬菜不太多，而温性又不上火的绿叶蔬菜就更难得了。比如，韭菜虽然也是温热的，但在春夏之交吃它，容易使人上火，吃萝卜缨则不会，不仅不会使人上火，还有降血压的功效。

春天也是一些人血压容易升高的季节，在开春的时候，多吃一些萝卜缨对于降血压是很有好处的。

## ＊ 抗呼吸系统的病毒

早春的时候要注意抗病毒，萝卜缨就能抗呼吸系统的病毒。

萝卜缨对一切咽喉部位的问题都有作用。假如我们平时在生活中，特别是在早春，感觉到咽喉部位有任何的不舒服，比如，咽炎、咽喉肿痛、扁桃腺发炎，以及感冒发热后的咳嗽、痰多、嗓子哑等春季常见的问题，都可以考虑在饮食中加一点萝卜缨来辅助调理。

## ＊ 打嗝、反酸，也可以吃萝卜缨来调理

还有一些不是咽喉的问题，而是喉咙部位有病症，也可以用萝卜缨来调理。比如，有的朋友会突然无缘无故地打嗝，这时您可以用萝卜缨煮水来喝，萝卜缨有理气的作用，喝后就不会打嗝了。还有的朋友胃热，会反酸，这时候也要用到萝卜缨。

萝卜缨能化解肠胃的浊气，因为肠胃特别容易积滞，再加上现在的人普遍吃得比较丰盛，如果您吃完饭以后觉得不消化、肚子胀，甚至有的朋友只要吃了油腻的就会拉肚子，在早春的时候，都可以用萝卜缨来调理。

一些小朋友很容易食积，一食积就会咳嗽、痰多，这都是消化不良造成的，可以给孩子用一些萝卜缨。

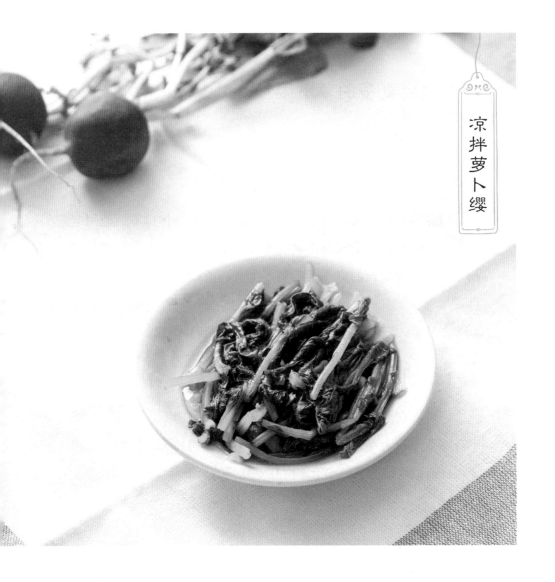

凉拌萝卜缨

春天来了，要把脾胃功能打开，就可以用到萝卜缨。萝卜缨是开胃消食的好东西，小孩子平时胃口不好，一年四季有不同的调理方法，而在春天就用萝卜缨。

有些朋友可能会想，一个菜市场上被大家扔了不要的东西需要讲这么多吗？其实在日常生活中，往往是这些边角余料对身体最有好处，但也最容易被人忽视。我们要有一双慧眼，这样才会发现身边处处皆良药。

# 如何找到更多的萝卜缨？

* 春天，萝卜缨尤为可贵

初春的时候，我们应该多吃一些蔬菜来给身体排毒，但用老话讲，这时候是一个青黄不接的季节，市场上卖的大多数都是大棚菜，真正地里长的应季菜确实不太多，所以萝卜缨就显得尤为可贵。

在早春，您可以尝试以下几种方法来得到萝卜缨。

### 1.在菜市场买萝卜的时候，把萝卜缨留下来

您可以在菜市场买萝卜的时候，把萝卜缨留下来。可能市场上有些萝卜没有缨了，那是菜贩把萝卜缨给切掉了，但您可以跟菜贩提前说，请他下一次给你留几个带缨的萝卜。

有一次我在高原上，见到一种紫皮的萝卜，觉得非常好。现场卖萝卜的农民很有意思，他把萝卜缨子全都给削掉了，还削得特别实在，连靠近萝卜缨的部分都给削掉了，所以每一个萝卜看起来都是秃头的，被切去了一半，他可能觉得这样削大家会觉得很实惠。

我就问他："您的麻袋里还有没有带缨子的萝卜？"

他说："有啊。"

我说："那您把带缨子的萝卜拿出来，我要称这些。"他拿出来后的第一个动作就是拿刀准备把缨子给削掉。我说："您不要削，我要的就是带缨子的萝卜。"

### 2.自己在家发萝卜缨

我们平时在家里做菜时，切下来的萝卜头不要扔掉，您把切口朝下放在盘子里，再倒一点点清水，隔一两天加一次水，始终保持盘子里有一点水的状态。几天以后，您就会看到萝卜顶部发出新芽，叶子很快就会长起来，这时就可以吃了。

记住：不要等叶子长得太长，否则就长老了。但如果您想作为观赏植物，是可以让它一直长的，萝卜叶子长着长着就会抽薹、开花了。

我在家里曾经试验过，萝卜花有白色的，有紫色的，可以当作盆景欣赏。

### 3.自己种萝卜苗

种萝卜苗其实跟发豆芽是一样的，区别在于，种萝卜苗用的是土，发豆芽用的是水。

怎么种呢？

我们可以在市场上或者是种子商店买萝卜籽，回家后把萝卜籽撒在装有土壤的花盆里，然后用水一次性浇透。以后每天浇一点点水，保持土壤湿润，等到长出小苗以后，就可以吃了。

萝卜籽的生命力是非常顽强的，撒到土壤里就能长。这种小苗跟萝卜缨子的功效有一点点区别，就是它降血压的效果特别好。

我建议老年朋友不妨在种花种草的同时，腾出一两个花盆来种一点萝卜苗，虽然它的味道有一点点辛，但不是辛辣的辛，是有一点点辛香，味道还是不错的。


# 萝卜缨小食方

下面我给您介绍两个萝卜缨的小食方。一个是专门治感冒痊愈后胃口不开的，一个是专门治疗伤食咳嗽的。


## ＊专治感冒痊愈后胃口不开的炝炒萝卜老秆

感冒以后如果感觉头痛，特别是前额痛，这就说明寒还没有完全散掉。特别是伴有胃口不开，觉得吃什么嘴里都很淡、没有味的时候，您吃这个是很有效果的。

其实，有时候感冒了，觉得体内有风寒，闻一闻这道菜的味道，打几个喷嚏，就会觉得寒气散掉一半。

这是一道有点辣味的菜，如果您不能吃辣，炝锅时就只放一点点花椒。花椒能散寒祛湿，对于感冒后的胃口不开是很有好处的。因此，这道菜炝锅的辣椒可以不要，但花椒最好不要去掉。

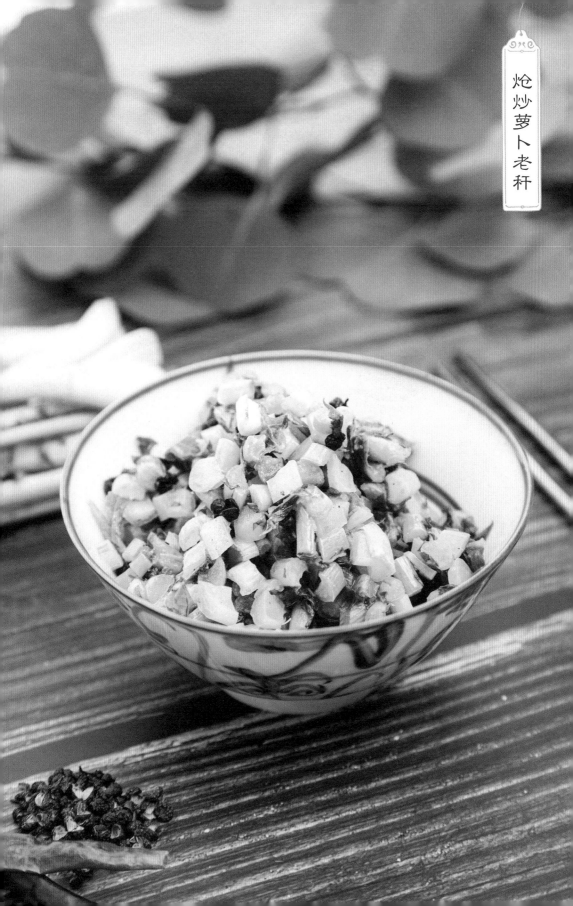

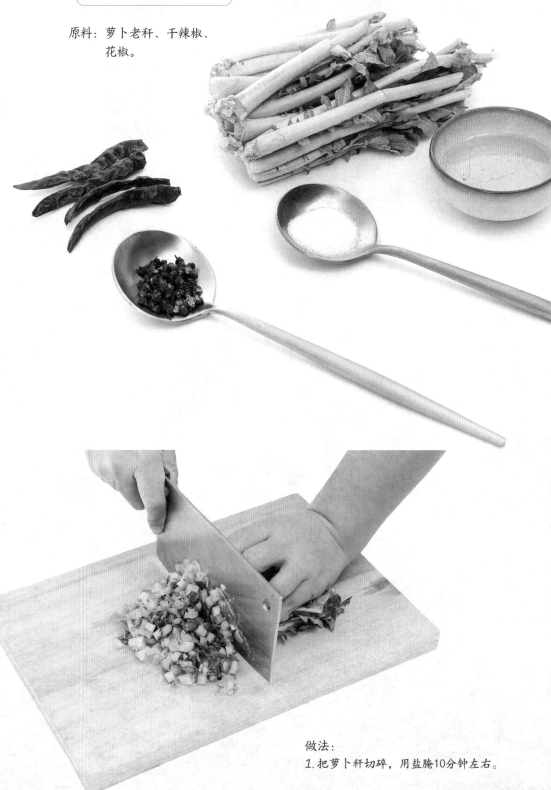

# 炝炒萝卜老秆

原料：萝卜老秆、干辣椒、
　　　花椒。

做法：
1.把萝卜秆切碎，用盐腌10分钟左右。

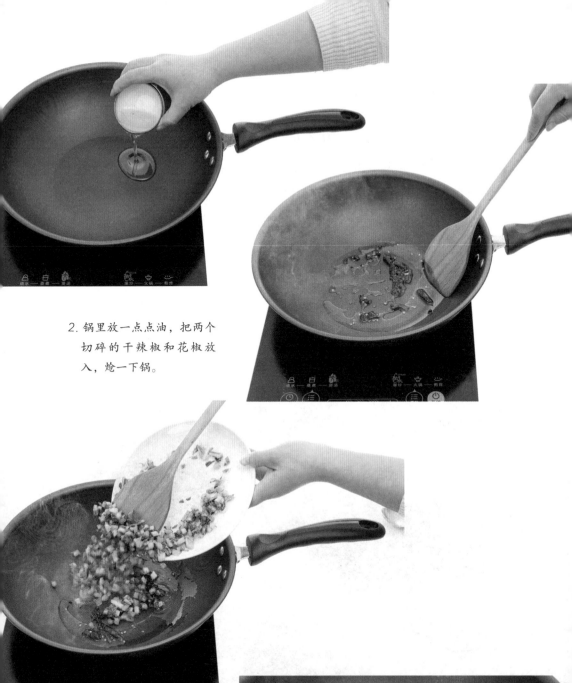

2. 锅里放一点点油，把两个
   切碎的干辣椒和花椒放
   入，炝一下锅。

3. 把切碎的萝卜秆放入锅内并快
   速翻炒，大约两分钟后起锅。

功效：这道菜用来配粥吃是很好
   的，能够发散风寒。

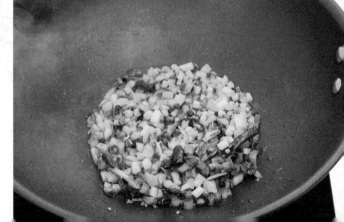

凉拌萝卜缨是专门治疗伤食咳嗽的，也很适合小朋友来吃。

市场上的樱桃小萝卜，它是带着长长的缨子来卖的，绿绿的、红红的，很漂亮。有些朋友在吃樱桃小萝卜的时候，觉得叶子吃起来有点粗糙，就把叶子揪下来扔了，只蘸酱吃小萝卜，这样太可惜了。

其实，我们可以把叶子单独切下来，另外做一个小凉菜。

什么是伤食咳嗽呢？就是人在暴饮暴食之后，加上受点风，一着凉，就容易咳嗽。

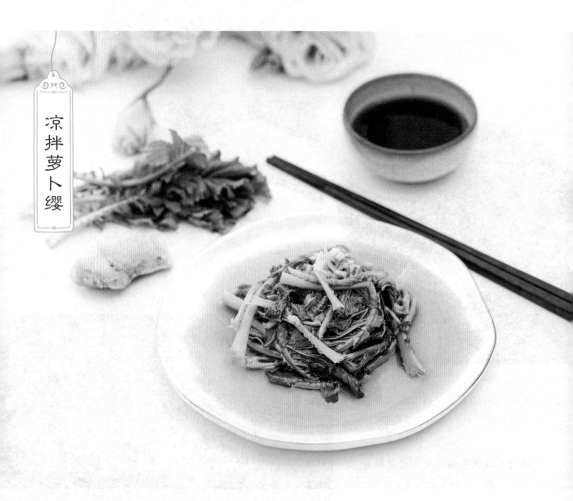

凉拌萝卜缨

# 凉拌萝卜缨

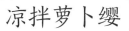

原料: 樱桃小萝卜的缨子，
　　　糖、盐、醋。

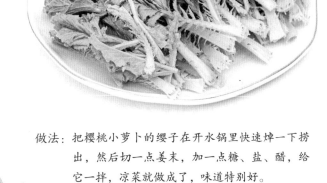

做法: 把樱桃小萝卜的缨子在开水锅里快速焯一下捞
　　　出，然后切一点姜末，加一点糖、盐、醋，给
　　　它一拌，凉菜就做成了，味道特别好。

功效: 化痰止咳，调理
　　　小朋友、年轻人
　　　伤食以后引起的
　　　咳嗽、痰多，效
　　　果是很好的。

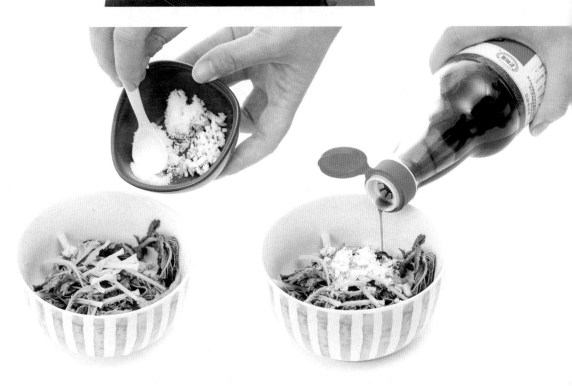

这种咳嗽，一般来说晚上咳得比较厉害，很多孩子半夜里总咳，让家长非常担心。这种晚上加重的咳嗽，如果痰也很多，那就可以吃这道菜。如果是十多岁的小孩，凉菜里可以多加一点姜末，这样效果会更好。

我经常说，老天爷是非常公平的，萝卜虽然很好，但它有点偏凉性，所以老天爷就让萝卜缨长成温性的，来平衡萝卜的凉性。

我们在吃任何天然食物的时候，真的不要辜负大自然的良苦用心，如果吃萝卜不吃缨子，那我们就等于损失了一半的营养。

其实，只要我们稍微花一点心思来做家常便饭，有些菜的边角余料都有可能变成治病的良药。

---

**读者评论：萝卜缨汆丸子特别好吃**

一丹 _k7：萝卜缨汆丸子特别好吃！喜欢。

---

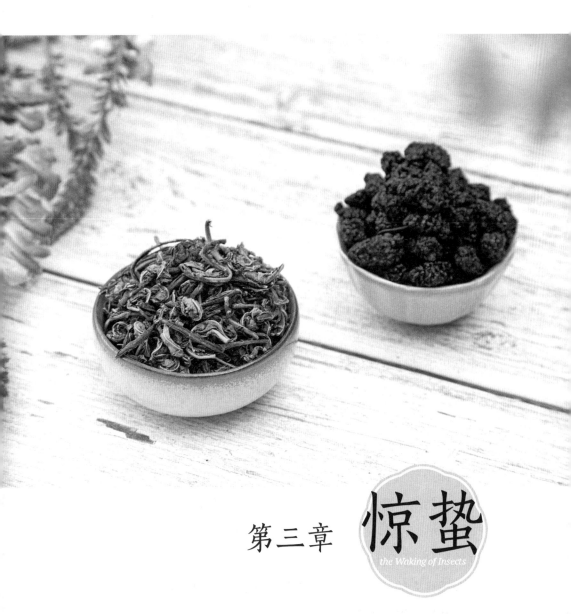

第三章 惊蛰
*the Waking of Insects*

3 月 5 日或 6 日—3 月 20 日或 21 日

惊蛰节气到了，蛰伏了一冬的动物都出洞了，

人也不需要静养，不能窝在家里，要动养了，要出门多活动活动。

"动则生阳"，春天我们一定要多运动，

这样才能顺应天地之间的阳气，让身体得到补益。

# 惊蛰，喝黄豆萝卜汤补身体

## 惊蛰节气，我们的身体要动养

惊蛰节气的"蛰"是动物冬眠的意思，动物冬天藏在洞穴里，不吃也不动，这就是蛰。

许慎的《说文解字》解释："蛰，藏也。"《尔雅》解释："蛰，静也。"意思是在冬天，动物都收藏了，人也要收藏了，要好好地静养。

惊蛰节气到了，蛰伏了一冬的动物都出洞了，人也不需要静养，不能窝在家里，要动养了，要出门多活动活动。

"动则生阳"，春天我们一定要多运动，这样才能顺应天地之间的阳气，让身体得到补益。

现代人的一个通病就是不怎么动，导致现在阳虚的人特别多。要想补好身体的阳虚，就得顺应天时。

如果您平时喜欢锻炼，现在可以放开来锻炼了；如果您平时不喜欢锻炼，到了春天也要多出去散散步、走走路，千万不要错过这个给身体补阳气的好时机。

※ "一雷惊蛰始"

有朋友问，为什么是惊蛰呢？为什么不是出蛰、蛰出呢，而是要惊动动物和虫子呢？因为"惊"表示这时候已经有了雷声，雷声把动物给惊动了，它们才出洞穴了。

天冷的时候一般是不会打雷的，只有天气暖和，地气也开始回暖了，地表上的水才会被蒸发，形成很多的云。云和云之间产生了阴阳的电荷，摩擦而产生了雷。因此，我们一般到惊蛰节气才会听到雷声。"一雷惊蛰始，微雨众卉新"讲的就是这种景象。

※ "惊蛰闻雷米如泥"

打雷必然会带来雨，所以古人也有一句老话："惊蛰闻雷米如

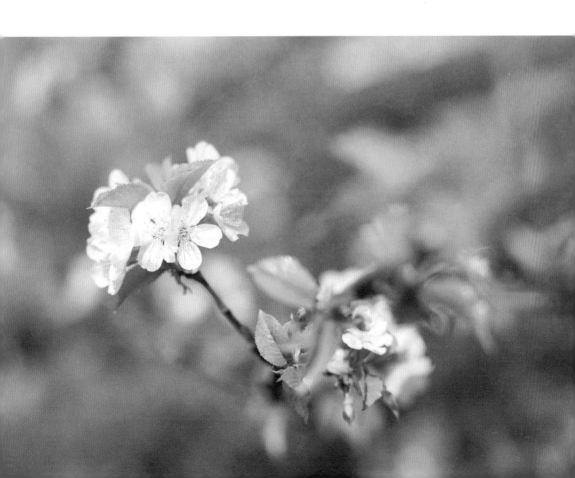

泥。"如果您在惊蛰节气前后听到天上打雷了，往往是个好兆头，预示着今年的稻米会丰收，米会多得像地上的泥土一样。

这个是有科学根据的，因为在打雷闪电的时候，空气中的氧气和氮气会产生化合物，然后随雨滴落到地上，土壤中就会含有大量的氮肥，而且这种天然的氮肥是很容易被庄稼吸收的。

如果您是喜欢踏青、采摘野菜的朋友，惊蛰节气的雷雨天后，您出门到山里头看看，野菜这时候长得特别好。

从惊蛰节气开始，农民就要忙春耕了。因为上有艳阳天照耀着，下有土壤中含有的雷雨形成的大量氮肥，这是植物生发最好的时候。

在春天，要让人体多多地生发，首先是晒太阳，其次是给身体施"肥"。这个肥从哪里来呢？从饮食中来。惊蛰节气我推荐您喝的黄豆萝卜汤，其实就是给我们身体施的"肥"。

有的朋友会发现，春天的时候我推荐您喝的汤也好，吃的菜也好，它们都非常清淡，比如黄豆萝卜汤，几乎连油都没放，它能补到我们的身体吗？能！

其实，到了春天就不用再像冬天那样去大补了。我们要一边补，一边排毒，而且是清淡地补，不然补过了，身体就容易上火。


# 惊蛰节气前后，喝黄豆萝卜汤

* 九九艳阳天，宜晒太阳

惊蛰节气期间，数九结束。如果您是从冬至开始坚持每天

"写九"的朋友，到交惊蛰节气后，"写九"图就会填上最后一个字了。而天气呢，也到了春意盎然的时候。从一九数到九九，九尽春来。接下来这九天的景象就像一首老歌里唱的"九九那个艳阳天……东风吹得风车儿转，蚕豆花儿香，麦苗儿鲜"。

古人认为，九是阳数，两个九重叠在一起就是至阳。一年有两个九九，一个是我们从冬至惊蛰这段时间数九的九九，一个是九月初九的重阳节，这两个都是至阳之数。

在九九的时候，阳光是特别好的，所以才把这段时间称之为艳阳天。这是春天生发的阳光，我们多去晒一晒太阳，可以很好地振奋身体内的阳气。

天气一暖和，虫子也开始要出洞了。每到惊蛰节气前后，不光是虫子出洞，病毒也开始活跃起来，风寒感冒、流感也越来越多。所以在惊蛰节气，我们的养生重点是预防流行病。

## ＊惊蛰期间，宜多食补益正气的黄豆萝卜汤

如何在惊蛰前后防治流行病？除了可以喝之前的防感护生汤外，还可以喝黄豆萝卜汤，不仅可以抗病毒，还有补益的作用，能提高我们人体的正气，让身体"正气存内，邪不可干"。

黄豆萝卜汤偏清淡一些，因为在春天人要吃得清淡些。当然，如果您喜欢比较鲜香一点的汤，可以在煮的时候放一小勺黄豆酱，出锅的时候还可以滴几滴香油，这样味道也是不错的。

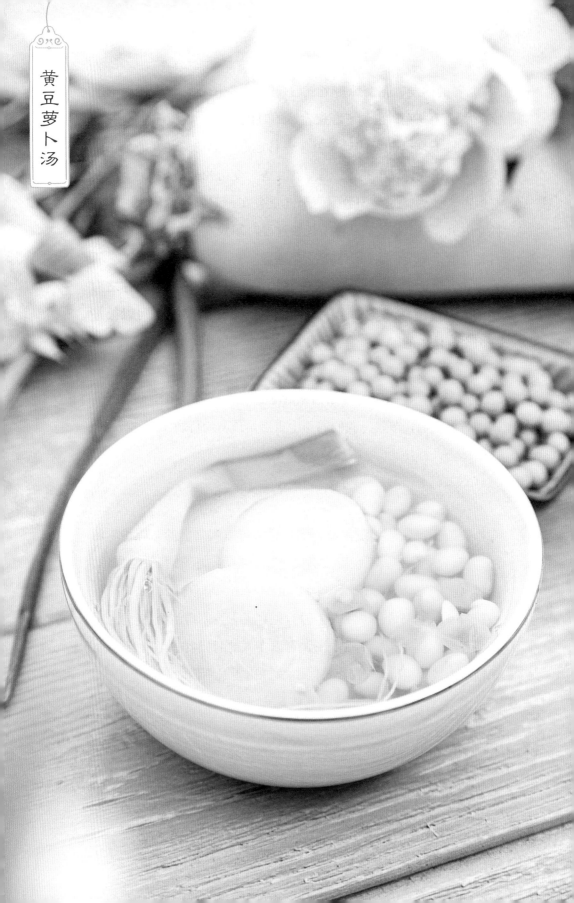

黄豆萝卜汤

# 黄豆萝卜汤

原料：黄豆1两（50克），白萝卜半斤（250克），葱白连须1根（如果是大葱就用一根，如果是小葱就用3~6根），盐、胡椒粉。

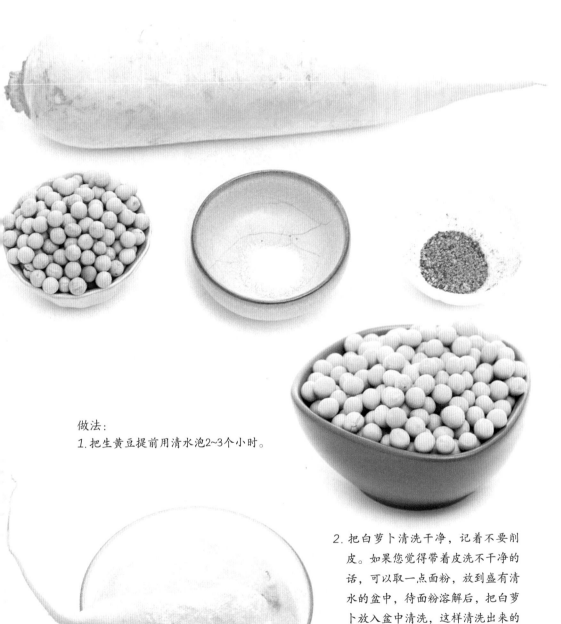

做法：

1. 把生黄豆提前用清水泡2~3个小时。

2. 把白萝卜清洗干净，记着不要削皮。如果您觉得带着皮洗不干净的话，可以取一点面粉，放到盛有清水的盆中，待面粉溶解后，把白萝卜放入盆中清洗，这样清洗出来的萝卜会非常干净。清洗过白萝卜的面粉水，也可以用来洗葱，洗葱时要带着根须一起洗。

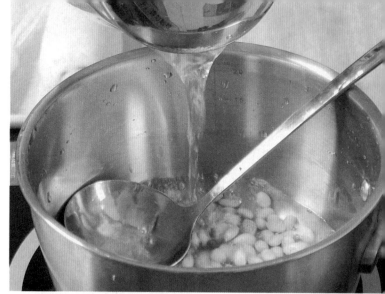

3. 把泡好的黄豆冷水下锅，大火煮开后转小火，再煮上半小时左右就可以了。

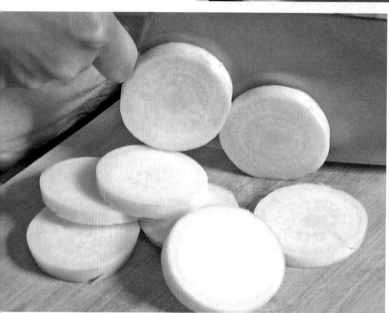

4. 把切成片的白萝卜和葱白连须一起放入锅中，煮的时间不用太久，葱和萝卜片都是很容易煮熟的。要是煮久了的话，葱味就散掉了，不利于抗病毒。

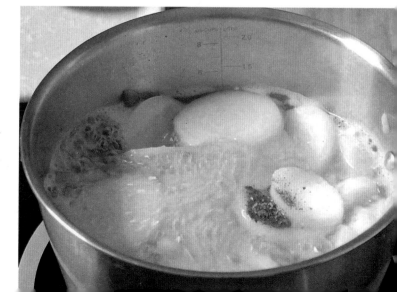

5. 待煮熟关火之前，可以往汤里加少许的盐和胡椒粉。

### 1.可以一边补身体，一边排毒防病

黄豆萝卜汤可以健脾、清肺、排毒，同时还能助消化、利肠胃。有的人觉得肚子老是胀胀的，那喝这道黄豆萝卜汤后就会通气。

黄豆萝卜汤还能补足人体的正气，提高我们的抗病能力。

### 2.哪些人适合喝黄豆萝卜汤？

防感护生汤的重点是为了对抗病毒，而黄豆萝卜汤的重点则是补益，提高身体的正气，从而让身体更强壮，在对抗病毒的时候更有后劲儿。对于身体虚弱的人来说，惊蛰的时候喝这道汤恰逢其时。

哪些人比较适合喝这道汤呢？

第一，体质很虚弱的人，特别是平时经常感冒的人，还有小孩、老人。

第二，阴虚内热，容易上火的人。

第三，孕妇。有的孕妇经常水肿，甚至脚都穿不上鞋子，如有这样情况的孕妇可以在惊蛰节气喝这道汤。

第四，血脂超标的人，因为黄豆萝卜汤有降低胆固醇的作用。

第五，糖尿病患者。

### 3.哪些人不宜喝黄豆萝卜汤？

其实，这道汤的适用范围是非常广的，只有两种人不适合喝。

第一，正在服用中药汤剂的人，且药中所含成分有人参、黄芪、何首乌等。因为人参和黄芪都是补气的，而这道黄豆萝卜汤

里的萝卜是通气的，它会抵消人参、黄芪的药效。

第二，处在感冒急性期的人。比如患者在发热、咳嗽很厉害的时候就不适合喝。

当然，这道黄豆萝卜汤在感冒期间也不是完全不能喝，但前提是去掉黄豆，只喝萝卜汤。

※ 黄豆萝卜汤里的原料有何神奇？

### 1.黄豆不仅能补，还能排毒

黄豆萝卜汤里配了黄豆，黄豆可以补人体的正气，增强我们的体质。《黄帝内经》里有一句话："正气存内，邪不可干"，我们在什么样的情况下不怕外来的病毒呢？就是体内的正气充足的时

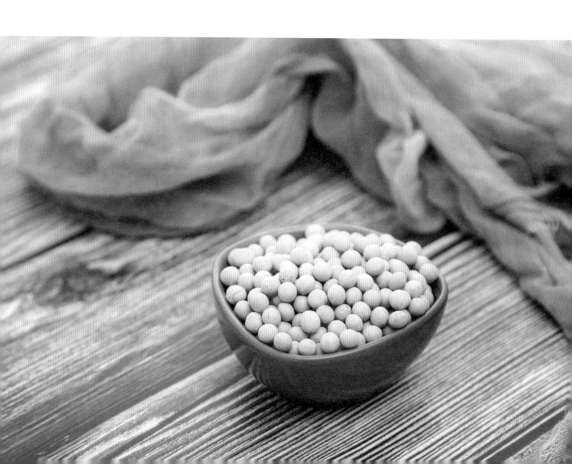

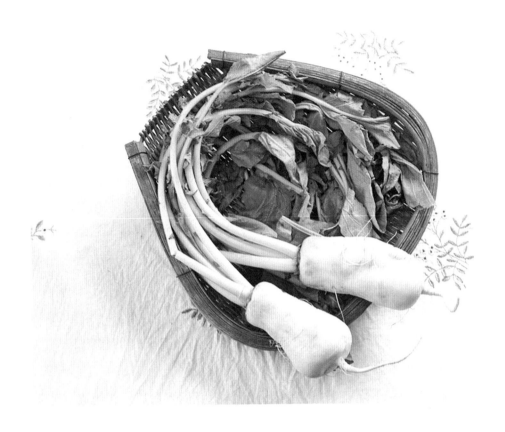

候，正气充足，身体的抵抗力自然就强。

黄豆不仅能补，还能排毒。

黄豆里面含有很多的纤维素，是可以帮助我们降血脂和排肠毒的。

### 2.萝卜能消除吃黄豆引起的肠胃胀气

虽然黄豆很好，营养也很丰富，但是它比较难以消化吸收。黄豆的蛋白质含量很高，大约占36%，是猪肉的两倍。但是这种蛋白质吸收率是很差的。因为黄豆含有的纤维素会阻止人体吸收黄豆的其他营养素，所以我们要用一点萝卜。

黄豆吃多了虽然补气，但它也会让人胀气。有些朋友吃完黄豆后就觉得胀气，而萝卜是通气的，它可以消除吃黄豆引起的肠胃胀气。

您在喝这道汤时，除了在感冒的急性期不要放黄豆（因为生病的时候不适合补，而且处在感冒急性期的人的脾胃很虚弱，吃黄豆更容易引起胀气），平时单独吃黄豆容易胀气的朋友，不妨试一试这道黄豆萝卜汤。

黄豆虽然有点难消化，但它降低胆固醇的效果很好，胆固醇超标或血脂超标的朋友，我建议您不妨多吃一点黄豆或者喝这道黄豆萝卜汤。

### 3.黄豆萝卜汤，糖尿病患者也能喝

黄豆萝卜汤喝起来甜甜的，但这种甜味并不是蔗糖的甜味，所以糖尿病患者也是可以放心来喝这道汤的。

喝这道汤对于降血糖还有好处，因为黄豆的蛋白质、纤维素含量都很高，它对降低血糖是很有帮助的，再加上萝卜通气、健脾胃的效果，所以糖尿病患者在春天如果想要调理，这道汤是可以一直喝的。

### 4.脸肿、小腿肿，喝黄豆萝卜汤能消肿

黄豆萝卜汤消肿的效果也是很好的，它可以帮助孕妇消除水肿。对于普通人，特别是女孩子早上起来觉得脸肿，到了下午的时候小腿又浮肿，轻轻一按，小腿上就会出现一个小坑的情况，都可以喝这道汤进行调理。

如果您想要重点调理水肿，记住萝卜皮要多放，因为萝卜肉是给人体补水的，而萝卜皮是帮助人体排水的，再加上黄豆补气的作用，效果就会更好。

人体之所以会水肿，是有水分停留在体内，其实这跟气虚有很大关系。由于人体气虚，就没有力气把水分排出体外，水分就停留在面部、腿部这些不该停留的地方。如果把气补足了，水分代谢的通道就顺畅了，浮肿自然就消除了。

有些女性在生理期的前几天会水肿，那时候体重会增加两三斤，这就是典型的水分代谢不畅通。遇到这种情况，您可以在生理期之前喝几天黄豆萝卜汤，这对消除经前期的水肿很有帮助。

### 5.黄豆萝卜汤里的黄豆和萝卜也要吃

这道汤里的汤渣——黄豆和萝卜要不要吃呢？在这里分享一个几年前的读者留言。

"我煮了惊蛰汤吃，煮出来后，看着像我妈煮给猪吃的，真没勇气下手啊，只好盛了一碗清汤，忐忑地先尝了一小口。哇，真清甜！女儿开始也说不吃的，给她尝了一口后，女儿说：'妈妈，怎么像放了糖一样啊。'"

其实，这比放了糖还好吃，是清甜清甜的。汤渣被这位读者给倒掉了。她说："渣被我倒掉了，没勇气吃，下次争取吃点渣。"

我想现在几年过去了，这位读者朋友恐怕早已习惯了惊蛰汤的口味，而且应该也会吃里面的渣了吧。

其实，我们不能把它称为渣，因为汤里面的黄豆和萝卜都是非常好的食物，而且我们煮的时间也不是很长，特别是里面的萝卜，只是稍微煮了一下，所以不能把它称为渣。

萝卜放锅里熬的时间也比较短，我们可以把它吃下去，而黄豆经过几十分钟的熬煮，比较软烂了，吃了正好消化，所以这道汤我们是可以连汤带料一起吃的。

另外，葱白连须有一点点辣，可以不吃，但不怕辣的朋友可以把它吃下去，因为葱白能发散风寒。

## 6.惊蛰黄豆萝卜汤可以一直喝到春天结束

黄豆萝卜汤可以从惊蛰节气开始一直喝到整个春天结束。但不需要每天喝，因为黄豆的蛋白质含量太高了，对有些朋友来说，如果连续每天都喝的话，有可能消化不良。

我建议您可以间隔着吃。比如，今天喝黄豆萝卜汤，明天吃豆腐，后天喝豆浆，这样补益的效果会比较好，也不会伤了脾胃。

**读者评论：黄豆萝卜汤，宛如春天一般甘甜**

听海_k4：刚喝了黄豆萝卜汤，很清甜。炒萝卜缨也很开胃！

邓邓儿爱养生：惊蛰汤清甜，味道好，超乎我的想象！

雅馨 Tina：黄豆萝卜汤好好喝，昨天煮了一大锅，都喝完了，棒棒的！

wang香：黄豆萝卜汤，6 岁的儿子很爱喝！

暖洋洋：每天坚持喝黄豆萝卜汤，感觉肝火小多了。家里人每一个人都减了三四斤（1.5~2 千克）。

桃：黄豆萝卜汤连续喝了三天，味道不错哦，汤味清香，甜甜的萝卜，宛如春天一般甘甜。

**允斌解惑：黄豆萝卜汤任何时候都可以喝**

快乐：黄豆萝卜汤适合晚上喝吗？
允斌：一天都可以的，但是不要太晚。

糊里糊涂的大姐：黄豆萝卜汤的黄豆可以用干黄豆代替吗？我们这儿没有生黄豆。
允斌：生黄豆就是干黄豆。

老师：黄豆萝卜汤里的黄豆可以用腐竹代替吗？
允斌：可以。

## 惊蛰节气，喝桑菊茶可以预防外感

惊蛰节气开始，风热感冒和风热咳嗽也会逐渐增多，我给您分享一道惊蛰节气喝的一道防感冒的茶饮，它既可以用来预防风热感冒，也可以用来调理风热感冒。

惊蛰

* 自制桑菊茶

### 桑菊茶

原料：白菊花6朵，桑叶5克，绿茶1克。

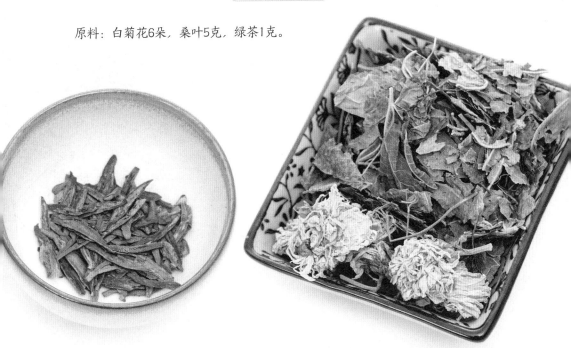

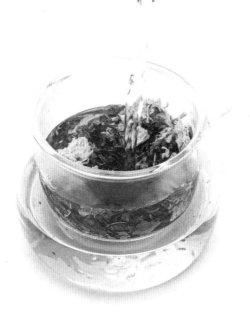

**做法：**

这三样原料像平时泡茶那样冲泡就可以了，大约泡上3分钟就可以饮用。可以反复地冲泡。

**允斌叮嘱：**

1. 当您泡的时候，不要只是在旁边干等3分钟，最好是利用茶水的雾气来熏一熏眼睛。因为春天不仅会流行风热感冒，还会流行结膜炎，如果用茶水来熏一熏眼睛，对缓解眼睛的干燥是有一定作用的，同时还可以消炎杀菌。

2. 容易在春天感染红眼病的朋友，可以把茶饮中的白菊花换成野菊花，这样效果会更好。

3. 每天只需把它当成茶水来饮用就可以了，饮用的次数您可以根据一天喝水的量来决定。

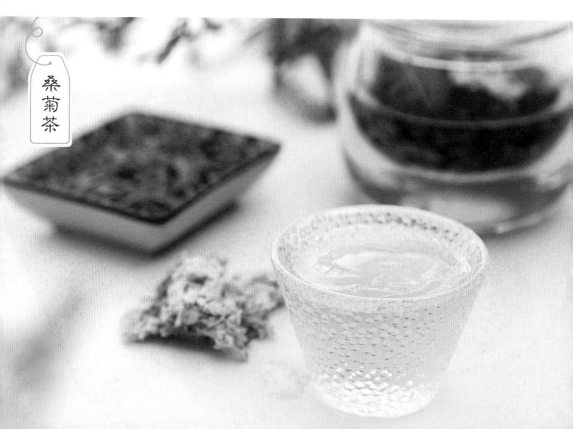

桑菊茶

* 喝桑菊茶有什么好处呢？

喝这道茶饮可以清热、排毒、抗炎，对于预防由风热感冒引起的头晕、咽喉痛和干咳都有一定的效果。春天容易上火、有风热的朋友喝这道茶比较合适。如果您风热感冒初起，刚觉得自己有一点点头晕、喉咙痛，马上喝这道茶，可以及时阻止感冒的发展。

当然，如果您不需要清热，那您可以只喝惊蛰节气的食方——黄豆萝卜汤来补身体。

**读者评论：** 泡了一杯桑菊茶，一小时后就退热了

黄淑琴快乐精灵：昨天有点咳嗽，低热 37.9℃，头晕，晚上泡了一杯桑菊茶，一小时后就退热了，早上起来就好了。

# 感冒了，桑菊茶加减来调理

* 您会辨证风热感冒和风寒感冒吗？

风热感冒和风寒感冒之间最明显的区别就是看嗓子痛不痛。如果嗓子痛，这是风热感冒；嗓子不痛，这是风寒感冒。

秋冬季的时候，我们容易得风寒感冒，表现是头痛、怕冷、

桑菊茶

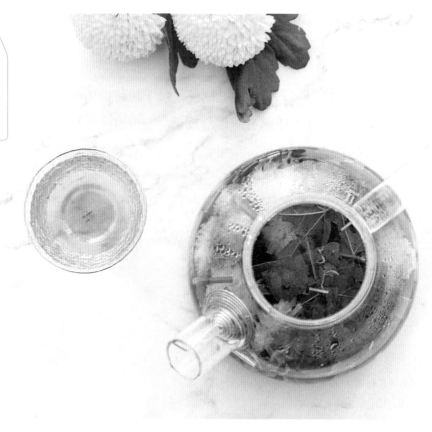

鼻塞、流清鼻涕、不出汗；而春夏季的时候人容易得风热感冒，一般是由受热引起的，或者是从风寒感冒转化而来的，表现为头晕、嗓子痛、发热、鼻涕发黄。

\* 风热感冒后嗓子痛，把桑菊茶里的原料量加倍

得了风热感冒，觉得嗓子痛，就可以喝这道茶，只需把它的量加倍。也就是说，白菊花可以加倍，绿茶也可以多放一些，桑叶也可以再多加一把，这样来喝效果就会比较好。

如果您嗓子疼痛已经很厉害了，而且扁桃腺都有点红肿了，您可以把白菊花换成黄菊花，最好是换成野菊花。野菊花对调理咽喉肿痛的效果更好。

每种菊花的功效都是不一样的。平时保健、预防，喝白菊花就可以，因为白菊花比较平和，它的作用主要是清肝、明目；经常上火的年轻人可以喝黄菊花，因为黄菊花的作用主要是疏风散热。

桑菊茶防感冒，如果您是用来预防风热感冒的话，用白菊花足矣；但如果您已经有一点风热感冒的症状，或者您是容易上火的人，可以直接用黄菊花。如果您平时眼睛经常干涩就用白菊花；

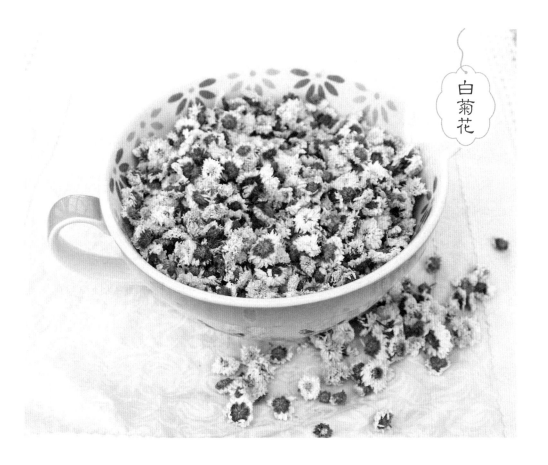

白菊花

如果在春天容易眼睛发红，就用黄菊花。

野菊花清热解毒的作用特别强，但它的凉性也是最强的，所以我们日常泡茶一般不用它。它只用来入药，您要到药店才能买到野菊花。

野菊花能解咽喉的毒，比如扁桃腺发炎，咽喉肿痛、肿大，或者年轻人长了粉刺、疖子，用野菊花效果就比较明显。

三种菊花，按寒凉性排序的话，野菊花最寒，黄菊花次之，白菊花相对平和。因此，如果您脾胃虚寒，自然知道该选择白菊花了，而且量还不能太大。


# 桑菊茶里的原料各有什么神奇？


## ＊ 菊花：作用于人体的上部

白菊花、黄菊花、野菊花都有一个特点，就是都作用于人体的上部，特别是头部。

菊花有一个很重要的功效——升举清阳，它可以让人体的清气往上升，也能引药性上行。总之，它是一个药引子。

风热感冒的主要症状是头晕、咽喉痛、流黄鼻涕、咳嗽等，用菊花就可以把药性引到头部。桑菊茶里配的桑叶和绿茶，都有消炎、解毒、清风热的功效，它们都是利用菊花升举清阳的特点把其药性往上引。

## ＊ 桑叶：清肺润燥、清肝明目

桑叶是疏散风热的，对于调理风热感冒很有效果。它可以清肺润燥，还可以清肝明目，对肺热引起的燥咳是很有效的，它特别擅长清除肺里的热。

桑叶还有补益的作用，正所谓"人参热补，桑叶清补"，古人认为常服桑叶能补髓填精，使人返老还少。春天睡眠不好的人，多吃桑叶会有帮助。

## ＊ 绿茶：抗病毒、生津止渴、润燥

其实，绿茶也有抗病毒的作用，它还可以生津止渴、润燥。当您咽喉肿痛的时候，单喝菊花的效果并不是很明显，加上绿茶之后，就可以达到最好的效果。

有一年，我在深圳电视台录节目，主持人当时得了严重的风热感冒，喉咙已经肿到连说话都很困难的地步，当时因为一天里连续录节目，没有时间出去买药。我看到节目现场有一个喝茶的朋友，就跟他要了一点绿茶、一点菊花，然后配在一起，让主持人喝下去。午饭过后，他的喉咙就好多了，可以继续录节目了。

菊花和绿茶搭配，调理由风热感冒引起的咽喉肿痛是很有效果的，如果再加上桑叶，还可以调理咳嗽不止。

在惊蛰节气期间，如果只是想预防风热感冒，这个茶饮喝的次数和量，还要看您的身体属于哪种类型。如果您内热比较重，经常上火，还容易得风热感冒，那您可以每天喝；如果您内热不重，脾胃又比较虚寒，您每次就浅尝辄止，隔几天喝一次，或者是在有了风热感冒迹象的时候再来喝它。

# 喝桑菊茶的宜忌

## ＊ 孕妇能喝，孩子也能喝

有些朋友问："孕妇能不能喝？"如果孕妇已经得了风热感冒是可以喝的。没有风热的孕妇，可以单独喝桑叶茶，桑叶有促孕安胎的作用。

还有的朋友想给几岁的小孩喝，问可不可以。如果孩子已经有了风热感冒的迹象，可以给他喝，但要把绿茶去掉，多放一点桑叶。桑叶营养丰富，既补人又不上火，大人小孩都可以当食物来吃。

## ＊ 一有风热感冒的迹象，就喝桑菊茶

有的朋友问桑菊茶要喝多久。其实，这道茶饮是在春夏用来预防风热感冒的，要喝多久完全看您的体质。

如果您喝了几天，感觉自己的风热已经清掉了，那就不需要再喝了。如果突然又有了风热感冒的迹象，那您就不妨再喝几天。

## ＊ 平时可以只喝桑叶

桑菊茶是防感冒茶，不是补益茶。这道茶饮是用来预防风热感冒的，只有在需要的时候才喝，而在其他的时间，如果您想要清补可以单独喝桑叶茶。

# 春天要少吃酸味的食物

## 食物分酸、苦、甘、辛、咸五味

※ 五味对身体分别有什么用？

食物分酸、苦、甘、辛、咸五味。这五味是分别入五脏的，而且它们各有各的药理作用。

酸味是入肝和胆的，它的作用是收敛、固涩。

苦味是入心和小肠的，它的作用是燥湿、泻下——祛湿气、通便。

甘味是入脾和胃的，它的作用是补中益气。

辛味是入肺和大肠的，它的作用是发散、行气——帮助身体散出寒邪，或者散出热邪、风邪。

咸味是入肾和膀胱的，它的作用是软坚、散结，比如身体里有肿块、肿瘤，或者皮肤上长包块，这些都叫结，咸味有助于散掉它们。

## ＊ 一个季节什么脏腑最旺，就要少吃跟它同属性的食物

一年四季中，五脏六腑也各有旺盛的季节。春天是肝所主；夏天是心所主；秋天是肺所主；冬天是肾所主；而在夏秋之间的长夏，则是脾所主。

那么，在五脏旺盛的季节，我们是不是应该多吃跟它同一种五行属性的味道呢？比如春天是肝所主，我们是不是就应该多吃入肝经的酸味呢？

恰恰相反，一个季节什么脏腑最旺，就要少吃跟它同样属性的食物。因为五味入五脏，并非是越多越好。如果我们把它用好了，补益的作用很强。用得不好，对脏腑损害的作用也很强。

其实，我们要考虑的是一种"味道"入脏腑后，是补它的所长，还是补它的所缺。就像酸味入肝，酸味所补的不是肝之所长，而是补肝之所缺。如果我们在春天多吃酸味，不但不能加强，反而会抑制肝的特性。春天是属木的，肝也是属木的，酸也是属木的，木是要生发的，就像树的枝条要伸出去。

春天是养肝的季节，但养的是肝阳，要让肝气生发起来，把冬天潜伏在我们身体里的病邪宣泄出去。而酸味呢，它的作用是收敛的，这时候要少吃点酸的，以免收敛过度，把我们身体内的病邪关起来，宣泄不出去。

这是普通体质的人在春天要少吃一点酸味的原因，也是春天饮食养生的一个重点。

## ❊ 春天不适合大补，要以排毒为主

春天不适合大补，要以排毒为主，饮食要以吃家常便饭为主。

在春天，特别注意要少吃些酸味，酸味是补肝阴的，但在春天，我们要做的不是补肝，而是疏肝。

补肝就有点像我们把房间的门窗都关上，这就是酸味的收敛作用；疏肝就是把房间的门窗都打开。

我们把门窗都关上是为了保暖，这是冬天做的事；但疏肝是把门窗打开，让屋里面的浊气排出去，这才是春天该做的事。因此，在春天，我们要少吃一点酸味，这样才有利于把身体的"门窗"打开，散出浊气。

## ❊ 秋冬两季，才是吃酸味补肝的时候

真正要吃酸味来补肝的季节是秋天和冬天。这时候吃酸味能滋养肝血。

春天不是养肝血的季节，我们需要做的是疏肝、理气、排毒，必要的时候还需要宣泄肝的浊气，也就是疏通体内已经有的堵塞，让肝气得以生发。

除非体质特殊，需要调理或者是有特殊的治病需要，那您就可以不管季节地食用酸味；但对普通人来说，春天还是尽量少吃一点酸味。

# 酸味的食物有哪些？

有的朋友搞不清楚到底哪些是酸味的东西，其实，很少有一样东西是纯粹的酸味。

纯粹酸味的东西，人是吃不下去的，食物的酸味，其实都是跟其他的味道混合在一起的。比如泡菜，它是酸、辛、香、甘，多种味道都有。

因为泡菜带有辛香的味道，我们在春天还是可以少量吃一点的。而醋是酸咸的，在春天就不适合多吃。

对于酸味的东西，还有很重要的一点提醒，就是水果也属于酸味的食物。

很多朋友，特别是一些女性朋友，觉得一天不吃水果好像营养就不够似的。

我建议您：在其他季节可以多吃一点水果，但在春天，水果还是要少吃。因为一般水果是酸甜味的。如果是甜味偏重的，您可以稍微吃一点儿，但如果是酸味偏重的水果，在春天还是要少吃。

我们仔细观察就可以发现，中国大陆地区，在春天的时候是普遍没有什么水果的，这就是大自然的安排——因为春天不适合多吃酸味，所以酸味的水果也就不在春天的时候结果。

这时候，您在市场上看到的水果，有些是冬天存储下来的，比如苹果、梨，您不要吃它们，都是已经过季的水果了。

还有一些是从南方运来的水果，它们能不能吃呢？这要看它们是否含有酸味。比如，榴梿、龙眼是甘味的食物，几乎都是甜味，您就可以吃。

总之，在春天，酸味比较明显的水果，我建议您少吃。

其实，如果您细心地观察就会发现，春天不仅很少有应季水果上市，就连上市的蔬菜都很少有酸味。想来，这是老天爷对人类的照顾吧。

顺时而食，就是顺应季节的安排，这样才能让身体四季都健康平安。

惊蛰

# 春天要多吃甘味的食物

## "春吃甘，脾平安"

我曾经给大家分享过我自己写的四季五味饮食养生的歌诀，其中第一句话就是"春吃甘，脾平安"。

春天是属肝的季节，为什么我们要强调脾的平安呢？

### "见肝之病，知肝传脾"

春天属肝，这个时候肝气很旺，容易伤脾。这也是历代医家总结出来的一个规律：当一个人的肝有问题的时候，往往不是肝先表现出来问题，而是脾胃先出问题。

中医有一句经典论述："见肝之病，知肝传脾。"当一个人的肝有问题的时候，不一定是要先去调肝，而是要先去调脾，因为肝有病首先会传给脾。如果不把脾的功能给调理好的话，人吃什么药或者吃什么食物都不容易吸收，都难以调理到肝上。

因为脾是主管人体运化的，它负责把我们吸收的东西运送到身体的各个器官中去。如果脾的运化功能不好，它就不能把药物的精微成分或食物的营养送到该去的地方。所以有经验的中医在调理肝时，一般都要开调理脾的药物。

## ＊ 肝病为什么会"传脾"呢？

肝，其实也是人体的一个消化器官，它负责分泌胆汁及多种消化酶。如果肝的功能出了问题，那它分泌的消化酶就会出现问题，我们吃进去的食物就会消化得不完全，或者是在消化上出一些问题。这样一来，脾所运输的营养物质就不齐全了。

打个比方，本来应该是整整齐齐打好包的货物，现在乱七八糟地堆在了一起。对于脾来说，这就属于超负荷运输，如此下去，它就会变得虚弱，以致慢慢地出现问题，这就叫"肝病传脾"。

古人很早就观察、认识到了这样的现象和规律，他们把这种现象高度精炼，总结成了三个字——"木克土"。

肝是属木的，脾是属土的，肝气过旺会伤到脾，古人把这种现象称之为"木克土"。这是中医很深刻的五行理论，也是中医基础理论中很重要的部分。

有些朋友可能会以为，"木克土"是古人的一种想象，然后由此再反推到各种中医学的理论上。不是这样，这应该是古人在总结大量实例之后，再通过自己的思考，精炼出来的规律。后来，古人把它推广到其他的事例上去验证，最后发现这个规律是带有普遍性的。

## ＊ 脾的正味是甘味，甘味食物正好补脾之所缺

既然春天肝气过旺容易伤脾，那我们怎么来保护脾呢？什么东西能补脾呢？那就是甘味。

因为五味入五脏，是专门来补益脏腑之所缺的，脾的正味是甘味，甘味的食物正好补脾之所缺，所以在春天这个属肝的季节，我们反而要多吃甘味来保护脾的平安。这是春天吃甘味的原因之一。

原因之二，春天是生发的季节，生发是需要能量的。这个能量从哪里来呢？并不是从昂贵的补品中来，而是从甘味的食物中来。甘味的食物才是最能补人体气血的。

# 甘味的食物对身体有什么好处呢？

## ＊ 甘味食物不单单指甜的东西

一说到甘味的食物，小朋友可能会很高兴，是不是可以多吃甜的东西了？

其实，甘味不单单是指甜的东西，它还包括很多我们平时觉得没什么味道的食物，而这一类的食物才是甘味中最主要的。比如，在主食中，大米、面、玉米、土豆等几乎都是甘味的；在蔬菜中也有甘味的，比如，白菜、莴笋、胡萝卜；在肉类中也有甘味的，比如，鱼肉、牛肉；鸡肉虽然带有甘味，但它也带有酸味，所以它不是纯粹的甘味食物。

## ＊ 甘味，分为甜味和淡味两种

甘味并不是人们平时理解的甜味，其实，甘味分为甜味和淡

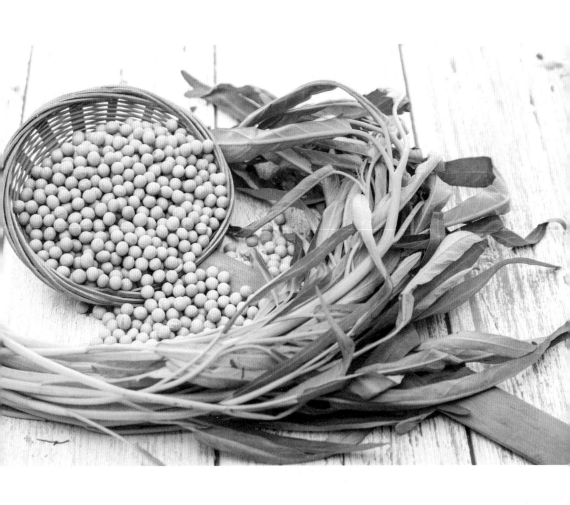

味两种，甜味只是甘味中的一种。

淡味才是甘味中的主要味道，也就是正味。为什么说"春吃甘，脾平安"，而不说"春吃甜，脾平安"，原因就在这里。

春天要吃的甘味食物，其实主要就是指这些淡味的食物。

淡味的食物，您细细去品也能品出一些甘味，特别是粮食类的食物，不管是米饭还是面食，您仔细地咀嚼它，到最后都会有一丝甜味。这是因为粮食都含有淀粉，淀粉其实就是一种糖，叫作多糖，我们平时调味用的白糖是单糖。这些都是现代营养学上的认识。

我很佩服古人，他们并没有这样去分析食物的营养，也不知道什么叫作单糖、多糖，可他们知道把米、面这些粮食归为甘味的食物。

　　我觉得，这只能说明古人对于生活的观察，对于食物味道的品鉴是细致入微的，所以他们才能吃出粮食中这样一丝甘甜的味道。

　　淡味是甘味中最主要的味道，而淡味的食物也是人们平时生活中吃得最多的，比如，米、面、白菜、山药、牛肉、鱼、虾等。特别是有鳞的鱼，它们是淡味食物中的代表，而无鳞的鱼，往往是带有咸味的。

　　春天的时候，您可以多吃淡味的鲫鱼、鲤鱼，它们都是很滋养脾胃的。

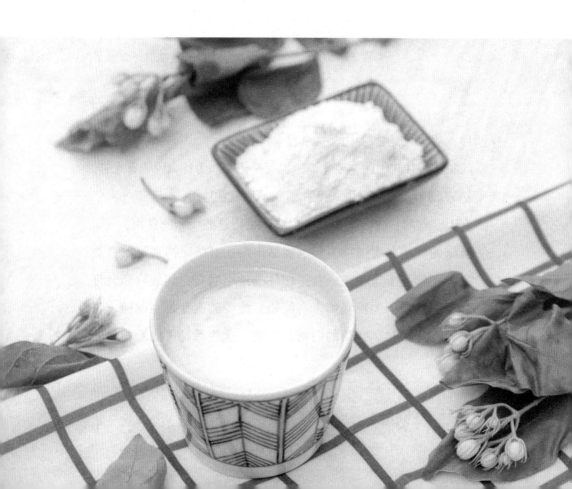

## ✳ 吃淡味食物的好处：补益中气、调和脾胃

淡味食物的主要作用是补益中气、调和脾胃。

平时气比较虚的人，或者一呼吸就觉得气短，不能呼吸得很深长的人，或者总觉得很乏、不爱说话、不爱动的人，还有一动就出汗的人，特别容易疲劳，一到春天就犯春困的人，等等，这些都是中气不足的表现。这些人在春天就可以多吃淡味的食物来补身体的气。

淡味的食物不仅能补中气（中气主要就是脾胃之气），还能补肺气。淡味的食物是可以润肺的，所以一些老人如果是由于肺虚、气虚而引起干咳的话，可以用淡味的食物来补。

## ✳ 吃甜味食物的好处：解毒、止痛

甘味中还有一种味就是甜味，甜味的东西有两大作用。

### 1.只要是甜味的食物，都可以解毒

甜味是可以缓解药物毒性的，比如，甘草是甜味的。在很多传统的中药配方中，都会用到甘草，为什么？因为甘草可以调和药性，其实，就是因为怕配方中有一些中药的药性比较猛烈，容易伤身体，所以放一点甘草进去调和一下。

中医在开方的时候，如果要用到一些有毒的中药，往往会加入大剂量的甘草来解毒。传统的偏方里，怎么来解毒呢？就是煮大剂量的甘草水让中毒的人喝下去。

其实，不仅甘草能解毒，只要是甜味的东西都是可以解毒的，比如，白糖、红糖、冰糖。但因为糖类比甘草更甜，它们的解毒

功能有时候还有点过了。因此，人们在吃中药汤方的时候，一般讲究不能随便放糖，怕的就是糖把药性都给解了，喝下去就没有那么好的疗效了。

### 2.可以止痛

比如，一个人肚子痛，给他喝一杯糖水就能缓解。再比如，有的人突然头痛，特别是加班、工作劳累之后头痛，喝一杯糖水效果也是很好的。这是因为糖水不仅能解除头痛，还因为糖是大脑的能量来源，喝糖水给大脑补充了能量，人的大脑就会觉得轻松很多。又比如，有的人胃痛，喝点糖水也会感觉好一些。

甜味的止痛作用，不仅针对身体内部的痛，身体外部的痛它有时候也有效果。比如，一个人突然抽筋了，给他喝点糖水就能缓解；有的人突然受寒，引起了肠痉挛，疼得在床上打滚，马上喝点热热的糖水，也会感觉好一些。

甜味止痛的功能叫"缓急止痛"，就是说突然的疼痛，喝甜味的东西能够马上得到缓解；但如果是长期的慢性疼痛，喝甜味的东西就没有太大的效果了。

### ❋ 甜味食物应急时用，平时不建议多吃

知道了甜味的好处，有些朋友可能会很开心，觉得找到了吃甜食的理由。但要注意，甜味的两大功效——解毒、止痛，都是在需要的时候才能用的，平时我们是不能多吃甜味的东西的。

平时如果您没有吃到有毒的东西，也没有肚子痛，吃太多甜味的东西就太滋腻了，会阻碍脾的功能。

适当的甘味是补脾的，但是过甜就会伤脾。之前我讲过，五味入五脏，适度是补，过度就是伤害。甜味对于脾的功能也是这样，适度是补，过度就是伤害。

小朋友都特别爱吃甜的，这也是一种本能的选择。因为小朋友的脾通常都比较娇嫩，稍微吃一点甜味的东西可以补脾。随着年龄越来越大，脾的功能会越来越强，成年后就不用吃太多的甜食了。

请记住，吃甜味的东西来补脾，一定要适度，不能吃多了，否则会伤脾。平时还是应该多吃米饭、面条这些粮食类中的甘味食物，只有它们才能真正、平和地养脾，养身体。

## ❋ 吃太多甜的东西除了伤脾之外，还会伤肾

吃甜食太多会使人肾虚，也会影响人体对钙质的吸收，容易使人得腰椎病和颈椎病。

人小的时候都爱吃甜食，长大以后，就越吃越少了。这就是人的一种本能的选择。因为成年后，脾的功能虽然强了，但肾却开始衰弱了。人体为了保护肾，就本能地选择少吃一点甜食。所以有时候我会跟一些朋友们开玩笑说："如果我们想知道一个人的脾和肾是否还健康，那就看他是否能够承受甜食。"

注意，我说的是承受甜食，并不是说多吃甜食。如果一个人吃了甜食以后，觉得很舒服，没有生痰湿，也没有影响消化，这说明他的身体还比较健康，脾和肾的功能都还好。

但一个人吃了甜食之后，不消化、会生痰、会难受，或者是得各种各样的慢性病，那就说明他的脾和肾的功能开始虚弱了。

典型的慢性病就是糖尿病。糖尿病其实就是脾肾双虚，吃了甜食以后，身体无法调节，因此，糖尿病患者怕吃甜的。

甘味是属土的。土是应四季之气的，也就是说，不论哪个季节，都要以吃甘味食物中的淡味食物为主，它是我们身体主要的营养来源。

如果您觉得身体虚弱，需要补，真的不需要急于去买补药。首先要检查一下自己的一日三餐，甘味的食物，特别是淡味的食物吃得够不够，有没有吃到足够的主食。

有时候，养生真的非常简单，就是好好地吃一碗饭，但现在很多人往往做不到这一点。希望从这个春天开始，我们每个人都能好好地吃饭，让脾平平安安。

# 不是纯粹甘味的食物，春天适不适合吃呢？

前面，我给您介绍了一些典型的甘味食物。还有两类甘味食物，它们不是那么典型：一类不仅带有甘味，还带有其他的味道；另一类食物，它主要的味道并不是甘味，可又带有一丝丝的甘味。

这两类不是纯粹甘味的食物，我们在春天适不适合吃呢？如果吃的话，又怎样根据自己的体质来挑选和搭配呢？

## ※ 甘味的性质——"嫁鸡随鸡，嫁狗随狗"

甘味，属土，是女性的象征，所以甘味有一个特点，就是特别能够包容，像中国人所说的土的性格是厚德载物，甘味也是如此。

甘味跟别的味道搭配在一起的时候，它就会随着别的味道而改变。

甘味本身是什么性质的呢？纯粹的甘味是中性的，略微偏阴，可一旦它跟别的味道搭配，就会改变性质。这种阴阳属性的改变，打一个比方，就是"嫁鸡随鸡，嫁狗随狗"。

## ※ 甘味跟其他四味配在一起，是什么功效呢？

食物分为五味，甘味跟其他四味分别搭配在一起，会有怎样的改变呢？

### 1.甘味和酸味在一起，有滋阴的作用

甘味和酸味在一起，就会强化它的阴性，使它转化为一种阴性的食物，有滋阴的作用。

比如，我们平时最熟悉的甘味和酸味在一起的食物是什么呢？就是水果。大多数水果都是酸甜味儿的，而这种酸甜味儿有滋阴的作用。

酸甜味儿的水果中比较典型的有橙子、橘子、葡萄、梨、山楂、苹果等，都有滋阴的作用。阴是什么呢？阴就是水液、营养，所以水果的营养都是很丰富的，还可以给我们的身体补充非常好的营养水液。

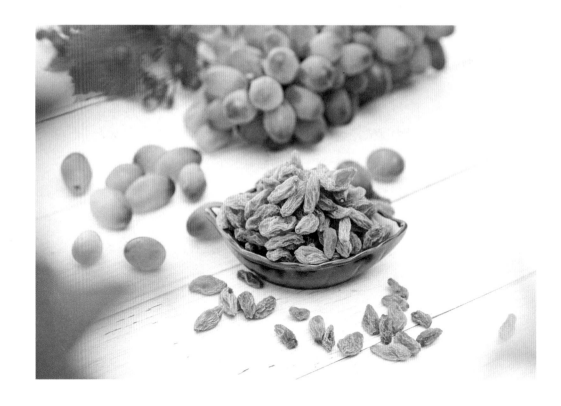

这些水果都是产自秋天的。秋天是一年四季中水果最丰富的季节，特别是酸甜味儿的水果，在这个季节最为常见。这或许是大自然的有意安排，好让我们在秋冬季节可以很好地吃水果来养阴。

酸甜味儿的水果在其他季节有吗？有！但不多，而且其他季节的酸甜味儿水果，往往还会带有其他的味道。

比如，中国的大部分地方，春天几乎很少有水果。被称为"百果之先"的樱桃，虽然是一年中最早出现的水果，可它是在初夏的时候成熟，也就是5月初。

樱桃也是有酸甜味儿的，可它还带有另一种味道——苦味，所以樱桃是可以入心的，是一种养心的水果。

夏天最常吃的两种瓜——西瓜、甜瓜，都是没有酸味的水果，它们是甜味的。

酸甜味儿的水果主要产自秋天，因此，在春天的最初两个月，我们是不适合吃酸甜味道的水果的。春天的最后一个月，您可以很少地吃一点，但那时候一定也要加上一个辛味，也就是有一点点的辛辣的味道才可以吃。

有一道菜叫鱼香肉丝，这道菜有酸，有甜，又有辣，达到了阴阳平衡，您可以在春天的第三个月吃类似这样味道的食物。

### 2.甘味和辛味在一起，有助阳的作用

跟甘味和酸味在一起恰恰相反，甘味和辛味在一起会转化为阳性，有助阳的作用，这也是适合在春天和夏天来吃的味道。

哪些食物是甘味和辛味在一起的呢？

比如说芹菜，就是一种甘味加辛味的食物；还有就是我在早春给您推荐吃的五辛盘、春盘菜。

所有这些带有辛味的蔬菜，基本上都是辛味加上甘味的。但萝卜除外，它是带有苦味的。

在早春的时候，吃一些辛甘之味的蔬菜，有生发身体阳气的作用。

在调料中，也有辛味加甘味的，比如，厨房里经常用到的大料，也就是八角、茴香、肉桂、桂皮等。这些调料吃起来既有点甜味，又有点辛味，都有助阳的作用。为什么我们在炖肉的时候要多放这样一些调料？为的就是生发脾胃的阳气，帮助消化肉类。

甘味和辛味不仅在春天，到了夏天也是同样可以吃的。在初夏开始的时候，我们要喝两个月的姜枣茶，姜枣茶也是用甘味和辛味搭配在一起的，喝它可以帮助我们的身体助长阳气。

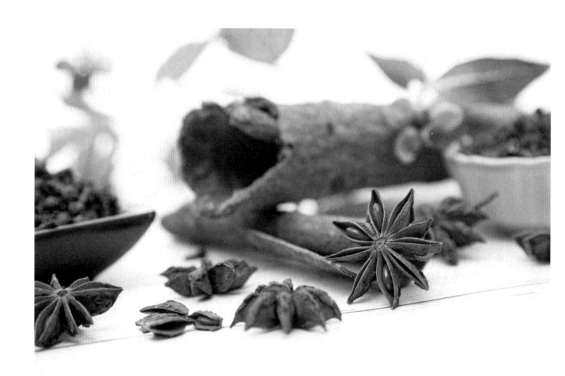

为什么我们不单独用辛味来助长身体的阳气呢?

这是因为辛味虽然能够升阳,但是它的升散作用比较强,容易使人体升散过度,变得燥热。

### 3.甘味和苦味放在一起,有祛湿的作用

如果我们把甘味和苦味放在一起,有祛湿的作用。

比如,薏米、茯苓、白扁豆,都属于甘味中的淡味食物,但又带有一丝丝的苦味,它们都能够祛湿。

### 4.甘味和咸味放在一起,有补血的作用

如果把甘味和咸味放在一起,有补血的作用。

我曾经讲过,鱼肉是甘味的,有鳞的鱼是甘味食物的代表。

但海里的无鳞鱼，除了有甘味，它还有咸味，是咸甘之味，这样的鱼有养血的作用，比如，我经常给朋友们推荐的墨鱼，就是一种补血的好食物。

## ﹡ 甘味，厚德载"味"

当我们掌握了甘味和其他几种味道搭配的原理，其实就掌握了一个食疗的好方法。

其实，不仅是食疗，我们在配药的时候，包括在做菜的时候，都可以用到甘味的这种特性。不管是酸的，还是苦的、辣的，您放一点点糖进去，口感就会好许多。

会做菜的朋友都知道，做菜的时候只要往菜里放一点点糖，做出来的菜的味道就会很不一样。而吃菜的人其实是品不出来甜味儿的，就觉得这道菜好吃。所以大厨都知道，放一点糖在菜里是可以提鲜的。

甘味的特点——它可以调和一切味道，可以增长其他味道的补益作用，同时又能缓和其他味道的偏性。

甘属土，土的性格就是厚德载物，它是最能包容的。土是养育万物的，甘味也是如此。

如果我们掌握了甘味与其他各种味道搭配的方法，也就掌握了饮食养生的一个秘诀，您可以把这个秘诀运用到日常生活的家常便饭中。

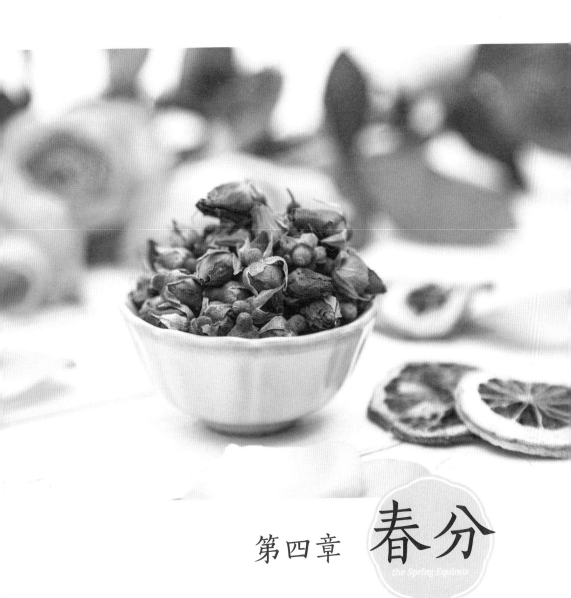

# 第四章 春分

*the Spring Equinox*

在春天的时候，草木生长，人体的肝气也是最旺的。

推荐两道在春分节气喝的茶饮，它们可以帮助我们的身体疏理肝气。

这两道茶饮，一道是茉莉玫瑰双花茶，

在春分节气，大多数的朋友都可以喝；

另一道茶饮，是舒肝解郁茶，适合肝气郁结的朋友喝。

# 春分时节，我们的身体如何将息？

## 春分，花香养肝

\* 春分期间，人会有哪些不舒服？

春分节气是春天的中间点，它把春天分成了两半。春分节气是春气最盛的时候，春气是生发之气，春气一来，万物就开始萌生。

春天，我们的人体内也有春气，那就是肝气。肝是属木的，在春天的时候，草木生长，人体的肝气也是最旺的。到了春分节气，肝气就旺盛到了一个顶点。平时肝气不疏、肝气郁结的朋友，在春分节气，可能两胁（也就是身体左右两侧腋下到侧腰的这一段）有一种胀痛的感觉，特别是在左胁有隐隐的胀痛，或者发痒。总之，有一点不舒服，这时您就要特别注意疏理肝气。

肝脏是"沉默的器官"，肝气郁结或者升发过度的时候，它不一定表现在肝经这一段，而是表现在身体的其他地方。比如，有些朋友在这个时候会发作胃痛，或者高血压，或者偏头痛，或者失眠、胃口不好，吃完东西觉得腹胀；还有的女性朋友在生理期之前可能会感觉乳房胀痛特别明显。这些都说明身体的肝气需要疏理了。

## ❋ 春分期间，离不开两道舒肝保健茶

推荐两道在春分节气喝的茶饮，它们可以帮助我们的身体疏理肝气。这两道茶饮，一道是保健茶饮，在春分节气，大多数的朋友都可以喝；另一道茶饮，适合一些有肝气郁结的朋友喝。

### 1.茉莉玫瑰双花茶

这道茶饮在整个春天的后半段都是可以喝的，不论男女。

茉莉玫瑰双花茶是春季养生必喝的花茶，它既能养肝，又能养脾；既能疏肝理气，缓解抑郁，又能活血养血。

男性朋友如果工作压力大，或者血脂高，有脂肪肝，喝这道茶就能起到很好的调理作用。

春分　155

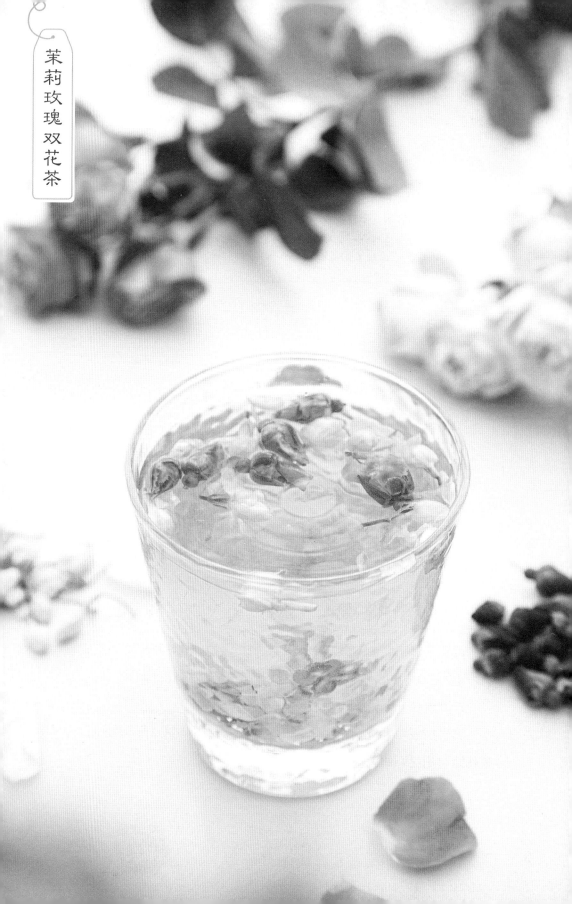

# 茉莉玫瑰双花茶

原料：茉莉花4克，玫瑰花12朵。

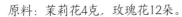
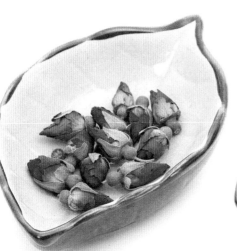
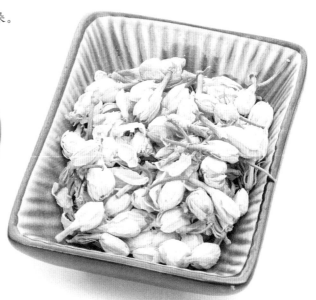

做法：每天取玫瑰花和茉莉花一起
　　　冲泡，闷泡大约5分钟以后
　　　就可以喝了。您可以反复地
　　　冲泡几次，当茶饮用。

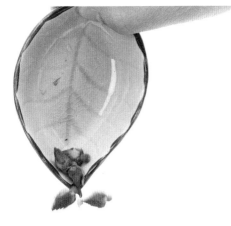
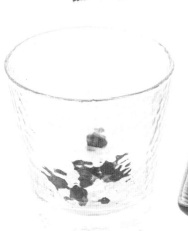
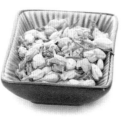
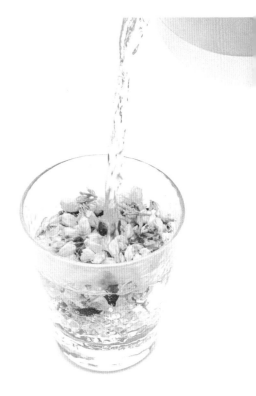

如果您有虚火或口气重，在喝的时候，还可以把茉莉花的用量加大，因为茉莉花可以通过行气来清虚热，而且它不凉，带一点温性，能祛除胃中的浊气，使人吐气如兰。在茉莉开放的过程中，香气的合成、花朵形态的变化都需要足够的能量，所以茉莉的花蕾营养十足，能养脾胃。

这款茶饮您不要把它当成药，就把它当成一道平时喝的茶饮就好。

喝之前，最好先品一品它的香气，因为它有开窍、疏肝理气的作用。其实，药物也好，食物也好，它的味道、气味本身也是其效果的一部分。

**茉莉，"能除胸中一切陈腐之气"。**

茉莉香气清雅四溢，花开香满一园，泡茶香满一屋，所谓"一卉能熏一室香"。

茉莉看起来小小的，为什么能释放出这么多的香气，就像歌里唱的"好一朵茉莉花，满园花开，香也香不过它"呢？

这是因为茉莉含有的芳香成分有几十种之多，这些香味组合起来功效是不得了的，用古人的话来说就是"能除胸中一切陈腐之气"。

人体内有"陈腐之气"，就会散发出难闻的口气，身体也会散发出不好的体味。

所以香花那么多，中国人最爱用茉莉与清茶相伴。饮茉莉不仅能让茶室飘香，久而久之，人的体味和口气也会更加清新。

喝过的茉莉也不要扔掉，可以再泡一次水来洗面，也有除垢祛味的作用。

## 2.舒肝解郁茶

如果您有了一些肝气郁滞的问题，比如，有了前面所说的几种症状之一，或者女性已经有乳腺增生，或者男性朋友有脂肪肝等问题，都可以喝下面这一道加强版的茶饮，这道茶饮在《吃法决定活法》这本书里有过介绍，叫舒肝解郁茶。

女性朋友喝这道茶还可以预防黄褐斑，调理在春天肝火过旺引起的睡眠问题。

很多朋友，特别是女性，如果肝气不疏（中医常讲，"气有余，便是火"），在春天的时候就很容易有肝火，从而容易失眠。

肝火型失眠，有一个很典型的特点就是梦多，睡觉的时候会不断地做梦。甚至有的朋友跟我说，像连续剧一样，接连不断的，这种情况下您喝这道舒肝解郁茶就有很好的调理作用。

经过了几场倒春寒、几次春雨，春分节气终于到了，正是百花盛开的时候。我总觉得这是老天爷有意的安排，让空气中充溢着百花的芳香，帮助我们来疏发肝气。

当您喝这两道茶的时候，最好不要把它当成一个任务，捏着鼻子像喝中药似地灌下去。而是要悠闲地品味这一杯茶，好好地闻一闻它馥郁的香气。

花的芳香不仅能打开人体气的通道，还能使人放松心情。在春分这个百花盛开的季节，希望您能有从容的心情来品花香、饮花茶，让心情像花一样盛放。

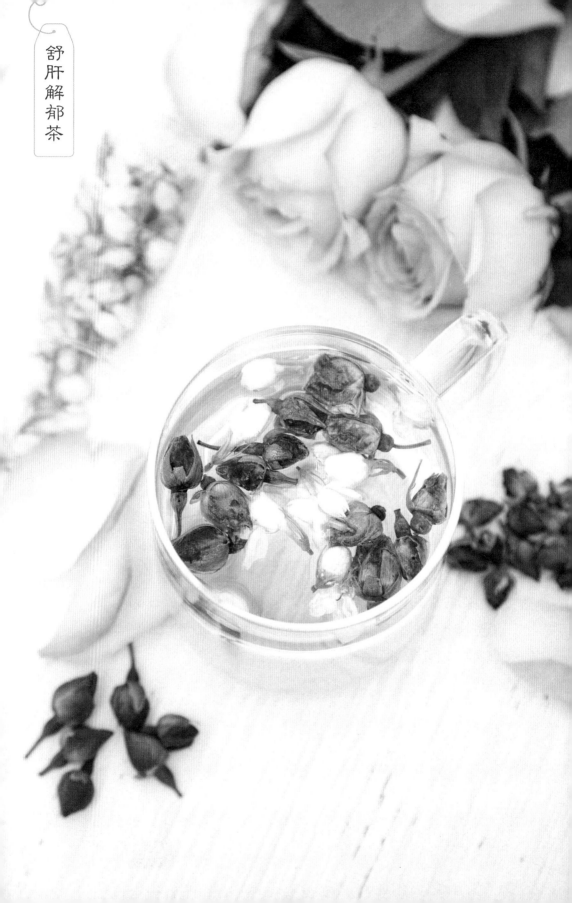

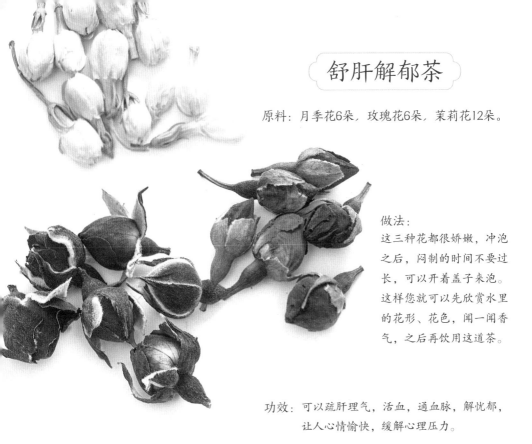

# 舒肝解郁茶

原料：月季花6朵，玫瑰花6朵，茉莉花12朵。

做法：
这三种花都很娇嫩，冲泡之后，闷制的时间不要过长，可以开着盖子来泡。这样您就可以先欣赏水里的花形、花色，闻一闻香气，之后再饮用这道茶。

功效：可以疏肝理气，活血，通血脉，解忧郁，让人心情愉快，缓解心理压力。

允斌叮嘱：

这道茶饮也是可以反复冲泡的，一天之中的任何时候都可以喝，把它当成平常喝的茶水就可以了。

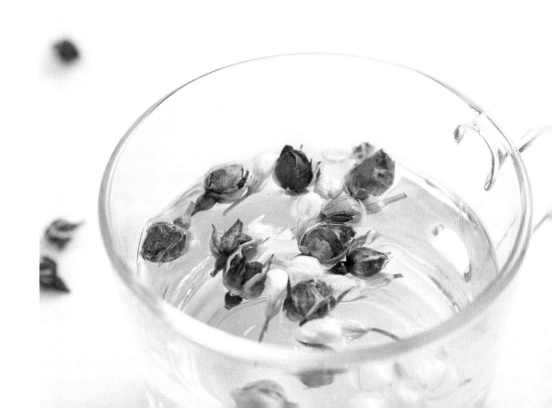

悠然 _rv9：第一次用茉莉花加玫瑰花，真是香，感觉香到牙齿了。

卢丽曼：泡了玫瑰花喝，感觉头晕好多了。

雪：这两天在喝玫瑰茉莉双花茶，孩子也很喜欢喝。花香沁人心脾，真的有解郁的功效。

无限定格：我乳腺胀痛，眼皮上还长了桃花癣，喝了三天玫瑰花茶，皮肤过敏就好转了。

Jessie Zhang：玫瑰花茶我喝了两个月了，一开始不明显，忽然有一天发现自己不像原来那么急躁、焦虑了，入睡也快了。现在我又加了蒲公英根，排气多了，感觉更好了！

**允斌解惑：7岁的小孩可以喝玫瑰花茶吗？**

雨聆：陈老师，7 岁的小孩可以喝玫瑰花茶吗？
允斌：可以的。

Z·LiL：陈老师，胃寒可以喝玫瑰花茶吗？
允斌：可以的，玫瑰是偏一点温性的。还可以加姜、枣。

S&M：老师您说玫瑰花可以舒缓头痛，我每次出门只要在外面待两三小时头就会痛，像这种情况经常喝玫瑰花茶会有效吗？
允斌：您这种情况可能喝姜枣茶更好。

Henrietta：不加糖，直接喝玫瑰花茶可以吗？
允斌：可以的，单喝就是玫瑰本身的作用。

ｏｏ：我这个月月经量稀少，可以多喝玫瑰花茶吗？
允斌：可以的。

孙瑛：有子宫肌瘤的人适合喝玫瑰花茶吗？
允斌：很适合。

# 一年有四时八节，春分是八节中的一个

一年有四时八节，四时就是春夏秋冬四季，八节就是立春、立夏、立秋、立冬，加上春分、秋分、冬至、夏至。古人也用八节来象征人体的八个关节部位。

春分的时候，春天正好过去了一半，春分把春季分为了两半。

## ※ 春分，分昼夜，分寒暑，分阴阳

汉代的董仲舒写了一本书叫《春秋繁露》，书中是这样描写春分的："至於仲春之月，阳在正东，阴在正西，谓之春分；春分者，阴阳相半也，故昼夜均而寒暑平。"

这个"分"字，非常讲究。交春分节气这一天，白天和黑夜一样长，这就是分昼夜。春分把春天的九十天分为两半，这就是分寒暑。古人还认为春分到来时，把阴阳也各分为一半，所以《周易》的乾卦和坤卦里面都分别有它的一条。

## ※ 春分时节，"龙"一跃登天

农历二月初二"龙抬头"的时候我讲过，龙抬头在《周易》里表示为乾卦的二爻——"见龙在田"；春分在乾卦里是第四爻——"或跃在渊"。这个"跃"表示在春分的时候，"龙"（天上的龙星）从地平线上一跃而起。这就是《说文解字》里说的："龙……能幽能明，能细能巨，能短能长，春分而登天，秋分而潜渊。"

春分登天的龙（其实就是天上的龙星），古人把它称为登龙，也称为升龙。这是春分在乾卦里的描述。

* 春分时节，"黄裳，元吉"——古人祭祀土地神的日子

乾卦代表的是阳，坤卦代表的是阴。在坤卦里，春分出现在第五爻——"黄裳，元吉"。黄色象征的是中间，裳是古人系在下半身的裙子，代表着下面。而黄色在中间，裳在下面，又代表什么呢？就是土地。

春分也是古人祭祀土地神的日子。土地，古人把它称为"社"。有一个词"江山社稷"，其实"社"就是土地神，"稷"就是谷神——管粮食的神。社、稷合起来就是有土地、有粮食，就是一个国家。这就是"黄裳，元吉"——春分在坤卦中的描述。

* 过了春分，阳气就占了上风

在天气上有一个非常明显的特征——过了春分之后，天气会逐渐变得暖和起来。在春分之前，往往会有几场倒春寒，天气有时比较冷，但是一过春分，天气明显变得温暖起来，这是因为过完春分，阳气就会胜过阴气了。

# 春分期间，重点养肝

春分的"分"，也分人体，即把人体分为两半——上半身和下半身。

古人认为，春分的时候人体的气在我们的两胁——接近腰的位置。

接近人体腰部的这个气，其实就是肝气，所以春分的时候，人体肝气最盛，而养生重点就在两胁，在肝。

很多人怕肾虚，其实，现代人肾虚很大原因是伤了肝。肝、肾是同源的，肝一伤，肾必然就会伤。

因此，不堪重负的肝是现代很多人肾虚的原因，也是现代很多流行病的根源。比如，肝的功能失调，血就不会健康，人就会得心血管疾病。血脂的代谢全靠肝脏的疏泄功能来完成，如果肝气不疏，脂肪和胆固醇就不能被人体吸收和分解，它们停留在血液里，就会导致高脂血症、动脉硬化，停留在胆囊，就变成胆结石。

肝脏是负责解毒的器官，现在有很多的水源、土地被污染，有些食物也是不安全的，有化肥、农药、各种化学添加剂等。这么多毒吃到肚子里，都需要肝脏来分解、代谢。如果吃得太多，肝脏的负担就会特别大。

春分　165

肝藏血，肝需要血才能正常地工作。古人早就告诫过我们，"卧，则血归于肝"，但现在的人很多时候都没时间好好地来睡觉。每天从早到晚都是盯着电脑、手机，导致视力下降，眼睛干涩；有些朋友还出现了飞蚊症，因为久视（长久地看东西）伤肝血。

## 不良情绪，最能伤肝

其实，对肝伤害最大的还是人的不良情绪。

要知道，肝脏除了是解毒的器官外，也是负责情绪的器官。如果经常有压力、不良情绪得不到疏导，导致肝气长期郁结，慢慢地就会出现血瘀，引发肿瘤或增生。

现代有很多女性乳腺增生，男性前列腺增生，还有一些人得肿瘤，这些都跟肝的功能失调直接相关。如果我们有一个健康的肝，那么，很多的疑难杂症就会与我们无缘了。

一年之中，春分节气时人体的肝气最盛，这也是人们保肝、护肝的一个关键时期。这个时候，疏泄肝气，防止它郁积是一个重中之重的任务。

肝是喜欢舒畅的，最怕受到压抑，我们万万不能去压抑它。肝气一旦受到压抑，人就会烦躁、忧虑、情绪波动，还有一些人会出现不明原因的头痛、腹胀、失眠等。日积月累，人体可能会出现亚健康和慢性病，比如，肥胖、高脂血症、心血管病，女性朋友还会出现月经不调、乳腺增生，以及妇科的各种肌瘤、囊肿。

春分节气，我们怎样来疏发肝气呢？

第一，喝疏肝理气的茶饮。

第二，注意自己的情绪。

肝气与人的情绪是息息相关的，当情绪受到压抑的时候，肝气就压抑；当情绪得到疏导的时候，肝气就能疏发。

春天到了，花草树木都把枝叶舒展开了，我们也要把自己的面部表情放松，把心情舒展开来，多笑一笑。

春分是一个特别美的节气，北宋的易学大家邵雍写过一首诗来描写春分："四时唯爱春，春更爱春分。有暖温存物，无寒著莫人。好花方蓓蕾，美酒正轻醇。安乐窝中客，如何不半醺。"

诗人在一年四季中最爱春分这个节气，因为这时天气不冷不热，花正含苞，酒正轻醇，舒舒服服地窝在自家的小院里，与自然万物共享春光，真的是其乐陶陶。

春分

# 上巳节，养生要做三件事

## 上巳节，有甚深的养生智慧

上巳节古代有两个风俗：一是要去水边，二是要吃上巳菜。这两个风俗由来已久，其中包含三件事情，蕴含着很深的文化内涵和养生目的。

### ※ 春天去水边游玩，可以疏发肝气

上巳节去水边的这个习俗，《论语·侍坐》里有过记述，有一次，孔子和几个弟子坐在一起谈论理想，其间，曾皙说到，我的理想跟其他人不一样："暮春者，春服既成，冠者五六人，童子六七人，浴乎沂，风乎舞雩（yú），咏而归。"孔子听后，对他大加赞赏。

曾皙的理想是不是就是带着一群人在暮春的时候去河边游玩呢？其实不是，他讲的是古代一件非常重要的大事——每年农历三月的祓禊（fú xì）。这是古人在上巳节举行的一个盛大仪式，为了祭祀地神，也为了祈福，最重要的是要在水边洗去一切不祥之物。

这其实是古人很巧妙的一种卫生保健的方式。暮春的时候，

天气回暖了，大家都到水边去洗一洗，洗去积存了一个冬天的脏东西。同时，大家一起来游玩，在水边呼吸新鲜的空气，也达到了愉悦身心、疏发肝气的养生目的。

## ✳ 用佩兰洗浴，祛除陈垢

古人去水边洗浴的时候，会用到佩兰。青年男女则手持兰草到水边洗浴，借此机会相约。

《诗经》里写过这件事："溱（zhēn）与洧（wěi），方涣涣兮。士与女，方秉蕳（jiān）兮。"

溱、洧是郑国的两条河。蕳，就是兰草。

佩兰不仅香气清雅，还可以理气、化湿、清利头目，它还能祛除皮肤的油垢，起到深层清洁的作用。

现在的我们也可以仿效古人，以佩兰、藿香等香草配成浴包来洗澡和洗发，使身体散发香气，久用还可以使皮肤变白。

春分

---

**读者评论：吃了荠菜煮鸡蛋，很舒服**

果子_h3j：昨天喝了荠菜鸡蛋汤，鸡蛋很好吃，汤也很好喝。

糖大猫：按老师说的吃了荠菜煮鸡蛋，味道很鲜美，吃完后很舒服。

人有精气神：上巳节煮了荠菜鸡蛋汤，感觉两个脚丫子特别温暖、舒服，身上也暖洋洋的。

三月三：早上喝了荠菜鸡蛋汤，到晚上居然吃饭有胃口了，继续喝几天。感谢老师！

青山常在：去年冬天阳台上种的荠菜，今年清明前已开花结子，昨天晚上都拔出来做了荠菜鸡蛋汤，好吃，感谢陈老师的无私分享。

元壹斋：感谢陈老师，近几个月来我一直便秘，喝了两次荠菜鸡蛋汤就好了。

---

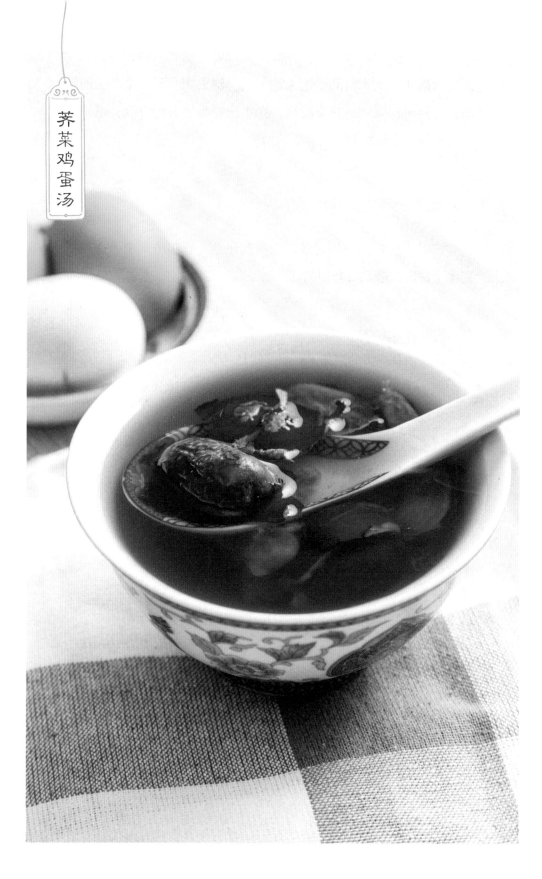

荠菜鸡蛋汤

# 荠菜鸡蛋汤

原料：荠菜1大把，鸡蛋6个，红枣12个，带皮生姜6片。这是一家人的用量，如果您家里人口少，可以相应地把鸡蛋减少，同时其他材料也按比例减少。

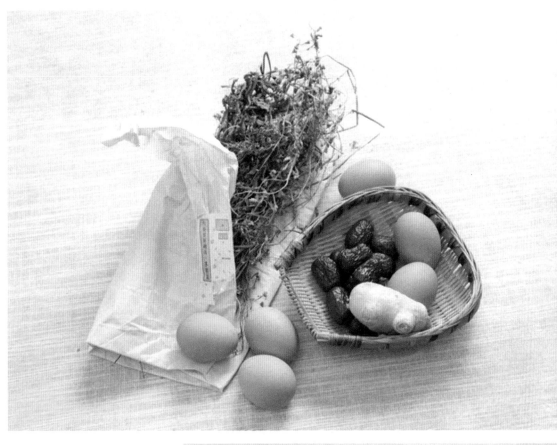

做法：

1. 把整株的荠菜连根一起洗干净，摘掉黄叶。把鸡蛋外壳清洗干净。把洗好的荠菜和鸡蛋一起放入锅里，再放入红枣、生姜片。

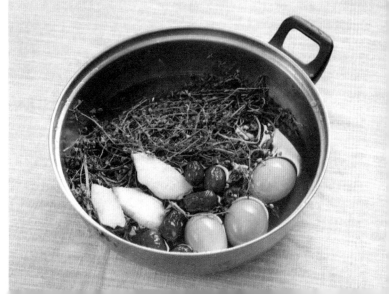

2. 加水煮开，水开后再煮
   3~5分钟，待鸡蛋里的
   蛋清凝固了，用勺子轻
   轻地敲一敲鸡蛋壳，让
   它出现轻微的裂纹，以
   便让荠菜汤的药性更好
   地渗透进去。

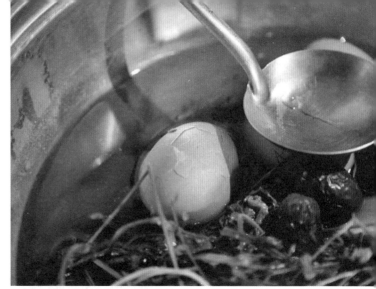

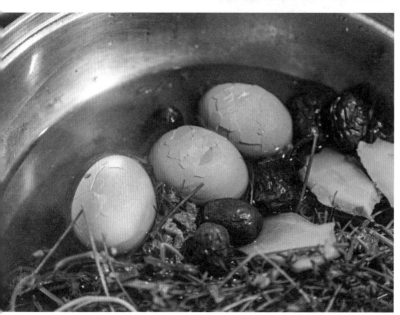

3. 再煮10分钟，就可以关
   火了。关火后，不要急
   于掀开锅盖，要让汤自
   然晾温。在这段时间，
   鸡蛋会继续吸附荠菜的
   药性。

4. 汤变温以后，把它盛出
   来。鸡蛋捞出来剥壳吃
   掉，汤喝掉，红枣也可
   以吃掉，荠菜太老就不
   要吃了。

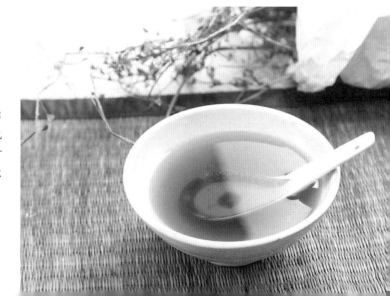

# 吃上巳菜，祛除冬天留存在体内的陈寒

现在很少有人到河边去洗澡了，自己在家里就可以完成。但上巳节这天，我们依然需要祛除冬天积存在身体内的一种"污垢"——陈寒，而上巳节吃上巳菜就可以帮助我们完成这个任务。

上巳菜就是荠菜。

春分

# 荠菜，菜中之甘草

※ "溪头翠叶春花白，羡煞城中桃李花"

"寻药踏青采嫩芽，能蔬可牧利农家。溪头翠叶春花白，羡煞城中桃李花。"这是我母亲年轻时写的一首谜语诗，打一种人们常吃的野菜——荠菜。

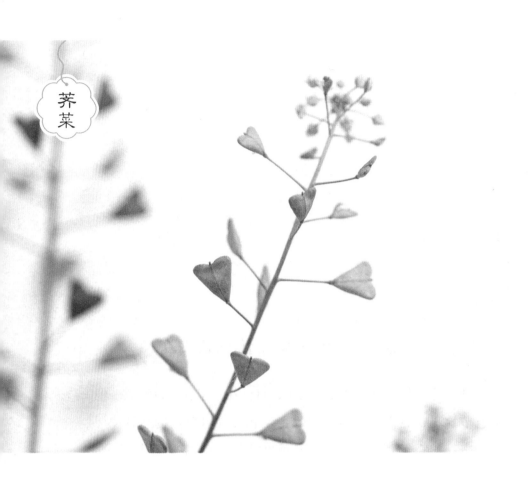

荠
菜

　　荠菜，我给它打一个比方，叫作菜中之甘草。它具有甘草的
性格，无论是味道还是药性都非常平和，很百搭，各种体质的人
吃了它都有好处，小到 8 个月的孩子，大到 80 岁的老人都能吃。
它还可以祛除人体内的陈寒，又不会让人上火，可以说是寒热
通杀。

　　如果您对中国的古典诗词有一些了解的话，就知道诗的最后
两句，"溪头翠叶春花白，羡煞城中桃李花"，化用了南宋词人辛
弃疾写的两句词，"城中桃李愁风雨，春在溪头荠菜花"。

　　桃花、李花虽然很鲜艳，但风雨一来，它们的花瓣就会凋零。
而荠菜的花非常小，是白色的，星星点点的，却经得起风吹雨打。

在春风、春雨容易让人生病的季节，吃荠菜同样可以让我们的身体经得起风吹雨打。

---

---

## ※ 三月三，荠菜赛仙丹

农历三月初三是上巳节了，人们都要吃上巳菜——荠菜。

三月初三前后，吃荠菜对身体特别有好处，所以您可以提前准备起来。

您是否还记得在立春节气的时候，我推荐的五辛盘的搭配里面有芹菜、韭菜、香菜、萝卜缨和荠菜五种蔬菜？

开春头一个月吃五辛盘，为的是打开身体气的通道，让气血通畅，排出浊气，生发阳气。其中，荠菜起到的作用就是利肝气。

三月三吃荠菜，跟开春时吃荠菜又有一点不同：开春时，荠菜非常鲜嫩，我们把它当成蔬菜来吃；到了三月三，南方大部分地区的荠菜都已经开花结子了，已经老了，这时候，我们把它当成药来吃。当然，北方地区的荠菜可能才刚刚长出来，这时候您吃全株的荠菜也是不晚的。

※ 三月三吃荠菜，是为了搜陈寒、祛血热

### 1.什么叫作陈寒呢？

三月三前后这段时间，我们吃荠菜的主要目的是为了祛陈寒。什么叫作陈寒？这是我家里传下来的一个说法，人体内积存的"陈年寒气"，我们把它称为"陈寒"。

从小母亲就教我们，一定要吃荠菜，它能"搜陈寒"。这个"搜"字很形象，说明它能将人体年深日久的陈寒给搜出来，这是荠菜对我们最好的贡献。

《黄帝内经》说："冬伤于寒，春必病温。"如果我们在冬天被寒气所伤，又没有及时化解，寒气就会在身体内潜伏下来变成"陈寒"。到了春天，人体阳气生发，这些潜伏的寒气也就跟着发作起来。寒极生热，就会引起古人所说的一些温病，也就是现在讲的会使人发热的流行病，比如流感、鼻炎、禽流感等。

为了防止在春天的时候患上温病，我们就要祛除冬天积存在体内的寒气。但在春天祛寒，我们不能用大辛大热的药，否则容易上肝火，而荠菜祛陈寒的功效特别强，其药性又十分平和，不会使人上火。

荠菜是平性的，它的特别之处在于既能祛陈寒，又能祛血热，使积存在人体内的陈寒不会化为内火，从而维持人体的寒热平衡。

用荠菜祛陈寒，可以采用食疗方法。因为荠菜可能是我们最熟悉的野菜了，像上海有名的菜肉馄饨，里面放的就是荠菜。在

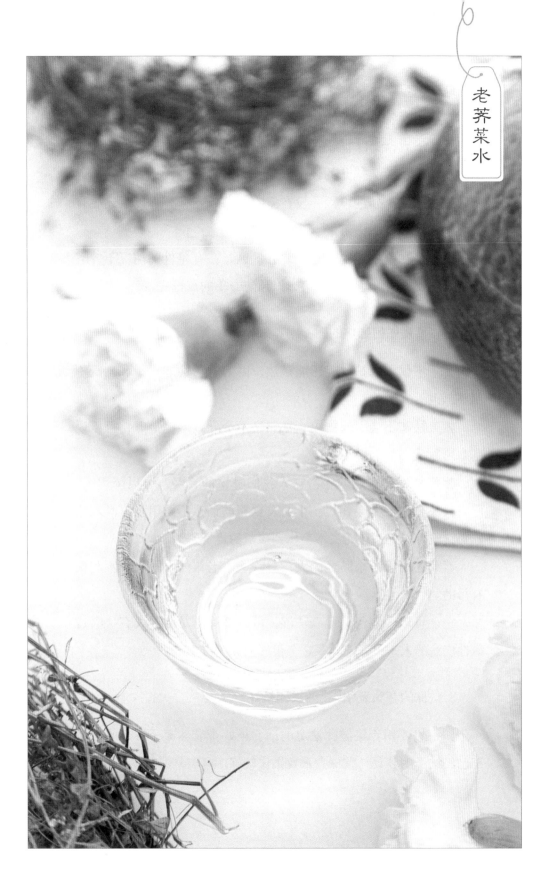

老荠菜水

南方地区，荠菜发得早，在农历一二月份就有了。

有读者说她早就开始用荠菜包饺子给孩子吃，孩子吃了荠菜馅儿的饺子后，觉得非常鲜美，就不愿意再吃其他馅儿的饺子了。她和女儿吃了荠菜馅儿的饺子之后，整个春天都没感冒发热，而她的先生由于工作的原因，没在家吃荠菜饺子，开春以后还感冒了两次。

不管是在南方地区还是在北方地区，在有条件的情况下，春天时我建议您尽量地多吃荠菜，以预防春季的流行病。

### 2.荠菜是如何祛热的呢?

荠菜不仅可以祛寒，还能祛热，因为它药性非常平和，既不偏寒，也不过热。

荠菜祛寒不会引起内火，祛热又不会导致寒凉上升，可以说是寒热通杀。

荠菜是怎样祛热的呢? 它入我们身体的胃经，可以降胃火，但它又不苦寒，不会伤胃。小朋友食积的话，不妨用荠菜煮水给他喝，既可以助消化，又不会伤到孩子的胃气。

荠菜还可以清小肠经的火，对一些中老年妇女的小便不利很有帮助。

它还可以入脾经，可以祛湿，可以健脾。对在春天有一些过敏性疾病的人来说，吃荠菜是个很好的保健方法。

### 3.整株的荠菜煮水喝,效果比较好

如果想要用荠菜健脾祛湿的话，最好带着荠菜子一起吃。对于已经结子的荠菜，整株煮水效果比较好。

荠菜还有止血的功效，有些朋友平时经常流鼻血，或者刷牙的时候牙龈出血，在这段时间，您就可以多吃一点荠菜，来预防这些出血症。

### 4.老人和不到周岁的婴儿都能吃荠菜

荠菜的药性是非常平和的，婴儿也是可以用的。不到周岁的婴儿，只要在他可以吃辅食的情况下，就可以在他食积的时候用老荠菜（带子的荠菜）整株煮水给他喝，这样就能调理好。

经常喝荠菜水的孩子，长大以后不容易得胃病。

老年人吃荠菜有降血压的功效，还能预防白内障。同时，对老年人的小便困难、淋漓不尽也有疏通的作用。

对一般人来说，春天的时候吃荠菜，不仅可以预防各种流行病，还可以缓解一些在春天容易出现的过敏症状。

在我母亲出的谜语诗里，"寻药踏青采嫩芽，能蔬可牧利农家"，这两句诗说的就是荠菜。它不仅是一种野菜，还是一味好药。

春分

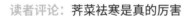

**读者评论：荠菜祛寒是真的厉害**

丹丹：荠菜真是太好了！前段时间，我家孩子食积发热了一次，好了之后舌苔就一直很厚，用消食的药也不行，没想到喝荠菜水竟然好了。

Sarah 俞：祛寒是真的厉害。这次我和儿子相继感冒，什么药都没吃，就喝荠菜水，没两天就全好了。像往常我儿子会咳嗽得很厉害，这次真的让我很惊喜。

Cathy Su：老师，我是湿热体质，脾胃虚寒，身体一直不好，一年四季不敢吹风，夏天也不敢吹风，但是今年顺时生活，喝荠菜水以后，我现在不怕吹风啦。

紫缘物语：用晒干的老荠菜煮水给宝宝喝，眼屎没有了，食积（口气酸臭）喝上两三次，又好了。

Sunny：允斌老师您好，我在您的《回家吃饭的智慧》上看到说荠菜可以搜月子里的陈寒，刚好我在坐月子，就让家里人采了新鲜的荠菜煮水给我喝，很见效，之前晚上睡觉总出汗，喝了荠菜水之后就不出汗了。

Mina：老师，我昨天又拉肚子又便秘真难受，我想可能是身体的陈寒化为内火了，就赶紧煮了一碗荠菜水喝，喝完后整个人都清爽了，一直放屁呢。

苗苗妈妈：婆婆尿道炎，我煮了新鲜的鱼腥草给她喝，三天就好了。

**允斌解惑：荠菜水和鱼腥草炖鸡，产后怎么用？**

小玩子：荠菜水和鱼腥草炖鸡，产后是两个都用，还是只用一个就行？
允斌：两个都用。

ACollabra：老师，例假的时候（生理期）可以喝荠菜水吗？
允斌：例假期不要喝荠菜水和绿茶，喝姜枣茶加红糖。

～屋顶上的鱼～：您说的三月三挖荠菜，是指农历吗？
允斌：是的。

海洋：陈老师好！看了您的书我知道坐月子要喝一次荠菜水，喝一次用童子鸡、鱼腥草炖的鸡汤。另外，老人说坐月子不能洗头，这个我想听听您的建议。
允斌：我的建议也是尽量不洗。

## ＊ 荠菜鸡蛋汤，中正平和的食方

上巳节的时候，荠菜已经老了，我们怎么吃老荠菜呢？就不能像平时吃蔬菜那样吃了，要把它做成一个汤。

### 1.让脾胃功能保持正常

荠菜有一个很大的好处就是可以调和脾胃的功能，让它趋于正常。

现在，有很多朋友的脾胃功能都失调了。比如，有时候吃完饭就觉得肚子胀，但吃不多，很快又会觉得很饿；有时候便秘，有时候腹泻；有时候觉得消化不良；有时候又好像整天都饥肠辘辘的；有时候感冒很多天都不思茶饭，等等。以上这些都是脾胃功能失调的表现。

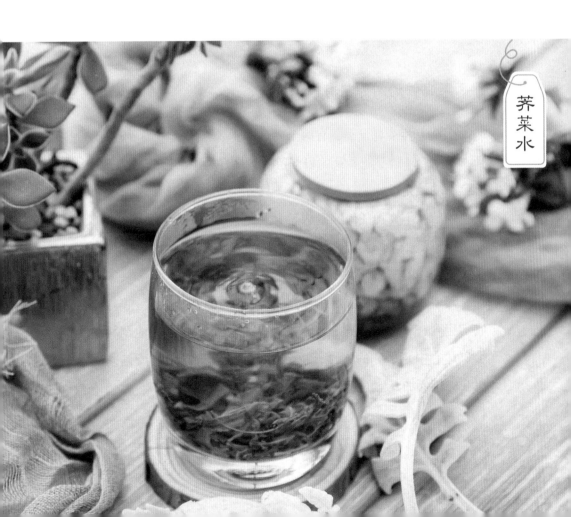

荠菜水

## 2.增强体质

荠菜鸡蛋汤可以增强身体的抗病能力，还可以预防春天的温病。

## 3.对体弱老人有保健作用

荠菜鸡蛋汤对于老年人，或者有"三高"的人，有不错的保健作用。

## 4.调理拉肚子

有些人患痢疾，拉肚子，喝这道汤也有调理的作用。

## 5.消水肿

有些朋友患肾小球肾炎，经常会水肿，喝这道汤就有消肿的作用。

## ＊ 荠菜鸡蛋汤的原料有什么讲究？

喝这道荠菜鸡蛋汤，有两个要点：

第一，一定要把荠菜的根部留下，最好是用已经开花结子的老荠菜，功效是最好的。

第二，不要加任何的调味品。

这道汤虽然只有四种材料，但它的配伍是非常有讲究的，它是中正平和的一道汤，相当于一道温和的食疗汤药方。

其中，姜有微微的辣味，枣有微微的甜味，荠菜有鲜香味。它们组合在一起，让这道汤非常好喝。如果您再加其他调料，就会破坏它中正平和的味道，也会使此汤的调理功能有所偏差，所以我们不要加其他的东西进去了。

北方的朋友如果实在网购不到南方的新鲜老荠菜，买干品也行，干品荠菜也是可以用来煮水的。如果您买到的荠菜比较老，比较长，可以把它弯起来，扎成一把用来煮汤，这样煮好以后便于滤出汤汁。

虽然我们现在也许已经记不得上巳节这个名称了，但上巳节吃荠菜这个风俗在民间还十分流行。很多地方都会在三月初三这一天吃荠菜。

上巳节的文化内涵人们或许忘记了，但是我们忘不掉上巳节的饮食。饮食的生命力可能是最强的，饮食的风俗可以代代传承，很难被人遗忘。

您在给孩子喝荠菜鸡蛋汤的时候，也不妨顺便给他讲一讲上巳节的来历、文化内涵。

现在很多地方都在试图恢复上巳节这个传统节日，如果我们把这些传统的风俗跟饮食结合在一起，它的生命力才会更为久远。

# 上巳节，春天的雅集

\* 一年中，凡是两个相同的奇数相叠，就是节日

在中国的传统文化中，讲究奇数为吉数。一年中，凡是两个相同的奇数相叠，就是一个节日。如正月初一是新年；三月初三是上巳节；五月初五是端午节；七月初七是七夕节；九月初九是重阳节。

其中又有两个春、秋的大节——上巳节、重阳节，这是一年中两个大型的、能出去游玩的节日。九月九重阳节要登高，三月三上巳节要戏水。古人秋游的时候都是要去登山的，而春游的时候一般都是要去水边玩的，这里面都是大有讲究的。

## *"三月三日天气新，长安水边多丽人"

唐代大诗人杜甫有诗写道："三月三日天气新，长安水边多丽人。"古代上巳节的时候，女性也是可以出去玩的。这时候，人们纷纷到水边看美人，也允许男女相会。

男女相会是上巳节一项很重要的节日内容，它源于远古时期的生育崇拜。古人认为，春天是生育的好季节，所以这个时候要吃荠菜。荠菜也叫护生草，因为荠菜对产妇和婴儿都有很好的调理作用。

以前，我曾经分享过一个产妇在月子里喝荠菜水的小方子，产妇在月子里喝荠菜水，对预防月子病是很有好处的。婴儿如果吃奶吃多了造成食积、消化不良，也是可以用老荠菜煮水喝的。

## * 采药，采的是天地间的灵气

荠菜一年是要长好几茬的，特别是在南方，一年四季都有。如果做菜吃，不论什么时候都是可以的。要是入药的话，就数农历三月初三前后的荠菜药性最好。

其实，采药采的就是天地之间的灵气，所以不管哪一种草药，都很讲究采摘的时间。药只有在合适的时间采，它的药效才会很强。

三月初的这一批荠菜，是开春以来的第一茬，它的根在地下埋了整整一个冬天，储存了整个冬季的能量，所以这时候发出来的荠菜能量是很足的，营养也很充足。

初春的时候，天气还比较冷，第一茬的荠菜长得很慢，但药用价值最高。

采完这一茬荠菜，以后还会发出来第二茬、第三茬，那个时候气温变高了，长得也快了，药用价值也就下降了。

荠菜一定要连根一起采摘，因为根部的药性更强。把荠菜整株采回来，晾干，最好采一年的量，这样一整年都能吃上春天的荠菜了。

放一些荠菜在厨房的灶台上，是可以避蚂蚁的。

其实，古人在上巳节的时候，还会把荠菜花插在头发上作为装饰；把荠菜夹在竹简里、衣服里，用它来避虫。

晒干的荠菜放在家里，存放一整年，您随时都可以取用。需要调理身体的时候就拿几株，用水煮个七八分钟就可以了；或者直接用来泡茶，都是可以的。

## ﹡"临水浮卵""水上浮枣"：上巳节要吃鸡蛋和红枣

上巳节要吃的食物不止荠菜这一种，还有鸡蛋和红枣。

上巳节的时候，古人会把煮熟的鸡蛋和红枣放到河里，让它随水漂流。停留到谁的身边，谁就可以把它吃下去，这是早生贵子的寓意（鸡蛋和红枣确实也有提高人体生育能力的功效）。这个仪式，古人叫作"临水浮卵"和"水上浮枣"。后来，文人雅士就把这个学去了，发明了曲水流觞之戏，并渐渐成为中国传统文化中一个很重要的符号。

我们现在到各地的古典园林里，都会有这么一个小景观——曲水流觞或者流杯亭，这都源于上巳节的风俗。

## ＊ 春日当前，宜游目骋怀

古人就是这样，把上巳节过成了一种春日的雅集。历史上最有名的一次上巳节的雅集，出自东晋王羲之的《兰亭集序》。这篇文章文采飞扬，书法绝佳，被誉为"天下第一行书"。其实，这篇千古传诵的文章记述的就是一次上巳节的集会。它所记述的是什么呢？

东晋永和九年（公元353年）的暮春之月，王羲之、谢安等名士在浙江兰渚山的兰亭举行了一次集会。其间，举行了禊礼。禊礼就是祓禊，是在水边举行的一种洗濯仪式，用来洗去身心的不祥。当时的禊礼中要用到兰草，也就是中药佩兰来洗浴。

我们现在可能不需要举行这样复杂的仪式了，但还是可以仿效古人，在上巳节这天用兰汤来沐浴，洗去身体的病邪。（您可以参考本书中端午节分享的兰汤沐浴香包的配方，用它来沐浴就可以了。）

举行禊礼之后，也就是沐浴之后，众人会在一处风景清幽之地作曲水流觞之戏——把盛有酒的酒杯放在溪水中，顺水而下，酒杯漂到谁的面前，谁就得把酒喝下，再即兴赋诗一首。

永和九年的上巳节，天气晴和，柔风习习，王羲之、谢安等一众雅士前往兰亭修禊（在水边举行的清除不祥的祭祀），大家纵情于山水之间，快然自足。

这也成为文坛的一件大事。史书上，连当时大家谁作了多少首诗，谁没有作出来被罚了酒，都详细地记载了下来。结果所有的人一共写出了37首诗，集成了一本诗集——《兰亭集》。王羲之为这本诗集写了一个序——《兰亭集序》。

在《兰亭集序》中有一段话很经典："仰观宇宙之大，俯察品类之盛，所以游目骋怀，足以极视听之娱，信可乐也。"

"游目骋怀"四个字是全文的点睛之笔，所谓游目骋怀就是让我们的目光去遨游，让心怀去驰骋。处身于大自然之中，看到天地的宏大，万物品类的繁盛，那么，烦恼我们的一些小事情就显得无关紧要了。

放开怀抱，让肝气得以舒展，这是春天养生的一个重要法则。

其实，并不是非要追慕其中的细节，比如，要做到"群贤毕至，少长咸集"，或者说一定要做曲水流觞之戏，等等。这些都不是重点，重点是王羲之说到的"游目骋怀"这四个字的真意，只要能够做到随时随地放开心胸，快然自足，无论有没有条件出去游玩，有没有条件跟朋友们相聚，我们都可以做到把生命中的每一天过成一个节日。

## 《兰亭集序》（节选）

永和九年，岁在癸（guǐ）丑，暮春之初，会于会稽山阴之兰亭，修禊事也。群贤毕至，少长咸集。此地有崇山峻岭，茂林修竹，又有清流激湍（tuān），映带左右，引以为流觞曲水，列坐其次。虽无丝竹管弦之盛，一觞一咏，亦足以畅叙幽情。

是日也，天朗气清，惠风和畅，仰观宇宙之大，俯察品类之盛，所以游目骋怀，足以极视听之娱，信可乐也。

春分

# "秋贵重阳冬贵蜡，不如寒食在春前"

## 寒食节对我们养生有什么启示？

在以前，寒食节是要连过三天的，而清明节的前三天，都是寒食节。

从清明节开始，我们进入春天的第三个月，所以清明节是暮春的起点，而寒食节则是仲春的结束。

在敦煌发现的唐代文书中，有一首唐代诗人王泠（líng）然写的《寒食篇》："天运四时成一年，八节相迎尽可怜。秋贵重阳冬贵蜡（zhà），不如寒食在春前。"

就是说一年的八节——立春、立夏、立秋、立冬、春分、秋分、冬至、夏至，加上秋天的重阳节、冬天的腊八节，它们都不如寒食节重要。这说明当时的人们都非常重视寒食节。实际上在唐代，从宫廷到民间，都会隆重地来过寒食节。

### ＊ 寒食节，红星照耀中国

寒食节比清明节的历史要久远得多，它是一个非常古老的节日，可以一直追溯到远古时期的火神崇拜。

远古时期，人们没有计时工具，他们只能通过夜观天象来确定季节。每年春天，当人们看见大火星出现在东方的天空上，就知道新的一年开始了，春天又来了。

这颗大火星是什么呢？

之前，我讲过古人把天上的二十八星宿分成四组，每组有七个星宿，每组的七个星宿组成一个动物，按照方位顺序分别是左青龙、右白虎、前朱雀、后玄武。其中，处在龙心脏部位的星宿，即心宿一、心宿二、心宿三。其中，心宿二就是大火星。

心宿二这颗大火星，其实就是西方所说的天蝎座中的阿尔法星（天蝎座 α 星）。西方人认为这颗星是天蝎座蝎子的心脏，因为这颗恒星非常独特，它是红色的，而且非常亮，它的亮度是太阳的 10000 倍。当它出现在东方的天空上，是非常明显的。

我曾经试着在南方空气比较好的地方观察这颗耀眼的大火星，在初夏日落之后，这颗星星会非常明显地出现在东南方的天空上，是我们肉眼清晰可见的，又红又亮。

假如您所在的城市空气质量比较好，能够看到天上的群星，您不妨也抬头看一看这颗最亮的红星。

当您带孩子观看的时候可以给他讲讲，太阳系的八大行星之一火星，也是红色的。大火星与它很好区别。火星是行星，它的光是稳定的，不会闪烁；而大火星是恒星，它的光芒是一闪一闪的。

有一首老歌里唱道"红星闪闪放光彩""红星闪闪迎春来"，我觉得用来形容大火星太合适不过了。闪闪的红星出现在东方时，正是春天到来之时。

大火星其实是古人非常关注的一颗恒星，在上古时期，甚至还设了一个官职，专门观察这颗恒星的运行规律，根据每天黄昏时大火星出现在天空的位置来确定季节，通过它的运行时间来确定一年的历法。

## *《诗经》里的"七月流火"说的是什么？

《诗经》里有两句诗很有名，叫"七月流火，九月授衣"。不少人会望文生义地把"七月流火"解释成天气很酷热。

实际上，"七月流火"是指天气逐渐变凉了，"火"在这里指的是大火星，"流火"就是大火星慢慢地在向西方坠落。

大火星是春出秋隐的，在春天时它会出现，秋天时它会逐渐向西坠落，越来越低，最后隐没在地平线之下。

当古人发现大火星开始逐渐向西方坠落的时候，就知道秋天来了，天气要凉了，得准备过冬的衣服了。这就叫"七月流火，九月授衣"。

现在的人为什么会把"七月流火"用错呢？因为我们离自然越来越远了，很少去抬头看天了，也不再关心四季的变化了。

## * 上古那会儿，"七月流火"不过是农人的口头禅

明末清初的著名学者、大思想家顾炎武，写过一本叫《日知录》的书。他写道："三代以上，人人皆知天文。'七月流火'，农夫之辞也。"意思就是说，在上古时期，每一个人都是懂天文的。"七月流火"不过就是农夫经常挂在嘴边说的话而已。

如今，我们连古代的农民都不如了，希望现代的人，能知悉

一些天象，了解一些节日的起源。如果能像古人一样恢复跟自然的紧密联系，时时跟随自然的脚步，那我们的身体也就能自然地调节到健康状态。

## ✳ 古人做饭为什么对烧火的木柴也要讲究？

每年的寒食节，"七月流火"中的这个大火星就会在东南方的天空升起。古人会把它跟火联系在一起，认为它是火神。

在这时，国家要禁火，为什么呢？这里面有很多说法，比较可信的是以下两种。

### 1.春天是风季

春天是风季，要防风防火。所以在周代的时候，会有专门负责的官员到各地去敲木铃，提醒人们注意防火。

### 2.要改火：每个季节要改用不同的木材来烧火

古人有改火的习俗。什么叫改火呢？古人一年四季用来烧火做饭的木柴是有讲究的，并不是一直只烧一种木柴，这有两个原因：

一是如果一直只用一种木柴，可能会造成这种树木资源的枯竭，这是出于保护的目的。

二是焚烧不同的木材所散发的气味，对我们身体的影响是不一样的。古人认为，每个季节都要改用不同的木材来烧火做饭，这样才有利于身体健康。

我觉得，古人对生命的体察真的是太细致入微了。与古人相

春分

比，我们可能太不讲究了。做饭用天然气、煤气，还是用电磁炉，都不讲究了。

## ＊ 不同的取火方式，对身体的影响都不一样

其实，不同的取火方式，以及它们所散发出的不同的气味，对于我们的身体都有不同的影响。

古人在春天会取榆树和柳树的火；在夏天取枣树和杏树的火；在长夏会取桑树和柘（zhè）树的火；秋天会取柞（zuò）树和楢（yōu）树的火；冬天会取槐树和檀树的火。不同季节用的木材都是不一样的，这里面有很多讲究。

春天的时候，古人取榆树和柳树的火，由此还演变出寒食折柳的习俗。在寒食节的时候，每家每户都要折一节柳枝，插在自己家屋檐下面做装饰，这是非常有意思的。

燃烧不同的木材所产生的烟气，对人体健康的不同影响，古人都有细致入微的观察。在生活中，各种气味对健康的影响，我们也要有一个敏锐的觉察。很多朋友可能对于这些气味对健康有什么危害，危害程度有多大，没有一个很真切的认识。

当我们使用香薰疗法，或者品花草茶，或者吃一些带有香味的食物的时候，对于嗅闻它们的香气对人体健康的好处，我们也可以更多地去了解。

## ＊ 风不仅能带来火灾，还是"百病之长"

寒食节，古人为什么要禁火？其中一个原因就是防火灾，因

为这个时节多风。风为百病之长，风会携带各种病邪侵入人体。

在这个时节，风还夹带着热，风热侵袭人体后，最容易引起咽喉和鼻子的问题。这时候如果一个人受凉感冒了，会迅速转化为风热感冒，最明显的就是会觉得咽喉肿痛。

有些朋友在这个时候经常口干舌燥、心里烦热，一定要多吃一些能祛风燥、除烦热的滋润饮食，要吃一些清润之品，这样既可以给身体祛风祛燥，又不会滋补过度。

这个时节很适合吃一些米、麦等粮食类的食物，它们也是寒食节的民俗里特别推崇的。

古人说："人法地，地法天。"天，也包括天文、天象。如果能像古人一样，时时刻刻密切关注天地之间的变化，遵循自然的规律来生活，那么，我们的身体也就可以按照自然界生长收藏的节律来运行，达到健康平衡的状态。

以上就是寒食节对现代养生的一个启发。

# 寒食节，吃冷食的节日

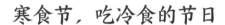

※ 寒食节，传统节日中用吃来命名的节日

寒食节的文化内涵是非常深远的，但它的名字却很直白，它应该是唯一的一个在传统节日中用吃来命名的节日。而元宵节虽然吃的是元宵，却是食物因节而名，元宵的本义是新年的第一个月圆之夜。

寒食，顾名思义就是吃冷食。

在古代，寒食节的时候家家户户是不生火的，都要吃事先做好的冷食。历代以来，寒食节的饮食花样还真不少，有的是从传说演变而来的，比如，北方地区的某些地方，会用面团捏成鸟的形状蒸熟了来吃，这来自商代人的传说——"天命玄鸟，降而生商"。传说，商人的祖先是玄鸟，玄鸟就是黑色的鸟，也就是燕子。还有一些寒食，是从祭祀的供品演变而来的。

* 寒食节的饮食，正合"春吃甘，脾平安"之道

在各地的寒食节饮食里，有寒食饼、寒食面、寒食浆。虽然寒食都不一样，但有一个共同点：基本都是素食，而且所用材料以米、麦等粮食为主。这些粮食都是甘味的，符合了"春吃甘，脾平安"的养生之道。

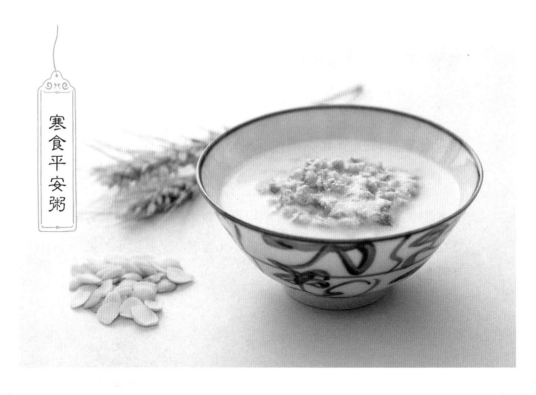

寒食平安粥

### 1.寒食节的饮食，最好喝的不过寒食平安粥

在寒食节的饮食中，古人最爱喝的是一道寒食平安粥。

这道粥的历史有将近两千年了，这里面的文化内涵也是很深厚的。它有一个应时养生的作用，我就给它取了一个名字，叫作寒食平安粥。

如果您家里有豆浆机，那就更方便了，把泡好的大麦仁和杏仁放到豆浆机里，加水，开机煮熟，最后加麦芽糖或者蜂蜜来调味。

甜杏仁，我们是不拿它当零食吃的，因为它必须做熟了才可以吃，一般都是做成凉菜，也可以煲汤。

寒食平安粥用甜杏仁，就是取它滋养肺部的作用。同时，它对慢性支气管炎也有调理作用。

### 2.根据体质来选择寒食平安粥里的原料

一般来说，我们可以按照自己的喜好来放。当然，也可以根据自己身体的体质来调配。

如果您平时容易消化不良，或者吃东西以后容易腹胀，或者大便稀溏，那您就多放一些麦仁。

如果您平时呼吸道不是很好，经常地咳、喘，有痰，或者大便干燥、便秘，那您就多放一些甜杏仁。

这道粥里的麦芽糖的功效主要是健脾、养胃。脾胃虚弱的朋友，特别是胃寒的朋友，还有家里有小孩的朋友，最好粥里都放点麦芽糖。但如果您是胃热的朋友，那您就可以选择往粥里加蜂蜜。

这道寒食平安粥是很清润的，它既能滋补，又能消食，还能

## 寒食平安粥

原料：大麦仁、杏仁、麦芽糖
（或者蜂蜜）。

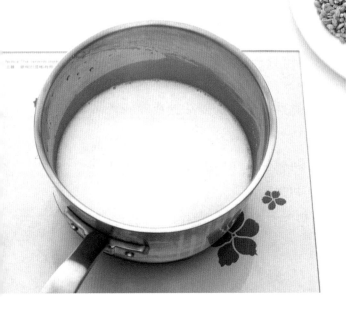

做法：

1. 把大麦仁和杏仁泡一晚上，然后把杏仁放到料理器里加清水打成浆。

允斌叮嘱：

1. 这道粥里所用的大麦仁、杏仁在超市就可以买到。要注意，超市里卖的平时可以当零食吃的大杏仁，其实不是真正的杏仁，它是扁桃仁。真正的杏仁是中国杏仁，它小小的，是心形的。

2. 中国杏仁又分为两种，一种是甜杏仁，一种是苦杏仁。甜杏仁是做粥所需要的，您可以到超市去买。如果您去药店买杏仁，一般会给您苦杏仁。苦杏仁是一味处方药，能治咳嗽和气喘，但它有小毒，我们平时千万不要随便去吃它。

3. 甜杏仁只有小拇指的指甲盖儿那么大，但它比苦杏仁偏胖一些，偏补一些。甜杏仁是补气的，也有润肺和润肠的作用。

2. 打好的杏仁浆和大麦仁一起煮熟，可以用小火多煮一会，最好是把大麦仁煮到软烂开花的程度。关火前，加一点麦芽糖或蜂蜜来调味。

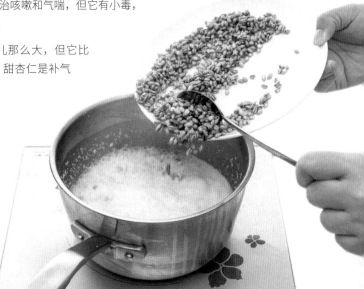

排毒，符合春天食养不宜滋腻过补的原则。

### 3.寒食平安粥，老人、小孩都能喝

这道粥适合的人群也比较广泛，老人、小孩和身体虚弱的人都可以喝。

春天是一个多风的季节，这道粥可以帮助我们祛风燥、祛热。

春天患了风热感冒的朋友，在感冒好了之后，往往会有一段时间喉咙不舒服，这时候就可以喝这道粥来润一润、补一补。

更年期的女性喝这道粥也很有好处。处在更年期的女性，如果晚上睡得不安稳，心里很烦热，这种情况下，粥里要多放点麦仁，因为麦仁对于除烦热有很好的效果。

平时经常口干舌燥、皮肤干的朋友，也可以往粥里多加些杏仁，杏仁有很好的滋润皮肤的作用。患慢性气管炎的朋友也可以喝这道粥来调理，粥里可以多放一点杏仁，效果会更好。

虽说这道粥用麦芽糖或者蜂蜜都可以调味，但如果您不是胃热或者内热特别重的朋友，最好用麦芽糖来调味，因为麦芽糖健脾的效果比较好。而且麦芽糖是偏温性的，正好平衡杏仁的凉性，使这道粥的性质更为平和。

春
分

＊"寒食非长非短夜，春风不热不寒天"

唐代大诗人白居易有两句描写寒食节令的诗："寒食非长非短夜，春风不热不寒天。"

寒食节在春分之后，这时候昼夜几乎相等，所以寒食节的夜晚是非长非短，就是不长不短的。这时候阴阳各一半，所以春风

春分

也是不热不寒的。这样平和的节令，最适合喝一些平和的粥品，既能滋补，又能排毒；既能清润，又能消食。

我之所以给这道寒食粥取名为寒食平安粥，就是因为这个"平"字代表着平和、平衡。在这样一个历史久远的节日里，一家人都喝这一道传承了将近两千年的粥品，是很美好的。

---

**读者评论：寒食平安粥非常香甜**

宋会友：昨天喝了寒食平安粥，非常香甜。

**允斌解惑：把寒食平安粥的材料加到顺时粥里煮，可以吗？**

小草：今天早晨做了寒食平安粥，放了茯苓粉，还能放蜂蜜吗？

允斌：能的。

Fenny：老师，我把寒食平安粥的材料加到顺时粥里煮了，不知道可不可以。

允斌：可以的。

---

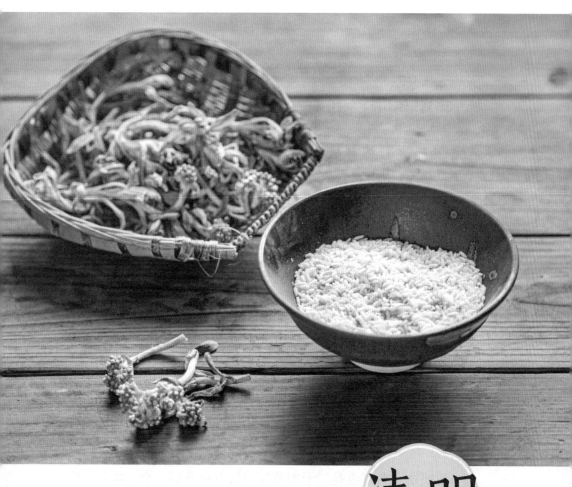

第五章　清明

Pure Brightness

假如我们从立春开始，一直坚持做排毒的工作，坚持打开气的通道，

那么，到了清明的时候，也会感到自己的身体非常清明；

如果我们冬天的养藏工作没做好，春天的排毒工作也做得不彻底的话，

这时候就很容易被流行的各种病毒所侵扰。

# 清明时节，我们的身体如何将息？

## 清明时节，纯净澄澈为清，日月照空为明

### * 万物皆显的时节，小心各种流行病毒

一年之中，清明、白露是两个在时间轴上对称的节气，它们所代表的时令，在四季中是不冷不热、惠风和畅、天朗气清的好日子。

清明这个名字也是二十四节气中最有诗意的一个。清明，纯净澄澈为清，日月照空为明。清明的时候，气清景明，万物皆显，一切都显得非常清新明净，我们的身体也理应如此。

假如我们从立春开始，一直坚持做排毒的工作，坚持打开气的通道，那么，到了清明的时候，也会感到自己的身体非常清明；如果我们冬天的养藏工作没做好，春天的排毒工作也做得不彻底的话，这时候就很容易被流行的各种病毒所侵扰。

清明前后，人体的阳气外泄，各种虫子、病毒也非常活跃——万物皆显，到了清明时节都会出来了。

　　清明节气期间，我们要多吃一些应季而生的野菜，因为这时候生长的野菜大多具有消炎、抗菌、清肠排毒的功效，可以很好地帮助我们预防春天的流行病。

　　清明菜和青团（艾粑）是两种应季的美食，常吃可以让我们的身体保持清明，特别是对呼吸道有很好的调理作用。

　　青团、清明菜这些应季的美食，它们都源于祭祖的风俗。

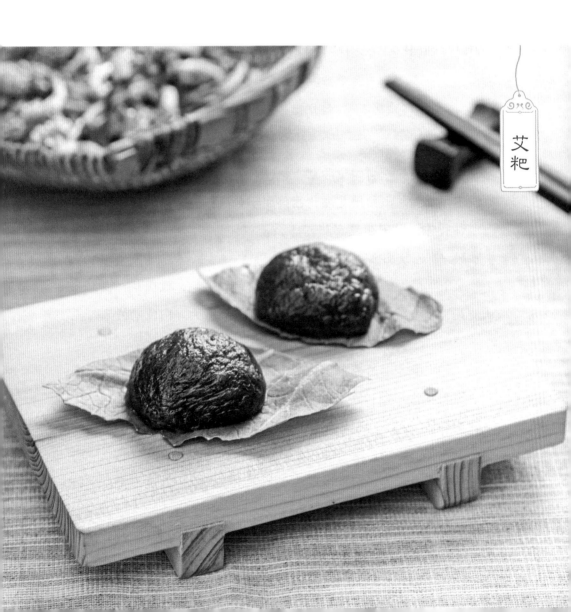

艾粑

# 清明时节，离不开清明菜

\* 清明菜，又叫鼠曲草、田艾、黄花白艾、黄蒿等

清明菜的学名叫鼠曲草，它还有很多的别名，比如田艾，但它不是艾蒿。虽然田艾和艾蒿都属于菊科，也有菊科植物特有的一种香味，但田艾没有艾蒿那么苦，它的高度也比艾蒿矮很多，一般只有巴掌那么高。

田艾最大的特点就是全身布满白色的绒毛，像棉花一样，开的花也是绒绒的、黄黄的，只有小米粒那么大。白色的绒毛衬托着黄花，这个特征是非常好记的。

它的很多别名都跟它的这个特征有关系，比如黄花白艾，这个别名非常形象；还有叫黄蒿、毛耳朵、棉絮头草、黄花籽草、棉花草、棉茧头、白头草、绒毛草、丝绵草、毛毛头草等。

还有一些别名跟它的用途有关，比如清明菜、清明蒿、清明香、糯米饭青等。糯米饭青这个名字也很形象，就是说用它来做

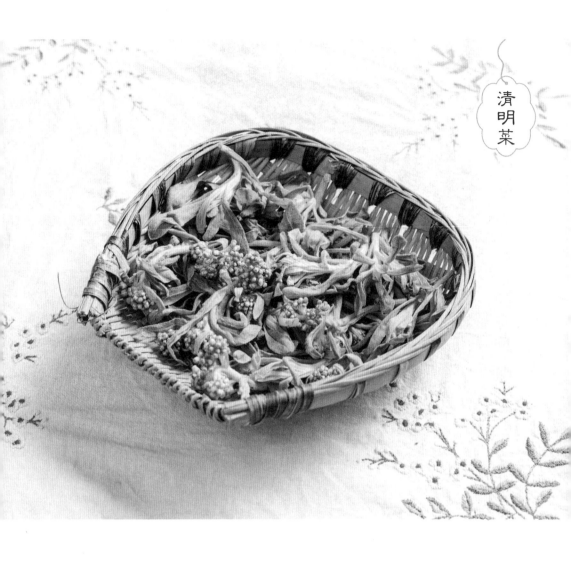

清明菜

糯米饭，也就是乌饭或者青团的一种原料。因此，您只要按它的土名、别名，再对照它的特征去找一找，一定可以找得到的。

用清明菜煮粥，或者煮糖水，有一点要注意：清明菜只需要采下它的嫩苗，然后轻轻地洗干净就可以了，茎上和叶子上覆盖着的白色绒毛，不要去掉，一起煮效果才好。

植物的每一个部分都有它的功效，在食用时要尽量保持完整，这样才能吸收到植物最完整的营养和功效。

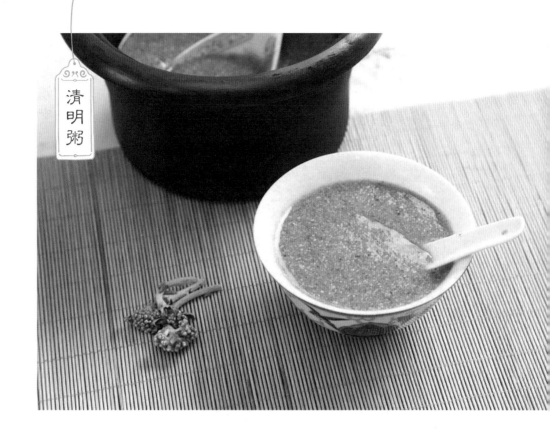

清明粥

## ✳ 清明菜适合什么样的人吃？

　　清明菜特别适合有呼吸道一类疾病的人吃，对容易感染肺炎、气管炎、支气管炎，或者痰多咳喘的朋友，都有一定的效果。

　　清明菜对于皮肤表面有问题（一到春天就容易得荨麻疹、青春痘，还有皮肤感染）的朋友也有效果。另外，清明节时吃清明菜对调理高血压也有好处。

## ✳ 清明菜的做法

　　清明节这段时间，我们可以煮清明粥，即把清明菜和糯米以

1:1 的比例下锅煮粥。

人口少的家庭，可以用 100 克清明菜，100 克糯米下锅。下锅前，先把糯米用清水泡一晚上，然后采摘新鲜的清明菜的嫩尖，洗干净切碎，和泡好的糯米一起下锅加水煮成粥就可以了。

如果是给小朋友喝，您可以加一点点糖来调味。

这个粥是全家人都可以喝的，对老年人来说，也特别合适。因为这个粥相对比较清淡，比较容易消化，还可以滋养肝肾。同时，它对于调理老年人的高血压、迎风流泪等问题效果也比较好。

---

**读者评论：** 喝了田艾水，咳嗽好了

初：前年咳嗽咳了快两个月不好，就是喝了几次田艾煮水好的，谢谢老师！

**允斌解惑：** 田艾用水焯好，放冷冻能长期吃

遁度：老师，田艾用水焯好，放冷冻能长期吃吗？

允斌：可以的。

王晓伟：田艾就是艾灸用的那个艾草吗？

允斌：不是的，和它很像。南方一般市场会有见到。

棒棒猫：老师，田艾可用艾叶代替吗？

允斌：不能哈，它们是不一样的。

清明

# 春季宜养肝，但每月各有侧重

## 初春、仲春、暮春的养生重点

春天养生的大原则是养肝，而在春天的这三个月里，我们养生的重点也是各有侧重。

### ＊ 初春的养生重点：养肝、养肾阳

初春养生的重点是生发阳气，我们要让阳气生发起来。这时候，不仅要让肝气得以生发，还要打开人体气的通道。

因此，在初春，我们既要养肝，又要养肾阳。

### ＊ 仲春的养生重点：清肝、健脾

到了仲春的时候，重点就是让肝气得以生发和舒展，同时增强脾的运化功能，防止肝气过旺而伤脾。

所谓清肝，就是帮助肝排出毒素，包括排出多余的血脂。如果您是有脂肪肝的朋友，这是一个调理的最佳时期。

健脾就是我们要滋养脾，脾是管人体运化的，这时候就要滋

养它，让人体的血液充足；同时，也让它的运化能力变强，多吸收一些营养，为夏天的生长打好基础。

## ＊暮春的养生重点：清肝、养脾

在暮春的上半月——清明期间，养生的侧重点是清肝。

到了暮春的下半月——谷雨期间，养生的侧重点是养脾。

### 1.暮春时节清肝——护生

暮春的养生重点是清肝养脾，具体需要做两件事情：护生、发散。

护生就是养护人体的生生之气，不要让外邪和病毒上身。发散就是让肝气疏泄出去，排出身体内的宿毒。不要收敛，这个时候最好不要吃酸涩的东西。

具体来说，护生可以引申到很多方面。从自然界来说，古人更讲究与天地的相合，所以在暮春时节，他们连伐木、打猎也不做，以免影响到动植物的繁育。春天的时候，有些地方是禁渔的，否则会影响鱼类的繁殖、产卵。

对我们人来说，人体的生机多出自肝系统。

很多人都以为肾系统是跟生殖直接相关，其实，从传统医学上来说，肝系统不是肝脏这个器官本身，而是指整个肝系统，这个系统对于我们生殖的意义更大。所以，人体的生气和生育的能力跟肝气的旺盛程度有很大关系。

肝脏，其实是人体内的一个很大的加工厂，很多酶、激素都是由它分泌、代谢的，如果它的工作失调了，人的生育能力就会受到影响。同样，它对人体的生长也是至关重要的。比如，小朋友一定要保证肝系统的健康运行，否则就会影响生长和发育。

为什么孕妇都爱吃酸味的东西呢？这是人体本能的需要，因为它需要酸味入肝、补肝、滋养肝气，从而滋养人体的生机，生生之气，让胎儿能够更好地发育、成长。

暮春的护生工作，有一个要点就是养护好肝系统的生机，不要做伤肝的事情，特别是不要做伤肝阳的事情，因为肝的阳气就是它的生机之所在。

这个时候不要用很多苦寒的药物。有些朋友特别喜欢在春天上火的时候，吃一些非常寒凉、清火的药物，这个您最好慎重些，因为清火、苦寒的东西会伤害肝阳，您最好用食物来清肝，它们相对平和的多。

### 2.暮春时节健脾——发散

暮春时节，天地之间都在发散，阳气都在外泄，我们人体也是这样。这时候不要去收敛它，让身体内的毒排出去。最好顺应这种发散的趋势，不仅要让身体打开，也要让心情打开，这样才能让冬天积存在体内的宿毒排出去。

我推荐的清明菜，除了对我们的呼吸道有好处，对肠道也很有好处。肺和大肠相表里，一样东西能入肺，同样也能入肠，能帮助肠道把宿毒排出去。

清明菜不好采摘的话，网购就可以。只要一搜鼠曲草、佛耳草、田艾等名字，您就可以买到这些野菜了。

# 养生要分重点，不贪多，更不能求快

有些朋友觉得用了某些方子后效果很好，就喜欢一直用着，或者觉得这个方子很好，那个方子也很好，以至一天都喝不过来这么多的养生茶饮，或者吃不过来这么多的养生食方，怎么办呢？

其实，养生是有一个次第的。首先，我们要按照时令顺时来选择。其次，养生是有重点的，我们要先选择重点，一是选择时令的重点，二是选择自己身体的重点；优先来调理重点，再调理其他部分，不能贪多，更不能求快。

※ 抓住天时地利人和的时机，调理事半功倍

如果养生不分重点，眉毛胡子一把抓，那就很有可能吃得过杂，从而导致身体吸收不好，药性不能充分地发挥。最好抓住人体和天地相应的最佳时机来调理身体，这样才能达到事半功倍的效果。

清明

# "春去秋来心自在"：不抑郁的生活

## "一起来聊聊抑郁症"

春天是人的情绪容易波动的时节，所以古人见落花都会感伤——"满目山河空念远，落花风雨更伤春。不如怜取眼前人。"

民间俗话也说："菜花黄，痴子忙。"春天花开的时节，人的心情也浮动了，一些精神、心理疾病也容易加重。例如，著名诗人海子就是因抑郁症发作而在春天辞世的。

## 抑郁症如何识别、防范？

### ※ 抑郁症的表现

首先，就是持续性的，对任何事情都没兴趣，觉得没力气，什么事都干不了。就像有人说的，连刷牙都没力气。这种现象可能会持续一个星期、两个星期。

其次，身体也出现了一些变化。比如，没有什么食欲，不想吃东西；早上会提前两小时醒过来，之后就再也睡不着了，这是一个很典型的表现。如果出现这种情况，又不是失眠症的话就要特别注意。

有些人不是所有时候都显得情绪低落，有时候会显得很亢奋，做事情反应很快、很积极，工作起来非常拼命。但过一段时间，突然间就什么都不想干了，这种情况反复交替地出现。

## ＊ 抑郁症的诱发因素

很多情况下，得抑郁症都有诱发因素，有的人是因为失业，或者工作压力大，或者是生活中发生一些大事，比如亲人去世了、自己得大病了、离婚、破产了，等等。这些都可能引起抑郁症。

有些朋友可能想："我有时候心情也不好啊，这是不是就是抑郁了呢？"

其实，识别到底是心情不好还是抑郁，有一个很本质的区别。正常的人心情不好，通常是由一个事件引起的，比如，小孩子做错事受到家长批评，学生考试没考好，等等。这种心情不好，通常都是暂时的，引起心情不好的事件过去了，或者换了一个环境，被人开导一下，情绪就转好了。这不是抑郁。

通常来说，抑郁是无缘无故的，哪怕是诱发情绪低落的事件已经过去了，患者的心情还是不能转好。没有原因地心情不好就有可能是抑郁了。

老年人得抑郁症，一般来说发病是在 60 岁以后，会伴有记忆力的明显下降，有时候还会幻听，或者出现幻觉，或者妄想。这些症状已经和一个正常人心情不好有本质区别了。

清明

最好是在出现抑郁倾向，但还没有发展成抑郁症的时候就及时地调理。

很多的人，没到病的程度，但也受到严重心理压力的困扰，精神紧张，食不甘味，寝不安席，由于焦虑和压力而睡不好觉。出现这些情况，不要想着是情绪问题就无能为力，其实是可以从身体上来调理的。

其实，人的心理和生理是密不可分的，一个人出现了心理上的问题，往往也是因为身体的健康先出现问题。

当您看到家人或者朋友的性格突然变化，首先不要责怪这个人的脾气变坏了，而要先想到是不是他的身体出了问题。最好及时地跟对方聊一聊，如果真的是身体出现了问题，要尽快带他到医院看医生。

对待我们自己也是这样。不要总觉得心理问题不好意思告诉别人，千万不要有这样的想法。一个人一旦出现了心理问题，可能不是他自己能控制解决的，也不是以自己的意志为转移的，往往是因为身体上先出现了健康问题，这个时候真的需要外力的帮助才可以解决。2017 年世界卫生日的口号叫"一起来聊聊抑郁症"，这是大有深意的。

# 抑郁的人，用什么来调理？

* 谈话是打开抑郁症患者心结的第一步

如果一个人有了抑郁倾向，或者被诊断为抑郁症，或者是有其他的心理疾病，谈话是打开患者心结的第一步。

更重要的是帮助患者调理身体，因为身体健康与否会影响心理状态，心理状态反过来又会影响身体健康，这是一个循环，可以是恶性的，也可以是良性的。所以，通过调理好身体，就能调理好心理上的问题。

* 甘麦大枣汤：调理抑郁的中医千古名方

对于抑郁，中医里其实早就有一个很好的方子。1800 多年以前，医圣张仲景就开出了一张千古名方——甘麦大枣汤。这个方子只有三味药，但它却有着神奇的疗效，不仅可以调理抑郁症，还可以调理精神紧张，缓解心理压力。

从古到今，用这个方子治好的病例不计其数。到现在，这个方子仍然被广泛地应用，包括在国外也有很多人在用。

清明

* 从甘麦大枣汤加减到甘麦大枣粥

甘麦大枣汤中的三味药，有两味药都是食物，所以这个汤是非常平和的。但它的效果却不是一般的好，除了能治病，还有保健的作用。

清明　213

# 甘麦大枣粥

原料: 小麦50克, 大枣9个, 甘草9克、大米。

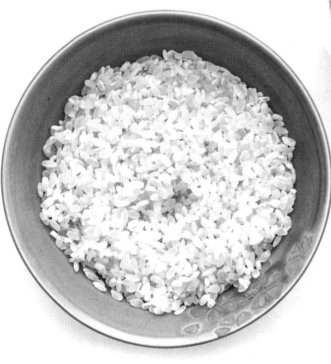

做法:
把大枣掰开, 然后和小麦、甘草、大米一起放入电饭煲或者锅里, 加水把它们熬成粥。

允斌叮嘱:

1. 这道粥一天中什么时间喝都可以。

2. 如果您想让它起到更安神的作用, 那就在每天晚餐时把它当成主食来吃。

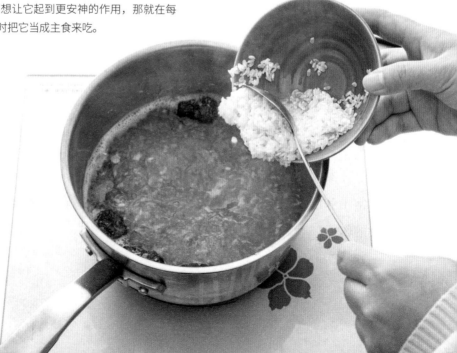

我把它稍微调整成了一个养生的粥来食用。不仅适用于有抑郁倾向的朋友，也适用于平时心理压力特别大、精神紧张、容易焦虑的朋友。每年的春天和秋天，是抑郁症和焦虑症病情容易加重的时期，此时都可以喝这道粥。

## * 常喝甘麦大枣粥的神奇之效

### 1.不抑郁

甘麦大枣粥不仅可以调理心理的紧张、抑郁、焦虑，还可以养心、安神。

### 2.改善不正常的早醒，让人安心、镇定

喝这道粥对睡眠是有帮助的，特别是对有抑郁倾向的人。

有抑郁倾向的人通常会早醒——早上会提前两小时醒过来，然后就再也睡不着了。这样的症状，喝甘麦大枣粥能很好地改善，而且喝这道粥是能够让人的情绪镇定下来的。

### 3.调理女性更年期综合征

甘麦大枣粥对女性的更年期综合征也有帮助。其实，处于更年期的女性很容易有严重的心理问题，可能表现为情绪反复无常、烦躁；有时候觉得很悲伤，想哭；还有容易阴虚，会经常出虚汗。这些情况喝这个粥都可以改善。

### 4.改善经前紧张症

女性在生理期之前，常常会产生经前紧张症——情绪突然变

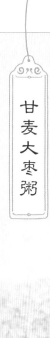

甘麦大枣粥

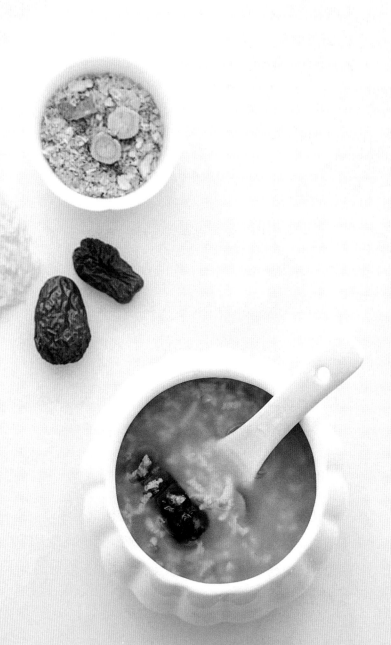

得很坏，莫名其妙地发脾气，或是情绪低落。

经前紧张症是典型的由身体问题引起的心理问题，一旦生理期过后，就恢复正常了。遇到这种情况，您可以喝这道粥来调理。

### 5.调理小儿多动症

有些小朋友平时总爱动，静不下来，一坐在椅子上就扭来扭去的，上课注意力不集中。

遇到这种情况，有些家长就会指责孩子。其实，这种行为可能并不是孩子自身能控制的，有可能是多动症或者营养不良的一种表现。

现在有很多孩子胃口非常好，但营养不均衡，这就容易出现多动症。喝这道粥，在饮食上就可以起到一个辅助调理的作用。

### 6.减压，调理神经衰弱

还有些朋友可能是由于考试或者工作的压力太大，导致神经衰弱，引起了严重的失眠。对此，喝这道粥也有一定的辅助调理作用。

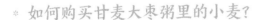

＊ 如何购买甘麦大枣粥里的小麦？

制作这道粥所需的小麦，您可以到超市买，小麦是要整粒的，不是磨好的小麦粉。

您也可以到中药店去买，但药店卖的都是浮小麦——干瘪的麦子。浮小麦也是可以用的，只是喝起来不那么好喝。

请记住，千万不要买成大麦。

有一点需要读者朋友们明确,这是我把甘麦大枣汤的方子调整后,用于家常食用的粥,适用于平时有一些心理上小问题,或者某段时间有伤春悲秋情绪的朋友。如果您真的已经确诊为心理疾病,比如,多动症、抑郁症,还是要去医院治疗。这道粥可以作为您平时饮食上的调理辅助。

当然,如果您想加强这道粥的效果,可以把甘草的量上调到20~30克;小麦就用从中药房买的浮小麦。这样就是功效更强大的甘麦大枣汤了。

以上这些用量的变化,您最好先跟医生沟通一下,听听医生的意见之后再来决定。

如果您只是想在生活中调理和预防的话,可以用刚才的配方,也就是小麦50克、大枣9个和甘草9克。

## 感恩医圣张仲景,千古名方济后人

一位读者曾经写了一封很长的信,说她表妹患抑郁症的事。她在信中说到,她的表妹从小生活在单亲家庭中,还不到20岁就结婚了。在她怀孕的第七个月,她的母亲突然去世了,这对她的打击非常大。

后来,虽然她顺利生了宝宝,但自此就患了严重的产后抑郁症。当时,她的家人包括她自己不懂什么是抑郁症,家人只知道这人生了孩子后性格变了。

孩子生下来几个月后,她每天都失眠,总是出现想自杀的念头。那段时间她非常痛苦,但全家没人能理解。

三年后，她又生了第二个孩子。在孩子半岁的时候，她又出现了失眠、胸闷这些症状，记忆力也减退了，她又产生了自杀的念头。

但这些问题她都没有告诉家人，事后多年才说的。当时她的家人就带她去了医院，因为他们觉得这可能是一种病。到了医院，她被诊断为抑郁症。

确诊后的那段时间，她吃了很多药，可能是用药不当，她把胃给吃坏了，经常胃疼，没办法只好把药停了。

为了治疗抑郁症，她前前后后去了很多家医院，吃了各种各样的药，其间病情时好时坏，持续了五六年。

这位读者说，她是无意中看到了《吃法决定活法》里讲的甘麦大枣粥，当时就推荐给自己的表妹，让她经常吃。甘麦大枣粥对胃是没有伤害的，反而对胃还有保护的作用。

她表妹吃甘麦大枣粥两个星期后，就能好好地睡觉了。慢慢地，她表妹的身体就变好了。后来，她又让表妹早上配合吃银耳羹，皮肤也慢慢地变好了。恢复健康的表妹，这时候才把她五六年前患病时的一些情况说了出来。

之前，她的家人只是知道她有很多问题，但具体情况，因为表妹没有说，大家都不是很清楚。

这是抑郁症患者的一个普遍现象，就是不愿意与人谈论，常常把自己封闭起来。这位读者的表妹喝了这道粥，慢慢恢复健康以后，心结才慢慢打开了。这个时候，她才跟家人、朋友谈论一些患病的细节。

我还收到过一些读者的留言，说喝了这道粥以后，觉得对自己的心理和身体都有很好的调理作用，留言表示感谢。

其实，真的不要来感谢我。这是我们医圣张仲景的千古名方，

清明

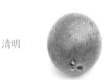

我只是把这个方子进行化裁，调整成了一个养生的粥品。如果说要感谢，真正要感谢的是医圣，感谢世世代代以来很多中医界的大师，是他们给我们留下了这么好的东西。

我们一定要记住，不管是抑郁症也好，有抑郁倾向也好，心理上的任何问题一定要跟家人谈论，跟医生谈论，向医生寻求帮助，运用谈话疗法、药物疗法，这些疾病都是可以治愈的。

在生活中，如果我们想用饮食来辅助调理，完全可以从我们祖先留下的这些传统的东西中寻找到良方。

**读者评论：** **喝了甘麦大枣粥，睡了个好觉**

薇羽：好朋友更年期，抑郁到每天下午哭一次，喝了甘麦大枣粥，好了，现在每天都美滋滋的，神奇！

徐姐：昨晚喝了甘麦大枣粥，睡了个好觉，已有两个晚上没睡好的我，真开心。

韩豆豆：陈老师，我以前长期浅睡眠，多梦，做的梦记得很清楚，总起夜，心里有事的时候就失眠，白天也没精神。喝了一周甘麦大枣粥，加了百合、酸枣仁，现在可以睡到早晨 7 点。

**允斌解惑：** **更年期的女性和工作压力大的男性可以喝甘麦大枣粥吗？**

张辛华：请问老师小麦是浮小麦吗？

允斌：用浮小麦或麦麸更好。

Vivian：老师，您这个方子的材料有没有特殊要求，比如，普通的大枣就可以，还是要去药房拿？小麦是普通的麦子吗？

允斌：普通的红枣就可以，小麦用浮小麦。

大华英：请问更年期的女性和工作压力大的男性可以用吗？

允斌：可以的。

风和日丽：青少年总是不开心，郁闷，对什么都没有兴趣，心里难受，抑郁，但睡眠没问题。可以喝这个吗？

允斌：可以的。

# 春夏之交，警惕春困

## 春困就是亚健康

我们的身体从健康到亚健康，再到疾病、重大疾病，这个发展过程看起来漫长，其实只有七步。第一步，就是从健康迈进亚健康的门槛，而这关键性一步的通常表现，就是容易疲劳、困乏。

老话说："春困秋乏夏打盹，睡不醒的冬三月。"乍一听，这春困秋乏好像是正常现象，其实是亚健康的信号。

一个身体健康的人，无论在春夏秋冬哪个季节，都是不太容易有这些困乏感受的。一旦出现，我们就要警惕了。

春困秋乏夏打盹，还有冬天的嗜睡，它们的原因都是不一样的，表现也不同。特别是体质不同的人，表现还有区别。您可以观察自己身体在不同季节困乏的表现，来分辨到底是哪里出了问题，哪些部位已经有亚健康的症状了。

※ 春困一般出现在午后，秋乏是从早上开始

"春困"和"秋乏"是有区别的。乏是疲倦的表现，而困是想睡觉。

清
明

春困、秋乏出现的时间不一样。春困一般出现在午后，吃完午饭以后，下午觉得特别的困。如果没有及时地调理，发展到夏天就成夏打盹了——夏天吃完午饭后，会控制不住地想睡觉。

我在讲课的时候，经常发现有些朋友上午听课特别认真，拿着笔记本一直在记。吃完午饭后半小时，他真的是要使劲用手撑开自己的眼皮，才能防止上下眼皮打架；还有的朋友本来是用手顶住自己的下巴，突然打盹，头一下垂下，但过一会儿又精神了。

以上这些都是困的表现。

秋乏一般是在早上不想起床，起来后觉得四肢无力，懒洋洋的。发展到冬天，就变成了嗜睡，早上总觉得睡不醒，不管睡到多晚，起床以后还是觉得没有睡够，四肢还酸软无力，不想动弹。

## ＊ 人为什么会春困、秋乏呢？

人为什么会困，特别是春困呢？因为春天气温由冷变暖，我们的体表温度也随之升高，血液都到了四肢。这时候，我们的内里——五脏六腑就比较缺血。

五脏六腑缺血，大脑也就缺血，大脑缺血就会缺氧，这时候人就会很困，头脑不清醒，注意力不集中。

春困，困的是什么呢？困的是我们的内脏和大脑。

秋乏是什么原因引起的呢？秋天的时候，天气由热变凉，人体的毛孔也收缩了，血液开始回流到内脏。这时候，内脏倒是不缺血了，但四肢容易缺血，人这时就会感觉到四肢无力。四肢酸软无力就是人体外在困乏、缺血的表现。

所以春困和秋乏，一个困的是里，一个乏的是外。而春困、秋乏这种现象越明显，就说明身体亚健康的情况越严重。

# 春困的不同表现，代表身体的不同问题

第一种春困，就是平时有点血虚的朋友，特别是贫血的朋友，大脑缺血的情况会变得很严重，他比普通人的春困更明显，这种困还带有昏昏沉沉的感觉。

在春天，如果您每到午后，感觉头脑昏沉，注意力不集中（如果是学生，觉得没法集中精力听讲），那就要多吃点补血的食物了。

第二种春困，表现在不仅人发困，吃完饭以后还觉得肚子胀胀的、不消化，总想躺下来休息一会儿才舒服。这就是消化系统——肝和脾的问题了。

春天是肝气旺的季节，肝气太旺就会影响到脾的功能。平时肝脏功能不太好、脾比较虚的朋友，消化系统的问题就会特别明显。遇到这种情况，您要多吃疏肝理气、健脾的食物来帮助自己消化。

清明

第三种春困，还伴有胸闷、气短，吸气不能吸得很深入，有时候还有一点心悸的感觉。这种是心脏功能比较弱的表现，很多

清明　　223

女孩子都会感到胸闷。

如果您午后春困，还伴随着胸闷，我建议您做做深呼吸，然后将一将胸骨。

做法：先深吸一口气，然后一边呼气，一边用两手顺着自己的胸骨往两胁下将。

也就是用两只手在膻中穴这里合在一起，深吸一口气，然后一边呼气，一边两只手一左一右成八字形往下将。

有条件的话，您也可以在午后躺着来做。一边深呼吸，一边往下将，这样会更舒服。这样将几次，您就会觉得胸闷的症状减轻了，呼吸也顺畅了，吸得也更深了。

记住，将的动作不需要做太多，三次就足够了，只要胸闷的症状减轻就可以了。不要贪多，因为做多以后，会觉得气有点不足。


## ※ 春困的症状四：干什么都没情绪

第四种春困，是精神上有点麻木、冷漠，提不起劲，总觉得干什么都没兴趣，就是俗话说的伤春悲秋。

这种朋友要特别注意甲状腺的功能，如果甲状腺功能开始减退的话，人就会有伤春悲秋的情绪。这个时候您要特别注意。

如果本来就有甲减的人，此时症状可能加重。

当您发现自己有春困现象的时候，一定要特别注意，这是亚健康的信号，您可以根据自己春困的不同表现，好好进行相应地调理。

# 春夏之交，如何过得神清气爽？

## ❋ 喝醒神茶，消除春困

随着春天向夏天过渡，气温一天天回暖，天地间的阳气也越来越足。此时，我们的身体也应该精力充沛，但有些朋友却依然感到很困乏。

怎样消除这种春困的感觉呢？

我们需要做两个步骤的工作：第一步是清，第二步是补。

春困的表现有很多种——午后疲劳困乏；头有时候昏昏的，不是很清爽的感觉；饭后腹部有胀胀的感觉；胸闷；经常咳嗽、痰多。这其实都是脾虚的表现。

脾虚了，人体的清阳就不会往上升，就会春困。中医讲，脾为生痰之源，肺为贮痰之器。很多朋友就是因为脾虚、湿气重，才会不断地有痰，不断地咳嗽。发生这些状况，都是脾的功能被困住了。我们可以用一道茶方——醒神茶，让脾醒过来。

第一，喝醒神茶可以让我们在春天的时候保持清醒；第二，可以把脾的功能唤醒，告诉它春天到了，你该抓紧工作了。因为春天是身体吸收营养的季节，只有在春天把营养吸收好了，到夏天的时候才能快速地生长，小孩可以长高，大人则可以抗衰老。

## ❋ 自制醒神茶

这道茶方是可以煮三四次的。也可以用开水冲泡，冲泡时最好用大一点的茶壶，虽然这几种原料加起来才二十几克，但其

清明

# 醒神茶

原料：竹茹3克，麦芽5克，桑叶5克，陈皮10克。（注：这是一天的量，您可以一次买上七天的量。）

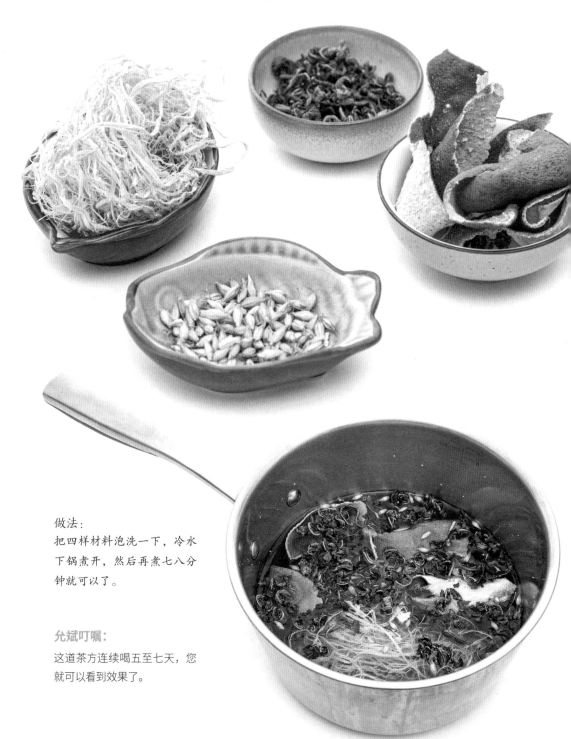

做法：
把四样材料泡洗一下，冷水下锅煮开，然后再煮七八分钟就可以了。

允斌叮嘱：
这道茶方连续喝五至七天，您就可以看到效果了。

中的竹茹是很大的一团，桑叶也很多，平常泡茶的小茶壶是盛不下的。

另外，一天之内可以多冲泡几次。

如果感到已经消除了困乏，就可以不喝了。剩下的原料放在家里备用，它们都是可以保存很长时间的，以后需要的时候再拿出来用。

＊ 醒神茶里的原料有什么神奇？

### 1.生麦芽: 消食化积

很多的女性朋友对麦芽都不太了解，这里的麦芽到底是大麦芽还是小麦芽呢?

醒神茶里的麦芽是大麦芽，可以在药店买到。麦芽分为生麦芽、炒麦芽和焦麦芽。这道茶方里用的是生麦芽。

生麦芽不仅可以消食，还可以疏肝理气，很适合我们在春天用。如果您给小朋友用这道茶饮方，就要把里面的生麦芽换成炒麦芽，因为炒麦芽消食化积的作用更强。

小孩子在春天如果也有困乏的现象，或者是胀气、痰多、咳嗽，往往是因为食积了，用炒麦芽正好可以消食积。

### 2.桑叶: 益智补脑、止虚汗

桑叶是益智补脑的，同时它对于阴虚导致的潮热出汗，或者晚上盗汗，有一定的止汗作用。它还能清风热，如果一些朋友湿气比较重，再加上脾虚、胃热，吃饭的时候往往会满头大汗，在

清明

清明　　227

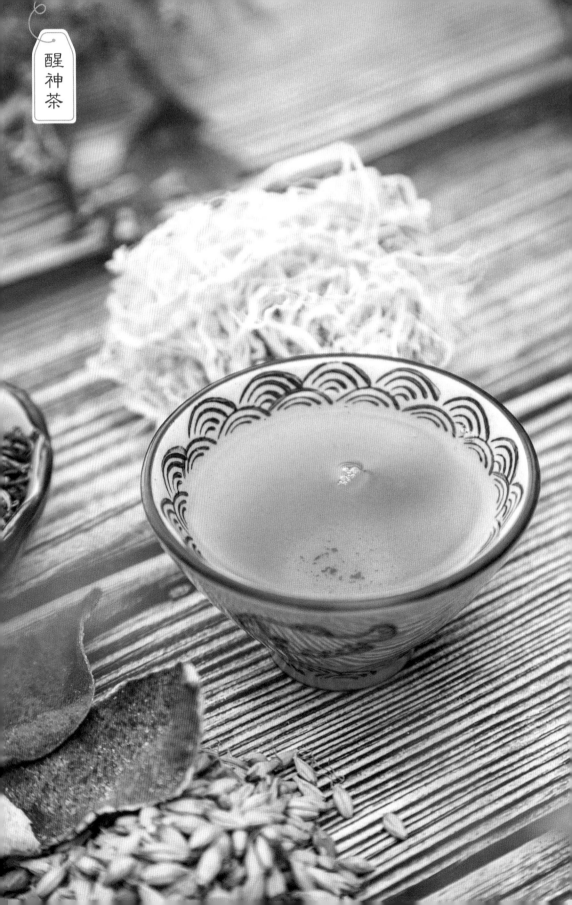

这个方子里就可以多加一些桑叶，有一定的调理作用。

越是天热的地方，这道茶方里的桑叶越是可以多放，因为桑叶疏散风热的效果很好。阴虚、睡眠不好的人，也可以多放桑叶，它能让人白天头脑清明，夜晚睡得更香。

### 3.竹茹: 化痰、退热, 至为平和

竹茹是非常平和的一味药，它可以化痰、退热，最大的好处是至为平和，孕妇、婴儿都可以用它来退热。

竹茹特别轻，使用时用的量很少，但它的体积很大，抓起来就是一大把。在用竹茹的时候，最好挑选带有竹子清香味的，这才是好的竹茹。

### 4.川陈皮: 祛湿、健脾胃

想让这个方子效果更好，您就使用正宗的陈皮，最好是川陈皮。

在这道茶方里，您用半个就可以了。要是没有整个的好陈皮，到药店买那种切成丝的陈皮，为了保险起见，您可以多用一些，因为这里边可能会混杂有柑皮、橙皮，药效打了折扣。

我再总结一下这道醒神茶的功效：首先，它能化痰止咳。其次，它能消除胸闷和腹胀，特别是饭后的腹胀。最后，它能防止春天的疲倦和昏沉，使人神清气爽。

其实春困也好，秋乏也好，都是身体给您的健康提示——身体正在从健康滑向亚健康。这个时候我们不要掉以轻心，要及时把这一条已经要迈进亚健康门槛的腿收回来，这样就可以把疾病消灭于无形之中。

## ※ 孕妇要喝醒神茶，最好去掉里面的麦芽

这个方子孕妇能不能喝呢？

孕妇是可以喝的，但最好去掉里面的麦芽，特别是临近预产期的孕妇，因为麦芽有回奶的作用。

炒麦芽回奶的作用更强，为了保险起见，不管是炒麦芽还是生麦芽，都要去掉。

---

**读者评论：没有春困的感觉了，好像免疫力也增强了**

张亿歌：老师说的这些我基本上都吃了，没有春困的感觉了，好像免疫力也增强了。

如意：春困醒神茶疏肝健脾，喝了以后感觉特好，身体特舒服，真心谢谢陈老师。

**允斌解惑：麦芽哪里可以买到？**

Joy：麦芽哪里可以买到？

允斌：中药店。

59：小麦和麦芽糖能代替吗？

允斌：没有麦芽也可以喝。

---

# 春天，吃"陈皮牛肉"胜过黄芪

## 春天不生病：第一靠清，第二要补

要预防亚健康，从春天开始就要做好功课。第一步是"清"，可以喝醒神茶，让自己的身体变得清明，让自己神清气爽。第二步是"补"。

这个次序不能颠倒。我们必须先清除身体内多余的病气、垃圾，才可以进补。次序反过来，就容易把病气和垃圾封存在体内。

做好了"清"的工作，接下来就要做"补"的工作。给身体补一补，提升气血和能量，这样才能让我们精力充沛，不会轻易地感到疲倦。

### ＊ 春天吃陈皮牛肉，补气又健脾

我曾经说过，春天要吃甘味的食物，而在肉类中，牛肉是甘味的。在春天，我们可以多吃一些牛肉，打一个比方，牛肉就好比是肉类中的黄芪，可以补气健脾。

在春天，有很多朋友不能吃黄芪，因为吃了黄芪容易上火，这时候我们可以通过吃牛肉来补气健脾。

清明　231

牛肉在肉类中是最补气的，它补的是脾的精气。牛肉补脾的作用很好，小朋友在春天也可以多吃一些牛肉，这样有助于夏天的时候长个子。

牛肉跟黄芪一样，也有一个小问题，就是脾胃虚弱的朋友吃多了，会感觉有点胀气，不好消化。这时，可以用陈皮来跟它搭配。

搭配陈皮有两个好处：第一，可以理气，防止吃完牛肉后胀气；第二，陈皮是同补药则补，同泄药则泄。它跟牛肉搭配在一起，可以增强牛肉补益身体的作用，特别是增强牛肉补脾的作用。

## ﹡ 脾虚的人、糖尿病患者、儿童，可以常吃陈皮牛肉

陈皮牛肉适合什么样的人吃呢？脾虚的人。

气血不足，或者贫血，或者血虚，或者体质虚寒，或者甲状腺功能减退的朋友，都可以吃陈皮牛肉。

还有一些患有慢性病的人，比如下面这几种人：

第一，患有糖尿病，特别是糖尿病患病时间长，人已经变得比较瘦弱，经常觉得乏力的朋友，这道菜补气的作用是很好的。

第二，患胆结石的朋友也可以经常吃这道菜来调理。这道菜没有直接化结石的作用，但它可以调虚证。长期胆有问题的人会有虚证，久病生虚，可以吃这道菜来好好补一补。

第三，经常觉得四肢酸软的老年人，或者很瘦，平时总觉得没力气的人，想变胖一点的人，都可以吃这道菜。如果您是比较胖的朋友，也完全不用担心吃这道菜会变得更胖。吃这道菜可能会让您长一点肌肉，但不会让您长肥肉。

普通体质的人在这个季节，包括到了初夏都可以吃这道菜，因为它有很好的保健作用。

牛肉补气的作用到底有多强呢？它甚至可以用来调理中气下陷。

有些朋友，特别是一些年纪比较大的女性朋友，她们的内脏普遍都会下垂，比如胃下垂、子宫下垂等。这种情况下，您都可以多吃这道菜来辅助调理。


# 自制美味的陈皮牛肉


\* 我家三种口味的陈皮牛肉做法

其实，陈皮牛肉是一道著名的国宴菜，关于它的做法有很多版本。

下面这种做法是我母亲经常给我们做的一个家常版本，做法比较简单。

\* 牛肉要选黄牛肉

**陈皮牛肉可以开胃、健脾、补肾**

一般来说，做这道菜要选黄牛肉。黄牛肉是最常吃到的牛肉，它是温补的。

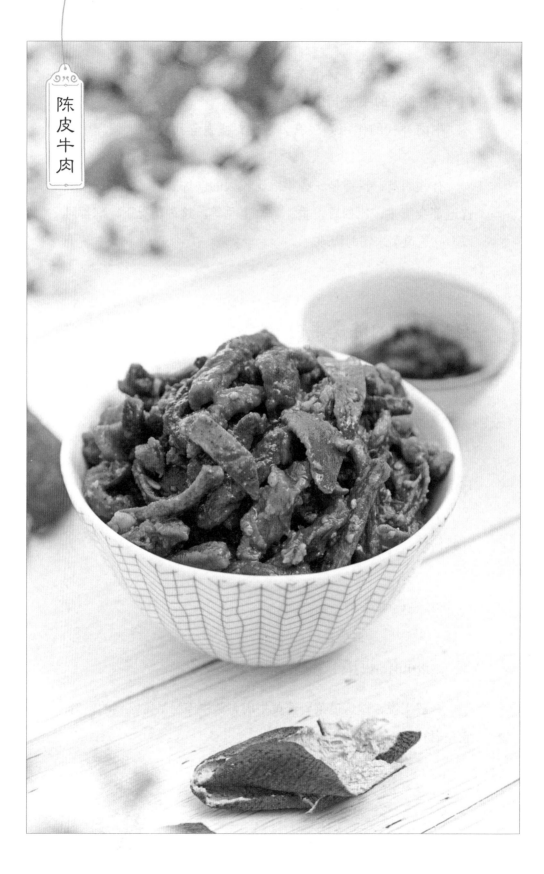

陈皮牛肉

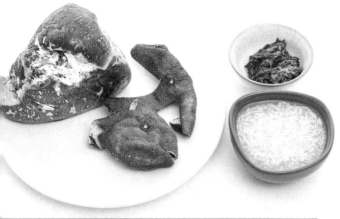

# 陈皮牛肉

原料:

黄牛肉250克,川陈皮1~2个,豆瓣酱,醪糟。(没有醪糟,也可以用料酒来代替,只不过要加一点点白糖和水来调和一下。)

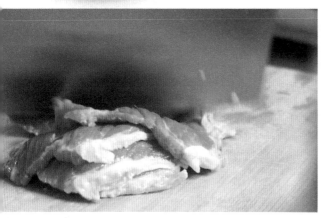

微辣口味的做法:

1. 把川陈皮用一点温水泡软,切成丝,牛肉也切成丝。

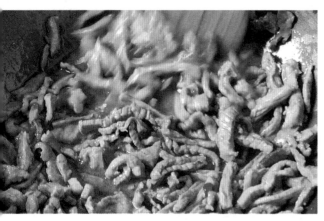

2. 锅里放油,开大火,油烧热以后,牛肉丝下锅爆炒,炒到变色时放一勺豆瓣酱。

3. 陈皮丝下锅,翻炒两下,再放入醪糟、酱油煮一会,待锅里的汤汁快要干的时候起锅就可以了。

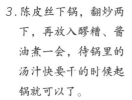

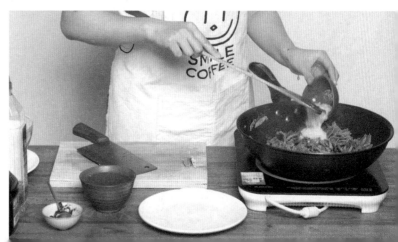

**中辣口味的做法：** 不放酱油，放三勺豆瓣酱。

**特辣口味的做法：** 放五勺豆瓣酱。此外，在炒牛肉之前，先放几个干辣椒。

允斌叮嘱：

1.这道菜您可以稍微做得辣一点。因为辣味，特别是辣椒的味道，它是生阳气的，跟牛肉搭配相得益彰，不仅可以提气，还能帮助消化牛肉。吃辣的朋友，尽量把这道菜做成辣味的。

2.做菜的过程中，您还可以放一点蔬菜在里面。要放时鲜的蔬菜，最好是放点胡萝卜，因为胡萝卜也是健脾的。胡萝卜要切成滚刀块，炒完牛肉，加完醪糟和酱油之后，用中火跟牛肉一起煮。煮软后，用大火收干汤汁就可以了。

3.这道菜上桌之后，我建议您先闻一闻它的味道，是很辛辣鲜香的。闻一闻有打开脾胃功能的作用。闻完这个味道您再来吃，会觉得非常舒服。

这道菜对体质偏寒的人有好处，不仅可以健脾，也可以补肾。

另一个好处是它真的很开胃。小孩子吃了以后，可以多吃几碗饭。如果您给小朋友做的话，可以把这道菜里的豆瓣酱换成黄豆酱，这样他就不怕辣了。

希望您在用陈皮牛肉食方调理身体的同时，也能好好享受它的美味。

# 春天，让呼吸系统不生病的吃法

## 春夏之交长期咳嗽，吃什么调？

春天是咳嗽的高发期，这时咳嗽往往跟流行性的病毒和细菌有关系。比如，很多朋友感冒好了以后咳嗽不止。有些朋友则是感染了百日咳杆菌，得了百日咳。其实，百日咳不仅小孩会得，大人也会得。现在有一个越来越明显的趋势——越来越多的成人和孩子患百日咳，跟以前只是小宝宝容易患百日咳有了一些区别。

### ✳ 小朋友长期咳嗽，喝镇咳饮

小孩子如果长期咳嗽，可以用罗汉果和柿子蒂做一款镇咳饮。罗汉果在超市很容易买到，柿子蒂可以到药店购买，或者买一些柿饼，把柿饼吃掉，留下的柿子蒂就可以用了。

这个方子止咳化痰效果很好，特别是对于痰多、痰黄的咳嗽。它是一个偏于清热咳的茶饮，可以用来调理小孩子的长期咳嗽。

小孩子如果咳嗽的时间很长，一个月、两个月、三个月，您会发现他的痰会发黄，夜里睡觉的时候咳嗽会加重，这种情况是最适合用这道茶饮方的。

清明

另外，这道茶饮对小朋友的食积咳嗽也有很好的效果，还能预防小孩子的百日咳。

## ❋ 自制镇咳饮

很多朋友虽然知道罗汉果有止咳的作用，但他们都是用它来泡水喝，这样效果不是很好。

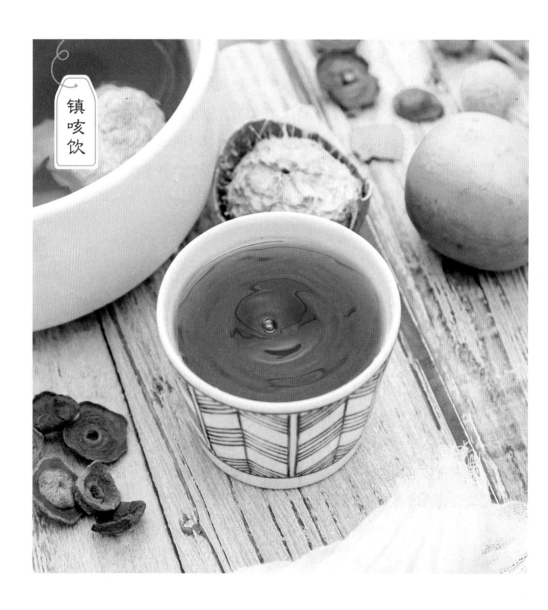

# 镇咳饮

原料：罗汉果1个，柿子蒂3个。（这是一天的用量。图片中为罗汉果6个，柿子蒂18个。）

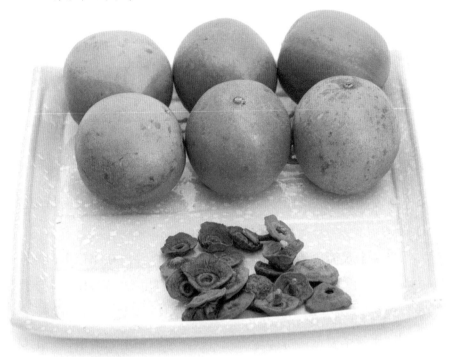

**允斌叮嘱：**

1.罗汉果可以反复煮两三次，每次都煮40分钟。可以把水滤出来之后，加水再煮。

2.煮到第三遍的时候，水的颜色就比较淡了，这时您可以少加一点水。煮完以后，把它们混合在一起，您就可以喝一整天了。

做法：
把整个罗汉果压破，然后掰开，连皮带瓤、籽一起放到锅里，加入柿子蒂。加水煮40分钟以上，当这个水变得红红的、甜甜的，才算充分地得到了罗汉果的药性。

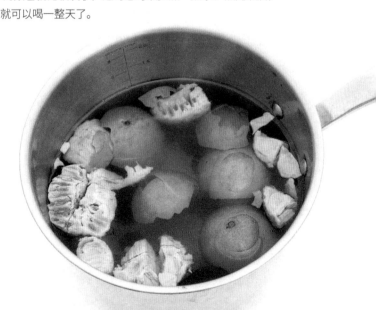

广西是很著名的罗汉果产地，那里的罗汉果非常好。但我发现本地人用罗汉果也是泡水喝，后来我告诉那边的朋友，罗汉果如果用水泡着喝，其实不能把它的药性全部泡出来，这是一种浪费，很可惜的。

如果您用前述方法来喝罗汉果水就会发现，效果跟你用水泡罗汉果有天壤之别。

## ＊ 给上班族煮镇咳饮的极简方法

有一些上班族可能觉得煮 40 分钟时间很长，没有时间每天这样煮。

有一个很简单的方法，因为这个汁可以存放在冰箱里，好几天也不会坏。所以我建议您每次煮六天的量，也就是用 6 个罗汉果，18~20 个柿子蒂（因为柿子蒂有大有小）一起煮水。

记住一个要点：每次您喝的时候，从冰箱里取出来，一定要把它加热饮用，千万不要凉着喝。凉着喝的话，效果会大打折扣的，这种寒凉会直接伤到胃气，导致咳嗽。

如果您觉得这样煮还是很麻烦的话，还有一个更简单的方法。

有一次，我在长沙出差，有位朋友特意飞到长沙来找我，他咳嗽好几个月了，咳得非常厉害。当时我在长沙住的地方没有厨房，我就用电饭煲给这位朋友煮罗汉果。

用电饭煲煮，其实还有一个好处——不用调节火的大小，设置好后一直煮就行。煮到您所设定的 40 分钟后，电饭煲就会自动跳闸。

当然，现在有各种养生壶，煮起来就更方便了。

# 警惕百日咳

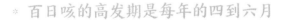

**＊ 百日咳的高发期是每年的四到六月**

每年从四月开始一直到六月，是百日咳的高发期。百日咳跟普通的咳嗽不一样，它是由百日咳杆菌引起的一种呼吸道传染病，是通过飞沫传染的。

百日咳是小孩之间比较常见的一种传染性的咳嗽。关于百日咳，很多家长对这个名字很熟悉，但对它的认识可能存在两个误区。

第一，不知道孩子长期咳嗽是由呼吸道病毒感染引起的，还是由于百日咳杆菌引起的。

第二,百日咳只有小孩子才会得。

其实,小孩子打了疫苗,感染百日咳的概率反而比较小。

刚刚感染百日咳的时候,症状跟感冒是非常像的,人往往会低热、流鼻涕、咳嗽、喉咙充血红肿等。

百日咳跟感冒怎么区分呢?

第一,得了百日咳以后,人会觉得眼睛总是在流泪。

第二,得了百日咳两三天以后,类似感冒的一些症状减轻了,但咳嗽会越来越重,特别是晚上。

这个时候也是百日咳传染性最强的时期,而且它跟普通的咳嗽不一样,它是一阵一阵的,一开始可能咳一两声,接着就密集地一阵阵地咳,可能连续地咳十几声、几十声,咳得人喘不过气来,然后流眼泪、鼻涕,脸也憋得通红,甚至咳着咳着还会觉得特别恶心,会吐。

第三,咳完之后,吸气时可能会出现一种像鸡打鸣一样的回声。

遇到以上的情况,您就要高度怀疑是不是百日咳了,应该马上就医。百日咳到医院是可以检查出来的。

如果得了百日咳,不管是小孩还是大人,在初期是一定要隔离的。

百日咳初期的传染性很强,假如幼儿园的一个小孩子得了百日咳，如不隔离，幼儿园的很多孩子都可能会被传染上；或者一个成年人得了百日咳，全家人都会被传染上。

最好隔离一个月，即便是在百日咳的后期，传染性没那么强了，它还是会传染人的。

隔离期间，大人或者小孩最好自己住一个房间。

得了百日咳后，还要注意不要让自己再次感染，因为百日咳是通过飞沫传播的，如果自己咳的飞沫到处都是，有可能自己又再次感染了。

得了百日咳的人，衣服、杯子要经常洗换，然后放到太阳底下消毒。

※ 孩子和成人如何防治百日咳？

### 1.打疫苗

以前，小孩子得百日咳的很多，现在为什么少了呢？主要就是因为疫苗的关系。

有经验的家长都知道，小孩子一般在三个月到一岁打百白破疫苗。百白破其实是一种混合疫苗，它是由百日咳、白喉和破伤风混合成的疫苗，小孩一岁以内会打三针，一岁半到两岁打第四针，两岁以上就不再打百白破了。

百白破有一个特点，它对预防白喉和破伤风的效果很明显，但对预防百日咳的效果不是那么让人满意，而且它的免疫保护只能维持几年。

现在全世界都有这样一种现象——七岁以上的大孩子及成年人得

清明

百日咳的病例逐渐在增多，我们对百日咳还是要有所认识，注意预防。

### 2.喝"罗汉果柿子蒂老白茶"辅助调理

得了百日咳，除了要到医院听从医生的建议外，在家里要怎样应对呢？有一个茶饮方可以辅助调理，就是能调理长期咳嗽的茶饮方，它是由罗汉果、柿子蒂，再加上一味老白茶组成。

### 3.为什么此方要加上老白茶呢？

老白茶对百日咳杆菌有很好的抑制作用。在这个方子里加入老白茶，对已经得了百日咳的，无论是小孩还是大人，都有一个比较好的调理作用。

什么是老白茶呢？

中国有六大茶，其中有一种叫作白茶。白茶跟其他茶的制作工艺不一样，它是摘下茶叶之后不炒、不揉，自然晾晒或者文火烘焙之后制成的一种茶叶。

白茶如果是新茶，它就是茶，没什么特别；如果是存放了三年或者七年以上的白茶，那就是药了。老白茶是帮助麻疹后退热的一味好药，这是民间的用法。

老白茶由于经过陈化，形成了一种能抑菌的物质，最为突出的就是对百日杆菌的抑制作用。

---

**读者评论：孩子咳嗽，喝罗汉果柿子蒂两次就好了**

美酒加咖啡：我去年用七个柿子蒂加罗汉果煮水治好了孩子咳嗽的毛病，只喝了两次就好了。当时家里没有老白茶，要不可能效果会更好。

---

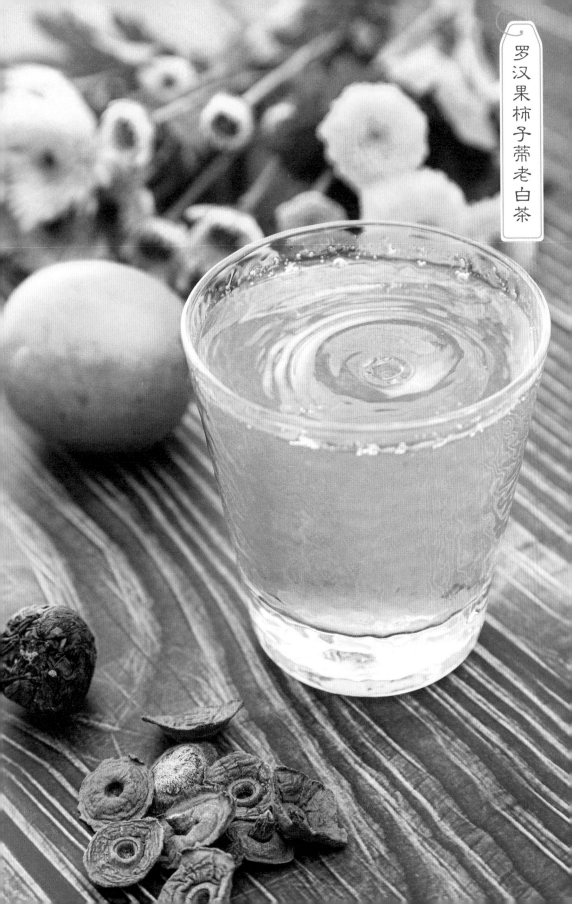

# 罗汉果柿子蒂老白茶

原料：罗汉果1个，柿子蒂3个，老白茶10克。（这是一天的用量。）

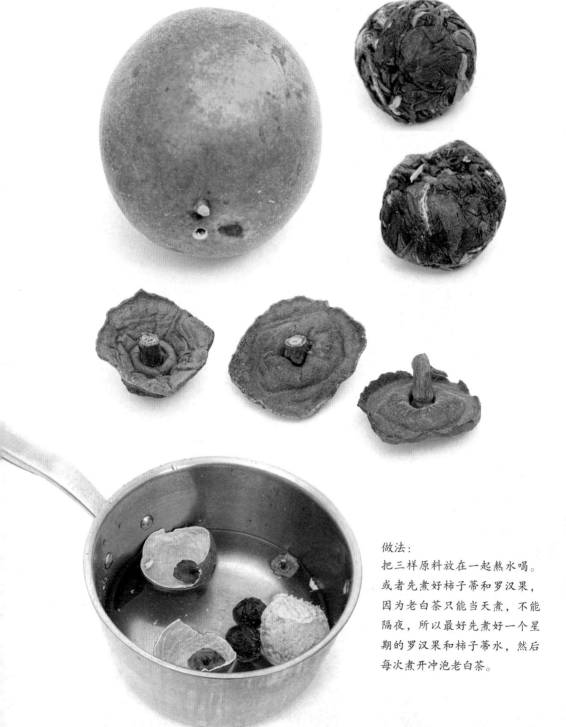

做法：
把三样原料放在一起热水喝。
或者先煮好柿子蒂和罗汉果，
因为老白茶只能当天煮，不能
隔夜，所以最好先煮好一个星
期的罗汉果和柿子蒂水，然后
每次煮开冲泡老白茶。

# 慢性支气管炎的原因及调理方法

## * 支气管炎是由什么引起的?

有的朋友从冬天咳到春天,一直都不好,这多半是慢性支气管炎。

支气管炎和百日咳有什么区别呢?

百日咳是很明确的,由百日咳杆菌引起的细菌性感染。而支气管炎比较复杂,多半是由病毒引起的,也有合并细菌感染;慢性支气管炎则是一个反复感染的过程。

## * 支气管怎么分级?

人体的呼吸道分为上下两部分,鼻腔和咽喉是上呼吸道,而我们平时所说的普通感冒,其实就是上呼吸道感染,简称上感。

下呼吸道是从气管开始,气管下面的分支叫作支气管。支气管就像一棵树,它有很多分支,可以一直往下分。

从气管开始,可以分出左、右支气管,这是一级支气管;再往下进入左、右肺叶,叫作肺叶支气管,这是二级支气管;然后不断地往下分级。

一直可以分到多少级呢? 大约可以分二十四级。分到最后,叫作毛细支气管,毛细支气管还可以再分为肺泡。

您可以想象一下,从我们的咽喉往下就是气管,气管像是一棵树的主干,它往下分叉,逐步在人体的胸部变成一棵倒着生长的树，树枝就是支气管，树叶就是肺泡。这就是人体的下呼吸道结构。

## ＊ 感冒不及时调理，得了支气管炎就很麻烦

如果我们上呼吸道被感染，也就是平时所说的感冒没有及时调理好，细菌、病毒就会通过上呼吸道进入下呼吸道，感染气管、支气管，产生支气管炎、肺炎，甚至形成一个更加长期的问题，比如肺气肿。

下呼吸道的问题其实就是从支气管开始的，如果得了感冒，真的要及时地把它调理好，以免诱发支气管炎。如果在急性支气管炎阶段，我们能及时地应对，就不会发展成慢性支气管炎。

一旦发展为慢性支气管炎，也就是说，这个人的咳嗽已经有两三个月以上了，这时候再调理就会比较慢。但您还是要坚持调理，以免从支气管炎再发展成肺部的其他疾病，甚至引起心脏的问题。

## ＊ 支气管炎引起的咳嗽有什么特点？

支气管炎引起的咳嗽有两个特点：

第一，早晚咳嗽。早上起床的时候咳得比较明显，一阵一阵的。白天一般咳得比较少，一到晚上睡觉前又会有一阵咳嗽。

第二，基本上都是咳白痰，而且比较多，早上起来尤其明显。很多痰还不容易咳出来。

## ✳ 不要把支气管炎跟哮喘混在一起

还有一点特别要提醒家长朋友注意：小朋友，特别是幼儿、婴儿的支气管炎跟大人的支气管炎不太一样。

小孩子的支气管炎有时候容易被误诊为哮喘。现在患哮喘的小孩子特别多，家长朋友真的要注意是不是被误诊了。因为小孩子的支气管炎往往表现在最细的末梢——毛细支气管上。

小孩子的整个下呼吸道像一棵小树一样，它是非常稚嫩的，还没有发育完全，很容易遭到感染。这就是为什么小孩子一旦感冒以后会长期咳嗽，不容易治愈的原因。

当小朋友患了支气管炎，会表现在非常细小的毛细支气管上。毛细支气管本来就细小，加上充血、水肿，孩子的呼吸就不畅通，会有一种喘、憋闷的感觉，容易被误诊为哮喘。

同样，大人患的一种支气管炎——哮喘性支气管炎，也非常容易跟哮喘混淆。

支气管炎的发病，通常是由细菌、病毒反复感染引起的。哮喘通常是由过敏导致的。病因不同，对它们调理的方法也是不一样的。

清明

## ✳ 调理慢性支气管炎，喝清明止咳糖水

关于支气管炎，饮食上要怎么来辅助调理呢？根据季节不同，调理的方法也是不一样的。在春季，我们应该怎样调理支气管炎呢？

我在清明时节分享过的野菜——清明菜，我们可以用它做一款止咳的糖水，对于慢性支气管炎有很好的调理效果。

清明菜有一种特别的功效，就是可以对抗春季呼吸道系统的疾病，特别是咳嗽、痰多，都可以用它来调理。其中，用它来调理慢性支气管炎的效果是最为突出的。

　　清明止咳糖水对于咳嗽、气喘、慢性支气管炎，还有胃溃疡、十二指肠溃疡，都有辅助调理的作用。

　　在春天长期咳嗽一直不见好的朋友，用它来调理，效果还是比较明显的。

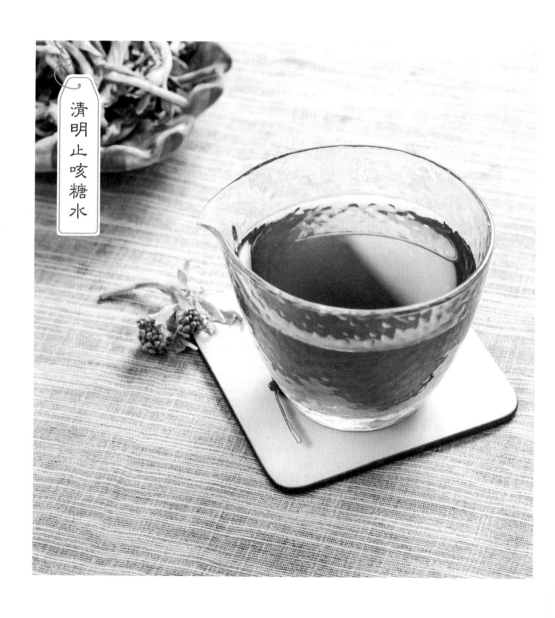

清明止咳糖水

# 清明止咳糖水

原料：新鲜的清明菜250克，或者干品大约用50克，一点冰糖。

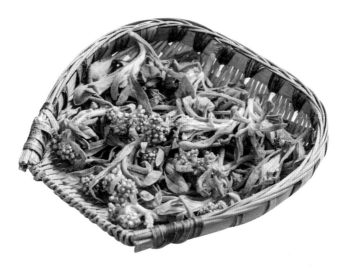

做法：把清明菜冷水下锅，水开后再煮15分钟左右，然后把汤汁滤出来备用。锅里再次加水，把冰糖放进去，和清明菜一起煮15分钟，再把汤汁滤出来。跟之前滤出来的汤汁混合，一天之内分两次把它喝掉。

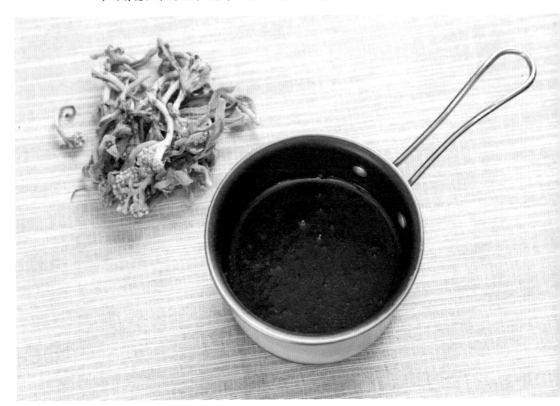

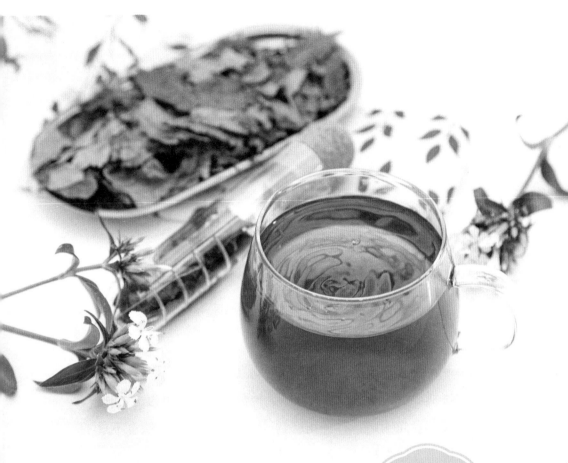

第六章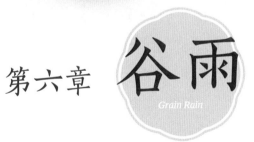

谷雨

*Grain Rain*

4月19日、20日或21日—5月5日或6日

谷雨节气这十五天，是春天的最后半个月，

这时候容易出现咽痛、眼睛发红、血压升高的症状；

女性容易出现经期综合征，感觉烦闷，精神不集中，容易疲劳等。

这时，在谷雨时节上市的好东西——绿茶、蜂蜜、陈皮可以帮到我们。

# 谷雨时节，我们的身体如何将息？

## 谷雨期间，有哪些风物当前？

春天除了要养肝、清肝之外，我们还要养心，要让心情保持舒畅，要尽情地领略春天的风光。

进入谷雨节气，还有半个月就到夏天了。古人对这十五天的时间特别珍惜，可以说是一天一天地数着在过。因为这个时候天气和暖，春光明媚，有百花可赏，有新茶可品，再惬意不过了。元代诗人方回曾写过一首描写谷雨节气风物的诗："芍药抽红锐，荼蘼（mí）縋（zhuì）绿长。几家蚕落纸，比屋燕分梁。谷雨深春近，茶烟永日香。诗成懒磨墨，拄杖画苔墙。"诗里不仅描写了谷雨节气的风物，还隐含了几种我们日常可以用得到的中药。

### *"芍药抽红锐"中的芍药

"芍药抽红锐"，芍药在谷雨期间是含苞待放的，将要开花了。而到了秋冬季节，它的根是调理我们身体的好药。

芍药根的中药名字仍叫芍药，它是柔肝、养肝的。芍药分两种：一种叫白芍；一种叫赤芍。

我们平时用得很多的中成药里都会用到芍药根。春天人们欣赏的是芍药的花，到了秋冬才来用它的根。芍药根是酸性的，适合在秋冬用。

我们要知道，大自然在应季的时候所产出的东西，都是在当时当令可以养人的，如果不是在应季的时候产出，那就说明此时不适宜食用。

因此，谷雨节气要想用到芍药的养生功效，就是欣赏它的花，让我们的心情愉悦。

## ﹡"荼蘼缒绿长"中的荼蘼

关于荼蘼，《红楼梦》里麝月抽到的花签是"开到荼蘼花事了"。荼蘼花是春天开得最晚的花，一旦我们看到荼蘼开花，就知道春天要过去了。

荼蘼的花和果也是有药性的。荼蘼的花有一种芳香的味道，可以疏肝行气。所以古人常会在荼蘼花开的时候，坐在花下赏花、喝酒，利用荼蘼花的香气来疏理自己的肝气。

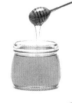

## ﹡"几家蚕落纸"中的蚕落纸

什么是蚕落纸呢？谷雨节气正是开始养蚕的时候，气温比较高，蚕宝宝比较容易被孵化出来。

养过蚕的朋友都知道，蚕是在棉纸上产卵的。谷雨前后，您可以去买这样的蚕纸回来，让蚕卵在上面自然孵化，孵化之后再把它移到铺有棉纸的筐箩里，让它开始吃桑叶长大。这个养蚕的过程就称为蚕落纸。"蚕落纸"描写的就是谷雨前后养蚕人家忙碌的景象。

谷雨

孵化蚕卵之后的那张纸上面，又密密麻麻地布满了蚕卵壳，这张布满蚕卵壳的纸是一味中药，它名叫作蚕退纸，意思是纸上面有蚕蜕。

蚕退纸有什么作用呢？它可以消炎、止血，比如，痔疮出血、吐血、流鼻血、牙龈出血等。

蚕退纸还可以调理牙痛。

## ☀ "茶烟永日香" 中的新茶

古人在写诗的时候，对于自然、社会的观察是非常细致入微的，而且都是应季应时的。如果我们潜心地去读他们的诗句，会读出美妙无穷的知识。

这首诗里最关键的一句是"谷雨深春近，茶烟永日香"，特别是"茶烟永日香"，真是太妙了。

### 1.谷雨时节的新茶,为一年四季中最好的

谷雨期间上市的新茶是古人一年的盼望，爱喝茶的人是不会错过谷雨节气的新茶的。这个时候，人人都会来品新茶。

谷雨上市的新茶，是一年四季中最为独特的，滋味非常清润，而且甘甜的味道最为明显，不像夏茶那般苦涩。什么原因呢？这是因为茶树头茬发出来的新芽，营养非常丰富，茶氨酸的含量很高。

茶氨酸是茶叶中所含有的一种非常独特的氨基酸，这种氨基酸的含量是决定茶叶品质的一个关键因素。

茶叶就像咖啡一样，也是一种提神的饮料。世界上有三大提

神的饮料：茶叶、咖啡和可可。

茶叶跟咖啡一样，都是含有咖啡因的。但喝茶和喝咖啡有很大的不同，喝咖啡会越喝越兴奋，甚至有的人早上起来喝完咖啡后，会觉得心跳加速。但喝茶不会让人兴奋，相反，它会让人越喝越安静，进入一种非常专注又静心的状态。这是因为茶叶中含有茶氨酸，茶氨酸既能让人放松，解除身心的疲劳，又能提高人的注意力。

我们喝茶之后，特别是喝谷雨时节上市的新茶，是非常适合工作、学习和思考的。因为这个时候人处于一种既安定又专注的状态，大脑的思考能力和记忆能力都得到了增强。

不管是明前茶，还是雨前茶，这两种茶的茶氨酸含量都是非常高的，很适合在谷雨节气喝。

### 2.平时怕绿茶寒凉，谷雨时可以饮新茶

春茶相比较其他季节的茶不那么寒凉。虽然绿茶普遍偏寒凉，但谷雨时节的新茶，它的凉性没那么强，因为它的茶碱含量没有那么高。所以平时怕绿茶寒凉的朋友，想喝绿茶可以在谷雨时节喝点新茶。

绿茶也有平肝的作用，对于肝阳上亢的朋友来说，在谷雨节气也可以适当地喝一点新上市的绿茶。新茶里茶氨酸的含量很高，可以调节血压。对血压高的朋友来说，它能发挥降压的效果，但它却不会降低正常人的血压，这是绿茶跟降压药所不同的地方。

对于血脂高的朋友来说，这时候喝绿茶能调节人体的脂肪代谢，帮助我们在夏天到来之前降一降血脂，消除一下身体多余的脂肪，摆脱一些赘肉。

谷雨

绿茶对于预防脑卒中和阿尔茨海默病也是有帮助的，它还能延缓人体的老化过程。

元代诗人仇远的诗"谷雨宜晴花乱开，一壶春色聚书斋"，这里的一壶春色，煮的就是谷雨的茶。

谷雨时节，如果您外出赏花回来，不妨沏上一壶谷雨新茶，在书房里静静地看一会书，这种感觉是非常美妙的。

# 谷雨时节，身体容易出现哪些问题？

## ﹡ 容易过敏

谷雨节气，很多朋友容易皮肤过敏——发红、长小红疹，尤其是长在面部。在古代，这被称为桃花癣。

农历三月，桃花盛开，所以农历三月也被称为桃月，但这也是很多女性朋友苦恼的一个月。因为空气中花粉的浓度非常高，有些女性朋友就会皮肤过敏，有些人还会得过敏性鼻炎。其实，无论男女都有可能得过敏性的皮肤病和鼻炎。

在谷雨节气，一些朋友的皮肤过敏很有特点——可能其他地方都没过敏，但眼皮上面发红了，有时候是红肿，有时候会长出小红疹，而且很痒，这种过敏症就跟肝火有关系。

眼皮上面是跟肝有关系的一个部位。肝火旺的朋友在这个节气尽量多吃一点油菜花蜜，可以很好地清肝火，防止皮肤过敏。

## ＊容易肝阳上亢

如果您在春天的前两个月养生功课没做彻底，随着天气渐渐向夏天过渡，逐渐变热，您可能会肝阳上亢或者上肝火等，出现以下四个方面的症状。要避免这些问题，我们可以在谷雨节气喝新上市的绿茶。

### 1.中老年人容易血压升高

暮春时不仅血压容易升高，而且还是不稳定的，可能今天突然高了，过两天又下去了。这样的反复波动，对身体是非常不好的。

### 2.女性容易出现经前期综合征

这时候，女性在月经前期会感觉烦躁、紧张，情绪起伏很大。有些女性月经之前会感觉到乳腺胀痛比平时更明显，甚至有的还会出现腹胀或者拉肚子的现象。

### 3.精神不振

有些朋友会感觉精神上有些烦闷，注意力不够集中，容易疲劳；学生下午学习很难集中精神。

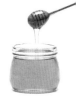

### 4.上火

很多朋友在这时候容易反复地上火，比如眼睛发红、咽喉疼痛等；有些小朋友会发现脸上的青春痘更严重了。

谷雨

# 病逢谷雨喜分茶

## ✻ 自制清肝养脾茶

谷雨节气是春天的最后一个节气，之后就要进入夏天了。在这春夏过渡的十五天，我们的养生重点要特别注意预防肝阳上亢和上肝火。

谷雨期间，我们可以喝一道清肝养脾茶。

* 喝清肝养脾茶有什么好处?

喝清肝养脾茶可以养脾胃,帮助肝脏排毒,预防在谷雨节气上肝火。这道茶适合大多数朋友在谷雨节气饮用,它是比较平和的。

哪些人更适合喝呢?平时脾胃比较虚弱的人,还有老年人。他们平时单独喝绿茶可能会胃寒,但谷雨节气是一个喝绿茶非常好的时节,配上陈皮和蜂蜜之后,会缓解绿茶的寒凉。

* 为什么清肝养脾茶里要加油菜花蜜?

油菜花蜜是这道茶饮中的要点。为什么呢?因为不同的蜂蜜对我们身体的作用也是有区别的。

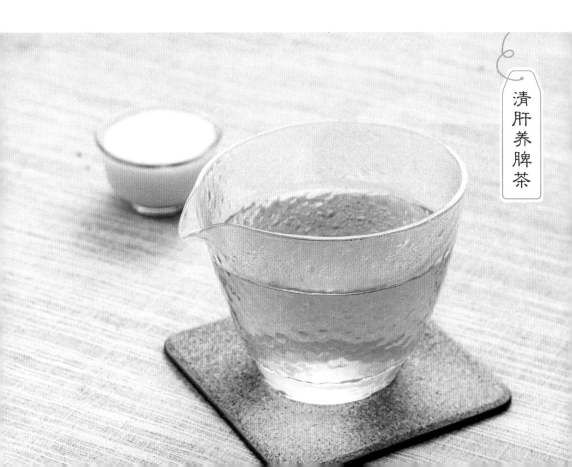

清肝养脾茶

## 清肝养脾茶

原料：绿茶6克，陈皮半个（如果是从药店购买的，量要加到15克），蜂蜜
　　　1~2勺（油菜花蜜最好）。

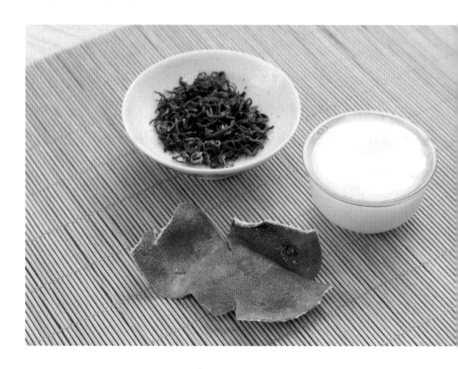

做法：

1.把陈皮用清水泡软，切成丝或直接撕成小块，放入茶杯中和绿茶一起用开水冲泡。

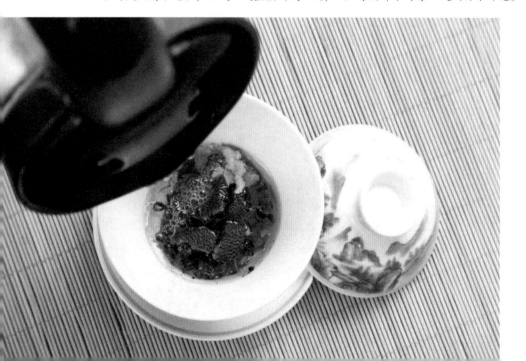

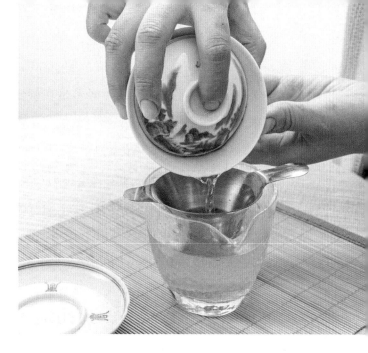

2. 把冲泡好的茶水倒入空杯中，晾温，加蜂蜜调匀饮用。

**允斌叮嘱：**

这道茶饮可以反复冲泡几次。冲泡好的茶水一定要晾温后，晾到40℃左右再加入蜂蜜，这样才不会破坏蜂蜜中的一些活性成分。

油菜花蜜是一种很适合在春天喝的蜂蜜，它可以保肝。

请注意，保肝不是补肝，肝其实是不适宜多补的，补过头就会出问题，比如，容易补出肝火。肝应该以保养、排毒为主。

春天的时候，我们喝油菜花蜜有保肝的作用，可以清肝毒，帮助调节肝脏的功能。对一些血脂高的朋友来说，油菜花蜜也是非常好的保健品。

油菜花蜜还特别适合皮肤过敏的朋友吃。有些皮肤过敏的朋友是不敢多吃蜂蜜的，但油菜花蜜相对来说就比较好。

※ 谷雨时节，油菜花开，别辜负了油菜花蜜

春天来了，油菜大面积地开花，这个时候去买蜂蜜，可以说非常应时。

在这个节气要买新鲜的油菜花蜜，因为新鲜的效果更好。

一般来说，4月底新鲜的油菜花蜜就全面上市了。一个季节的

油菜花是可以摇三次蜜的（蜂蜜是在旋转的桶里利用离心力给摇出来的）。我们在这时候买新鲜的油菜花蜜，时机正好。

什么是新鲜的油菜花蜜呢？就是看起来白白的，像猪油一样，因为它是全面结晶的。油菜花蜜特别容易结晶，在20℃的气温下，它依然能够保持结晶的状态。记得当时来我家拍照片的出版社编辑们看到以后都说："这难道不是猪油吗？"不敢相信这是蜂蜜。品尝之后发现，真的是油菜花蜜。

新鲜、纯净的油菜花蜜是非常清香的，有一种油菜花的特殊香味，这也是我们鉴别油菜花蜜和其他蜂蜜的一个要点。

谷雨节气，您不妨去买一些新鲜的油菜花蜜，它对于我们的身体有意想不到的好处。


## 有咽炎的朋友，要喝槐花蜜配的绿茶

我曾经说过，身体虚弱的人喝绿茶，最好加入蜂蜜和陈皮来调和一下绿茶的凉性；同时，蜂蜜和陈皮还能保护脾胃。

经常上火的朋友有时候会咽喉疼痛，甚至在春天的时候咽炎发作，这时也可以用到绿茶和蜂蜜，但它的做法跟保健用的蜂蜜陈皮绿茶不一样，因为所用的蜂蜜不一样。有一个讲究：如果只是在谷雨的时候喝茶养生，那您就用油菜花蜜。如果要调理咽炎引起的疼痛就用槐花蜜，槐花蜜调理咽炎的效果是最佳的。要是实在买不到槐花蜜，就用油菜花蜜代替。

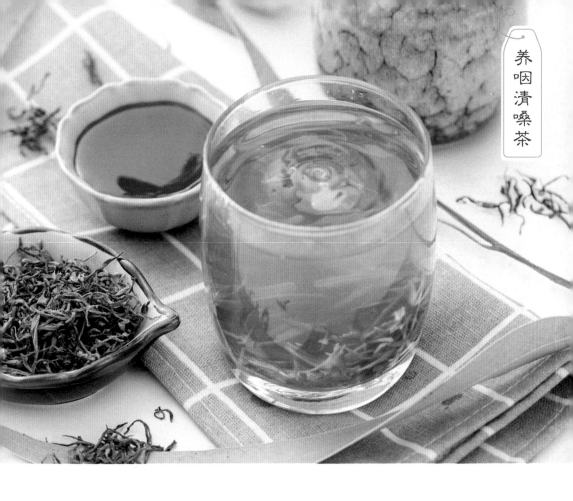

**允斌叮嘱：**

1.泡好的养咽清嗓茶既有茶特有的苦和香，又有蜂蜜的甜。

2.喝茶的时候，您不要一口干，要慢慢地喝，每隔几分钟，抿上一小口，尽量让茶水在咽喉处多停留一会，用它来滋润嗓子。保持这样的节奏喝茶，大约一天下来，咽炎的症状就可以缓解了。

3.咽炎发作的朋友，咽喉部位很疼，喝的时候，让茶水在咽喉处多停留一会儿，能缓解咽炎的疼痛。同时，绿茶和蜂蜜的药性会直接作用于咽喉部位的黏膜上，能起到保护和促进伤口愈合的作用。

4.您可千万别误会了，喝这道茶并不只是把它喝到肚子里解渴，更重要的是等身体吸收后发挥作用，同时也让它起到外治的作用。

谷雨

# 养咽清嗓茶

原料：绿茶、蜂蜜（槐花蜜）。

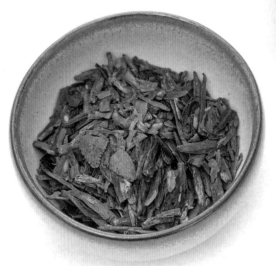 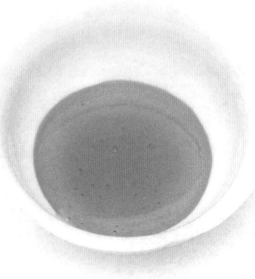

做法：

1. 泡一杯浓一点的绿茶，绿茶的量要大，是平时一泡绿茶的两倍。它的浓度不是平时用来保健的那种浓度，而是用来调理的浓度。

2. 泡好之后，把茶汁滤出来，晾温，之后加蜂蜜（槐花蜜）进去。蜂蜜的量要比平时加的稍微多一点，最好是两大勺，搅拌均匀。

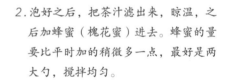

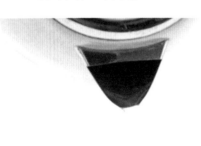 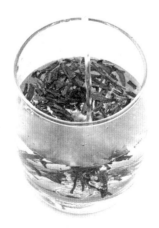 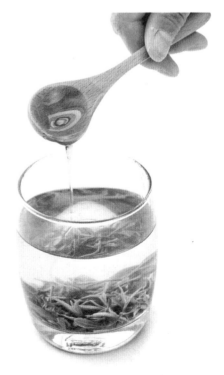

## ＊ 养咽清嗓茶适合哪些人来喝呢？

养咽清嗓茶适合在春天患有咽炎的人来喝，比如说嗓子干疼，想咳嗽，声音嘶哑，等等。

在春天这个季节，咽炎急性发作往往是带有火的，茶水中的蜂蜜、绿茶，既可以促进咽喉局部伤口的愈合，又可以加强清热去火的作用。如果您经常咽炎发作，可以在谷雨节气之前喝这道养咽清嗓茶，能起到预防的作用。

制作这道养咽清嗓茶用的蜂蜜，一般是槐花蜜，要是买不到槐花蜜，用油菜花蜜代替。

请记住，不管是用槐花蜜还是油菜花蜜，最好都是当年新上市的蜂蜜，这样消炎的效果更佳。

---

**读者评论：油菜花蜜很清甜，孩子很喜欢**

果子 _hj：油菜花蜜很清甜，看起来像猪油一样，还是第一次见到，孩子很喜欢。

艾 _bx：油菜花蜜感觉是所有蜂蜜中最容易得到，又是最廉价的，没想到作用这么大，谢谢老师！

**允斌解惑：油菜花蜜价廉适合常规用，荆条花蜜价格贵适合专用**

禾惠：老师说春天是喝油菜花蜜的季节，那 15 岁的男孩是继续喝荆条花蜜还是喝油菜花蜜？

允斌：油菜花蜜价廉适合常规用，荆条花蜜价格贵适合专用。

谷雨

# 春天，香味是一种疗愈

## 春天，我们要与香味为伴

* 大自然百花盛开，让家里也香气满满

整个春天，我都在强调春季养生，其中重要的一点就是要打开人体气的通道，这样才能祛除湿气、寒气、风气，从而让我们的血气运行起来，肝气得以疏发，阳气得以升发。

在春天，要打开人体气的通道，我们就需要与香味为伴。随着春天的逐步深入，到暮春这个月，我们所需要的香味要更加浓烈才行。

虽然已到春天的最后阶段，但是老天爷也在帮我们，它让百花都盛开了，空气中充溢着各种花朵的芳香。

我们自己也可以让房间里终日萦绕着茶香和花草茶的芳香，可以借此来氤氲我们的喉目，疏肝理气。每天的一日三餐，我们也要尽量选择带有浓烈香气的菜，比如应时上市的香椿。

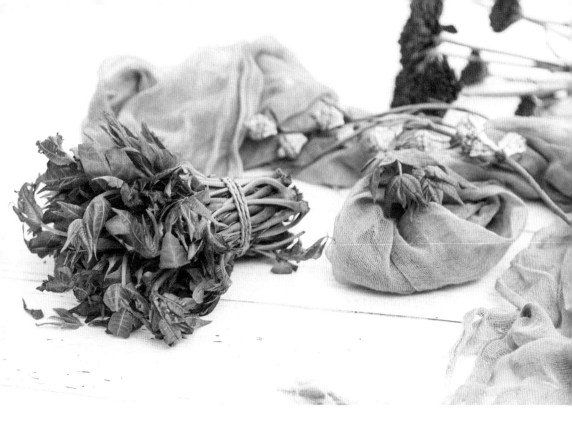

## ❋ 吃香椿，通肾阳

说起香椿，它的味道太浓烈了，喜欢的人是非常喜欢，不喜欢的人就完全接受不了。如果您了解了香椿，就会觉得它的香味真的是大有益处的。

香椿其实也是药，可以祛风、祛湿，很好地预防和调理风湿病。

### 1.糖尿病患者吃香椿很好

香椿还能调理糖尿病，患糖尿病的朋友，在香椿上市的时候可以经常地吃一些香椿。

谷雨

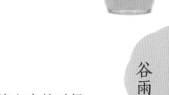

有些朋友给我留言说："为什么糖尿病患者可以吃香椿呢？糖尿病不是阴虚火旺造成的吗？"

其实，这是一个非常片面的认识。随着糖尿病的发展，患者多会脾肾双虚，还是阴阳两虚。因此，才可以在春天这个阳气升发的季节吃一些香椿，而到了秋冬季，又可以适当地滋阴。

调理糖尿病并不是一味地滋阴就可以，因为很多糖尿病患者朋友发展到后期，已经以阳虚为主了，这一点要特别注意。

### 2.补肾阳的药食不少，通肾阳的药食却不多

对于我们普通人来说，春天吃香椿是非常应时的。

在春天，我们要养的是身体的阳气，香椿就是升发阳气的，它是一种温性的食物，对我们的脾、胃、肾都有很好的温补作用。

第一，香椿是补脾阳的。春天的养生重点之一是补脾，我们吃完香椿后会觉得很舒服。

第二，香椿是暖胃的。有些脾胃虚寒、吃饭经常不消化的朋友，吃一点香椿会觉得胃舒服多了。

第三，香椿可以通肾阳，这一点非常宝贵。

请注意，这里用的是一个"通"字，而不是简单的"补"字，因为补肾阳的东西很多，但通肾阳的却不多。香椿作为通肾阳的食物，是非常宝贵的。

什么叫"通"？就是疏通，既可以补到肾的阳气，又可以温暖它，还可以疏通它。

想怀孕的女性朋友，我建议您在春天可以多吃一些香椿，因为香椿有通肾阳的作用，它可以促进人体内分泌的平衡，能助孕。如果一些女性朋友的输卵管不通，建议您多吃香椿来辅助调理。

### 3.树干笔直向上,人的腰背挺直向上,都是阳气足的表现

香椿是一种阳气非常足的植物,阳气很足、生长能力很强的植物对人体都是有补益作用的。

香椿的生长能力强到什么程度呢? 只要给它一点阳光,它就会长得非常快。

我家院子里就种了两棵香椿树,我经常观察它们。刚种的时候,香椿树苗很幼小,第二年春天采香椿芽的时候,我发现朝着阳光的那棵已经蹿到了四五米高,如果想采香椿芽,还得搭梯子上去。到了第三年,它已经比两层楼还高了,而且它的枝干非常笔直。

香椿不仅枝干长得快,它的芽生长也是非常快的。

注意一点啊,香椿树的枝干是笔直向上的,这就是阳气足的象征。

如果您留心观察会发现,阳气比较足的老年人腰背是非常挺直的,而阳气虚的老年人则早早驼背了。所以要想人体的阳气比较充足,我们就要时刻注意挺胸抬头,让自己的脊背挺直。

### 4.人和树一样,多晒太阳才能长得好

现在,我家那棵向阳的香椿树,已经长到我们搭梯子也够不到树冠上的香椿芽了。虽然我们截过它一次,但我真的不太忍心总去锯树,所以还是让它自然生长了。

另外一棵香椿树就很不一样了,因为我们把它种在了一个背阴的地方,阳光不太充足,它长得就比较慢。我们适时地修枝,让它保持在一个成年人的高度,这正好保证了全家人年年能吃上新鲜香椿芽。

谷雨

这两棵香椿树的高度说明了不管是人还是植物，都是非常需要阳光的。因此，如果想让小朋友个子长得高，那真的得多运动、多晒太阳。

**\* 香椿芽的美味吃法**

到了春天，南方地区和北方地区香椿芽上市的时间差别很大，有的朋友可能提前两个月就能吃到新上市的香椿芽了。这没关系，什么时候上市什么时候购买就是了，总之是应地、应时的就好。

人工种植的香椿，它上市的时间会比较早，但天然生长的香椿上市时间就会晚一点。

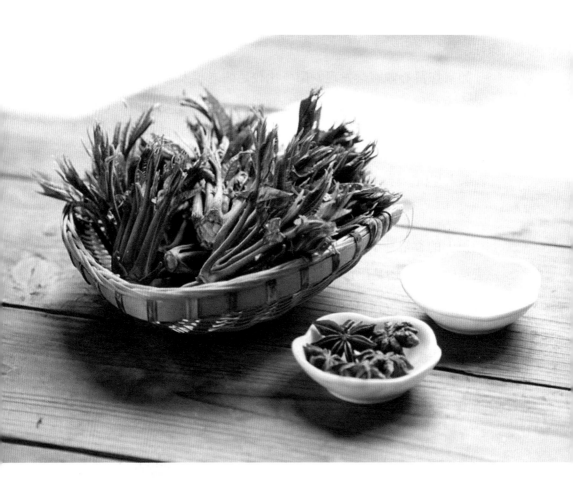

### 1.头茬香椿芽的吃法

头茬香椿芽是非常嫩的，吃的时候，都不用焯水，用盐直接腌一下，切碎了，拌点嫩豆腐，淋上一点香油，味道非常好。

### 2.二茬香椿芽的吃法

二茬香椿芽才用来炒鸡蛋，头茬的用来炒，真的是可惜了。另外，二茬香椿芽要是用来炒鸡蛋，或者拌凉菜的话，那就要焯水了。

### 3.香椿鱼、腊肉糯米香椿饭、香椿拌黄豆

我的读者也分享过几种他们家的吃法，我觉得非常好，也推荐给您。

第一，做鱼的时候可以放一点香椿，特别是做干烧鱼的时候，这样可以去掉鱼的腥味，味道也很好。

第二，做消寒糯米饭时，起锅的时候撒一点点香椿末，别有一番风味。我前面讲过，香椿是暖胃消食的，而消寒糯米饭是比较滋腻的，加一点点香椿来帮助消食，这个方法很妙。

第三，把香椿腌成咸菜，然后拌上黄豆吃。这个方法也不错，是可以让我们四季都能吃上香椿的好方法。

我再总结一下春天吃香椿的好处：第一，帮助身体升发阳气；第二，补脾阳；第三，暖胃；第四，通肾阳，可以促进内分泌，有助孕的作用。

想要怀孕的年轻朋友，无论男女都是可以在这个时节多吃一点香椿的。

谷雨

曾经有这样一条轰动一时的新闻，一位 75 岁的老人突然出现发抖、发冷症状，同时上吐下泻，紧急送医后，诊断为食物中毒引发肝脏、肾脏等多器官衰竭。

由于之前这位老人家吃的饭菜里有一盘香椿炒鸡蛋，舆论就匆忙把香椿当成罪魁祸首，认为食用香椿导致亚硝酸盐过量。

其实，当时还没有做调查，到底是什么成分引起中毒？老人家有没有吃过其他不洁食物？是不是采错了椿树芽当成香椿食用？

香椿是发物，个别人吃香椿过敏是有可能的。但是"器官衰竭"这口锅，香椿还真背不了。

吃香椿，只要注意两点禁忌就可以了。

第一，二茬以后的香椿硝酸盐含量会比较高，买回来放久了以后，容易产生亚硝酸盐，所以我建议二茬以后的香椿都不要生吃，最好用开水焯 1 分钟后再来做菜，这样可以去掉其中 2/3 以上的硝酸盐。如果做盐腌香椿或油泡香椿，做的时候腌制过又挤出了水分，就不需要再焯水了。

第二，有痨病或者皮肤病的朋友，第一次吃香椿的时候要谨慎。最好第一次吃的量少一点，看看身体有没有什么反应，没事的话，第二顿再加点量。

香椿虽然好，但它是发物，吃多了有可能会引起一些旧病复发。香椿是养阳气的，当人体阳气足的时候就会不由自主地把病往外赶，但这种赶的方式，有时候可能不是我们想要的。

当人体的排毒通道不太畅通的时候，病就会从皮肤上发出来。比如，有些朋友吃完香椿以后，皮肤上就会出现红疹子，这就是人体在往外驱赶病邪的表现。

我们也不用太害怕发物，发物通常都是养阳气的东西，只是它帮助我们身体增加阳气以后，产生的这种排病的方式让我们感到过于猛烈了。

总之，不管您是不是有口福享用春天的香椿，都请您一定记住，春天，我们要与香味为伴！

## ✳ 哪些人适合一年四季常吃香椿？

吃香椿可以补脾，可以暖胃，可以通肾阳，在春天我们可以多吃些应时的香椿。

有哪些朋友是可以一年四季常吃香椿的呢？

### 1.脾胃虚寒的人

脾胃虚寒的人，包括一些年轻的女性朋友和一些小孩子，一年四季常吃香椿可以调理脾胃。

### 2.糖尿病患者

糖尿病患者都是脾肾双虚的，一年四季常吃香椿是可以补脾又补肾的，对于降糖也很有帮助。

### 3.怀孕困难的女性

这类女性可以在日常饮食中多吃一些香椿来辅助调理。其实，吃香椿是不分男女的，香椿通肾阳，能够有效地改善人体的生殖系统功能。

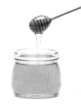

谷雨

# 香椿怎么保存才能保证食用的时间长？

春天可以吃香椿的时间有点短，过了时令以后就没有了，用什么办法来保存它呢？有三种方法。

## ⁕ 速冻

速冻之前，最好把香椿用开水焯一下，因为二茬、三茬的香椿会产生硝酸盐，继而有可能会产生亚硝酸盐，所以在速冻之前，要把它放开水里焯 1 分钟，这样就可以去掉香椿大部分的硝酸盐和亚硝酸盐。焯的时间不要太长，否则就会损失营养。好了之后马上捞起来，再过一下凉水，等它完全凉了，再把它包成一小包一小包的，放到冰箱里速冻。

焯过水后再速冻的香椿，一是去掉了硝酸盐和亚硝酸盐；二是它的颜色也能保持青绿；三是它的口感会更好。

为什么要把香椿包成一小包一小包地速冻呢？因为速冻的食物都很忌讳拿出来反复解冻，包成一小包是一次拿出来可以完全吃掉的量，这样也比较安全。

速冻后的香椿再解冻，口感肯定没有新鲜的香椿那么好，所以就不用做凉菜了，怎么做才好吃呢？把它炸着吃。

把鸡蛋和面粉调成糊，再搁一点盐，撒一点花椒面，然后把香椿挂糊下锅去炸。炸香椿的味道真的是非常香的，小朋友一定会非常喜欢。


＊ 盐腌

北方农村常用这种方法来长期保存香椿，但要注意盐腌的时间。

腌香椿其实跟平时腌咸菜和泡菜是一个原理。

我曾经讲过腌泡菜，有一个三到七天的禁忌期。腌制到第三天的时候，亚硝酸盐的含量会达到一个高峰，之后含量就逐渐地降低；七天以后，含量就很低了，到第二十天的时候几乎就没有了。

如果我们用盐来腌制香椿，要注意第三天到第七天，最好不要吃它，而是把它一直腌放到两个星期之后，甚至二十天以上，这时候再吃就比较安全了。

在春天用盐腌制香椿，主要是为了在夏、秋、冬三个季节可以吃到。还有一点，腌制香椿前，先把香椿焯一下水。

谷雨

另外，腌制时间到了后，把香椿拿出来食用，最好加一点姜、蒜，可以帮助去掉一些亚硝酸盐。

经过以上三重保护，我们就可以非常放心地吃香椿了。

\* 油泡

用这个方法做出来的香椿，食用过的朋友都觉得真是太香了，并且能很好地保存香椿的营养和风味。

有些朋友可能吃过我国云南地区的油鸡枞（zōng），我们的油泡香椿在味道上跟它相比，可以说不分伯仲。

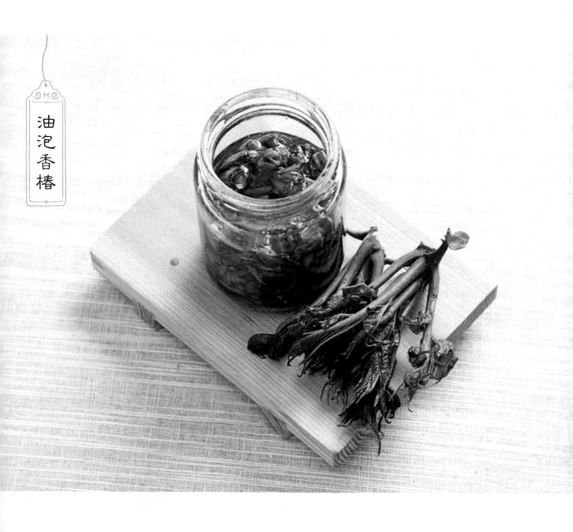

油泡香椿

# 油泡香椿

原料：新鲜香椿、大料（八角茴香）、油、盐。

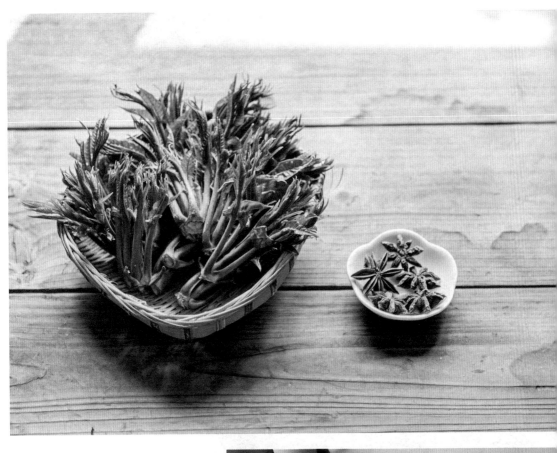

做法：

1. 把香椿切成1厘米左右的小段，用盐腌两天。（注：如果是老的香椿，最好焯水1分钟后，再用盐腌制。）

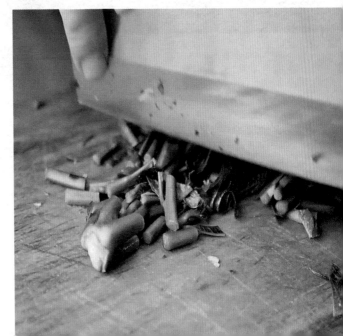

2.把香椿取出来，挤干水分，放
  到太阳底下去晒，晒到七八成
  干，蔫了以后就可以做油泡香
  椿了。

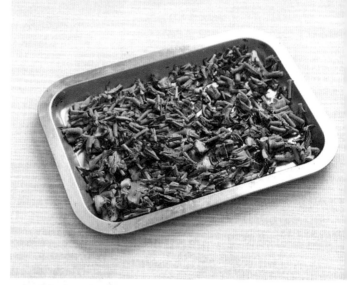

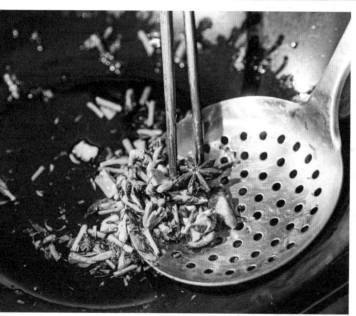

3.在正式做油泡香椿之前，先准
  备几个大料。把锅烧热，多放
  一点油，把大料放进去，用小
  火慢慢地炸出香味。等到很香
  了以后，把之前弄好的香椿段
  放到油锅里，用小火慢慢炸。
  炸到香椿段有一点脆了，闻到
  满屋都弥漫着香椿的香味，就
  可以起锅了。

4.起锅以后把它稍微晾一下，
  把锅里的大料、香椿和油一起
  倒进瓶子里。瓶子最好是玻璃
  制的广口瓶，而且要很干净，
  没有沾水的。装好后，把瓶子
  放冰箱里保存起来。想吃的时
  候，直接用干净的勺子挖一点
  出来就可以了。

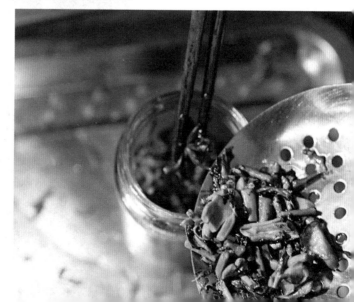

因为油泡香椿里有大料（八角茴香），可以防止亚硝酸盐的产生，而且药性还能渗透到油里；既有大料的药性，又有香椿的药性。

油泡香椿里的油可以用来当调料，拌凉菜也好，拌面条也好，都是非常香的，吃起来很容易被吸收，效果也比较好。

如果家里谁常年胃口不太好，或者小朋友不爱吃饭，甚至您怀疑小朋友肚子里是不是有虫，都可以先吃一点油泡香椿来调理，没准就好了。

如果我们嗓子眼儿有一点小痰，老爱咳几声来清嗓子，也可以吃一些油泡香椿来调理。

春天吃香椿就相当于补阳光。把美味的香椿保存起来，就等于留住了春天的阳光。

**读者评论：** **来年吃香椿，味道依然香浓**

相逢_e：第一次吃香椿时味道感觉有点怪，之后越来越喜欢。每年还冷冻些香椿，来年吃味道依然香浓。

娄桓毓：今年第一瓶油泡香椿吃完了。每天早餐当小菜吃，特别香。

云：今年做了人生第一次香椿菜（油泡），好吃，感谢老师的分享！

夷美：我去年做了一瓶油泡香椿，吃了一年真是美味，不但好吃还调理了身体，真是一举两得。

**允斌解惑：** **香椿有通阳化气的作用**

张亿歌：请教老师，我用你教我们做的藤椒油做油泡香椿可以吗？
允斌：可以的。

安心若水：油泡香椿去年就做了好多，真是香。请教老师，香椿有通阳化气的作用吗？
允斌：有的。

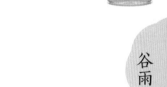

谷
雨

 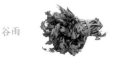

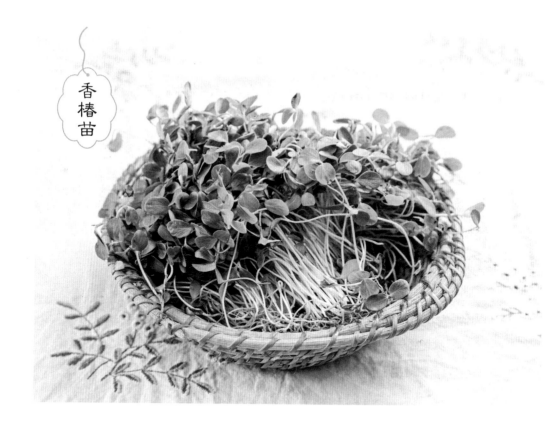

香椿苗

## 香椿浑身都是宝

※ 每当看着满树的香椿叶，我都像是看见了一树的药

香椿，包括香椿芽、香椿叶、香椿根、香椿子，可以说都是好药。

每年春天，我们吃香椿芽的时间都非常短；过了这个季节，香椿芽长成了香椿叶，吃起来就不鲜嫩了；往后的时间，就慢慢无人问津了。

到了秋天，满树的香椿叶子就全都落了下来，一幅叶落归根的景象。

其实，每当看着满树的香椿叶，我都像是看见了一树的药！

### 1.香椿叶，有香椿芽大部分的营养和功效

香椿叶是一味非常好的药。它其实具有香椿芽大部分的营养和功效，也是可以补脾、通肾阳的。

香椿叶我们怎样用呢？不能把它当菜来吃了，但我们可以把它当茶泡着喝。

用香椿叶泡茶，除了具有前面讲过的香椿的所有功效外，它最突出的一点就是对糖尿病患者特别有好处。

如果您想一年四季都享受到香椿的好处，那就可以把香椿叶采下来留着，这样常年都可以喝到香椿茶。而且，在不同季节采下来的香椿叶，药效各有侧重。

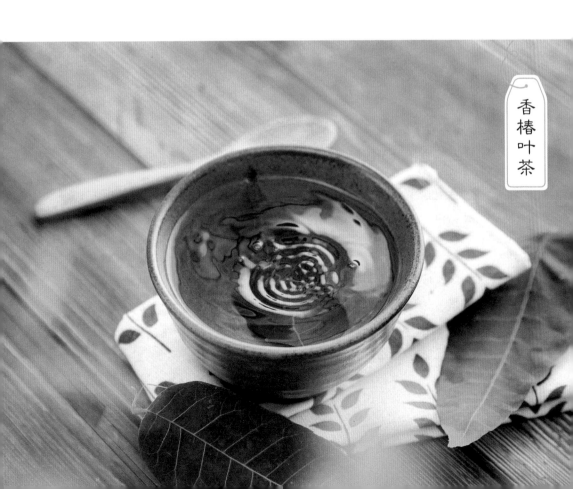

香椿叶茶

# 香椿叶茶

原料：新鲜的香椿叶。

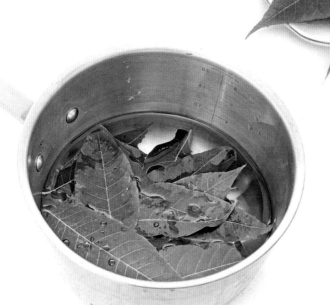

做法：
把新鲜的香椿叶洗干净，放入锅里，加冷水，煮开10分钟后关火。然后把煮好的水滤出来当茶喝就可以了。

## 2.喝香椿叶茶能消炎，预防肠道发生癌变

　　春夏季节采的香椿叶消炎的作用是最强的，肠胃不好的朋友，经常拉肚子的朋友，您不妨经常喝一点香椿叶茶，或者用香椿叶煮水喝。

　　反复患肠炎的朋友，可能肠道里有息肉、溃疡，如果反复恶性刺激，最终可能会导致肠道里面一些癌变的发生。为了预防肠道发生癌变，您不妨经常喝香椿叶煮的水或者是用香椿叶泡茶喝。用新鲜的香椿叶效果会更好。

### 3.我推荐糖尿病患者多喝香椿叶茶

我尤其推荐糖尿病患者一年四季多喝香椿叶茶，它对增强糖尿病患者的体质非常有好处，而且降血糖的作用也不错。

如果想要香椿叶的降血糖作用更好，我们可以采摘秋天的香椿叶。当然，糖尿病的调理是一个长期的过程，所以春、夏、秋三季您都可以采香椿叶来泡茶喝。特别是在秋天的时候，您可以多采一些。因为秋天的香椿叶所含的营养物质对于降血糖更有帮助。而且，秋天也非常适合大量地采叶。

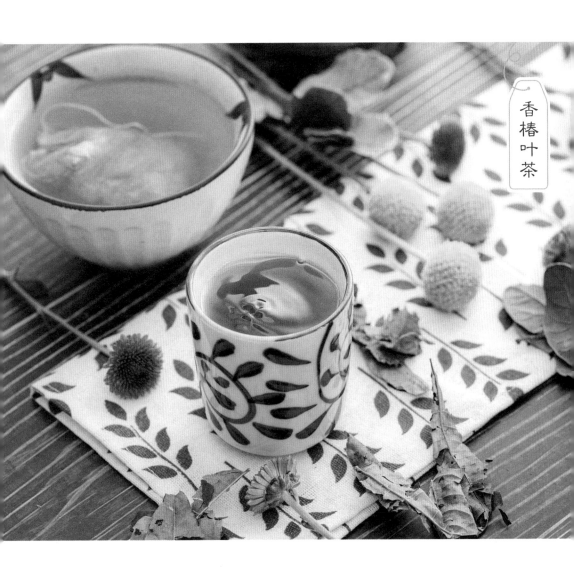

香椿叶茶

# 香椿叶的保存方法

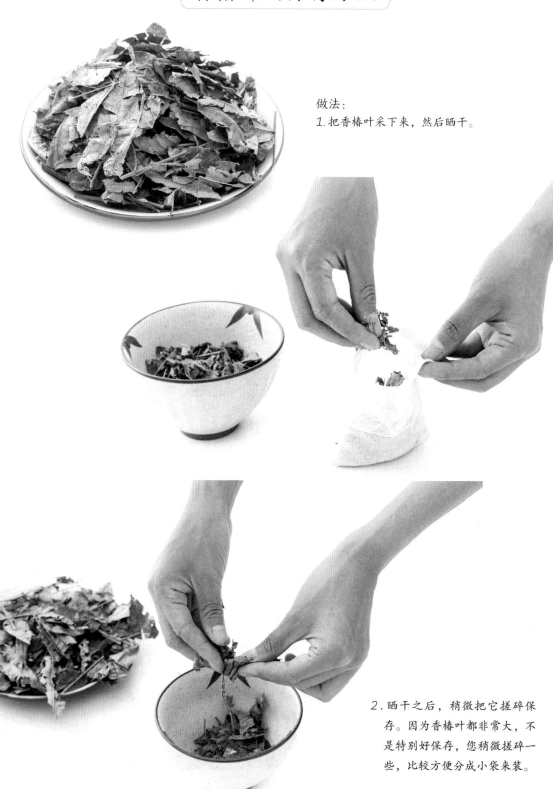

做法：

1.把香椿叶采下来，然后晒干。

2.晒干之后，稍微把它搓碎保存。因为香椿叶都非常大，不是特别好保存，您稍微搓碎一些，比较方便分成小袋来装。

树木到了秋冬季节就会落叶，不管您采不采，它都会变成光秃秃的。您在落叶之前采摘香椿叶，不会伤到香椿树。每年秋天，我会把我家里两棵香椿树的叶子都收集起来，晒干，然后送给一些患有糖尿病的朋友。

我有时候会用一个更加方便的方法——用家里的小型中药粉碎机把香椿叶打成粉，然后装成一小袋一小袋的，送给患糖尿病的朋友。因为有些朋友工作非常忙，没时间泡茶喝，这个时候就可以直接服用打好的香椿叶粉，比如，吃饭的时候倒上一两勺，随意地吃下去。

但这种打粉的方法，我们要注意：食材一旦打成粉以后，它保存的时间就会大大缩短。

因此，您每次吃香椿叶粉，都要尽快把它吃完，不要一直保存。保存时间长了，它的药效就不够好了。

如果您有时间泡茶的话，最好不要把香椿叶打成粉，那怎么来用呢？

第一种方法：把香椿叶用水煮 10 分钟。

第二种方法：用开水冲泡。

这个茶是没有量的，每天您可以不用喝别的水了，就喝它。

一般来说可以早、中、晚喝三次以上，除了能辅助控制血糖外，它还可以预防糖尿病的并发症。对于一些患糖尿病时间比较久的人，是非常适合的。

有些朋友，由于患有糖尿病，长期吃降糖药，几年以后，发现药效越来越差，还出现了各种并发症，比如，全身酸痛、手脚发麻，以及血压变得不稳定。有这样一些体征的朋友，只要您用上面的方法坚持喝一两个月香椿叶茶，就会发现各种不适的感觉

谷雨

会得到缓解。有些坚持久的朋友会发现，吃药也不能控制的血糖有所改善了。

＊ 香椿是天然生长的东西，是自带解药的

前面，我讲了香椿的很多好处，但有些朋友还是很纠结，因为香椿好处虽然多，但它毕竟是个发物，容易使人复发旧病，所以有的朋友不敢吃香椿。

其实，所有天然生长的东西，都是阴阳具足的，都是自带解药的。香椿，也不例外。

### 1.香椿芽、香椿叶祛寒湿；香椿根祛湿热

香椿叶、香椿芽都是发物，那它的解药在哪呢？在它的根儿上。

从香椿根上剥下来的皮，叫作根皮。这是一味中药，药名为椿白皮。

香椿的叶子是温性的，可以祛寒湿；而根皮正好相反，它是凉性的，可以祛湿热。它俩正好互为解药。

香椿芽可以通肾阳，有疏通的作用；而香椿的根皮是收的，有收涩的作用。香椿的根皮对一些有慢性出血（如经常牙龈出血）、慢性腹泻（如肠道湿热导致的腹泻，而且一两个月都不好）的人，很有效果。

肠道炎症分为寒湿和湿热两种。如果是寒湿导致的腹泻，您就用香椿叶煮水喝；如果是湿热导致的腹泻，您就用香椿的根皮煮水来喝。

湿热和寒湿怎么分辨呢？闻排泄物的气味。如果排泄物的气味非常酸、腐臭，而且颜色发黄，那就是湿热。如果排泄物的气味没有那么浓重，而且颜色发青，那就是寒湿。您可以根据不同的情况，来选择香椿不同的部位，泡茶饮用。

椿白皮对皮肤病有很好的调理作用。它专门调理一些吃了发物而发作的皮肤病，对皮肤上的癣、疥疮，也有调理作用。

如果吃了香椿芽以后，觉得皮肤有急性过敏反应，那您就可以用椿白皮煮水来解决。

椿白皮可以在中药店买到，因为它是一味药材。

那它怎么使用呢？

第一，可以用椿白皮熬水来喝。

第二，把熬水剩下来的椿白皮渣再煮一道水，用来洗澡。这对于调理皮肤的过敏症状，特别是在春天发作的桃花癣很有效果。

### 2.香椿子，专门调理虚寒性咽炎的好药

香椿，除了根皮是一味好药外，它的子也是一味好药。

咽炎如果没有调理好，会逐步发展成慢性咽炎。慢性咽炎也是分寒热的，一种是虚寒型，另一种是虚火型。

患虚火型慢性咽炎的人，喉咙会又干又痛，有一种被火烧的感觉，而且口干舌燥，特别爱喝水。

虚火型的慢性咽炎，可以用繁缕来调理。繁缕是一种在春天大量生长的野草，也是一种野菜。如果您要用它来调理虚火型慢性咽炎，一定要用鲜品效果才会更好。

患虚寒型慢性咽炎的人，咽喉的疼痛感不太明显，没有火烧火燎的感觉，但会有干痒的感觉；不口干舌燥，但总感觉咽喉里

有一口痰。虚寒型的慢性咽炎适合用香椿子来调理。

### 3.香椿子和香椿叶，都能补肾阳

其实，香椿子和香椿叶有一个共同的功效——补肾阳。

咽喉并不只归肺管，它跟肾也有关系。

咽喉处有一个肾经的起点。一些朋友患有慢性咽炎，治不好，反复发作，因为他们总是往呼吸道、肺上去下功夫，这样是治标不治本的。

中医调理慢性咽炎，一定是先把肾调好，这样才能调理好咽喉问题。

咽喉，是人体的要道！它跟肾经是相通的。香椿叶和香椿子都有调理肾的作用。特别是香椿子，它补肾的作用更强。所以，您不妨用香椿子泡茶喝，对于调理虚寒型的慢性咽炎，它的效果是很好的。

有一点始终让我感到很遗憾，就是这个方法我自己还没有亲身体验过。

通常来说，我分享的所有方子，我自己都会去尝试，体验它的口感、效果、吃下去后对人体的作用。包括一些有毒的中药，我都会尽量去体验，这样才可以说得清楚它的性状、效果、用法。唯独香椿子，我没有用过，因为我没有看到过香椿结的子。

家里的两棵香椿树，已经有十多年了，我非常希望它们结子，但它们从来也不结，这是很遗憾的事。

有读者给我留言说，他妈妈托他转告我，每年春天要留一部分香椿芽，不要采它，等到老的时候，它就会长子的。

可惜的是，我家这两棵香椿树，始终不结子。即便我每年春天留下一些香椿芽不采，它也不结子。

这位读者朋友说他家院子里的香椿经常结子，但他妈妈以前不知道香椿子能当药用，都扔了，很可惜。现在他的妈妈读了我的书，知道每年秋冬季的时候，要保留下一些香椿子了。

如果您看到这本书，知道怎样能够促使香椿结子的方法，希望您能够在我的微信公众号后台留言给我，我也分享给大家。

---

**读者评论：** 喝了香椿水，我爸的脚竟然消肿了不少

樱紫菱：用香椿煮水给我爸喝了四天，他的脚竟然消肿了不少。

么么哒：自从我开始喝香椿茶，每天上大号都很顺畅，而且每天早晚两次，别提多舒服了。

---

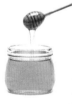

谷雨

# 春将去，养生勿忘查漏补缺

## 夏日将临，春季养生的功课没做好怎么办？

很快就要立夏了，春天马上就要过去了，因为春天实在是太美好了，所以我们总觉得春天过得特别快。

为了能在立夏后更好地养生，我们现在来反思和总结一下春季养生的功课有没有完全做到，有没有遗漏的地方？如果有，夏天到来后，我们该如何补救？

### ❋ 初春时没做好养生功课怎么办？

春天的第一个月，也就是初春的时候，您有没有多吃一些辛香味的绿色蔬菜，就是五辛盘，来帮助身体打开气的通道，排出冬天的浊气？

雨水节气的时候，您有没有多吃一些早春的韭菜，来帮助身体提升阳气？如果这一点做得也不够，进入初夏后如何补救呢？

对于初春没有做好的节气养生功课，初夏的时候，我们一定要通过坚持喝姜枣茶来补救。因为姜枣茶可以暖脾胃，宣发阳气，还可以帮助身体排毒。

当然，如果您初春的时候没有做好排毒工作，在初夏的时候乍一喝姜枣茶，可能会上火的。

如果是这样，在春天的最后几天里，我们要抓紧时间多吃一些荠菜，或者是多喝一些防感护生汤，来帮助我们的身体排出冬季的陈寒，这样再去喝姜枣茶就不容易上火了。

## ❋ 仲春时没做好养生功课怎么办？

春天的第二个月，也就是仲春的时候，养生功课是疏肝健脾，要防止肝气郁结，不要生气或忧虑，以免肝气得不到宣泄，或者升发太过。

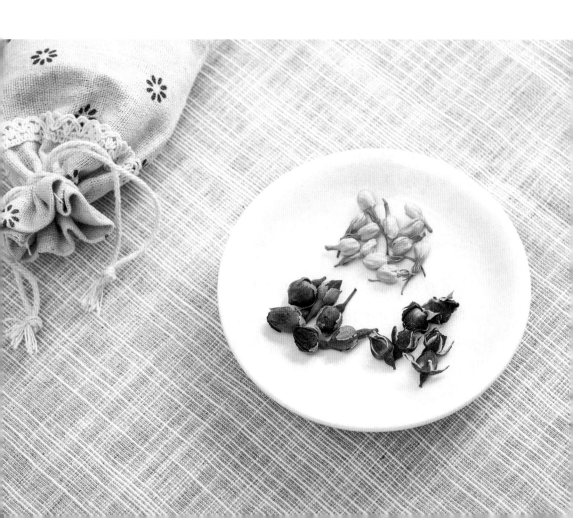

如果春天的第二个月各方面压力太大，又没有用疏肝健脾的食方、茶方来好好地疏理肝气、补益脾胃，夏天喝姜枣茶时可以加一些陈皮进去，让肝气得到疏理，因为陈皮是一种很好的理气食材。

仲春的时候，如果疏肝健脾的工作没做好，女性很容易出现乳腺增生，男性很容易血脂升高。所以在夏天的时候，我们还要继续来疏理身体的气，而且这个工作最好在夏天的前两个月来完成。如果到了7月份——盛夏，夏天的最后一个月，这时候人体会大量地出汗，会导致人体的气随汗排出，人就容易气虚，这时候就不是理气的好时机了。

能帮助我们疏理肝气的，除了陈皮就是玫瑰花了。如果您在春天的时候，没有用玫瑰花疏理好肝气，到初夏，您还可以继续用玫瑰花来疏肝养脾。

在夏天，能饮用玫瑰花的季节比陈皮还要多一个月。玫瑰花在夏天的三个月都是可以用的。

请记住，女性在生理期的时候，要尽量少用玫瑰花或不用玫瑰花，因为玫瑰花有活血的作用。当然，如果女性的生理期不畅通，那是可以饮用的。

## ＊ 暮春时没做好养生功课怎么办？

在春天的第三个月，也就是暮春的时候，养生的重点就变成清肝养脾。如果这个月您没有做好清肝养脾的工作，也就是说，清明节气、谷雨节气的养生功课，您做得都不够彻底，没有很好

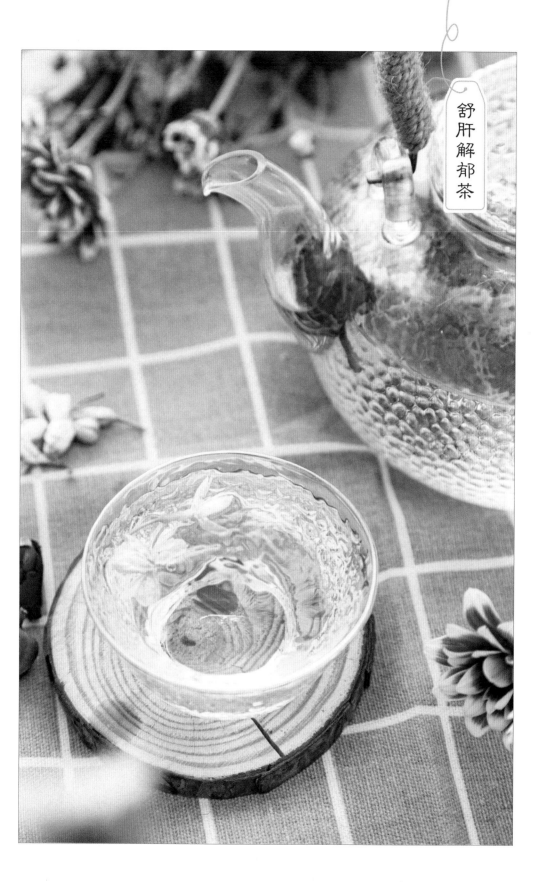

舒肝解郁茶

地吃清明菜和喝谷雨茶来帮助身体清肝解毒、防止身体上火，那初夏的时候应该如何补救呢？

在春天的第三个月，养生功课没有做好的话，初夏喝姜枣茶容易口腔溃疡，最容易产生头面上火的问题，所以我们在喝姜枣茶之前要开路。

您不妨把谷雨节气的茶方再延长一两个星期来饮用，可以延长到五月中旬。这时候不要只用谷雨茶方，毕竟已经立夏了，天地之气已经转换了，可以试着在喝谷雨茶的时候，把姜和枣也加进去。一开始，只用姜枣茶比例的1/3，之后逐步增加，直到觉得自己可以喝姜枣茶而不上火为止。

# 春去有来时，愿春长见君

## 送春

唐·罗邺

欲别东风剩黯然，亦知春去有明年。

世间争那人先老，更对残花一醉眠。

每到春天结束的这一天，古人都会举行一个小小的仪式——送春。他们是非常珍惜时光的。对于春花的谢去、春天的归去，古人都怀着一种依依不舍的心情。

现在，我们生活在匆匆忙忙的节奏中，可能很多人都没有注意到，春天就这样离开我们了。

由春入夏，季节的转换，人体其实也会有感应。这几天，有些人可能会夜里睡眠不太安稳，有些人可能还出现了换季病。这都说明，之前的一冬一春没有养好。

希望您能抽出时间，学学古人，"长年是事皆抛尽，今日栏边暂眼明"——在这几天抛开长年世事，细赏栏外落花，闲居安养，静候春夏之气的交接。

春天过一个就少一个。接下来的夏天，我们就不要再辜负了。莫待芳华逝去才对残花感叹：春去有明年，怎奈人先老。

春去有来时，愿春长见君！

谷雨

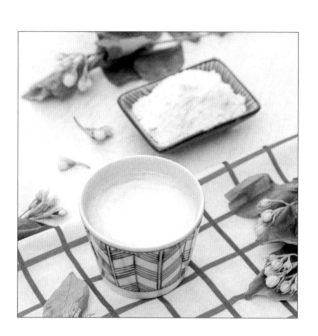

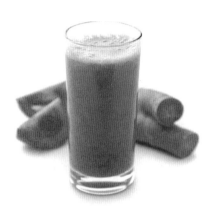

陈允斌

陈允斌 著

二十四節氣

顺时饮食法

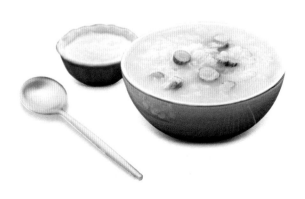

科学技术文献出版社
SCIENTIFIC AND TECHNICAL DOCUMENTATION PRESS

·北京·

**图书在版编目（CIP）数据**

陈允斌二十四节气顺时饮食法：全四册 / 陈允斌著 . — 北京：
科学技术文献出版社，2021.1（2023.3 重印）

ISBN 978-7-5189-7072-8

Ⅰ . ①陈… Ⅱ . ①陈… Ⅲ . ①食物养生 Ⅳ . ① R247.1

中国版本图书馆 CIP 数据核字（2020）第 162302 号

## 陈允斌二十四节气顺时饮食法·夏长

策划编辑：王黛君　责任编辑：王黛君　宋嘉婧　责任校对：文　浩
责任出版：张志平

出 版 者　科学技术文献出版社
地　　址　北京市复兴路 15 号　邮编 100038
编 务 部　（010）58882938，58882087（传真）
发 行 部　（010）58882868，58882870（传真）
邮 购 部　（010）58882873
官方网址　www.stdp.com.cn
发 行 者　科学技术文献出版社发行　全国各地新华书店经销
印 刷 者　艺堂印刷（天津）有限公司
版　　次　2021 年 1 月第 1 版　2023 年 3 月第 3 次印刷
开　　本　710×1000　1/16
字　　数　729 千
印　　张　71.5
书　　号　ISBN 978-7-5189-7072-8
定　　价　299.00 元（全四册）

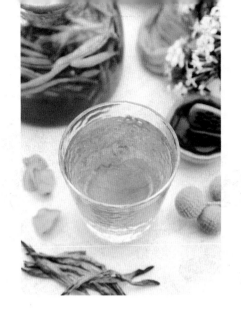

# 目 录

第一章 立夏 the Beginning of Summer

**立夏到三伏，每日姜枣茶 _ 002**

喝神仙姜枣茶，夏天会过得很舒服 _ 002

为什么医圣的药方有近三分之一用到了姜、枣？ _ 003

神仙姜枣茶的三种做法 _ 005

姜的选择 _ 006

干姜暖胃的作用更强，鲜姜相对温和 _ 007

哪些小孩需要喝姜枣茶？ _ 007

儿童喝姜枣茶的搭配 _ 009

喝姜枣茶，怎样调味更好喝又增加功效？ _ 010

喝姜枣茶如果上火怎么办？ _ 011

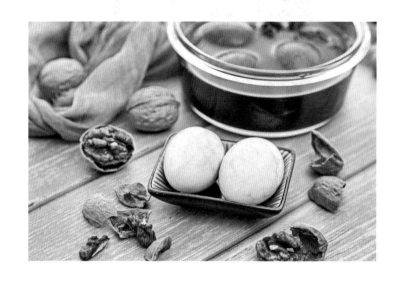

喝神仙姜枣茶要注意什么？ _ 014

有这些情况，其他季节也可以喝姜枣茶，好处多多 _ 017

姜枣茶加上这些食材，还可以调理妇科问题、腹泻、胃炎 _ 018

**春去夏来，活法顺时而变 _ 020**

立夏来临，好好送春 _ 020

在夏天，我们要好好地长一长 _ 021

立夏时节，要吃温和补气的"核桃壳煮鸡蛋" _ 023

核桃壳神奇在哪? _ 028

肾虚分肾气虚、肾精虚、肾阴虚、肾阳虚 _ 029

"漂白"食品能吃吗? _ 031

**母亲节：愿持此日意，永报一春晖 _ 036**

萱草花，中国人的母亲花 _ 036

母亲节只有一天，但对妈妈的感恩却是永远 _ 038

# 第二章 小满 *Grain Full*

**小满节气，我们的身体如何将息？** _ 044

　　万物生长到小满，正好"小得盈满" _ 044

　　小满期间，正是我们长筋骨、长精力的好时候 _ 047

　　为什么只有小满，没有大满？ _ 048

**初夏开始，"吃梅续命"** _ 050

　　初夏时候，恰逢"梅子黄时雨" _ 050

　　梅子应该怎么吃才能发挥最大功效 _ 054

　　黄梅的吃法 _ 064

**高考、中考时，怎么让孩子吃好、睡好？** _ 070

　　高考、中考时的配餐原则 _ 070

　　考试期间的早餐应该怎么配？ _ 072

　　考试期间的午餐应该怎么配？ _ 077

　　考试期间的晚餐应该怎么配？ _ 083

　　高考、中考时，怎么让孩子睡好？ _ 084

　　给孩子考场提神的好方法 _ 091

　　女生在考试的时候，遇上了生理期怎么办？ _ 095

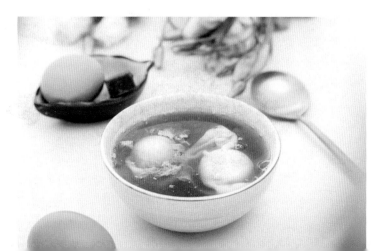

**端午节，古代的全民卫生节 _ 101**

端午期间的养生之道，整个仲夏都适合 _ 101

第一件事：家悬艾蒲，辟邪、杀菌、防虫 _ 103

第二件事：兰汤药浴，祛湿、解毒 _ 106

第三件事：胸佩香包，预防流行性传染病 _ 113

第四件事：吃新蒜煮蛋，提高身体免疫力 _ 118

第五件事：外用雄黄酒，防治疱疹和疔、癣 _ 121

第六件事：吃咸鸭蛋，滋养肾阴，清肺热 _ 124

第七件事：吃糯米香粽，补益肾气，清血热 _ 125

# 第三章 芒种 *Grain in Ear*

**芒种节气，我们的身体如何将息？ _ 130**

芒种也是一个节，花事了，收获开始 _ 130

仲夏之月，正是人体生长的高峰期 _ 131

吃麦饭有什么好处？ _ 133

仲夏长出的一切，莫不带着满满的阳气 _ 136

浮小麦，有大用 _ 137

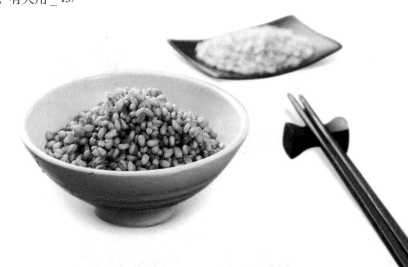

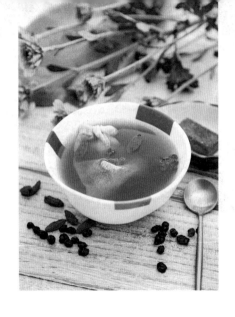

### "墙根新笋看成竹，青梅老尽樱桃熟" _ 139

樱桃，心之果 _ 139

樱桃分三类：大樱桃、小樱桃、毛樱桃 _ 141

樱桃核有毒吗？ _ 143

樱桃里面有虫，不能吃吗？ _ 146

仲夏时节，吃樱桃可以自然调节睡眠时间 _ 147

樱桃，春果第一枝 _ 154

### "夏打盹" 好不好？ _ 160

夏天为什么爱打盹？ _ 160

中午没有时间小憩，可以静坐来养心 _ 162

芒种，是结束也是开始 _ 163

### 父亲节的礼物：二子延寿茶 _ 166

每年六月的第三个星期日是父亲节 _ 166

我把二子延寿茶作为父亲节礼物的原因 _ 171

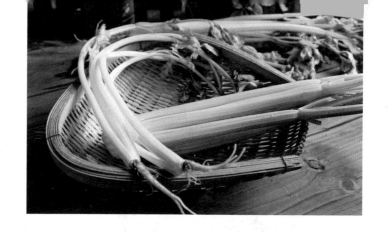

# 第四章 夏至 *the Summer Solstice*

**夏至节气，我们的身体如何将息？** _ 176

夏至节气，阳气将到达顶点，阴气将开始起来 _ 176

如何吃桑葚，才能长期发挥补肾的功效？ _ 178

**夏至之美** _ 182

夏至有三至：日北至、日长之至、日影短至 _ 182

夏至："亢龙有悔" _ 184

**夏至时节，一年中两个极端的节气之一** _ 186

夏至时节，正是自己察病的好时机 _ 186

夏至节气的万物特点 _ 189

**您还在坚持喝姜枣茶吗？** _ 190

夏至后，数到第三个庚日才是三伏第一天 _ 190

从立夏到三伏的前一天，是喝姜枣茶的最佳时机 _ 191

不同人群喝姜枣茶有什么讲究？ _ 193

### 怎样不靠空调清凉度夏？喝一清一补两杯茶汤 _ 196

夏天为什么要喝酸梅汤？ _ 196

### 夏天，特别要防肠道病 _ 198

为什么大灾之后必有大疫？ _ 198

马齿苋为什么能防治肠道病？ _ 200

如何预防手足口病 / 疱疹性咽峡炎 _ 204

手足口病 / 疱疹性咽峡炎的调理食方 _ 207

### 会吃蜂蜜的人不会老 _ 209

花的品种不同，蜂蜜的功效就有差别 _ 209

### 夏天身上起红疹怎么办？ _ 214

皮肤起红疹是身体内有血毒的表现 _ 214

自制松花蛋红苋汤 _ 216

### 夏日炎炎，谨防光毒伤人 _ 220

夏天的阳光对我们有什么好处、坏处？ _ 220

夏天如何避免光敏反应？ _ 222

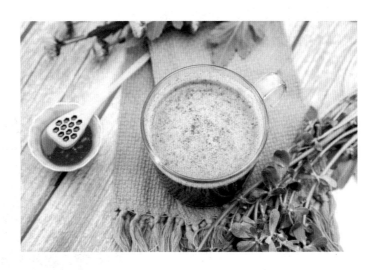

# 第五章 小暑 Slight Heat

## 小暑时节，我们的身体如何将息？ _ 226

小暑时节，一年中最热的时候来临 _ 226

一个人健康与否，要看身体排毒通道是否畅通 _ 228

温风至——小暑节气第一候 _ 230

小暑时节的顺时食方：松花蛋红苋汤 _ 233

## 三伏，冬病夏治的好时机 _ 237

三伏是怎么算的？ _ 237

三伏天要补气、排毒 _ 239

家庭三伏贴完整指南 _ 244

贴三伏贴出现这些反应，是亚健康的信号，如何调理？ _ 251

贴三伏贴的注意事项 _ 256

三伏期间，全家人怎么保养？ _ 259

怎样让黄芪粥的滋补效果更大？ _ 264

## 夏吃辛，清肺金 _ 266

辛味包括麻味、辣味、辛香味等 _ 266

辛味食物分辛温食物、辛凉食物两种 _ 267

夏季如何选用辛温食物和辛凉食物？ _ 269

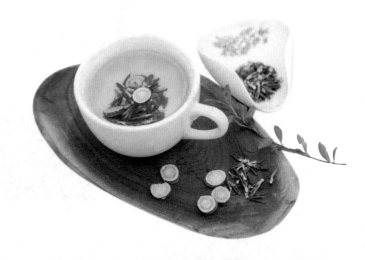

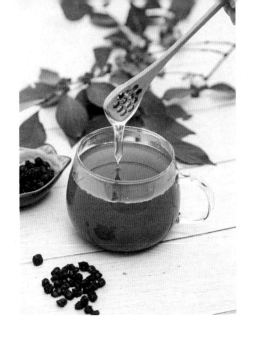

## 第六章　大暑 Great Heat

**大暑时节，我们的身体如何将息？** _ 274

暑不离湿——大暑节气，小心湿气伤人 _ 274

暑气伤人分三个等级：冒暑、伤暑、中暑 _ 275

有时候，从冒暑就可以直接发展到中暑 _ 278

伤暑的危害可以延续到秋天、冬天 _ 281

夏打盹说明人身体有什么问题？ _ 284

大暑节气，宜饮银花甘草茶，宜食甜杏仁拌茴香 _ 287

**从夏到秋，晚上睡不好，醒得早，喝五味子凉茶** _ 297

"服之十六年，面色如玉女"——古方的重点是什么？ _ 297

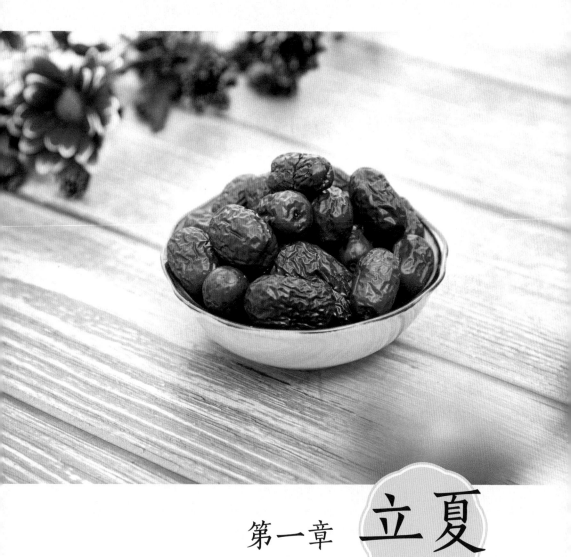

# 第一章 立夏

The Beginning of Summer

为了更好地夏长，我们要从立夏这一天开始打基础，
要好好地来补一补肾气。

立夏节气这十五天，我们的补养重点就是固摄肾气，
以防夏天的炎热耗伤人体的正气，而肾气就是正气的主要部分。

# 立夏到三伏，每日姜枣茶

## 喝神仙姜枣茶，夏天会过得很舒服

立夏了，又到了一年一度喝神仙姜枣茶的时间。

每年从立夏到三伏，要喝姜枣茶——这个养生法，2008 年我写出来以后，许多人从一开始的惊奇，到体会功效之后的惊喜，并传抄到网络上，一传十，十传百。如今，夏季喝姜枣茶逐渐成为一种普遍的养生习惯。可以说这是我的节气养生方中传播最广的一个。

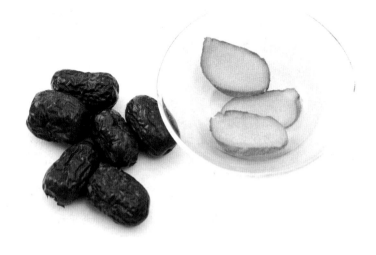

很多老读者是从看我的《回家吃饭的智慧》这本书开始，甚至从看我早期的博客文章开始，就养成了每年夏天喝姜枣茶的习惯，并感受到它神奇的效果，到现在，不少人已经坚持十年以上了。

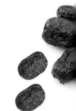

的确，如果您喝过一个夏天的姜枣茶，第二年一定会想着再喝。其实，并不是我的方法神奇——我只是研究了喝姜枣茶的最佳时令。

姜和枣二者的搭配，看起来平常，却有着神奇的效果，它源自医圣张仲景的经典——《伤寒杂病论》。

## 为什么医圣的药方有近三分之一用到了姜、枣？

张仲景的《伤寒杂病论》共有113个药方，其中35个药方中，都用到了生姜和大枣。主要是利用姜、枣的搭配来健脾护胃、补中益气，提高人体的抗病能力和自愈能力。

比如"桂枝汤"，被尊为古今"群方之首""调理阴阳第一方"，总共五味药，其中两味是生姜和大枣。

医界流传"桂枝汤加减治万病"，它的主要作用就是调节阴阳平衡，促进气血畅通。以桂枝（肉桂）、甘草、白芍配上姜、枣，功效不凡。

在张仲景的经方中，加入姜、枣是对其他药的辅佐。我们平时保健可以单独喝姜、枣。虽然它们是两样家常食物，但如果喝对了时间、喝对了方法，效果就会像众多朋友实践后分享的那样奇妙。

## ﹡喝神仙姜枣茶的时间:从立夏到三伏的前一天

每年从交立夏节气当天开始喝姜枣茶,一直喝到三伏的前一天为止——这就是我给大家建议的姜枣茶养生法。

姜枣茶的食材非常简单,就是生姜和大枣。您别小瞧了生姜和大枣,把它们组合在一起运用,是古人的饮食智慧。古人们追求的并不是很复杂的东西,而是尽量用家常食材组合出神奇的方子,以达到大道至简的目的。

由于越来越多的朋友开始喝姜枣茶养生,其中,有的人忙得没时间煮茶,有的人想给老年人、小孩喝,等等。根据大家不同的需求,我把姜枣茶方变化出了三种方法,您可以根据自己的情况来选择使用。

婉儿 _wo：姜枣茶用焖烧杯闷两小时，喝完整个身体如同被阳光熏过，非常舒服。喜欢！感谢老师，我现在痘痘也不长了，真开心。

玉兔 _vu：老师，每天喝完姜枣茶，整个人感觉很舒服，别人说热得要死，我自己感觉不是那么热，姜枣茶的功效太不可思议了。

弱水 _xh：今年夏天开始喝姜枣茶，正遇经期，也是哺乳期，加了红糖，胃很舒服。准备明天换加蜂蜜。谢谢陈老师！

# 神仙姜枣茶的三种做法

生姜可以用鲜姜，记住一定是带皮的；大枣最好是用小一点的，不要用那种个头特别大的，因为我们主要用的是红枣皮的功效。

准备工作：

1. 在一个洗菜盆里先放一点面粉，加清水把它搅匀。

2. 把整块生姜放进去泡洗 10 分钟，去除表面的污垢。

3. 生姜连皮一起切下三大片。红枣洗干净，掰成两半。

## * 做法一：煮姜枣茶

把红枣和姜片加冷水下锅，煮开后转中火再煮 10 分钟以上，最好是煮 40 分钟，倒入保温杯里，就可以带出门了。喝完后，可以用开水再冲泡 1 ~ 2 次。

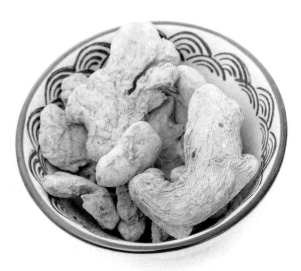

## ❋ 做法二：泡姜枣茶（针对上班族）

上班族比较忙，没时间在家里煮姜枣茶，那就可以用泡茶的方法来做。

早上把带皮的生姜切成薄片，用保鲜膜包好，带到办公室，放入保温杯，再加入掰开的红枣，然后用沸水冲泡就可以了。

注意要盖上盖子多闷一会儿，最好是闷二三十分钟，让姜和枣充分地出味儿。姜枣茶可以反复冲泡。

## ❋ 做法三：煮姜枣粥

这个方法适合在家里做，也适合早上有条件煮粥做早餐的朋友。煮姜枣粥的时候，生姜可以不用切成片，用菜刀直接拍扁。

以一家三口为例，您可用 1 块生姜、18 个掰开的大枣来熬粥。生姜、大枣要跟大米一起下锅，熬的时间最好是一小时以上。

如果您喜欢熬杂粮粥，把米换成杂粮就可以，方法是一样的。

# 姜的选择

有些朋友可能没有时间处理生姜，比如，出门在外时，我建议您可以用晒干的姜片，但量要相应地减少，因为晒干的姜片比生姜的热性更重。

干姜片也可选用南方的小黄姜来制作。

小黄姜跟北方的大白姜不一样，个头要小很多，切开以后姜肉鲜黄，闻起来有很浓郁的辛香，还有微辣的花香，芳香开窍的作用更强，还有保肝的作用。

小黄姜切成的小姜片用三片，两三克足够了。

## 干姜暖胃的作用更强，鲜姜相对温和

鲜姜和干姜相比，鲜姜相对要温和一些，干姜暖胃的作用更强，您可以根据自己的体质选择使用。

**读者评论：姜枣茶的功效太不可思议了**

玉兔_vu：每天喝完姜枣茶整个人感觉很舒服，别人都说热，我自己却感觉不是那么热，姜枣茶的功效太不可思议了。

孙瑞_vf：立夏后每天都喝姜枣茶，手脚感觉不那么凉了。一开始家里人半信半疑地喝姜枣茶，现在天天都主动喝了。

## 哪些小孩需要喝姜枣茶？

如果孩子经常吃各种糖果、雪糕、冰激凌等零食、冷饮；孩子挑食，经常胃口不好，吃得不多，吃一点儿就说饱了，过不了多久又饿了；孩子瘦弱、脸色青白，有时还喊肚子疼，但是又查不出什么病；有以上任何一条情况，都可以喝姜枣茶。

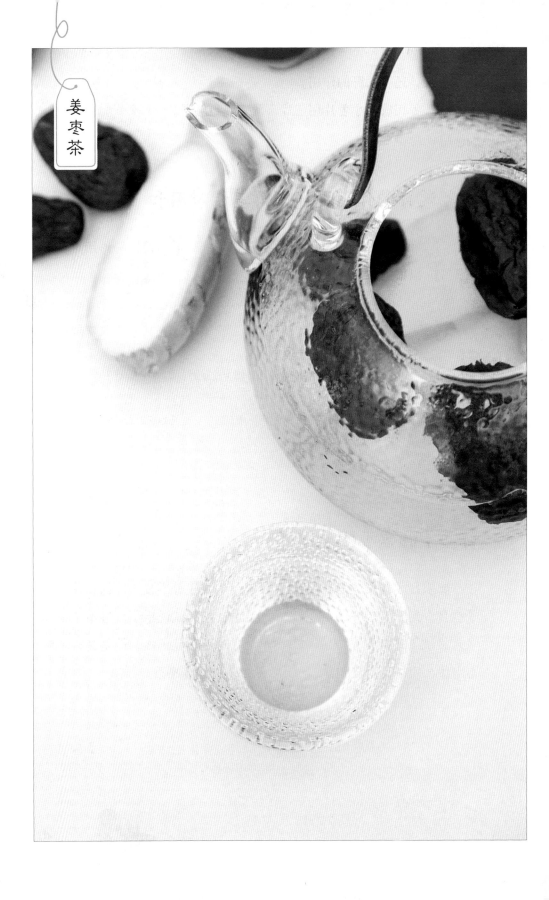

姜枣茶

允斌叮嘱：

1. 瘦弱的孩子，加麦芽糖一起喝，也就是"姜枣饴糖水"。

2. 体内有湿有寒的胖人喝姜枣茶会变瘦；而瘦弱的人喝姜枣饴糖水，能健脾开胃、长肉。

3. 正常的孩子，平时不需要喝姜枣茶。7岁以上的孩子，在立夏到三伏期间，可以跟大人一起喝。适宜和不适宜的情况，与成年人相同。

4. 孩子发高热时，暂不喝，等病好了再喝。

5. 孩子喝姜枣茶后，如果出汗较多，可以加罗汉果一起煮。

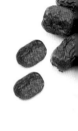

# 儿童喝姜枣茶的搭配

经常有痰、易感冒，加陈皮；

脾气急，加玫瑰；

便秘，加牛蒡；

虚胖、汗多、爱上火，加罗汉果；

瘦弱、面色青白，加麦芽糖；

有胃热、上火的孩子，不用麦芽糖，用蜂蜜（三岁以下不用蜂蜜）。

**读者调理案例**

@ 花溪：我家有两个孩子，平时都是靠陈老师的食方调理小问题，几乎从来没有去过医院。天气一热孩子不爱吃饭，我早早地准备好了姜枣茶给他们喝。做法很简单，枣子、生姜在锅里煮一下，放一点麦芽糖，晾温了给他们喝。孩子喝了两三天就食欲大增，一放学回来就喊饿，吃饭也不挑食了。我用老师的方子，家常便饭就能调理好孩子的身体，何乐而不为呢？

@ 荷叶青青：我真正感觉到姜枣饴糖水的好。推荐给朋友的孩子喝，朋友说孩子喝了4次，胃口大开了。谢谢陈老师！

# 喝姜枣茶，怎样调味更好喝又增加功效？

姜枣茶有些辣，如果想调味可以加糖。合理选择，还能增加功效。

### 女性：加红糖

气血虚的女性，用姜枣茶加上红糖，暖血补血，对缓解痛经也有帮助，还可以调理女性手脚冰凉、月经推迟等症状。

### 男性：加蜂蜜

有内热的人或男性，可以加蜂蜜饮用。

### 儿童：加麦芽糖

麦芽糖是最适合小孩的糖。姜枣茶加上麦芽糖，就是我的另一个食方——姜枣饴糖水。它可以调理儿童脾胃虚寒、面黄肌瘦、食欲不振。

### 糖尿病人：加罗汉果甜味料

罗汉果含有天然的甜味剂，提取出来可以做成代糖，样子跟白砂糖一样，吃起来口感也一样，却不是蔗糖，不含热量，糖尿病人可以放心吃。

# 喝姜枣茶如果上火怎么办？

有些朋友看别人喝姜枣茶效果好，对照症状觉得自己也很需要喝，可是喝了又上火，这是为什么呢？

很多朋友把身体的各种反应都归结为吃了热性的东西"上火"。其实多数时候是寒引起的"虚火"，或是气郁引起的"肝火"。

如果上火怎么办？

### 春天要做好排毒养肝的功课

有些人喝姜枣茶上火，并不是因为他们内热有多重。甚至不少体质虚寒的朋友喝姜枣茶，一开始也会上火。原因在于，春天的时候，身体的排毒工作没做好，没有祛陈寒，没有清肝，没有打开身体"气的通道"，于是气便郁在体内，而气有余便是火，就很容易上虚火。

所以说，顺时生活的要点就是有先后次第。如果春天养得好，夏天喝姜枣茶，就不易上火。

您不妨把春天的养生功课往后延长一周，喝几天荠菜水祛一下陈寒，同时喝几天舒肝解郁茶，再来喝姜枣茶。

喝的时候，可以加入 1 个陈皮、12 朵玫瑰花，这样更不容易上肝火。

## 身体有顽疾，要耐心坚持顺时调理

有些读者留言，说了解我的节气养生法是从看到姜枣茶这个方子开始的。第一年尝试喝了，出现各种上火症状，不得不放弃。而第二年或第三年再次尝试，却奇迹般地受用了，效果很好。不知道是为什么。

其实这多半是因为，刚接触姜枣茶的人，之前没有顺时调养，所以喝姜枣茶会有些反应。而经过一两年的顺时饮食，春天养好了，到夏天喝姜枣茶，就事半功倍。

特别是一些身体有顽疾的人，要有耐心坚持调理。

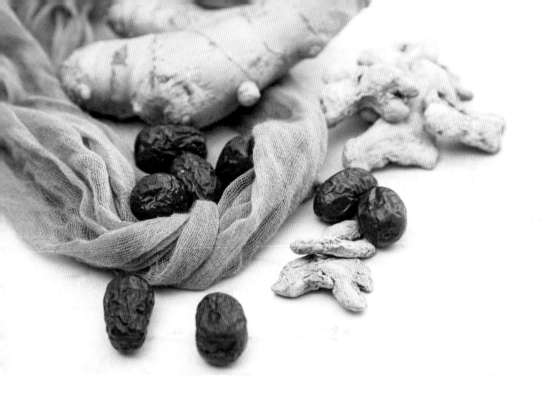

**允斌点评:**

去年湿气重，有湿疹的人在换季时容易发病。这位朋友的湿疹退去并不是几壶姜枣茶的功劳，而是坚持一年顺时生活，顺时调理收到的整体效果。

湿疹体质的人，喝姜枣茶可以搭配果菊清饮（罗汉果、菊花、鱼腥草）。

### 湿气重、肥胖，或怕上火的人，加枸杞、牛蒡、罗汉果

有湿热的人，喝姜枣茶可以加入祛湿热的食材。

如果您在春季有过发热、扁桃体红肿、咽痛、眼睛发红、便秘、痰黄、牙痛等情况，那么夏天喝姜枣茶时，可以加一个罗汉果和 20 克牛蒡一起来煮。

罗汉果能清肺热、补肾气；牛蒡则在消肿解毒方面功效强大，不仅能消咽喉肿痛、痘痘等，科学家们对于它抗癌、抗肿瘤的作用也十分推崇。

@ 轻舟：我是去年开始喝姜枣茶的，最大的收获就是小肚腩没有了。姜枣茶里面加几粒牛蒡和枸杞，煮 1 小时，我喝了也不上火。

@ 夏瑾：喝了一段时间的姜枣茶，发现困扰我半年多的头皮瘙痒、头屑多的症状，不知不觉中好了，在这之前一直用洗护用品也没见起作用。我属于有点阴虚、易上火体质，所以从一开始姜枣茶里面就加了罗汉果和牛蒡、花椒，下午喝鱼腥草水。坚持顺时生活，总能在不经意中收获小惊喜，谢谢陈老师！

@fyi：刚开始喝姜枣茶放的是红糖，喝几天后下巴冒痘痘，不知是上火还是排毒、湿。后改为罗汉果一起煮，口感非常好，痘痘也消失了。

特别要和大家分享的是：喝姜枣茶排大便非常顺畅，而且很有规律，解除了长期便秘的痛苦。

**允斌点评：**
下巴长痘往往是下焦有湿，喝姜枣茶可以配罗汉果。便秘的人加上牛蒡，排毒效果更好。

# 喝神仙姜枣茶要注意什么？

如果您错过了春天的某些养生功课，那就不要再错过接下来夏天的养生时机。在夏天的前两个月，我们养生的重中之重就是喝神仙姜枣茶。

我的这道茶方跟我们平时感冒喝的姜汤不一样，也不是用生姜、大枣泡个水喝那么简单，它的做法、喝法都有一些讲究，所以得名为"神仙姜枣茶"，这是喜欢的人对它的美称。

喝姜枣茶有九个注意事项。

## ※ 一定要热着喝

姜枣茶暖脾胃的效果非常好，如果凉着喝，对脾胃有不好的刺激，会减弱它的功效。

## ✳ 喝的时间最好不要超过中午

因为早吃姜是补药汤，而午吃姜和晚吃姜对身体不好，所以，这道茶过了中午就不要再喝了。

## ✳ 姜枣茶最好在夏天的前两个月喝，入伏就要停喝

姜枣茶初夏和仲夏可以喝，到了入伏的时候，就要停喝了。

因为入伏以后天气非常炎热，而且是湿热，我们的身体会出很多汗，这时候再喝姜枣茶，身体就会出更多的汗，那样就容易伤到心脏。

有两种情况例外：就是长时间待在冷气房间的人，吃很多冰饮的人，入伏后仍可以喝姜枣茶。

对于普通体质的人来说，姜枣茶只需要在夏天的前两个月喝就行，除非您脾胃非常虚寒，需要常年调理，那您可以一直喝。

如果您不是脾胃虚寒，也不血寒，不用一年四季每天都喝姜枣茶，特别是到了秋冬季以后，更不建议您喝姜枣茶，容易上火。搭配食方是可以用的。

## ✳ 内热重，最好不要多喝姜枣茶

内热重的朋友，会经常上火、口舌生疮、咽喉肿痛等，我建议您最好不要喝姜枣茶。

不过，有些朋友喝姜枣茶上火，甚至有些体质虚寒的朋友喝

姜枣茶，一开始也会上火，并不是因为他们内热有多重。而是因为，春天的时候，身体的排毒工作没做好，没给身体充分地排毒，没有清肝，也没有打开身体气的通道，于是气便瘀滞在体内，气有余便是火，很容易变成虚火。

如果您喝姜枣茶上火了，那就要分辨一下自己到底是内热非常重引起的，还是因为身体内有毒、有气郁造成的。

如果是春天的排毒工作没做好，或是由气郁造成的虚火，那您不妨把春天的养生功课再往后延长一周，先清清肝、排排毒，再来喝姜枣茶。

## ＊ 皮肤病的急性发作期不能喝姜枣茶

在湿疹、日光性皮炎急性发作的时候，暂时不要喝姜枣茶，等急性期过了再喝。

## ＊ 孕晚期的女性不要喝姜枣茶

女性在孕晚期的时候，身体有内热，这时候要吃一些凉性的食物来清热；而在孕中期可以适当喝一点儿；孕早期，也就是怀孕三个月以内的女性，您可以咨询医生。

怀孕期间，任何的饮食都要谨慎，要适合自己的体质才可以。

## ＊ 女性生理期时不要喝姜枣茶

一般来说，女性在生理期，我不建议多喝姜枣茶，因为姜枣茶的活血作用比较强。特别是月经超量的人，更不要在生理期喝姜枣茶。

如果您觉得月经有点不通畅，经量过少，痛经，可以适当地喝一点姜枣茶来帮助排出经血，加上红糖更好。

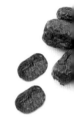

## * 身上有伤口没愈合或者刚做完手术，不要喝姜枣茶

在伤口没有愈合的时候喝姜枣茶，会影响伤口的愈合。

# 有这些情况，其他季节也可以喝姜枣茶，好处多多

## * 排出体内的废水

有些朋友总觉得自己喝口水都会胖，其实这不是胖，而是多余的水分停留在体内造成的水肿。这样的朋友只需喝上一个星期的姜枣茶，体内多余的水分便会排出去，慢慢身材就会变苗条了。

## * 调和脾胃功能

生姜和大枣是中医方子里常用的一对搭档，是用来调和脾胃功能的。

特别是在感冒后，很多人一般都会感觉恶心、呕吐，没胃口，这是脾胃失调的信号，这时候喝姜枣茶就可以缓解。

姜枣茶对于小孩子的脾胃也有很好的保健效果。

喝一段时间的姜枣茶后，身体对于各种病毒的抵抗力会增强，不容易生病。

很多人以为脸上长痘痘是因为上火，其实，如果痘痘只是在下巴上长，尤其是中年女性，那就说明您身体的下焦，也就是肾脏和膀胱系统有寒气，是气血不足的一种表现，并不是身体上火。

喝姜枣茶，就是用姜把身体下焦的寒气给驱赶出去，用枣来补气血，因此经常喝姜枣茶可以调身体的气血，避免下巴长痘痘。

# 姜枣茶加上这些食材，还可以调理妇科问题、腹泻、胃炎

如果湿气盘踞在下身部位非常顽固，且已经造成妇科的各种问题了，可以在姜枣茶里加 7 粒花椒一起煮，这是我的一个名叫"汉宫椒枣茶"的茶方。

花椒是一种很好的能够帮助我们祛湿的食材。它有三大保健功效：祛湿气、通气、暖宫。

汉宫椒枣茶，平时受凉后腹痛（比如女性经期沾凉水后腹痛）也可以喝。

## ﹡ 吃一点生冷的瓜果就拉肚子，用姜枣茶冲泡绿茶喝

吃生冷瓜果导致水泻，用姜枣茶与绿茶一起泡着喝，可以止泻。

做法：煮姜枣茶的时间不要超过 10 分钟。不妨再切一点儿姜丝，然后跟绿茶一起再用姜枣茶的水来冲泡，这样可以加强止泻的效果。

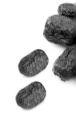

## ﹡ 慢性胃炎，姜枣茶里放 20 克蒲公英根

做法：蒲公英根 20 克，与姜枣茶一起冲泡饮用。

蒲公英根是蒲公英最好的部分，药王孙思邈称赞它有"神效"。

蒲公英根的功效：清毒、抗炎、强肾、消肿散结、抗肿瘤，常用于慢性胆囊炎、慢性胃炎、胃溃疡、慢性肝炎等日常保健及肿瘤预防。

---

**读者评论：每年最期待的就是喝姜枣茶**

Samie_le：老师，您好！喝了一个月的姜枣茶，感觉自己精神了，一直以来的胃胀有了很好的缓解，瘦弱的身体也长胖了些，真是意外的惊喜，非常感谢您！

娇_yp：除了去年我怀孕生孩子，我每年都喝。整个秋冬季真的没有感冒过，跟着老师养生，现在身体很棒。都已准备好材料了，今年继续。

一丹_k：每年最期待的就是喝姜枣茶，吃核桃壳煮鸡蛋。夏天喝完姜枣茶，秋冬不容易感冒，效果特别棒！去年事情很多，没有坚持喝姜枣茶，结果冬天感冒了，纸巾都不够用，今年一定要喝起来！

微添添：老师，今年喝了姜枣茶后，前几年端午以后手上会出小水泡或蜕皮，现在都改善了，感恩陈老师！

洛希_Vs：立夏开始天天坚持喝姜枣茶，下巴再没有长痘痘，之前的也消了下去，非常见效！

---

# 春去夏来，活法顺时而变

## 立夏来临，好好送春

### ＊ "满城风絮"，谨防过敏

　　古人在立夏的时候都会送春，现在民间一些地方还保留着在立夏这天来践春的习俗。

　　践春就是给春天践行，就像北宋词人贺铸在他的《青玉案》里写的："凌波不过横塘路，但目送、芳尘去，锦瑟华年谁与度？月桥花院，琐窗朱户，只有春知处。飞云冉冉蘅皋暮，彩笔新题断肠句。试问闲情都几许？一川烟草，满城风絮，梅子黄时雨。"

　　这首词的最后一句特别有名，写的就是从暮春到初夏过渡的风物。立夏后，在南方，真的是一川烟雨马上就要来了，因为后面就要进入梅雨季节了——"梅子黄时雨"，我们也要开始吃青梅，做青梅酱，酿青梅酒了。

　　而在北方，仍然还有满城风絮——柳絮、杨絮，还有其他一些树的飘絮漫天在飞，吸入鼻腔、沾在脸上都容易引起过敏。出门最好是戴个口罩，回家以后，马上好好把脸洗干净。对柳絮、杨絮过敏的人，可以每天用 10 克甘草煮水喝来预防。

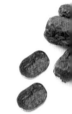

## ﹡"明年春更好，只怕人先老"

暮春到初夏的过渡时期，希望您能抽出时间，给自己的身体和心情，做一个小小的笔记，对照春季养生有哪些疏漏，在接下来的夏季，好好地补足养生的功课，不辜负夏日的时光。

就像古人说的，春天走了我们也无须惆怅，因为明年春天还会归来——"明年春更好，只怕人先老"，所以我们在接下来的夏秋冬三季都要多保重身心，来年才会享受到更美的春光。


# 在夏天，我们要好好地长一长


## ﹡小孩子可以在夏天长个子，大人长什么呢？

进入夏天，不仅小孩子要长个子，大人也要长。大人长什么呢？让身体新生的细胞能够更快地生长，以代替老化的细胞，这样就可以预防衰老。

为了更好地"夏长"，我们要从立夏这一天开始打基础，要好好地来补一补肾气。

立夏节气这十五天，我们的补养重点就是固摄肾气，以防夏天的炎热耗伤人体的正气，而肾气就是正气的主要部分。

夏天是养心的季节，心、肾是相通的，如果要养心，那就要在夏天刚开始的时候保护好肾气，这样心的阳气才会充足，为夏天三个月的养长提供动力来源。

* 从立夏开始，我们要跟太阳一起"起床"

一年有四立：立春、立夏、立秋、立冬。交"四立"节气的这天，是一个季节的开始，也是一个重要的转折点。

立夏开始，我们的生活起居一定要顺时而变，除了在饮食上的变化——喝姜枣茶，吃核桃壳煮鸡蛋，还要顺应太阳的时间，要早起了。因为从立夏开始，太阳升起来的时间非常早，比如我住在北京，立夏后，早上5点太阳就出来了。

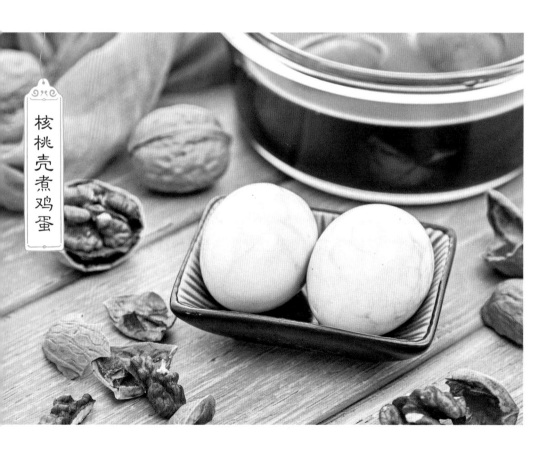

核桃壳煮鸡蛋

立夏节气那天，您不妨早早地起来去看一看日出，迎接夏天的第一抹阳光。那种充沛的阳气，会让人感到精神十足，好像喝了一碗补药汤。

## 立夏时节，要吃温和补气的"核桃壳煮鸡蛋"

立夏的时候，我们可以多吃一些补气的食物，比如，糯米、豆子、鸡蛋。注意：这个时候还用不着吃黄芪，黄芪可以等到三伏的时候来吃。立夏的时候只需吃一些比较温和的补气食物，并且是以补肾气为主。

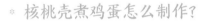

※ 核桃壳煮鸡蛋怎么制作？

给大家推荐一道立夏期间的补气食方。（具体做法见下页）

※ 核桃壳煮鸡蛋食方里的鸡蛋一定要六个吗？

我在书里写一家人吃核桃壳煮鸡蛋，用六个鸡蛋。经常有朋友留言问我一定要把六个鸡蛋吃完吗？其实这不是药，不用限制数量。六个鸡蛋是一家人（一家三口）的量，一般来说，早上每个人吃两个鸡蛋是比较合适的。

您也可以根据自己的消化能力来定。有的人可能每天只吃得下一个鸡蛋，那您吃核桃壳煮鸡蛋时就吃一个；有的人可以吃三个，比如小孩子（小孩子因为正在长身体，是可以多吃的），只要吃下去能消化就可以。

# 核桃壳煮鸡蛋

原料：核桃壳6个，鸡蛋6个。这是
　　　一家人的用量。如果是一个
　　　人吃，可以相应地减量。

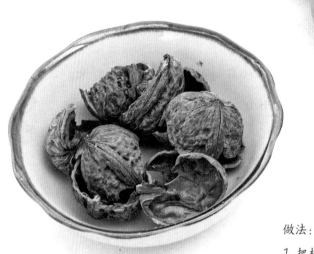

做法：

1.把核桃壳洗干净，放入锅里，加清水泡
　半小时。用大火煮开，转小火煮1小时，
　煮到水有点偏棕色后，就可以关火了。

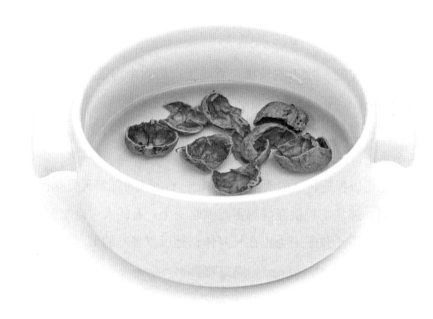

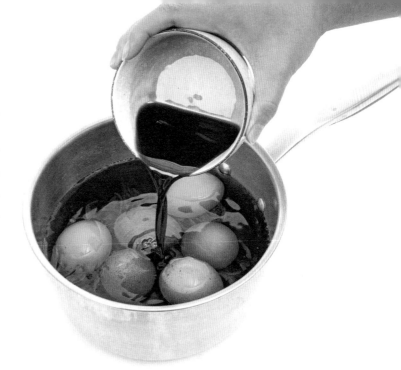

2. 等锅里的水晾凉后，再把洗干净的鸡蛋放入核桃壳水里（如果水没有晾凉就放鸡蛋来煮，鸡蛋壳容易被煮裂）。还可以按自己的口味来放一点酱油和一点盐。

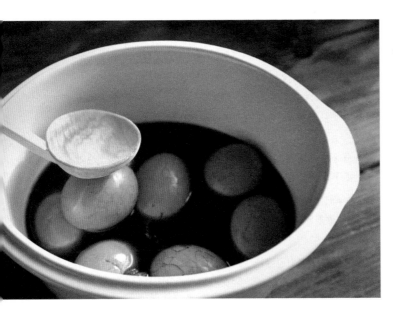

3. 再用大火把核桃水煮开后转小火，煮上六七分钟后，不要关火，拿不锈钢勺子轻轻地敲一敲鸡蛋。如果感觉鸡蛋很有弹性，那就说明里面的蛋白已经凝固了，这时您再加大一点力度来敲，直到敲出像蜘蛛网那样的裂缝，以更好地吸收核桃壳水的味道和里面的营养成分。继续用小火煮10分钟，关火。

允斌叮嘱：

1. 核桃壳煮鸡蛋最好是头天晚上煮，煮好以后，让鸡蛋在核桃壳水里泡一晚上，第二天早上吃，这样鸡蛋能充分吸收核桃壳水的药性，也更入味。

2. 酱油和盐放多少您可根据自己的口味来定。如果您不想吃咸的，可以不放酱油，但盐要放一点点，因为在这道方子里头，盐不仅是调味的，它还是一个药引子，盐可以引药入肾经。这道方子就是为了固住人体的肾气，所以要放一点点盐引药入经，让效果更好。

如果没有时间每天都做核桃壳煮鸡蛋，您不妨一次多煮点，用核桃壳水泡着，像茶鸡蛋一样，放在冰箱里，吃上两三天也是可以的。

## ✳ 核桃壳煮鸡蛋，可在立夏的十五天里天天吃

核桃壳煮鸡蛋在立夏节气的十五天里可以每天都吃。如果女性在生理期，其中痛经比较严重的两三天暂时不要吃，因为核桃壳有收敛的作用。

**读者评论：** 才吃了一次核桃壳煮鸡蛋，就给了我非常大的惊喜

天宝妹子：核桃壳煮鸡蛋真的非常香。我以前对鸡蛋还是比较排斥的，特别是鸡蛋清，跟随老师之后不断地有所突破，现在开始认真地吃鸡蛋，每天早餐可以吃两个完整的鸡蛋。

luyunqiu：吃核桃壳煮鸡蛋，核桃汁我们全家人三辈都喝了，上午喝姜枣茶，下午喝核桃壳煮鸡蛋的汁，非常好喝。我是 60 多岁的老年人，用了这个方子晚上很少起夜了。

岁月的童话：我生完孩子一直牙酸、牙软，不敢咬硬的东西，吃了几天核桃壳煮鸡蛋真的就好了。前年吃了之后腰疼好了很多，而且味道很好！

王贺梅：我的生活因有你的陪伴而健康。因为健康，家庭很和谐，一家人都很开心。十分感谢陈老师，才吃了一次核桃壳煮鸡蛋，就给了我非常大的惊喜，我的生命中感恩有你陪伴，谢谢！

米朵儿_：亲爱的陈老师，核桃壳煮鸡蛋已经吃了六年了，这是养生功课里的所有食方中全家最喜欢的一个。早早就备存好的核桃壳，昨晚泡起来，今天煮起来吃啦！开心还是开心！

vv糖：每天晚上提前用核桃壳煮好鸡蛋，泡上一晚，早上加热吃。一大早又煮上一壶姜枣茶，核桃壳和姜枣茶的香气弥漫在空气中，是幸福的味道。心中满是感恩。

石悦静：没想到每天吃核桃壳煮鸡蛋，竟治好了我的尴尬事。之前我一跳绳，就会有小便流出来。

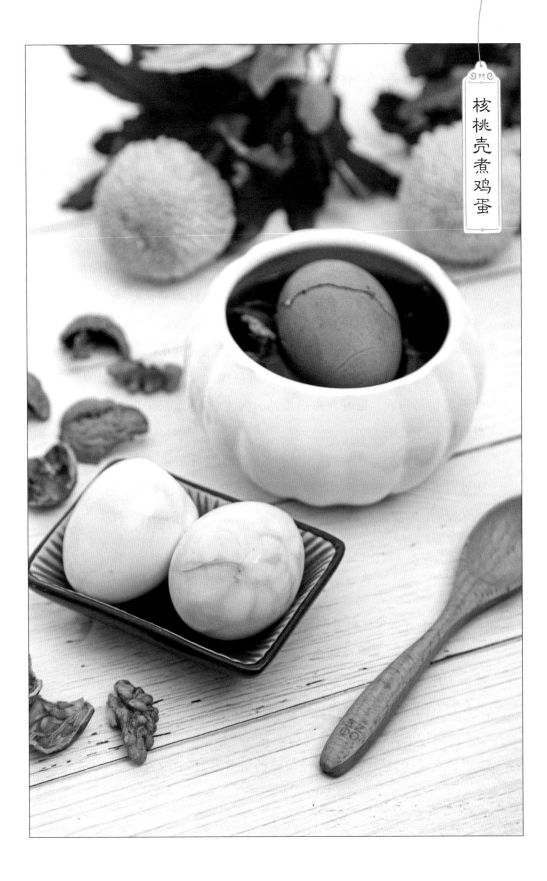

核桃壳煮鸡蛋

# 核桃壳神奇在哪？

* 核桃壳煮鸡蛋的汤汁能不能喝？

核桃壳煮鸡蛋，有很多老读者特别喜欢，觉得味道的确不错，有些朋友觉得它比茶叶蛋还要香。

它的效果也让吃过的人感到惊喜，比如，有的朋友牙齿经常会酸、松动，有的朋友觉得腰腿沉重无力，有的朋友经常尿频，有的女性朋友白带过多，但吃了核桃壳煮鸡蛋以后，大家都觉得状况改善了许多。有些朋友甚至想把煮过核桃壳的水也喝下去。

核桃壳煮鸡蛋的汤汁到底可不可以喝呢？其实是可以喝的。如果您要喝的话，最好在煮鸡蛋的时候少放一点酱油和盐，这样喝起来不会太咸。

还有一个方法：每次做核桃壳煮鸡蛋的汤汁不要倒掉，继续用来煮鸡蛋。我在家里就是这样做的。因为汤汁不沾油的话，是不容易坏掉的。它里面有盐、酱油，就像卤鸡蛋、卤肉的卤汁一样。

* 核桃壳的分心木才是固摄肾气的宝贝

在这个食方里，最关键的就是核桃壳和分心木。

什么是分心木呢？分心木就是分开两瓣核桃仁的那一片薄薄的小木片。它的中药名字就是分心木，它跟核桃壳的功效是相似的，都有固涩肾气的作用。所以剥核桃时，不要随手将核桃壳和分心木扔掉了，留起来都是好药。

什么叫作肾气呢？从传统保健的角度来说，它存在于肾脏系统中，有固涩、封藏的作用。

# 肾虚分肾气虚、肾精虚、肾阴虚、肾阳虚

很多朋友都怕自己肾虚，总想补肾。其实要补肾，首先要知道肾虚是虚在哪儿。一般来说，肾虚可以分成肾气虚、肾精虚、肾阴虚和肾阳虚。

## * 肾虚，首先是肾气虚

对于大多数人来讲，随着年龄的增长，如果出现肾虚，首先就是肾气虚，也就是通常说的肾气不固。

肾气的作用是固摄、封藏，如果它虚了，就不能固住我们身体的精血了。打一个比方，肾气就好比是一道城墙，当它有了漏洞后，就不坚固了，起不到阻隔的作用，这时我们的精血就容易外泄。

因此，当一个人肾气不固的时候，会有以下几种表现：

### 尿频，慢性腹泻

很多老年人，尤其是老年女性，尿频很明显，可能每隔两小时就要去一趟厕所。

有的老年人甚至在尿频的时候还会尿血。年轻人也会出现这种情况，比如过于劳累、劳伤之后，就出现了尿血的现象。还有些朋友长期腹泻，但并不是吃了不干净的东西拉肚子的那种急性腹泻，而是长期慢性的腹泻，而且便溏。

**女性白带过多、清稀，男性遗精……**

女性表现为白带过多，而且很清稀，或者崩漏；男性往往表现为遗精、滑泄。还有一些四五岁的小孩子尿床，这些都是肾气不固的表现。

当人肾气不固的时候，精血就会泄漏，长期下来，人就会出现各种各样的虚证。

\* 核桃壳煮鸡蛋，肾气虚的人吃一年，正常人吃立夏这
　 十五天

如果您的身体出现了肾气不固的早期信号，您可以一年四季（长期）经常吃核桃壳煮鸡蛋。

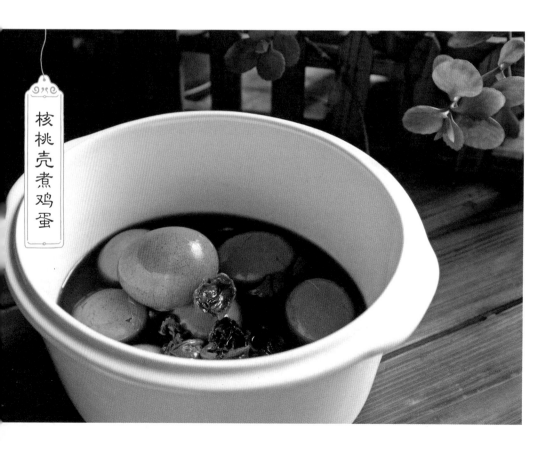

核桃壳煮鸡蛋

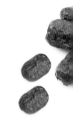

如果您是普通体质的人，只要在立夏节气的这十五天吃核桃壳煮鸡蛋就行了。

如果您想加强效果，喝一些核桃壳煮鸡蛋的水也是不错的。

### ❋ 核桃壳煮鸡蛋调理虚证，老年人可以常吃

一般来说，老年人的肾气都比较虚，如果老年人觉得核桃壳煮鸡蛋的味道还不错，挺喜欢吃的，不妨一年四季都煮给他吃。

长期吃核桃壳煮鸡蛋，能缓解老年人腰腿酸软的问题，还能预防听力的衰退。

老年人睡眠不好，一般都跟肾气虚有关系。这个时候给他吃核桃壳煮鸡蛋，最好连煮过的水也喝掉。

如果老年人喝不惯带有咸味的核桃壳煮鸡蛋水，那您就单独用核桃壳给他煮水喝，早上喝一杯，晚上再喝一杯。照这样调理，老年人就不会再频频起夜了。

为了避免老年人总是起夜，容易摔倒，我建议您不妨在家里多备一些核桃壳。给老年人吃核桃壳煮鸡蛋，效果真的很好。

# "漂白"食品能吃吗？

### ❋ 用药水漂白过的核桃，还能用来煮鸡蛋吗？

如果您是通过正规渠道购买的核桃，是不需要有太多担心的。

当然，不是说它就一定没有经过漂白，而是说正规厂家销售

的核桃，即便是漂白的，用的也是国家允许使用的食品加工助剂来进行漂白处理，基本上不会有毒残留。

即便有一些细微的残留，由于用的是过氧化氢，会分解为水和氧气。国家对于这样的残留并没有规定限量，也就是说这样是安全的。

为了以防万一，您可以先将核桃壳煮一遍水，倒掉，再加水煮开，晾凉后放入鸡蛋再煮。为什么要先用核桃壳煮水呢？因为过氧化氢遇热就会分解为水和氧气，这样一来，即便核桃壳上有过氧化氢残留，经水一煮也会被分解掉了。

※ 市面上的核桃，按对表皮的处理方式分为三类

**完全原生态的核桃**

完全原生态的核桃的表皮，是采用完全无公害的方法来处理的。也就是说，核桃的青皮是自然沤烂后去除的，核桃的表面没

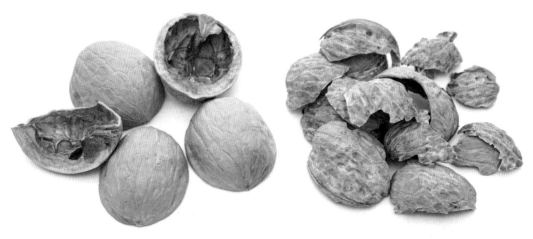

漂白过的核桃壳 原生态核桃壳

有经过任何药剂的处理。

这种核桃卖相不好看，外壳颜色很深，上面还有黑色的斑点，很容易让人误以为是核桃过期或者坏了，因此，市面上这种核桃很少。

一般市面上的核桃都是经过漂白处理的。如果您想要没有漂白的核桃，需要找到核桃种植的地方去预订，讲明核桃不能用药水来洗，就这样原生态地提供给我们。或者买新鲜带青皮核桃回来，自己剥皮。

## 用过氧化氢漂白处理过的核桃

核桃的青皮在自然沤烂被剥离掉后，核桃壳上往往有黑点，为了好看就会做漂白处理。一般情况下，正规厂家对核桃的漂白处理都是符合国家标准的。

早期，核桃的漂白用的是漂白粉——对自来水进行消毒处理的那种漂白粉。

后来，改用了过氧化氢水溶液——双氧水。用过氧化氢对食物进行漂白，以前有媒体报道过，当时还引起了人们的恐慌。其实，过氧化氢是国家允许的一种食品加工助剂，在众多的食品漂白剂中，它还算是环保健康的。

过氧化氢是一种很强的氧化剂，它能破坏天然的色素，是一种很常用的漂白剂。生活中的各种加工食品，其实都经过了不同程度的漂白处理，比如，我们吃的水发食品等，像鱿鱼、蹄筋、牛肚、腐竹、凤爪、猪蹄等。

国外的一些食品也会用过氧化氢进行漂白，比如，欧洲有些国家会对鱼肉和贝壳肉进行漂白处理，好让它们看起来更白。

进口的开心果都是白白的，其实是用过氧化氢进行了漂白。这种漂白，在有些国家是被政府许可的。

世界卫生组织曾经评估过过氧化氢的使用安全问题，认为过氧化氢基本上是安全的，即使少量地吃进去，也不会有中毒的危险。

**用工业原料漂白过的核桃**

这种核桃虽然也是用过氧化氢进行漂白，但用的过氧化氢不是食品级而是工业级的。

怎么区分食品级和工业级的过氧化氢呢？

很简单，就看它的纯度。

食品级过氧化氢是非常纯净的，而工业级过氧化氢就不那么纯净。工业级过氧化氢要比食品级过氧化氢的成本低很多，价格也更便宜。

工业级过氧化氢里有重金属的残留，一般只用来做污水处理，或者对布和纸进行漂白。

如果一些不法商贩用工业级过氧化氢对核桃进行漂白的话，核桃壳上就可能有重金属的残留。这种核桃是坚决不能吃的，更不能用来做核桃壳煮鸡蛋。

## ＊ 在市场上选购好核桃，有哪些窍门？

### 1.看颜色

泡过过氧化氢的核桃壳颜色会很白，没有光泽，外壳没有黑色的斑点。而自然去皮的原生态核桃壳颜色会有点深，上面有一些黑色的斑点，摸起来不光滑，凹凸不平的，但带有一点光泽。

### 2.闻气味

如果是用一些国家不允许的药剂漂白过的核桃，它会有刺激气味的残留，是闻得出来的。反之，没有经过化学原料漂白过的核桃，您闻到的就是它本身的味道——一种木头的香味。

其实，我们吃的一些加工食品，为了符合上架的要求，它们必须要有一定的保质期，因此厂家不得不使用一些食品添加剂。这就是为什么我一直提倡大家多吃天然食物的原因。天然的食物自带保护层，比如核桃，它自己就带着壳，这是一道非常有效的保护。有了这个壳，里面的核桃仁才不会被氧化，不会变质。

### 3.看壳的厚薄

现在，一些人开始嫌弃小时候吃的那种老核桃了，觉得它的壳太硬了，反而喜欢吃薄皮核桃。

其实，它们真的是各有千秋。薄皮核桃剥起来非常方便，但老核桃厚厚的外壳恰好是一层非常好的天然屏障，使里面的核桃仁更不容易变质。而老核桃厚厚的壳，用来煮鸡蛋效果也更好。

---

**读者评论：要吃就吃好核桃**

不明群众 _ca：我买的云南漾濞紫皮野生核桃就是完全原生态，表面黑黑的，有的还残留着青皮，原先还想该怎么洗干净再用来煮鸡蛋。这种核桃吃起来没有纸皮核桃苦涩，相对比较甜，拿来煮核桃红糖水味道好喝些。

南城木子 _rh：老师说得很好，老家这边都是这样的核桃，吃着很放心，都是家里十几年的大树。

---

# 母亲节：愿持此日意，永报一春晖

## 萱草花，中国人的母亲花

※ 萱草花，替远方游子为母解忧疗愁

母亲节，在每年 5 月的第二个星期日，这个节日被世界上大多数国家的人接受，如今已经变成了一个国际性的盛大节日。不管国家的分歧、种族的差异有多大，全世界的人对母亲的感情都是相通的，我们不在乎母亲节是从哪里起源的，最重要的是我们可以借此机会来表达对母亲的爱和敬意。

母亲节那天，大家都喜欢送母亲鲜花，外国人送的是康乃馨，这个习俗其实只有 100 年的历史。我们中国人有自己的母亲花——萱草花，母亲花（萱草花）在中国传统文化中已经盛行了几千年。

萱草是在春天长叶，夏天开花。初夏时节，风和日丽，萱草花就会应时而开。

小时候，我们都读过唐代诗人孟郊写的一首颂母诗：

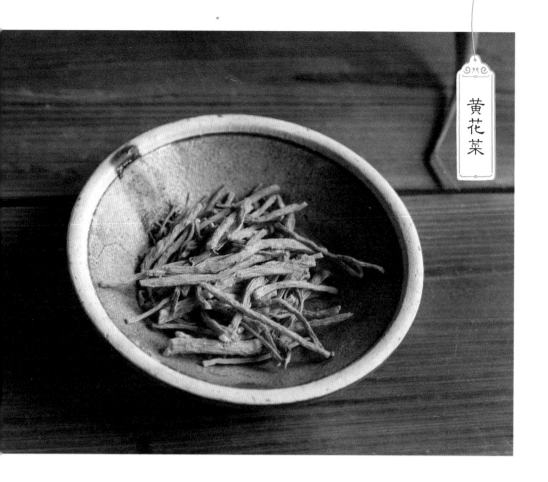

### 游子吟

慈母手中线，游子身上衣。

临行密密缝，意恐迟迟归。

谁言寸草心，报得三春晖。

在诗中，"寸草"指萱草，三春即春天的三个月——孟春、仲春和季春。

诗人将母亲对孩子的关爱比作春天的阳光，经过春天三个月的阳光滋养，萱草在初夏的时候开出了灿烂的花朵，替远方的游子为母亲解忧疗愁。

古人把萱草花称为忘忧花，因为它有解忧郁的功效。所以古人在出门远行前，都要在母亲住的北堂（古人把母亲居住的房屋称为北堂）前种下萱草，"萱草生堂阶，游子行天涯"，希望母亲看到孩儿亲手种下的萱草，能够开心、忘忧。

## ※ 黄花萱草，晒干就是黄花菜、金针菜，是一味解忧的好药

萱草有不同品种。古人用来解忧的萱草，是黄花萱草，它的花晒干以后就是我们平时吃的黄花菜，也叫作金针菜。黄花菜就是我们说的解忧药，能煲汤、做菜，味道很鲜美。它也能入药，可以预防皮肤松弛；还可以解气郁、止疼痛、降血脂，让人心情平和，忘记忧愁；还能调理更年期症状。对于母亲来说，真的是一味好药。

黄花菜有一点凉性，如果您母亲是肠胃不太好的人，就不要把它当成菜来多吃。

但我们还有一种方法：可以当茶饮用，母亲节到了，您可以给妈妈泡一杯萱草忘忧茶。

# 母亲节只有一天，但对妈妈的感恩却是永远

## ※ 给妈妈泡一杯萱草忘忧茶

喝萱草忘忧茶有什么效果呢?

## 萱草忘忧茶

原料：黄花菜25克，冰糖2粒或蜂蜜适量。

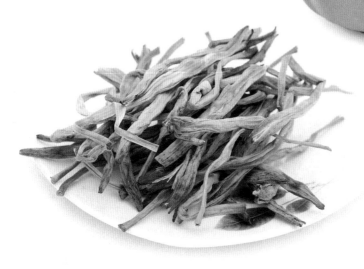

做法：

把黄花菜、冰糖或蜂蜜放入杯中，用沸水冲泡，
闷泡20分钟后就可以喝了。可以反复冲泡两次。

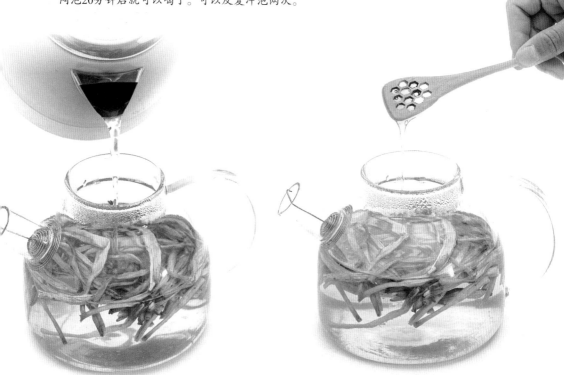

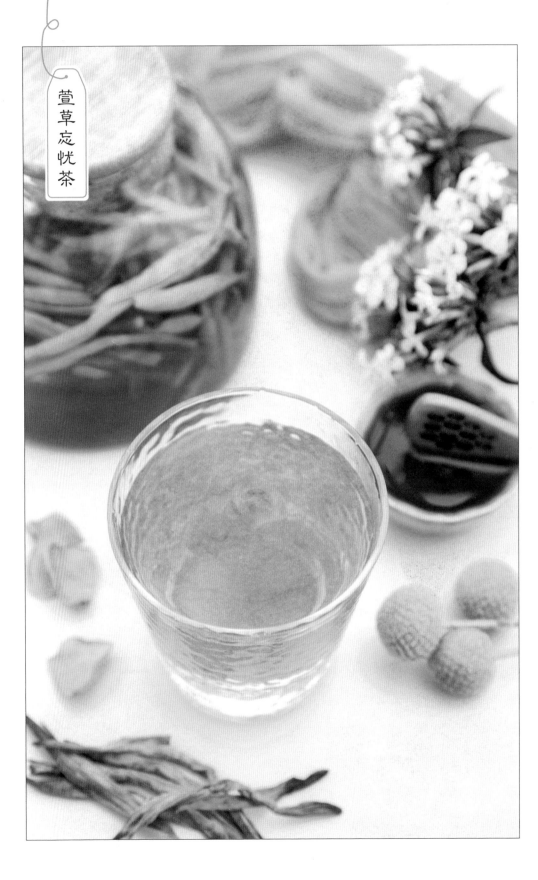

萱草忘忧茶

第一，可以预防老年智力衰退，因为它有健脑的作用。

第二，可以降血脂，对于心脏有保健作用。

第三，可以增强皮肤的韧性和弹力，预防皮肤衰老。

第四，有消炎、解毒的作用。

萱草理气止痛、通便秘，老年人由于气虚引起的便秘，可以适当吃一些萱草。

对于更年期的妈妈来说，不妨给她经常吃一些黄花菜，或者奉上一杯萱草忘忧茶。

## ∗ 母亲吃黄花菜的时候要注意什么？

第一，如果是哮喘发作期间不要吃黄花菜。

第二，一定要记住，黄花菜只能用晒干的，新鲜的黄花菜是绝不可以直接食用的。因为新鲜的黄花菜含有刺激性的毒素，必须经过晒干才能消除。

另外，公园里作为观赏用的萱草花，不要随便去采摘，因为观赏用的萱草花的品种很多，它们都不是平时吃的黄花菜。

萱草忘忧茶或者黄花菜，并不仅仅在初夏才能吃，它们是一年四季都可以用的。

因为它的作用很平和，所以要长期食用才有效果。

虽然母亲节只有一天，但是我们对于母亲的关爱和照顾是一年四季不会间断的。在母亲节的这一天，我也想借此机会送给我母亲一首诗，那就是元代诗人、画家王冕因思念他母亲而作的《墨萱图》：

## 墨萱图

灿灿萱草花，罗生北堂下。

南风吹其心，摇摇为谁吐？

慈母倚门情，游子行路苦。

甘旨日以疏，音问日以阻。

举头望云林，愧听慧鸟语。

祝母亲母亲节快乐！也祝天下所有的母亲节日快乐！

**读者评论：今朝风日好，堂前萱草花**

一丹_k："今朝风日好，堂前萱草花。持杯为母寿，所喜无喧哗。"给妈妈用黄花菜煲了汤，希望所有的妈妈都身体健康！

Janevery：祝天下的母亲健康快乐！中国的母亲花是萱草花，还真不知道，而且还是黄花菜！记得以前在家里吃饭，妈妈经常做黄花菜汤给我们喝，太爱我的妈妈了，感恩！现在轮到我煲汤给我母亲喝，希望她健健康康、开开心心！"今朝风日好，堂前萱草花。"

飞儿：听到老师献给母亲的诗很感动！老师也是一位非常伟大的母亲！祝所有母亲天天快乐无忧！黄花菜真是非常棒的食材呀！

开心果果的麻麻：女子本弱，为母则刚，养儿方知父母恩！当了妈妈之后才懂得父母养育的恩情，我的妈妈每天帮我带两个宝贝，让我安心工作，每次外出她也会帮我抱孩子，这样的恩情不知该如何表达，我爱我的妈妈！

海燕：萱草忘忧茶口感好，还养生，真不错。

寒梅：我正好处在更年期，忘忧茶真是太及时了，大爱老师。

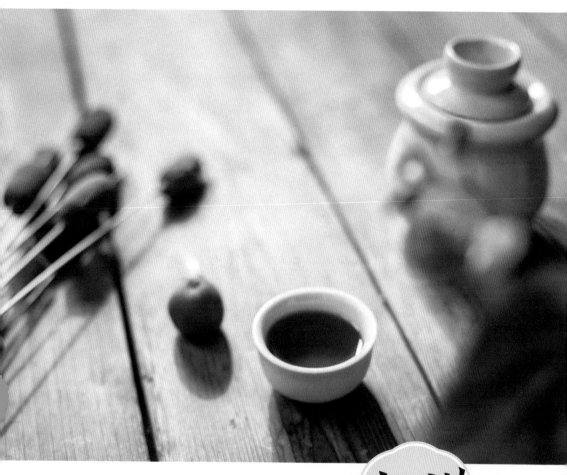

第二章 小满

Grain Full

"小满者，物至于此，小得盈满。"

意思就是，万物生长到现在，正好是小满了。

小满时节，我们可以尽情地享受所有植物那小得盈满的状态，

对身体是非常好的。

# 小满节气，我们的身体如何将息？

## 万物生长到小满，正好"小得盈满"

每年的 5 月 20 日、21 日或 22 日，当太阳到达黄经 60°时，就是交小满节气的时间。

小满这个名字非常有意思，古人是这么解释小满的得名——"小满者，物至于此，小得盈满"。意思就是，万物生长到现在，正好是小得盈满了，开始满，但又没完全成熟。对于农家来说，这就表示夏熟作物的籽实要开始灌浆了，比如，麦子开始灌浆了，但又没有完全熟，还没大满，所以称它为小满。

以前在民间，这时候还会讲究把还没有完全熟的麦粒摘一些下来，做成麦蚕来食用，味道是很好的。

小满时节，我们可以尽情地享受所有植物那小得盈满的状态，对身体是非常好的。

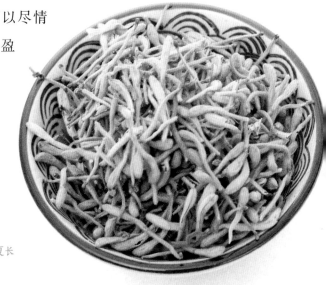

※ 小满时节，很多中草药的药性最好，药性也小满了

其实，不仅是农作物，其他春天萌发的植物，在这时候也都小满了，它们都积聚了很丰富的营养。正因为如此，从上古的时候就有规定，药工要应时采收各种草药，因为很多中草药，特别是用叶子、花或者种子入药的中草药，在小满节气时，药性最好。从这时候开始，直到端午节前后，都是采药的最好时机。

在城市居住的朋友，在小满节气这段时间有没有机会采药呢？也是有的。比如，很多人家里都会种的金银花，这段时间就可以采摘头茬花了。

像我家种的金银花，我会在天刚亮，露水初干之际，选择那些没有开放的青色花蕾，这种花蕾的药效好，轻轻把它们摘下来。然后我会煮一壶甘草水，用来冲泡摘下来的鲜花，就是一杯金银花茶。泡过的花也有用，当成凉菜来吃，花蕾浸透了甘草的甜味，吃起来嫩嫩的，很清爽。剩下的大部分金银花，我会把它放在阳台上通风的地方。

请注意，金银花不要在强烈的阳光下暴晒，否则会失去香味。

※ 小满节气采摘的金银花药性十足，留到盛夏喝更好

金银花从夏到秋会开好几茬，小满前开的金银花是头茬花。经过前面秋冬春三季的营养积蓄，这一茬花的药性是最好的。所以我们在小满节气采摘的金银花很珍贵，要尽量把它多留一些，到盛夏的时候再来喝它。

盛夏时，我们很容易心火旺，那时候暑热也很伤人，正好用金银花泡水来清心解暑，还能调理夏季常见的皮肤问题。金银花

除了夏天用来保健，平时家里备一点也是很好的。它既是茶饮，又是一味常用中药，能提高人体免疫力，消炎抗肿、清热解毒，还能用于血管病，临床应用非常广泛。

我常建议朋友们在家里养金银花。自己摘的花，喝得放心，还有满园清香。

## ※ 小满，满园花为药

金银花的学名是忍冬，它不怕冬天，很耐寒，而且它也不怕热。它特别好扦插（截取植物的根或枝插入土壤中，使长出新的植株），您只要截取一根枝条插在土里，它就能长根，就能生长。我家的金银花就是这样扦插出来的。

我家这两株金银花现在已经有十多年了，除了浇水也不用怎么照顾。每年小满时节，它们就为我送来满园清香。花开得特别繁盛，真是摘之不尽。

您不妨也在自己家里扦插一枝，插花盆里就可以，再插一根竹竿，或者牵一根绳子，它很快就能攀缘，爬满墙篱或阳台栏杆。

金银花不仅是金银双花并蒂而开，它的藤蔓也是互相缠绕着生长的，所以古人视为有情人的象征，叫它"鸳鸯藤"。金银花藤也入药，以前我在书里写过，用来煮水泡澡可以调理幼儿湿疹。

> "涧上皆忍冬花，藤蔓纠结，黄白相间，其香纷郁，爽人心脾。花多落于溪中，故其泉甘冽异常。"
>
> ——清代王韬《淞隐漫录》

此景是不是很令人向往呢？如果我们在家里种一株，那么到小满时节，也可以坐在金银花藤架下，泡一壶金银花茶，享受它爽人心脾的清香、甘冽异常的清味了。

# 小满期间，正是我们长筋骨、长精力的好时候

## ＊ 小满是生长的好时机，绝不能辜负

小满节气的这十五天，天地间充溢着旺盛的阳气，但阳气还没到达顶点（夏至的时候，阳气才会到达顶点，但一旦到了夏至，

阳气就会由盛转衰了），还在往上生长，是刚刚好的。

之前，我们通过在春天对脾的滋养，立夏时对肾气的固护，身体储备起了足够的能量，达到了小得盈满的状态，这时候正好是快速生长的阶段。小满期间，我们要趁机为身体的生长加把力。

小满期间的生长并不是长赘肉，而是长筋骨、长肌肤、长精力。

这种长法不仅不会让我们发胖，反而会让我们的身体变得更苗条、更结实、更有活力。

※ 为了让身体更有活力，要先给身体排排毒

为了能在夏天长得更好，在小满期间，我们要先给身体减减负、排排毒。

减什么呢？减一减体内多余的脂肪，排出蓄积的毒素。

这时候的小满，是要让身体的能量小满，肾气小满，多余的脂肪、毒素等新陈代谢的废物要排出去，这样才能让身体继续达到一个盈满的状态。

这时候，讲究要吃一点梅子，可以做成冰梅酱来吃，也可以把去年腌制的酒梅干拿出来吃。

这时候的梅子刚上市，做成冰梅酱是最为味美的。而且，梅子也正是医家要采的中草药之一，它既是食物，也是中药，对于让我们的身体保持一种恰当的小满状态，是很有帮助的。

# 为什么只有小满，没有大满？

细心的朋友会发现，二十四节气里只有小满却没有大满，这

是为什么呢？

其实，在我看来，这恰好体现了中国传统文化的一个理念。因为大满并不是古人追求的一个完美境界。

古人认为，一切事物到了极致，就必然要走下坡路。古人说："月满则亏，水满则溢。"月圆了以后，就要开始变成残月，而杯中的水满了以后，它就会溢出，所以一切东西，都不要去追求到尽，追求到尽的话，就会有损伤。

平时吃药也是这样的道理，千万不要追求一定要把病完全治好的药量，这样对身体反而有损伤，因为可能会用药过度。

古人用药治病，讲究治到六七分程度就可以了，剩下的三四分怎么办呢？通过饮食来调理。让它慢慢地恢复健康，这才是让身体长期健康的一个有益方法。

大满、极致，这些都不是古人追求的境界。

古人认为，一切的东西都是小得盈满，将熟未熟，将满未满，这才是一个好的状态，因为这还有向上的空间，还可以继续生长，这是符合中国人的哲学思想的。

**读者评论：治病治个六七分好，原来也是一种小满**

在水一方 _fm：感谢老师教给我们这么多实用又实惠的养生方法。上次去治颈椎病时医生说，只能治个六七分好，原来也是一种小满。

richcat_V：现在收听陈老师的课程已经是我生活中重要的事情了。按照老师的方法来养生，让生活更美好！

溶月荷风：陈老师好，每天有您的声音陪伴，真好！马上迎来小满，有着旺盛的生命力，快速生长，长筋骨，长肌肤！

熊猫 _kx：陈老师分享的不只有食疗方子，还有我们先祖的哲学思想，受益颇多！

# 初夏开始，"吃梅续命"

## 初夏时候，恰逢"梅子黄时雨"

宋代词人有一首描写春夏之交景物的词，最后一句是这么写的："一川烟草，满城风絮，梅子黄时雨。"因为此句，作者贺铸被人誉为"贺梅子"。

这句词对初夏时节风物的描写太生动了，就像"梅子黄时雨"，说的正是初夏梅子上市的时节。

### ＊初夏的风物：梅子酱、梅子干、梅子酒

梅子是中国一种古老的果品，但现在很多朋友已经对它感到陌生了，因为它不能直接当水果吃，所以我们在水果市场上难觅它的踪影，久之，大家也没有吃它的习惯了。

其实，梅子有非常好的保健功效。

很多老读者在经过我的介绍后，一到初夏这个月就忙着做梅子酱、梅子干、梅子酒。

的确，如果您了解了梅子的强大保健功效后，就一定会爱上它的。

怎样购买梅子呢？

在梅子的产地，您到市场上就可以买。外地朋友可能不方便，但您可以网购，现在网购真的是非常方便。

我国生长梅子的地域在南方，18 个省份都有梅子，最南的地域梅子三四月就熟了，而古人诗中吟咏的梅子是在相对偏北一点的地域，梅子生长期长一点，到小满才会熟。您在网络上找到这些地方的商家，就可以买到梅子了。

梅子上市，先是青梅，再是黄梅，它们的吃法各有不同，您可以根据时令的转换来购买青梅和黄梅，用不同的做法来吃。

小满

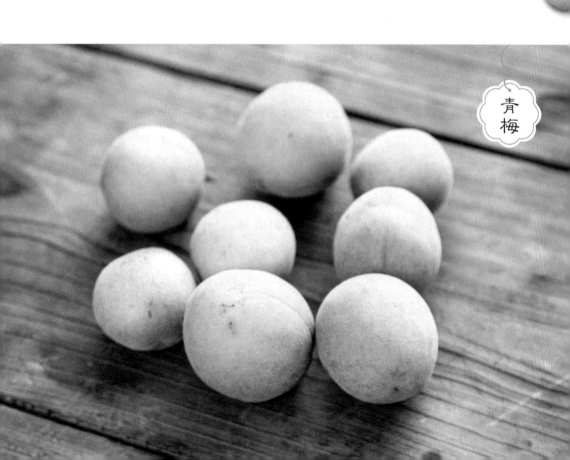

青梅

※ 梅子对人有什么好处呢？

### 1.经常吃梅子，能刺激腮腺分泌返老还童激素

梅子可以刺激口腔内的腮腺，产生一种激素——返老还童激素，可以使人变得年轻。

三国的时候，有一次曹操带兵出征，途中找不到水源，三军皆渴。曹操心生一计，告诉大家，说前面有一片很大的梅林，结了很多梅子，又甜又酸，可以解渴。士兵们一想到梅子这么酸，嘴里不由得口水直流，自然也就觉得不那么渴了，然后大家一鼓作气往前走。当然，最后没有找到梅林，因为梅林是曹操无中生有的。

梅子真的是非常酸。有一年，我在一家电视台的养生栏目做嘉宾，讲梅子的功效。当时那些青青的梅子作为道具被摆上来以后，主持人很好奇，因为他是北方人，从来没吃过梅子。我告诉他梅子很酸，他说没事儿，不怕酸，然后从盘子里拿起梅子就咬了一口，结果，当时酸得他连话都说不出来了。

为什么梅子会这么酸？因为它刺激到了我们的腮腺。

我们的口腔里会分泌唾液，但每一个部位，比如，舌下面、两腮分泌的唾液都不一样。从两腮腺体分泌的唾液含有一种蛋白类的激素——腮腺素，也就是俗称的返老还童激素，它可以增强我们身体肌肉、血管、骨骼和牙齿活力。

我们身体的返老还童激素，不是从小到老一直在分泌。随着年龄的增长，腮腺会逐渐地萎缩，最后就不分泌激素也不分泌唾液了。所以老年人的腮腺都是萎缩的，他们的唾液都是由口腔的其他部位分泌的。

如果您经常吃梅子，就可以刺激腮腺分泌腮腺素，保持身体活力，这样一来，人就会显得年轻，而且皮肤也会更有弹性。

北宋诗人梅尧臣曾写过一首咏西施的诗，其中两句写道："食梅莫厌酸，祸福不我猜"。什么意思呢？诗人是在说吃梅子的时候真的不要怕它酸，这个是祸是福，还真不一定呢。

我们现在知道了，吃梅子酸得流口水，其实是帮助我们保持青春容颜的好事情。

### 2.降血脂、减皮下脂肪

梅子分解油脂的能力非常强，既能降血脂，又能减皮下脂肪，让人变得苗条。

### 3.保肝

梅子的酸味是专入肝经的，因此，它也是肝脏的保健水果。

为什么梅子的酸味会专入肝经呢？为什么梅子比其他的水果都要酸呢？

这是因为一般的果树都是在春天开花，而梅子却是在冬天开花，初夏果实成熟，是经历了一个相当完整的春天，这是它跟其他水果不一样的地方。

古人也观察到了这一点，他们认为梅子是得到了春之全气，也就是说，春天这三个月的春气都被梅子获得了，因此，梅子是一种属肝味的水果。

春气，在五脏中属肝，在五味中属酸。梅子得到了一个完整的春气，味道才会这么酸，而这个酸，专门入肝经，调理我们的肝脏。

### 4.清肠

梅子能调节肠道功能，比如，有的人肠胃不太好，吃了不干净的东西以后会连续拉肚子，几天都好不了，吃梅子可以调理。

### 5.预防癌症

梅子可以净化血液，预防癌症。

在南方民间流传一句话，叫"吃梅接命"，就是说吃梅子可以接续我们的生命，这说明古人早就发现吃梅子是可以延长寿命的。

其实，早在 7000 多年以前，中国人就开始种植梅树了，也开始吃梅子了，但这样一种非常具有我们中国传统风味的果品，现在的人们对它却感到陌生了，这是一件非常令人惋惜的事情。

---

**读者评论：吃梅接命**

溶月荷风：感谢陈老师，我今天才知道我的外婆为何活了 90 岁，因为她在我很小很小的时候，每年都用盐来腌梅子，然后煮水喝！尤其在夏天，两三个梅子就煮好多水，我也跟着喝！

---

# 梅子应该怎么吃才能发挥最大功效

梅子有着强大的保健功效，我们应该怎么来吃它呢？

梅子很酸，直接吃显然是不太行的，它会伤牙齿，因此，人们会把它制成青梅酒、冰梅酱和乌梅后再吃。

梅子的上市时间很短，一般只有几周。初夏是梅子大量上市的季节，您在这时候可以多买一些来自制。

## ※ 半黄的梅子，可以熏制乌梅

梅子刚上市的时候是青色的，称为青梅，可以用来做青梅酒，然后保存起来，可以吃好几年。

等到梅子黄了，变成黄梅，可以拿来做冰梅酱。

而半黄的梅子呢，可以把它熏制成乌梅：将梅子炕焙两到三天，炕下面放上干草和树枝烧，用烧出来的烟来熏梅子。熏到梅子的颜色变成棕褐色，表面起了皱皮，再焖制两到三天，直到梅子的果皮和果肉都变成黑色，就成了道地的中药乌梅，也就是煮酸梅汤的原料。

这种百草熏的乌梅煮出来的汤色是清亮的，喝起来酸味中带点微微的苦味，还有一种淡淡的草烟味。这样的乌梅才有好的保健作用。

小满

## ※"煮酒青梅次第尝"：喝酒的时候备点青梅来解酒

说到《三国演义》这一名著，大家都不陌生，其中一段故事尤其被人熟知，那就是青梅煮酒论英雄。说到曹操和刘备在一起喝酒论英雄这一场景，大家都很向往，很多人也想喝一喝青梅煮酒。

其实，曹操请刘备喝的是煮酒，只是在酒桌上摆了一盘青梅作为解酒之用。

因为青梅可以解酒毒，所以古人喝酒的时候，都会备上一盘青梅用来醒酒，这是古人在初夏时令很喜欢的一种风雅之事。

在曹操和刘备煮酒论英雄之后，又过了200多年，南朝大诗人鲍照写道："忆昔好饮酒，素盘进青梅。"

再往后，又有很多诗人写过类似的喝酒、吃梅子的诗，比如南宋大诗人陆游写《初夏闲居》，第一句就是："煮酒青梅次第尝，啼莺乳燕占年光。"

可见古人对于青梅是多么推崇，也说明古人在生活中真的是非常讲究养生的细节——即便是在开怀畅饮的时候，也不会忘记备上一盘青梅来解酒毒。

那么，是不是就没有青梅酒呢？其实是有的。当然不是像现在有些人那样，在喝黄酒的时候加一点话梅进去煮，这种喝法，其实是因为黄酒的口味可能不是很好，才加一点话梅来增添它的味道的。

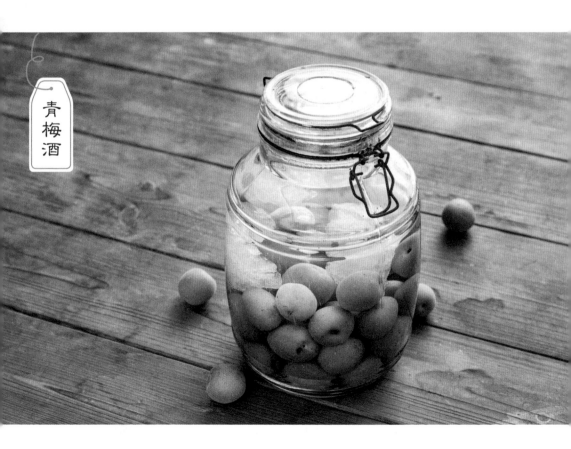

### 1.喝青梅酒的好处

在浙江、福建等青梅的产地，有一个传统，就是在青梅上市的时候，用青梅来泡酒喝。

青梅泡的酒，味道酸酸甜甜的，有一种梅子的香味，酒精度也会降低很多。

喝青梅酒有两个好处：可以提高睡眠质量；对关节炎有调理作用。

对于家庭主妇来说，青梅酒还可以用来代替料酒做菜，能去腥、解腻，效果比料酒还要好。

我们在烧鱼或者炒肉的时候，可以取一小勺青梅酒沿着锅边转着淋一圈。前提是火要开大，这样酒气才会立刻升腾起来，鱼、肉的腥膻味也会随着酒气蒸发掉，而青梅酒的酸甜味会留下来，增加了菜的滋味，同时也获得了青梅酒的保健功效。

青梅酒还特别适合喜欢在家里经常喝点儿小酒的男性朋友。

### 2.自己在家如何做青梅酒

青梅酒的做法非常简单，只需我们把青梅、白酒和冰糖一起放到一个大的玻璃瓶里，一起泡就可以了。这三种原料之间的比例，可以按照您的口味来调配。

下面我给您推荐一种我在家自己做青梅酒的做法。

青梅酒如果泡上一年以上，那它的味道会更好，而且可以放上好几年。

青梅酒还有一种传统的做法：就是把青梅用水焯一下再泡。但这样泡出来的青梅酒，会带有梅肉的杂质，因为青梅用水焯过

# 青梅酒

原料：青梅2斤（1千克），白酒或黄酒3斤（1.5升），老冰糖
　　　（或红糖、蜂蜜）半斤到1斤（250～500克）。

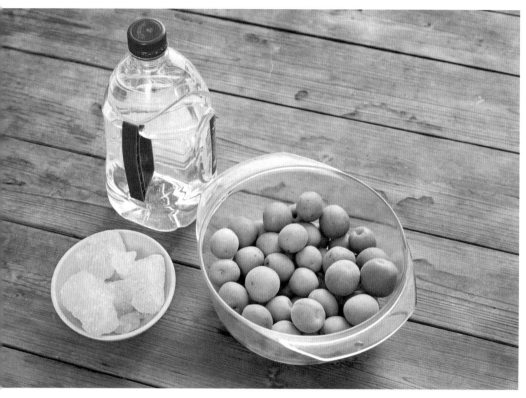

做法：

1. 先把青梅用盐水泡洗干净，水分沥干，放进一个大的广口玻璃瓶里或者酒坛子里。
2. 往广口瓶里放入所用冰糖的一半。

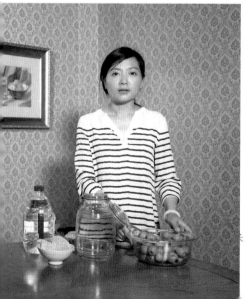
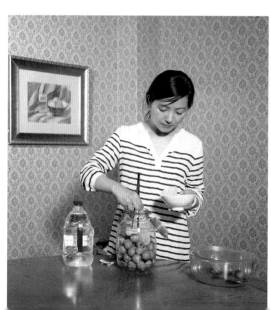

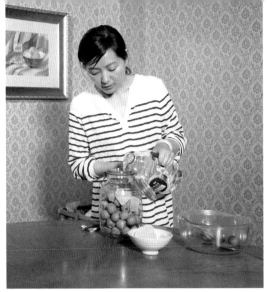

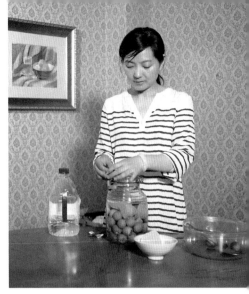

3.把白酒或者黄酒倒进去，倒五六分满就可以了，因为还要往里再加冰糖。

4.盖好盖子，放到阴凉避光的地方。过一两个星期后打开看一下，看放的冰糖是否已经完全溶解了，如果溶解了，再把剩下的一半冰糖放入瓶中。三个月后，青梅酒就可以喝了。

后，它的肉比较容易烂，这样的青梅酒不够清澈，是需要滤渣的。

现在您不需要这样做了，因为以前人们是用井水或者河水来洗梅子的，怕水不够清洁，所以要烧开水来焯一下梅子，这样会更保险。现在我们用的是自来水或纯净水，已经没有这个顾虑了，所以焯水的这一道工序就可以省略了。

青梅酒是可以保存好几年的，您可以一次多泡些，以后几年都来喝它，而且青梅酒里的酒梅干也是可以吃的。

\* 制作青梅酒的注意事项

1.用纯粮食酒

以前我曾建议朋友们泡青梅酒用的白酒，高度、低度都可以。

但是后来我去五粮液、泸州老窖等知名白酒产地考察学习才知道，粮食酿造的白酒原浆，是没有低度数的，都在50几度以上。而低度的白酒是最近几十年的发明，是用高度酒加水稀释，并用一些助剂去除加水后形成的沉淀物而做出来的。

所以还是用高度白酒来泡吧，选择纯粮食酿造的高度白酒泡，青梅也不容易坏。

女性朋友要是喝青梅酒的话，用黄酒泡也很好。当然前提也是要选纯粮食酿造、无添加的黄酒。

### 2.因为青梅很酸，所以需要加一点冰糖来调和酸味

市面上的冰糖有白冰糖、黄冰糖两种。

黄冰糖就是我们俗称的老冰糖，是用传统方法制作出来的。

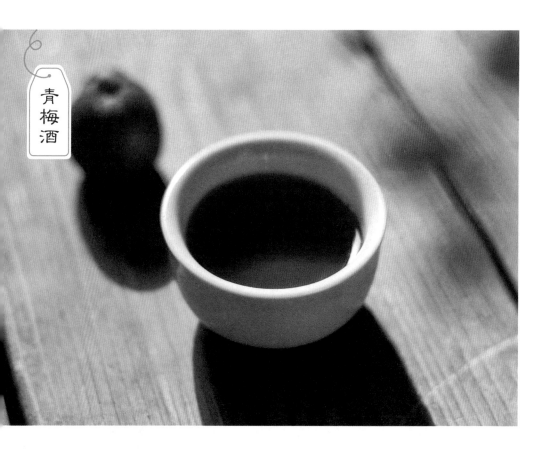

青梅酒

我推荐您买黄冰糖，因为黄冰糖的营养成分更多，而白冰糖就是黄冰糖提纯之后的产物，所以最好是用老式的黄冰糖，这样泡出来的青梅酒，颜色也会更漂亮。

不过现在老冰糖比较难找，找不到的话，可以用红糖或蜂蜜来代替。

至于糖的用量，我写的是半斤（250克）到一斤（500克），为什么呢？因为糖的量是可以根据每个人的口味自调的。如果您喜欢甜味多一点，就多加一点；如果您喜欢甜味少点，就少加一点，但无论如何都要加一些，不然的话，泡出来的青梅酒就太酸了。

## ❋ 一坛青梅酒，酒梅干最养人

### 1.酒梅干怎么做才好吃？

其实，一坛青梅酒最吸引我的并不是酒，而是里面泡的酒梅。

泡过酒的青梅，是一定要留下的，它是可以吃的，而且味道还很不错。

当酒喝完以后，里面剩下的酒梅可以取出来，放在太阳底下晒成酒梅干。太阳晒过以后，酒梅的表皮就会收缩、发黑，变得跟话梅似的，您可以把它保存起来当零食吃。

如果您泡青梅酒的时候，放的糖比较少，那酒梅吃起来就有点酸，口味可能不是太好。这时候，您可以把酒梅单独放入一个玻璃瓶里，然后撒一层白糖，铺一层酒梅，再撒一层白糖，再铺一层酒梅，这样腌制一段时间后吃它，味道就会变得很好。

酒梅捞出来，放在太阳底下晒，不仅是为了让它更好保存，也是为了让它的酒味挥发。晒干了的酒梅，酒味会完全挥发掉，小孩子也是可以适量吃一点儿的。

刚捞出来的酒梅，也是可以吃的，不过这时候酒味重，只能给大人吃，而且平时不喝酒的人不要一次吃太多。因为刚捞出来的酒梅酒香四溢，有的人会不知不觉吃过量，会有一点醉酒的感觉。

### 2.酒梅干的作用: 消食、开胃、止咳

酒梅干有两大功效:

第一，可以消食、开胃。

第二，有一定的止咳作用。

如果小孩子在夏天或者秋天的时候，觉得喉咙干痒，想要咳嗽，吃一两个酒梅干就能缓解。

梅子除了用酒来泡，制作成酒梅干外，还可以用盐腌制，做成盐梅干。

我们在吃日本料理的时候，桌子上往往会有一个小碟，里面放上一颗用盐腌制的青梅。这是日本人在早上用来就粥的一个小咸菜。其实，这个方法是从中国传过去的，这是中国人以前的吃法。

梅子作为小咸菜和调料，在中国应用得非常早，它是古人最早使用的酸味调味料。在醋发明以前，古人每天做菜的时候怎么加酸味呢? 就是放梅子。

《尚书·说命下》记载:"若作和羹，尔惟盐梅。"什么意思? 是说这个人的作用是不可或缺的，就像做菜时必须用到的盐和梅一样重要。这说明当时古人已把梅子当成每天必用的酸味调味料了。

先秦时期，人们已经把梅子作为烹调时的一种酸味调味料了。

现在出土的青铜器，专家不止一次发现，在同一件烹饪的器

具里，有梅核和动物的骨头。这说明什么呢？当时古人一定是把梅子和动物的肉一起来煮的。

这种做法其实很科学，梅子既可以去掉肉的腥味，还可以解除肉的油腻。当然，这种做法也保留到了现代。最典型的是吃广东菜里的烧鹅时，必定会配上一碟酸酸甜甜的梅子酱，就是用来解鹅肉油腻的。这也算是古人把梅子和肉一起来烹调的一个遗存。

当我们把梅子和肉一起来烹调的时候，可以解除肉的油腻，把梅子吃下去以后，又可以分解体内的油脂。

梅子分解油脂的能力是非常强的，可以说是一种天然的降脂药。

为什么梅子能分解油脂呢？因为它含有非常丰富的果酸，比如，柠檬酸、苹果酸，都是分解油脂的能手。所以，日本人很喜欢在早餐的时候吃一点梅子，这也是帮助他们的身体变得苗条的一种方式。

我们每天可以吃一点梅子，不管是吃酒梅干还是吃盐梅干。

**读者评论：青梅酒颜色很漂亮**

小花_rib：昨天把去年泡的青梅酒滤出来了，颜色很漂亮，有点甜。我觉得青梅更好吃了，不酸了，吃上去像吃话梅，都停不下来！所以今年又泡了，期待明年的青梅。

一丹_k：青梅酒已经泡好了，就等着天气好有阳光的时候，把去年泡的青梅酒滤出来，晒梅干。

zhxiao：泡了两年的青梅酒喝起来好香哦！

A芬Fen：我爸每年都泡青梅酒，他特别喜欢喝，感谢老师的分享。

**允斌解惑：什么时间喝青梅酒最好？**

赵玲：进入6月份还可以做青梅酒吗？

允斌：可以的，晚熟青梅的药性更好。

静静聆听：青梅酒已经做好一个月了，但我发现酒上面漂浮有白色的东西，这是正常的吗？

允斌：可能发霉了。容器不干净，或是酒有问题。

梦醉西楼：陈老师，青梅泡上一年后，要捞出来吗？

允斌：可以一直泡着，时间久一点更好喝。

春儿：陈老师，做青梅酒您是用黄冰糖，后来青梅酒配方却用红糖，请问有区别吗？

允斌：以前的是老冰糖，而现在大都是工业冰糖，所以改用红糖了。

兰柯：什么时间喝青梅酒最好？想春天喝，又担心酸味收敛了肝气。

允斌：到夏天再喝。

太阳：去年的梅子酒，现在可以把梅子拿出来晾成酒梅干吗？

允斌：可以。

淑芬：芒种节气，梅子酒和毛樱桃酒可以交替着喝吗？

允斌：可以。

# 黄梅的吃法

　　梅子在刚开始的时候是青色的，还没有完全成熟，称为青梅，但我们已经可以吃了。等到梅子完全成熟的时候，它的颜色就变黄了，称为黄梅。

　　青梅和黄梅之间的功效还是有一点点差别的。青梅主要是入肝经，作用是帮助肝脏解毒、消食、解腻、降脂。另外，青梅解酒毒的功效很好。跟青梅相比，黄梅还有一个健脾和胃的功效。

## ＊ 自制冰梅酱，调理皮肤角质化（"鸡皮肤"）

　　一般来说，小满节气之后，梅子就开始变黄了，但它还没有完全熟透。这种九成熟的梅子，是最适合用来做一种特别好吃的冰梅酱的。也就是我之前讲过的，在吃广东菜烧鹅时，会配上的一碟冰梅酱。

冰梅酱熬出来以后，是酸酸甜甜的，而且酸而不涩，甜而不腻，颜色也非常好看。它看起来有一种晶莹剔透的感觉，这就是冰梅酱名字的由来。

一般小孩子都会很喜欢吃冰梅酱，我家每次做好的冰梅酱，都等不到用来做菜，小孩子就会来偷吃。

## ＊ 做好的冰梅酱，梅核也有用

冰梅酱可以当果酱吃，比如，抹面包片、抹馒头片，都是非常好吃的；也可以做蘸料，比如，在吃烤肉的时候，不管是烤鸡、烤鸭、烤鹅，都可蘸一点儿冰梅酱来吃，滋味也是非常美的。

带有梅核的酱怎么吃呢？

可以取一点出来放在锅里，然后加一点水煮一下，煮出来后就像一道酸梅汤那样好喝，小孩子应该会很喜欢喝的。

请记住，装冰梅酱的玻璃瓶一定不能沾油，最好先用开水煮一下消消毒。每次取冰梅酱的时候，一定要用干净的、没有沾过油的勺子，这样冰梅酱才不会变质。

我们在市场上买的很多果酱，厂商为了防止它变质，可能或多或少都做了一点防腐处理，而我们在家自己熬制的冰梅酱，没有做过防腐处理，因此，一定要注意保持它的干净卫生，这样才不会变质。

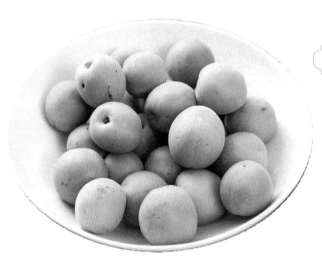

## 自制冰梅酱

原料：一斤（500克）黄梅（九成熟），半斤（250克）黄冰糖或红糖，少许的盐。

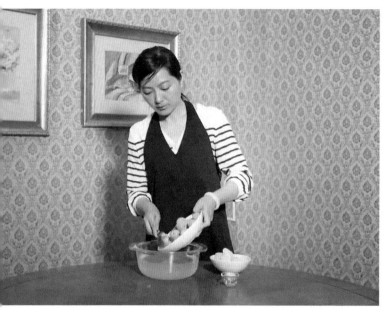

做法：

1. 把黄梅洗干净，用盐凉水（水里加上大约10克的盐）泡上24小时，以充分地去除黄梅的涩味，这样熬出来的酱才好吃。

2. 锅里放入冷水，然后把盐水泡过的黄梅放进去，用中火煮开。

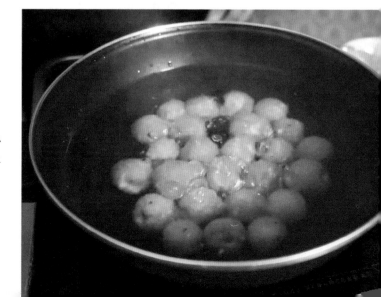

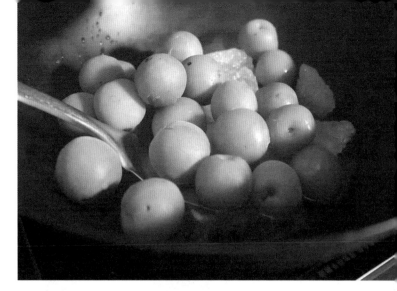

3. 煮开以后，把水倒掉留下黄梅，然后直接用锅铲把煮过的黄梅压碎。压得越碎越好，要让果肉和果核分离开。

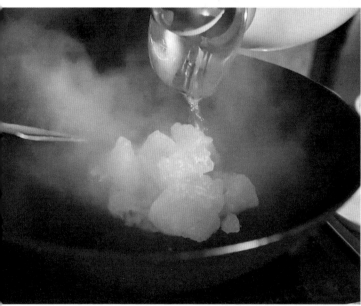

4. 再往锅里加少量的水，放入糖，再加一丁点盐，大约是1克的样子。为什么要加一点盐呢？其实，盐能提出糖的甜味，这样吃起来会更甜。

5. 用小火熬制，一边熬，一边用锅铲翻动，一直熬到果肉和糖完全地融合、锅里开始冒出大泡泡时，就可以关火了。把梅核单独挑出来，放在一个瓶子里备用。剩下的没有核的果酱，装在一个玻璃瓶里，晾凉以后，放入冰箱保存，这个就是冰梅酱了。

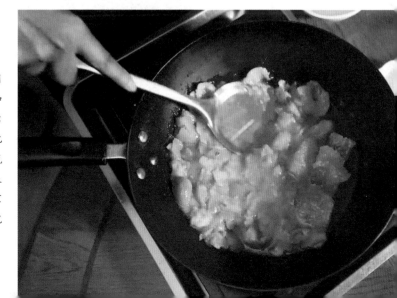

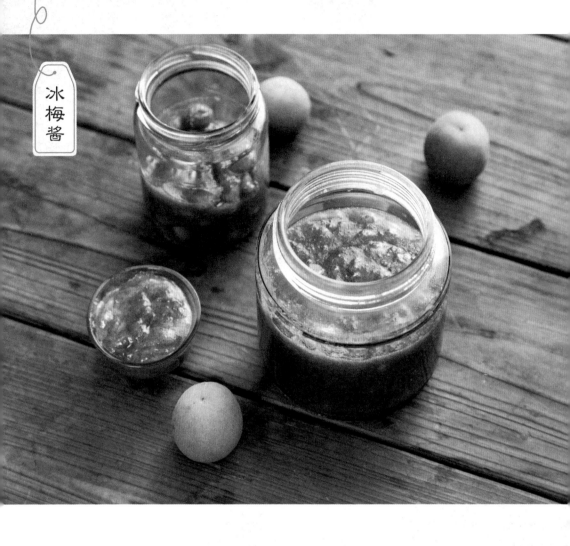

冰梅酱

* 吃冰梅酱的好处：消食、解腻、开胃，促进皮肤的新陈代谢，生津止渴、解暑

冰梅酱除了可以消食、解腻外，还有什么好处呢？

**1.开胃解腻**

进入夏天后，由于天气越来越热，有些朋友可能就会变得没有胃口，而吃了冰梅酱以后很开胃，能促进消化、解油腻。

## 2.调理"鸡皮肤"

冰梅酱可以保持皮肤的健康，特别是对一些肝气比较旺、脾气比较急躁的朋友来说，通常他们会有一个慢性毛囊角化性皮肤病的问题。主要表现为在脸的两侧，靠近耳朵的位置，有一些细细小小的，像粉刺的东西，一些朋友甚至会长在上臂的外侧。这样的一些小点点长期都不消，也被俗称为"鸡皮疙瘩""鸡皮肤"。

这是皮肤角质化的表现，如果经常吃冰梅酱，能促进皮肤的新陈代谢，很好地调理毛囊角化症状。

## 3.生津止渴、解暑

到了夏天，风热会经常使我们感觉到口干舌燥，这时候吃一点冰梅酱，有生津止渴、解暑的作用。

您也不妨经常给小孩子吃一点冰梅酱，因为冰梅酱里的黄梅有健脾和胃的作用。

**读者评论：冰梅酱，家里大人小孩都爱吃**

**狸猫童鞋：**每个节气前都会认真地看老师的书，看看下一个节气有没有要提前准备的东西，所以早早地在网上预订了青梅，泡好了青梅酒，熬好了冰梅酱。冰梅酱熬出的果胶很有弹性，有股橘子和山楂的味道，抹在面包上味道很赞。

**得月湖主：**前两天做了冰梅酱，超级好吃，兑了水喝，超级爱。和在外面买的奶茶果汁喝了感觉不解渴不一样，喝了超舒服，家里宝宝也很喜欢。做了两斤完全不够，还得再做些。

**心淡如水：**梅子酱太好吃了，酸酸甜甜的。

**薰衣草：**冰梅酱真好吃，酸酸甜甜的，口感很爽，大人小孩都爱吃，喝粥的时候可以拿出来当小菜。跟着老师养生真好，生活变得有趣多了！

# 高考、中考时，怎么让孩子吃好、睡好？

## 高考、中考时的配餐原则

每年高考、中考临近的时候，都有考生家长给我留言，希望我能出一份考生在考试期间的三餐食谱，以下，我就把它分享给您。

其实，在考试期间，以及考试前一周（一共两周时间），考生的一日三餐安排，有两个很重要的原则。

### ∗ 第一原则：宜吃清淡、好消化的食物

考试的前一周和考试的当天，都不是补的时候，而是要尽量给孩子的肠胃减负。无论是在家给孩子做饭，还是出去给孩子订餐，家长一定要注意给孩子吃清淡、好消化的食物。

为什么呢？因为考试的时候，孩子的精力都在大脑。大脑需要充足的血液来保持其高速运转，所以这时候孩子的肠胃真的不能吃下太多的东西。就算是想给孩子补，也不是现在，现在来补为时已晚了。

### ✳ 第二原则：尽量选择孩子平时经常吃的食物

家长千万不要想着孩子要考试了，就给他吃一些特别补的、孩子平时都没吃过的东西，比如，一些昂贵的滋补品，或者在给孩子订餐的时候订一些特别高级的东西。

如果孩子平时没怎么吃过这些食物，考试期间您突然给他吃，对他的肠胃反而是一种刺激，孩子的肠胃不适应反而帮了倒忙。

考试期间，尽量给孩子吃他平时习惯吃的东西，包括给他加餐的一些小食品也是如此，都尽量选择孩子平时经常吃的。

如果孩子平时不怎么吃零食，那您也不要特意在考试期间给他准备加餐的零食。

很多家长平时很注意孩子的饮食健康，不让多吃零食，要多吃蔬菜什么的，但临到考试的时候对孩子就放宽了要求。有的家长还主动给孩子临时加餐，生怕孩子能量不够了。

家长朋友一定要记住，考试这几天是关键时期，孩子在这几天反而要吃得比平时更健康才行。不能因为心疼孩子，就放松对孩子的约束，让他多吃零食。

如果孩子平时吃的零食对身体没多少好处的话，那考试的时候多吃零食就更没有好处了。况且，猛然间给孩子多吃那些不健康的食品，会给他的消化系统和肝脏系统增加额外的负担，这是一件非常不合算的事情。

比如，有一个孩子平时家里很少让她吃巧克力，但到了考试那天，她爸早上特意给孩子买了一大块巧克力，想着可以在孩子考试时补充能量。孩子可高兴，一口气都给吃了。结果进了考场后，这一大块巧克力堵在胃里，消化不了，孩子感觉非常难受。当天晚上孩子就发热了，最终影响了考试。

很多孩子在考试之前都爱吃巧克力，觉得吃巧克力既可以补充糖分又可以提神。如果是平时经常吃巧克力的孩子，那在考试的时候吃一点是可以的，但不经常吃的孩子，家长最好谨慎一点。不要让自己的爱心在这时候泛滥了，好心办坏事，最终影响了孩子考试。

家长朋友一定要记住，考试期间不要给孩子吃平时没怎么吃过的零食。

# 考试期间的早餐应该怎么配？

## ＊ 水果、鸡蛋、粮食

早餐吃什么呢？我的建议是这样：第一，要有水果；第二，要有鸡蛋；第三，要有粮食。

### 1.水果建议是橙子

水果，我建议是橙子，因为橙子有提神的作用，而且是很好的一个缓解压力的水果。

### 2.吃鸡蛋羹或荷包鸡蛋糖水

蛋类最好是鸡蛋，鸡蛋是提气的，孩子早上进考场之前吃鸡蛋的话，考试的时候就会精力充沛。而且鸡蛋有一个收敛的作用。有些考生怕中途上厕所影响考试，但吃了鸡蛋后就不会有这个顾虑了。即便是早餐吃荷包鸡蛋糖水，又喝了粥，也不用担心，整

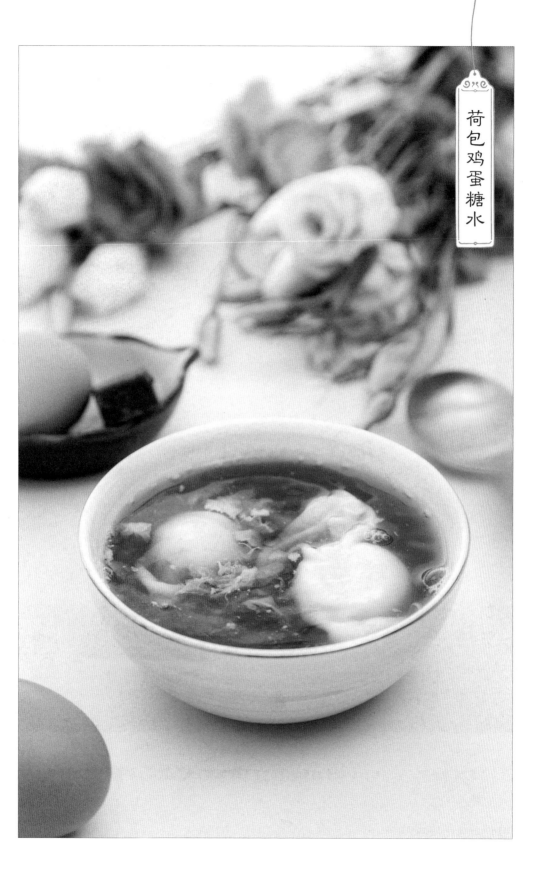

荷包鸡蛋糖水

## 荷包鸡蛋糖水

原料: 鸡蛋（1~2个）、
　　　少许红糖。

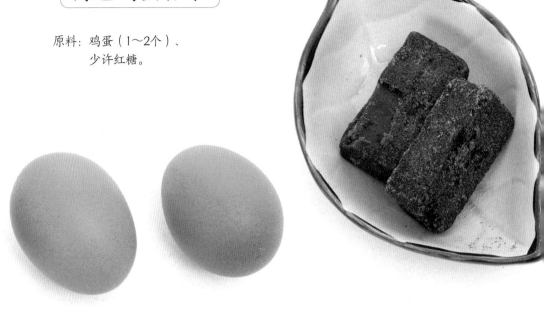

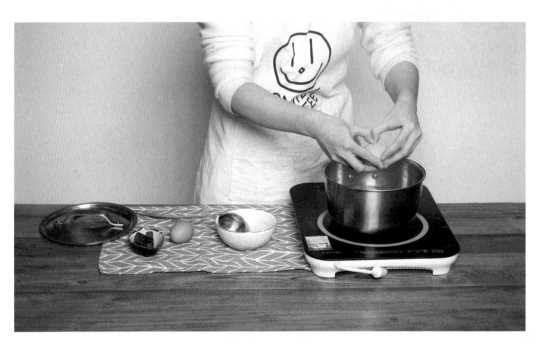

做法:

1.先把水烧开，然后打1~2个鸡蛋进去，等蛋白凝固了就关火。

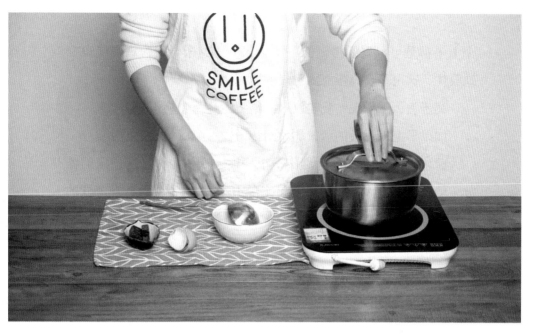

2. 不要立刻掀锅盖，等上几分钟，水不烫了再把它盛到碗里（这样蛋白不会煮老而蛋黄又不会溏心，吃起来又嫩又好消化）。

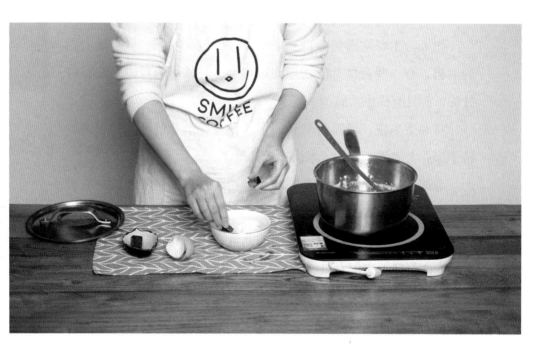

3. 碗里化好糖水，然后把煮好的荷包蛋放入碗里，调和一下，一碗荷包鸡蛋糖水就做成了。

个上午都是可以安心考试的，不会尿频、憋尿。因为鸡蛋能很好地收住，这也是吃鸡蛋能固肾气的原因。

鸡蛋怎么来做呢？我建议可以给考生蒸一个鸡蛋羹。

如果早上来不及的话，那就给孩子做一个荷包鸡蛋糖水。

荷包鸡蛋糖水既可以给孩子很好地补充体力，又有一定的糖分（糖分其实是大脑的唯一能量来源），孩子吃了以后，在考试的时候，大脑就有充足的能量来思考。

如果孩子的身体比较虚，家长可以在煮荷包鸡蛋糖水的时候，往里加一两片小小的人参一起煮。

如果是经期的女生，您可以给她加一点点当归。当归煮出来的荷包鸡蛋糖水有止痛的作用，可以让女生在考试的时候更安心。

### 3.吃粥和面食

如果考生要吃面包，自己家里做的面包没问题，但市场上卖的面包，有一些会加有膨松剂和添加剂，对孩子的身体是没有好处的，而且有些也太腻了。

对考生来说，清淡的粥和面食才是最好消化的，我们可以给孩子喝点大米粥，因为大米粥比较补气。

考试期间早上最好不要喝纯小米粥，小米粥是安神的，适合晚上来喝。

孩子吃面食，最好是吃发面的面食，因为比较好消化，如馒头、发面烙饼。它们有足够的糖分，可以给大脑提供充足的能量。

红糖的糖分消化吸收得比较快，而面食的糖分消化吸收得比较慢，这样可以确保在整个上午都有充足的糖分来给大脑提供能量。

早饭的时候，要不要再吃其他一些补的东西呢？比如，肉、牛奶。

早上吃肉，我觉得没有必要，也有点儿油腻了。肉类的消化时间是相对比较长的，如果孩子在考试的时候，胃里还一直在消化这些肉，对他考试就会有影响。

考生早上也是不适合喝牛奶的。牛奶是安神的，可以让孩子在晚上喝。

如果早上孩子不爱吃鸡蛋，那您不妨给孩子喝一点豆浆，但要是吃鸡蛋的话，豆浆就不要喝了，鸡蛋和豆浆本来可以同时吃，但是考试前吃太多的蛋白质，孩子肚子里可能会胀气。

我建议的这个考生早餐，食谱其实很简单，基本上都是中国人传统吃的那些东西。不要小看传统的东西，有时候它们真的是特别有道理的。

## 考试期间的午餐应该怎么配？

有的家长还想了解孩子的午餐和晚餐应该吃些什么。

其实，考试期间的午餐和晚餐，跟考试期间的作息是密切相关的。

我想给考生和家长几点提醒，这个午餐食谱不仅适用于高考、中考的考生，也适用于不参加考试的学生，因为在整个农历五月，是养护孩子身心的一个关键性阶段。所以，作为家长，在孩子的饮食、作息上都可以给一点助力。

## ＊ 配午餐的原则：不占用孩子太多的时间，让孩子尽量午休

首先，考试期间的午餐应该吃简单一点，最好不要占用孩子太多的时间，这是一条很重要的原则。

因为考试期间正好是仲夏之月，而在这个月份，孩子不管是参加考试，还是紧张地复习，对心脏来说都是一个很大的负担。孩子在这时候是特别容易困乏的，所以每天午饭以后，家长一定要让孩子睡个午觉。

这个月份，即使是平时不爱睡午觉的孩子，吃完午饭以后，如果您让他马上去学习，他是打不起精神来的，总想瘫在沙发上或者躺在床上赖一会儿。原因就是这个月份心脏承受了极大的负担，尤其是孩子经过上午紧张的考试之后，更是疲惫。

在中午的时候，特别是在考试期间，时间本来就很紧张，家长要尽量给孩子准备一顿简单的午餐，让他能够在吃完之后，可以抓紧时间躺下来休息一会儿。即便没有躺下来睡午觉的条件，也让孩子闭目养神一会儿，这是非常重要的。

在其他季节，可能不用非要这么做，但在仲夏之月，家长最好是让孩子有一个午休时间，以便养护好心脏。

因为心、脑是相通的，人们经常说用心学习，用心思考，这个"心"字，古人可不是随便乱用的。难道他们不知道是大脑在思考吗？其实，这是在提示我们心、脑是相通的。所以考试的时候让孩子在中午休息一下，养护心脏，也就是为大脑充电。到下午的时候，孩子再进考场思维就会更加敏捷。

＊ 荤菜配虾肉和少刺的鱼肉；蔬菜特别要添加红色和
深绿色的

午餐具体应该怎么配呢？

要让孩子有效率地吃，也就是说，不要有太多需要剥壳的东西，或者是啃骨头、吃很硬的东西。这些都比较花费时间。

不要让孩子吃一些难以消化的东西，否则到下午考试时，脾胃还在消化食物，这样就会分散用来考试的精力。

如果您要给孩子吃荤菜的话，就是鱼肉和虾肉，它们易于消化。但要注意，不要给孩子吃那种带很多刺的鱼，孩子挑起刺来会很浪费时间。可以吃一些深海鱼，它们的大刺在切割的时候就已经被分离了。或者给孩子吃一些剥好壳的虾仁。虾是补阳气的，吃了以后会让人更精神，而且比较好消化。吃一点虾就可以了，不用吃太多。

蔬菜方面要给孩子配绿色和红色的蔬菜，重点是红色蔬菜。

红色蔬菜能补心养脾，比如，红色的胡萝卜、甜椒、西红柿。西红柿其实还可以清心火。在绿色蔬菜中，要注意吃深绿色的蔬菜，比如，芥菜、西兰花。

再加上一碗清淡的汤，一碗米饭，这样一顿午餐就已经足够了。

## 1.孩子在考试期间最需要维生素、矿物质和糖分，而最不需要蛋白质

不用担心孩子在考试期间营养不够。考试期间是没有必要点什么考试餐、营养餐的，特别是这里面有孩子平时不经常吃的食物，最好不要点。因为孩子在这时候吃一些脾胃不适应的食物，很可能适得其反。

如果考试当天在外面订餐，您就点孩子平时经常吃的菜就可以了。他的身体和肠胃对这些经常吃的饭菜会比较适应，不至于造成额外的影响。

考试期间，最需要的是哪些营养素呢？

其实，这时候身体最不需要的是蛋白质，最需要的是维生素、矿物质和糖分，所以午餐尽可能让孩子多吃一些蔬菜、水果和主食，这样就可以保证大脑需要的营养素了。

**2.素菜中，不容易消化的山药、芋头等要避免**

素菜中一些不容易消化的，如山药、芋头，我们要避免。这些东西都很滋腻，吃下去以后，长时间不容易消化，容易顶住孩子的胃。

## ＊午睡后，喝什么饮品能给考生清热解渴又能减压

考试期间天气很热，孩子睡午觉起来后有一点口渴，这时可以给他吃一点点水果，不用多，也可以给他做一个西红柿汁。西红柿有清火的作用，特别是可以清心火。夏天的下午天气炎热，喝这个能让孩子感觉凉爽，缓解午后的困乏，考试时更容易集中注意力。

午饭后，让孩子小睡片刻。午睡醒后，一般会感觉有些口渴，可以喝这个汁，能给身体和大脑迅速补充能量。

其实就算不是考试时，夏天午睡后给孩子喝这个解渴，也比冰饮要舒服。

小时候，一到夏天，父亲经常给我们这么吃，那时候蜂蜜难得，用的是糖。

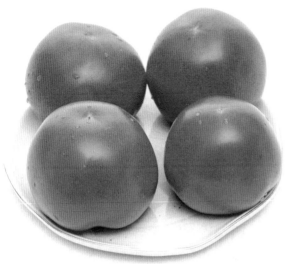

# 蜂蜜西红柿汁

原料：西红柿、蜂蜜。

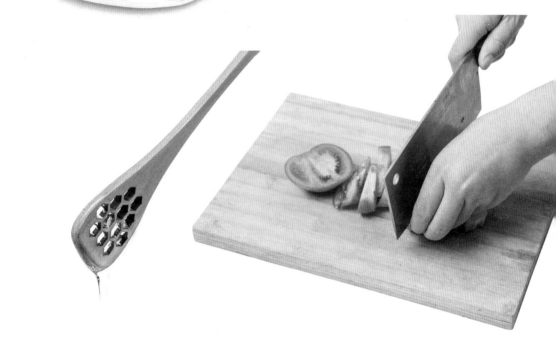

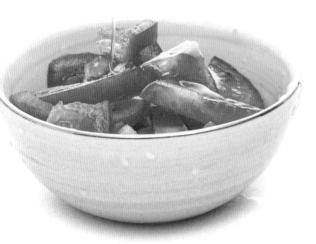

做法：
将西红柿切碎，拌上蜂蜜，
腌制半小时，会出很多汁。

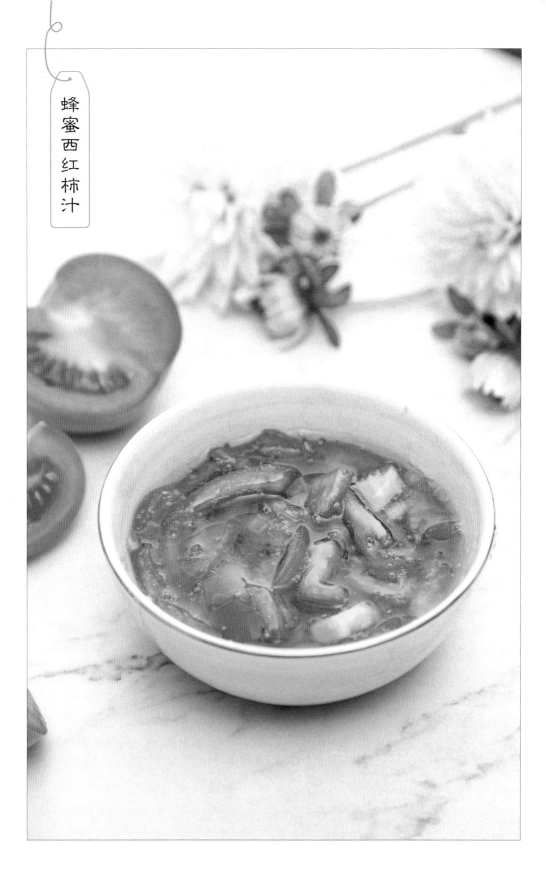

蜂蜜西红柿汁

还记得高考时，父亲在考场附近借了朋友家一个房间给我午休。他自己在外面坐等，怕我睡过头，一直盯着表看。午睡起来，开门就见他捧着一大碗鲜红鲜红的糖拌西红柿汁，是他在我休息时，亲手做的。

喝下之后，午后的昏沉一扫而空，神清气爽。那酸酸甜甜的滋味清凉入心，真是永生难忘！

# 考试期间的晚餐应该怎么配？

### ✳ 晚餐要少吃一点，不宜吃鸡蛋

晚上的饭，最好是少吃一点。

孩子考试期间的晚餐，不宜吃鸡蛋。我说过，在考试的当天，早餐一定要吃一个鸡蛋，它可以提气，帮助孩子在考试的时候集中注意力。但晚上就别给孩子吃鸡蛋了，因为鸡蛋是提气的，吃了后可能会有点兴奋，影响睡眠质量。

### ✳ 晚上尽量不喝牛奶，可以喝酸奶

有些家长喜欢晚上给孩子喝一点奶，认为喝牛奶可以给孩子补一补。但有些孩子喝太多的牛奶以后，容易生痰湿，而痰湿会干扰睡眠。

如果您一定要给孩子喝一点奶，那就喝酸奶。酸奶有安神的作用，又能调节肠道，还比较好消化，比牛奶要好得多。

以上三餐的搭配，都只是参考建议，您可以从中选择孩子平时习惯吃的餐食。如果其中有孩子平时不怎么吃的东西，那么在此关键时期也不要勉强去吃。

总之，在生活中，有时候越是重大的事情，越是要用平常心去对待它，这样才不容易犯错。用平常的心，吃平常的饭，让孩子在精神上、身体上少一点压力和负担，这是作为家长在考试期间对孩子最好的帮助。

# 高考、中考时，怎么让孩子睡好？

备考期间，家长操心的事情，第一件是怎样让孩子吃好，第二件是怎样让孩子睡好。

考试期间的高质量睡眠对孩子尤为重要。家长朋友可以通过做三件事来帮助孩子提高睡眠质量。

## ✳ 睡觉时，在孩子的床头放一盘苹果

苹果的香气具有使人心情愉快的作用。孩子经过一整天的紧张考试，脑神经其实是紧绷的，这时候闻一闻苹果的香气能舒缓脑神经，可以轻松入睡。

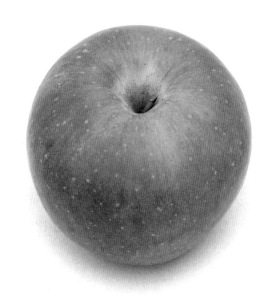

## \* 用苹果代替夜宵

孩子在考试或备考期间，有时候会复习功课到深夜，如果这时候给孩子吃不合适的夜宵，可能睡不安稳，因为"胃不和则寝不安"。要是吃得太多，早上起来孩子会没有胃口，可能会影响孩子白天的考试状态或复习质量。所以，如果孩子复习到半夜，肚子饿了，家长不妨用苹果来代替夜宵。

用苹果来代替夜宵有什么好处呢？

### 1.快速给大脑补充能量

苹果含有非常好的果糖，给大脑补充能量很快。

### 2.好消化

苹果吃到肚子里很快就能消化，这样孩子睡觉也能睡得安稳。

### 3.让孩子精神愉悦

苹果含有一种能使大脑愉快的物质，对于舒缓孩子的情绪非常有好处。

## \* 如果孩子脾胃虚弱，把苹果煮熟了吃

大多数的水果都偏凉，容易伤胃，但苹果是一种非常平和的水果，对孩子的脾胃有保护作用。

如果您觉得孩子的脾胃比较虚，可以把苹果煮熟了给他吃。

苹果也是为数不多的煮熟以后依然有很好营养价值的一种水果。

苹果中含有一种果胶，生吃的时候，有促进肠道蠕动的作用，能够通便；如果煮熟了吃，它还能止腹泻，孩子脾胃虚弱拉肚子，家长是可以给他吃煮熟的苹果的。

\* 苹果煮熟吃有几种吃法呢？

### 1.煮苹果糖水

苹果的果胶经过加热，会变得很黏稠，吃起来口感很好，对孩子的肠道有很好的缓解腹泻的作用。

苹果糖水

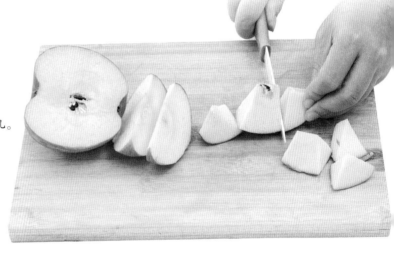

做法：
1.先把苹果带皮切成小块儿。

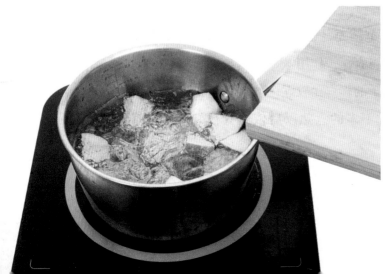

2.锅里烧开水，把切成小块的苹果放进去，煮两三分钟就可以了。如果孩子喜欢吃软一点的，多煮几分钟也没事儿。

苹果煮好以后，可以再加一点点的糖或者调一点点蜂蜜，然后给孩子喝苹果糖水。

### 2.烤苹果

先把苹果的核挖出来，然后把整个苹果带皮一起放到烤箱里，烤20～40分钟，这个时间可以根据烤箱的火力来决定。

烤到什么程度呢？看见苹果的外皮变成褐色皱起来了，流出了汁，这时候就可以把它从烤箱里取出来了。苹果晾温了以后，再给孩子吃。

烤苹果是非常好吃的，又香又甜又软，而且经过烤制以后，糖分会更加突出，吃起来会感觉很甜，很舒服。实际上苹果还是原来那个苹果，并没有放任何的糖。

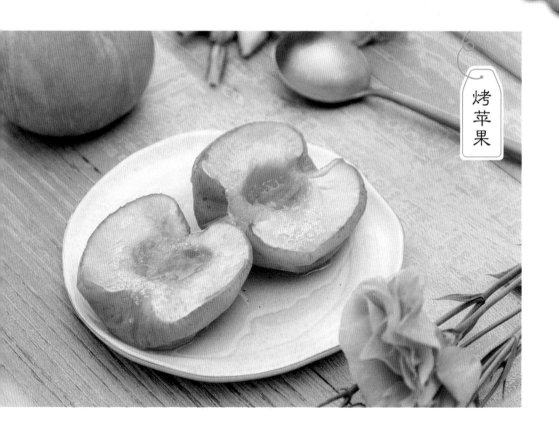

烤苹果

如果孩子晚上睡觉的时候，觉得心里很烦热，翻来覆去睡不好，这时候，家长可以给他冲一道清心火的茶饮，来缓解心烦、紧张、睡不好的情况。

孩子心火旺有哪三种表现呢？

## 清心火茶饮（莲子心甘草茶）

原料：莲子心2克，甘草5克。

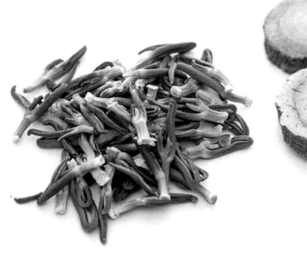

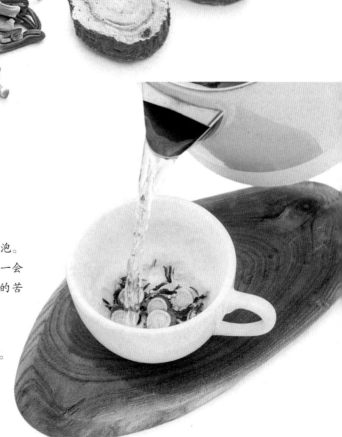

做法：
把莲子心、甘草放入杯中，用开水冲泡。要稍微多闷一会儿，因为甘草要多闷一会儿才会出味。甘草可以调和莲子心的苦味，喝起来有一点微甜微苦的感觉。

功效：
清心火，生津止渴，调理心烦、失眠。

第一，舌尖发红，甚至舌头长溃疡。家长可以看一下孩子的舌头，如果舌尖发红，就是心火旺了，甚至有的孩子的舌头都长出溃疡了。

第二，小便发黄，甚至发红。

第三，晚上睡觉的时候总觉得睡不好，甚至睡不着，心里很烦、很热。特别是到了初夏，天气越来越热，内热、外火加在一起，孩子就会总喊热，影响睡眠。

如果孩子有以上三种表现，家长就可以给孩子喝这道清心火茶饮。

夏天，有时候我们会觉得很热，口干舌燥的，但不一定是真的缺水，而是因为心火太重了。这时候就非常想吃冰激凌、喝冰水，但家长最好不要在高考、中考的时候，给孩子吃这些过凉的东西。因为它们会非常伤孩子脾胃的阳气，也会影响肠胃的消化和吸收，甚至有的孩子可能还会因此生病。

以上这三种，都是可以帮助孩子在考试的时候睡好的方法，只有让孩子在晚上睡好，他们白天才会有更充沛的精力去考试。

---

**读者评论：喝了这道茶后，孩子不急躁了**

爱听的喜马拉雅马：这几天，我家小孩正在备考中，我感觉她压力很大，舌尖发红。听了陈老师的课，给她喝莲心甘草茶。她说很好喝，也不是很苦。喝了几天后，舌尖就不怎么发红了，人也不显得急躁了。谢谢陈老师！

思肺：莲心甘草茶是真管用！前段时间舌头上长了个很大的溃疡，痛到不能吃饭、说话，没想到喝了莲心甘草茶三天就好了！真的太神奇啦！

**允斌解惑：女性经期不要喝莲子心甘草茶**

惠媛惠媛：女性经期能喝莲子心甘草茶吗？

允斌：女性经期不要用莲子心。

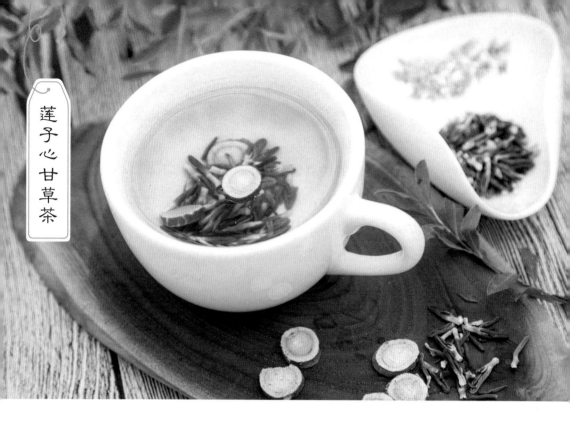

莲子心甘草茶

蝶：心气不足的人平时吃莲子，莲子心留还是不留？

允斌：吃带心莲子，与单独喝莲子心，很不一样。有莲子肉的补益作用坐镇，莲子心一起吃是很好的。腹泻或大便不成形的人，吃莲子可以去掉莲子心。

## ☀ 让孩子在考试的头天晚上早一点上床睡觉

让孩子在考试前一天晚上早一点上床睡觉，哪怕是有些事情没有完成，宁可让孩子第二天早上早一点起来做，也不要让他在考试头天晚睡，这一点非常关键。

我想再次提醒所有的学生和家长，不管是在考试期间还是在平时的学习中，如果孩子晚上的作业做不完，宁可早上早点起来做作业，也不要耽误睡眠时间。晚睡对孩子的发育是特别不利的。

其实，健康的原则跟生活的道理都是相通的，即便考试对孩子、家长来说是天大的事，也不能用孩子的身体健康做交换。

# 给孩子考场提神的好方法

给大家分享两个考场提神的小方法，高考、中考或者其他什么考试，都可以拿来一用，甚至成年人考试，都可以用来提神。

## ✳ 取一片人参含在舌头下面

这是我外婆传下来的小秘方。

这个方法非常简单，就是切非常薄的一片人参，像大拇指的指甲盖那么大的一片。在考试前，含在舌头下面，这样整场考试，人都会特别有精神。

你不需要嚼人参片，也不需要咽下去。人的舌下有丰富的血管，通过透皮吸收，就可以让人参发挥作用。在一些心脏病急救的时候，给病人用的药物就是通过舌下含服的，为的就是让药效能迅速地被人体吸收。

考试中，含在舌下的人参，会持续提升身体的元气。人参提升元气的作用是非常强的，可以让考生很好地在考场上集中注意力。

薄薄的一小片人参，只是考试这几天来用，对于孩子们来说是没有问题的，除非孩子正在肺热咳嗽。

什么是肺热咳嗽呢？就是咳嗽时吐出来的痰是黄色的。

还有爱流鼻血的孩子，也不要用这个方法。

有些学生体质比较弱，在这个时候，通过舌下含服人参来参加考试，是非常适合的，尤其是容易体虚的女生。

这个提神的小方法，它的适用性非常强。不管是大人参加成人高考或公务员考试，或者其他的一些资格认证类的考试，还是学生中考、高考，都可以使用。

不只是考试，一些需要高度集中注意力的重要工作或者长时间的谈判，都可以含一小片人参在舌头下面。

人参提升元气的作用，在补气药中排第一名，如果老年人的身体比较虚弱，需要吃人参来保健，不妨也试一试这个舌下含服的方法。

人参片含在舌头下面，通过肠胃来吸收，这样对人参的利用率比较高，而且方法相对来说又很简单，不需要去炖、煮或者泡水，几乎可以把它完全吸收掉。

这样含了一段时间后，通过唾液，人参片就会被完全浸软、泡透，这时您轻轻地嚼一嚼，再把它咽下去。这是一个对老年人非常简单、实用的保健方法。

小时候，我记得母亲经常这样给奶奶来用。母亲每天都切下薄薄的一片人参给奶奶含在舌下，因为那时候人参非常昂贵，用这样的方法来给老年人吃，一支人参可以吃好长一段时间。

我觉得这是吃人参一个比较实惠的方法，而且效果也挺不错的。不至于说用一大根人参来煲汤，然后给老年人一次喝下去。这样有可能补过了，然后过两天，家人没时间，又没有人去做这件事，又间断了。

我觉得这种每天含服一小片人参的方法，是可以达到水滴石穿的效果的。对老年人来说，它是更为安全、稳定的方法。

如果实在来不及准备人参，或是平时易上火的孩子，也可以用党参来代替。党参基本具备人参的功效，是人参的代用品。

不过，党参药性平和，所以力量也比人参薄弱。用党参的话，含在舌头下面效果就不好了，最好是早上，在考生喝的荷包鸡蛋糖水里面，加两三根党参进去一起煮，然后将党参吃掉。

## ＊ 进考场之前，吃一根香蕉

很多人在考试之前，都喜欢吃一点巧克力，觉得这样可以提神，也可以补充能量。

如果您只参加一场考试，那么吃一块巧克力是有意义的，但如果参加的是连续好几天的考试，比如，中考或者高考，就不是很合适了。为什么呢？

第一，如果考试是连续进行，那么每次进考场之前都吃巧克力这样的甜食，会影响孩子的胃口，也影响他的消化系统。

第二，对于小孩子来说，如果吃太多的巧克力，容易使孩子晚上睡觉不安稳，毕竟巧克力是含有咖啡因的。

第三，现在的巧克力，其实有一些是含有反式脂肪酸的，会对我们的肝脏造成负担。考试本来就很紧张，孩子容易肝火旺，这时候肝脏的解毒功能比较差，因此不宜多吃含有太多有各种添加剂的巧克力。

第四，巧克力补充能量的作用是暂时性的。它的糖分很高，人体吸收以后，血糖水平会很快升高，但这种糖原消耗得也特别快，血糖水平很快又会降低。如果考试的时间比较长，到了后半场或到了下午考试时，考生就容易感到疲惫。同时，血糖的忽高忽低，也可能会造成头昏。

吃香蕉就不一样了。香蕉的糖分非常丰富，它能充分地给大脑补充能量，因为大脑的唯一能量来源就是糖分。香蕉含有的果糖，不像普通的糖那样会使血糖猛然升高，对孩子的身体来说相对比较安全。

其实，香蕉也是含有提神物质的，而且这种提神物质是没有咖啡因那种不良反应的。

这种提神物质是什么呢？就是钾。香蕉含有的钾能让考生精神很振奋，还能帮助考生集中注意力。

香蕉对人体的神经系统有双向调节的作用，它既能振奋精神，使人注意力更集中，又能缓解压力。香蕉是让人开心的水果，在进考场之前，吃根香蕉可以让考生放松紧张的心情；而且香蕉很好消化，不会给孩子的脾胃造成太大的负担。

每年的高考和中考，天气都比较炎热，而香蕉恰好是偏凉性的水果，吃香蕉正好可以给孩子降降心火。

香蕉是凉性的，有轻微的滑肠作用。如果平时容易腹泻的考生，为了保险起见，您考试期间最好谨慎食用香蕉；而身体正常的考生每次进考场之前吃一两根香蕉都没有什么关系。

当然，如果孩子不爱吃香蕉，家长也别勉强孩子吃。这个时候最好是顺其自然，让孩子吃他平时习惯的东西。

**读者评论：孩子上午含着人参，状态很好**

辉儿_：感谢陈老师的指导，上午进考场前吃了一根香蕉，孩子上午含着人参，状态很好，中午吃的鱼，棒棒的！再次感谢陈老师！

**允斌解惑：每参加一门考试含一片人参？**

恺妈：每参加一门考试含一片人参吗？

允斌：是的。

# 女生在考试的时候，遇上了生理期怎么办？

## ※"用药物提前或推迟生理期，以避开考试日期"的方法不可取

每年的 6 月是考试月，很多女生家长都会关心一个问题，"女生在考试的时候遇上了生理期，应该怎么办？"他们给我留言说，每年的高考，有些家长会用一种方法，那就是用药物让女生的生理期提前或者推迟，以避开考试日期。他们问这样的方法行不行。

请千万不要做这种急功近利的事，这样做是得不偿失的。不见得能改善孩子考试的状态，反而有可能起到反作用，甚至会给孩子的身体带来长久的负面影响。

人体的生理节奏是非常精密的，不能胡乱去干扰它。当我们用药物来干预生理期，看似减少了麻烦，减少了影响考试的因素，但实际上可能会使孩子的身体处于一个非正常的状态，甚至可能会影响大脑在考试时的反应速度。

因为人的身体是一个整体，牵一发而动全身。当我们人为地去干预生理期的时候，就是在干扰肾的功能。而肾和脑是相通的，干扰了肾的功能，让它变得不正常的时候，大脑也会受到相应的影响。

考试的时候，是需要高度集中注意力的，要使大脑处在一个非常好的状态才行。如果考试的时候处在一个非正常状态——肾的功能不正常，大脑反应也不正常，那就会影响水平的发挥。所以，家长朋友千万不要干这种傻事，影响了孩子的身体，甚至将来可能对她的身体产生很难消除的影响，到时候后悔就晚了。

### * 马上缓解痛经的食方——核桃红糖茶

如果家长朋友真的担心自己的孩子在考试期间因痛经影响了考试，有一个能快速缓解痛经的方子——核桃红糖茶，您可以给孩子在考试的时候喝。

如果家长知道孩子在考试的时候会碰上生理期，那么可以让孩子在生理期前两天喝，每天喝两次，一直喝到生理期的第三天，这样比较保险。

很多年了，我家的这个方子给不少朋友都用过。在痛经的时候马上喝，止痛的效果几乎是立竿见影的，如果是在痛经之前喝，它也有很好的防痛经作用。

### 1.红糖的作用: 活血通经、止生理期疼痛

有些朋友可能认为红糖只是调味的，其实在生理期，在这个方子里，红糖不仅可以让女性活血通经，还可以止痛。红糖对于普通的腹痛也有效果，注意量一定要足够。

### 2.带皮核桃仁的作用: 补脑、化体内瘀血

核桃仁一定不要去皮，不然效果就不好了。

很多人都以为核桃是补脑的，其实，这只是核桃一方面的作用。核桃还有一个特别的好处就是追瘀血，能让身体内陈旧的瘀血化掉，顺利排出。

### 3.喝核桃红糖茶好过吃止痛片

这个方子调理痛经的效果很好，有些女生从第一次生理期就

# 核桃红糖茶

原料：带皮核桃仁1～2两（50～100克），红糖2两（100克）。

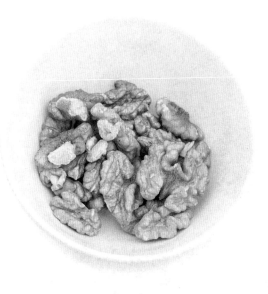 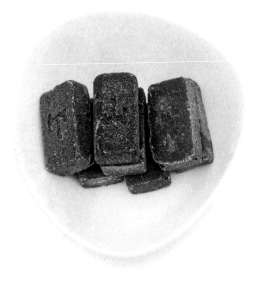

做法：

1.把核桃仁切碎，冷水下锅煮30分钟以上。

2.煮好后加入红糖，红糖溶化后就可以关火了。

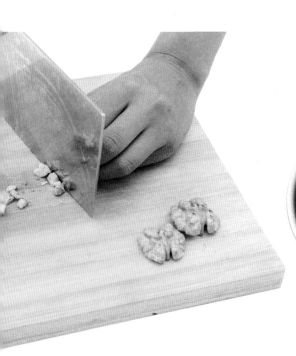 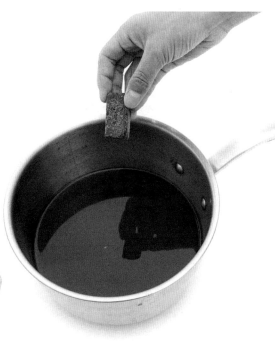

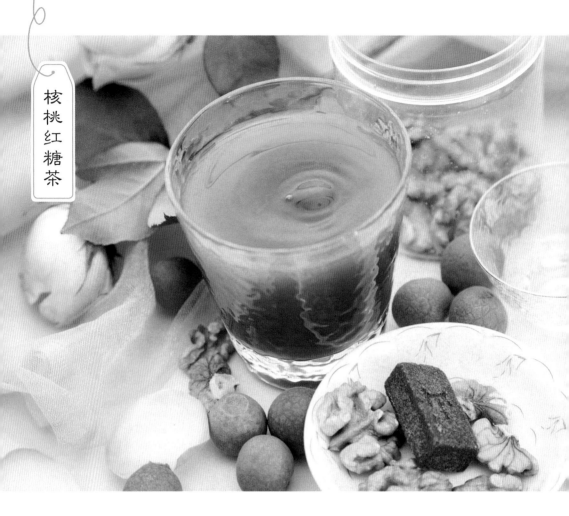

核桃红糖茶

**允斌叮嘱：**

1. 如果没有条件煮，也可以泡核桃仁。

2. 煮的时间也可以长一点，效果会更好。因为主要用到的还是核桃内皮的作用，而核桃内皮只有经过久煮，有效成分才能析出。

3. 核桃红糖茶要趁热饮用。

4. 平时可以把核桃仁全部吃掉，但在考试期间，不要多吃。因为孩子的脾胃是比较虚弱的，这时候吃太多的核桃仁，比较难消化，所以重点还是喝煮好的水。

5. 红糖的量，一定要足够。

开始肚子痛，很严重的那种，特别是进入青春期的女孩很多都是这样。

以上这种情况叫原发性痛经，可以采用这个方子来调理。

其实，这个方子的止痛效果不比止痛片差，有时候还更好一些。

有些刚进入青春期的女生不懂，在痛经的时候吃止痛片来止痛，这样对身体是没有好处的。止痛片只是让人暂时感觉不到疼痛，它不能调理疼痛的根本。

我建议，家长要给孩子树立正确的意识——用简单的食物来调理身体小小的不适。

**读者评论：真是太有用了**

江南菡萏：喝了一次核桃红糖茶，结果让我大吃一惊。子宫腺肌病折磨了我两年，每次例假都疼得死去活来，现在竟然不痛了。

糖糖薄荷 _hm：真是太有用了，想当年考试遇上生理期，身体不舒服，都不知道如何做。现在跟着老师学习了很多，以后就会从容淡定地面对身体问题啦！每天听老师的讲解，调养身体，已经大半年没有生病了。

风晴lala：核桃红糖茶用了很多次，很神奇，不但止痛，脸色也会变红润一些，效果比平常补血好。

晗涵：我不爱吃核桃，痛经的时候煮了一碗核桃红糖茶，没想到好喝得很，止痛效果也不错。

王芳：核桃红糖茶里的核桃特别好吃，软糯糯的，没有生核桃那种涩涩的味道，感恩老师的分享。

**允斌解惑：核桃红糖茶尽量喝新鲜的**

Jasmine：核桃红糖茶煮好后，能放冰箱吗？
允斌：尽量喝新鲜的。

lucky：我痛经很多年，怀香山楂茶和核桃红糖茶可以一起喝吗？
允斌：可以的。

※ 生理期的女生，在考试期间可以用"舌下含人参和吃香蕉"的方法来提神吗？

之前讲到两个提神的小方法：舌下含人参和吃香蕉。有人问，生理期的女生可不可以使用这两个小方法。

这需要根据每个女生自己的情况来定。如果是月经量多的女生就不能用，因为人参是热性的，有可能会增加出血量。如果是生理期觉得很不顺畅的女生，可以用人参提神的方法，因为人参有一定的活血作用，这时候用正好。

用香蕉提神的方法建议就不要用了。因为香蕉是偏凉性的，不适合在生理期的时候吃。

那这样会不会错失这个提神的机会呢？也不会，因为核桃红糖茶也是给大脑补充能量的。大脑能量的来源就是糖分，而红糖还含有矿物质，可以帮助大脑来集中注意力。

有的女生喝了核桃红糖茶后才发现，原来不是每个月的生理期都会痛经的，坚持喝了一段时间的核桃红糖茶以后，不仅从此告别了痛经，而且即使在经期也会觉得很舒服。

作为考生家长，真的不应该去纠结怎么样让孩子能在考试期间避开生理期这个问题。如果在平时就非常注意调理孩子的身体，那么无论是否在生理期，都是很舒服、很自然的，并不会影响到学习和考试的状态。

孩子身体有问题，与其临时抱佛脚想怎么样用药物干预孩子的身体，不如从现在开始，就好好地给孩子树立一个正确的健康饮食观念，让她的身体一直保持自然的天人合一的状态。这样无论是遇上考试还是其他什么事，都不用因为孩子的生理期而感到格外忧虑了。

# 端午节，古代的全民卫生节

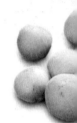

## 端午期间的养生之道，整个仲夏都适合

端午节在古代是一个很重要的节日，可以说是古代的全民卫生节，同时也是一个属于仲夏的节日。

端午节的养生之道，是不只限于端午节这一天的，它可以应用到整个农历五月——仲夏。

### ❋ 端午节，是专门用来防毒、防传染病的

端午在南方也被称为端阳，因为端午节在农历的五月初五，而五这个数，在一到九中间，代表一个阳。

端午期间，是天地间的阳气快要到达顶点的时候，也是各种病邪、毒虫很活跃的时候。古人一向认为农历的五月是"恶月""毒月"，传染病多，蛇虫也多，于是设立端午节，专门用来驱邪避病。

端午节有各种各样的民俗，其实都是为了防病，祈求平安健康和长命吉祥的。

小满 101

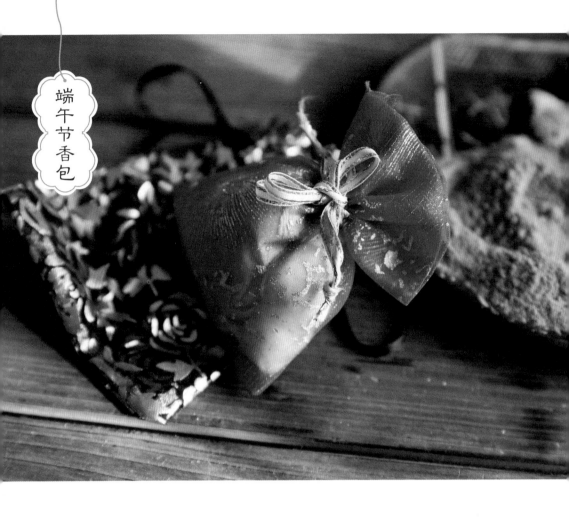

端午节香包

\* "香草挂门，使千鬼不窥其户；以兰艾沐浴，使万病不入其身"

端午节，古人特别讲究要"香草挂门，使千鬼不窥其户；以兰艾沐浴，使万病不入其身"，并且还用五色丝线缠在手臂上，这个称为续命，意思就是要延长寿命。

香草、兰艾都是芳香的中药，是抗细菌病毒的，家里挂上这些药草，并且全家人不论男女老都用药草沐浴。古人用这些方法，其实是在预防夏季的传染病。

现代人如何过好端午节呢？绝不仅仅是吃粽子那么简单。

在端午节还有七件养生的事要做，做好了就把握住了老天爷给我们安排的保健好时机。这七件养生的事是什么呢？

1. 家悬艾蒲，这是为了净化空气驱蚊虫。
2. 兰汤药浴，这是为了祛除下焦的寒与湿。
3. 胸佩香包，这是为了预防流行性传染病。
4. 吃新蒜煮蛋，这是为了提高身体免疫力。
5. 外用雄黄酒，这是为了防治疱疹和疥癣。
6. 吃咸鸭蛋，这是为了滋养肾阴，清肺热。
7. 吃糯米香粽，这是为了补益肾气，清血热。

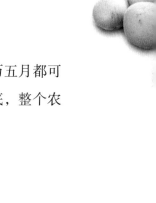

不是让您在端午节这一天都完成，而是在整个农历五月都可以做的。也就是说，从端午节的前四天开始，直到月底，整个农历五月，都可以来做这七件养生的事。

# 第一件事：家悬艾蒲，辟邪、杀菌、防虫

第一件事就是要在家里悬挂艾蒲，这样可以净化空气防蚊虫。

艾蒲就是艾叶和菖蒲。

我妈妈说，在她小的时候，小贩会采来新鲜的艾叶和菖蒲沿街叫卖，喊"菖蒲、艾叶，洗澡药哦"。然后，家里就会去买一些

回来，把它们倒挂在大门上，回头再用来洗澡。

现在到南方，也会看到很多小城市的大街上有新鲜的艾叶和菖蒲在卖。

## ＊ 艾叶和菖蒲，是天然杀菌清洁剂

在门上和家里悬挂艾草和菖蒲，古人认为可以辟邪，保平安。这不是迷信，因为艾草和菖蒲在端午节的时候，药性小满了，是最好的。

艾草和菖蒲含有挥发性的药性成分，能散发强烈的香气，蚊虫闻到以后就不会进门了，所以家里的环境就得到了净化，相当于给家里用上了清洁除菌剂。

如果您买不到新鲜的艾草和菖蒲，可以网购。

买回来的艾草和菖蒲，用绳子扎成一捆。再把它倒挂在自己家门口。

## ＊ 艾草和菖蒲，放在厨房、卫生间、窗户边

艾草和菖蒲要放在家里空气不好的地方，比如，厨房和卫生间，可以起到空气清新剂的作用。还可以挂在家里的窗户旁边，凡是有敞开的地方您就挂上，这样可以防止蚊虫进屋。

这些挂着的艾草和菖蒲，过了端午节之后您不要把它们取下来丢掉，等它们自然晾干后，就是一种很好的中药，可以用来煮水泡澡，能祛湿、祛毒。

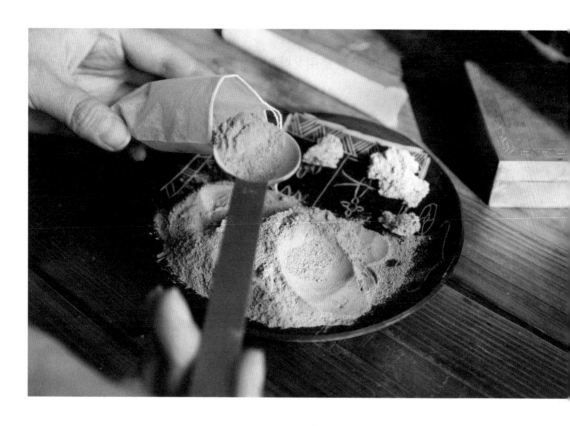

　　如果实在买不到新鲜的艾草怎么办呢？可以用艾灸用的艾条，这个在药店就可以买到。

　　艾条就是用干的艾草搓成艾绒以后制作成的。

　　把艾条点燃，在家里到处熏一下，特别是角落，因为边边角角的地方是最容易滋生病菌的，蚊子也大多爱在角落里藏身。

　　用艾条熏房间您要注意一点，就是不要多闻，因为艾草烟是散气的，人闻过以后，会感到无力，有点困。熏的时候，您不妨把门窗关好，出去散个步，过一小时再回来打开门窗，这样防蚊虫的效果会更好。

　　以前的老上海人，在端午节的时候，最喜欢买来一种烟熏药熏房间，这种烟熏药就是用艾叶配上中药制成的。

## * 还可以买一把新上市的大蒜挂门边上

如果您不想用艾条，您可以买一把新上市的大蒜，把它们编成蒜辫子挂在门边上，蒜味也是可以防病毒、蚊虫的。

## * 艾叶和菖蒲如何区分？

有的朋友分不清艾叶和菖蒲，其实它们是非常好分辨的。

艾叶的叶子，就像蒿子秆儿一样，它是一种野生的蒿，所以叫艾蒿。

而菖蒲是生长在水边的，有时候在水里淹没了一点点，也能够生长。

它的叶子像剑一样，是一条一条直立的，样子很是好看。

# 第二件事：兰汤药浴，祛湿、解毒

## * 端午节，又名浴兰节

端午节养生的第二件事，这可是一件大事，那就是兰汤药浴。所以端午节还有一个美称，叫作浴兰节。

所谓兰汤药浴，就是用香草（各种芳香的中药植物）煮水来洗头和洗澡。这是一个非常好的卫生习惯。

在农历的五月采集香草来沐浴，这是中国人从上古时期就开始的一个礼俗，到现在已经过了几千年，却依然在民间盛行不衰。

兰汤药浴真的是非常好，它可以祛湿、解毒、杀菌、预防皮肤病，还能祛除体内的病气。

用香草煮的水，古人称之为兰汤，这是比较高级的。如果家里没有香草，也就是各种芳香的中药植物，也没多大关系，其实民间已经把它演变为百草药浴。因为在端午节的时候，也是百草药性最好的时候，所以古人认为，端午节时百草皆可为药。

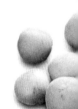

这时候，植物的营养大部分都在叶子和花上，在路边随手一采，都是宝贝。在田野里采摘各种野生的药草煮水，给全家人洗浴，延续至今，就演变成了现在用艾叶和菖蒲来洗药浴的风俗。

有些地方的人药浴时，还会加上柏树叶、桃树叶、枇杷叶，以及花。我的一些读者告诉我，在他们南方老家，药浴时会加入凤仙花、白玉兰、薰衣草等。而且取的是各种颜色的药草，香味也是各种各样，这样配起来，就叫作五色草或者五味草。

如果实在找不到这些新鲜的药草怎么办呢？您也可以去药店买干品回来用。

下面，我给您推荐三种在端午节使用的简易药浴方。

### 1.适合老年人使用的艾叶菖蒲足浴方

这个方子是我推荐给老年人用的，因为艾叶的性质是偏温性的，所以适合老年人用来足浴。如果您也想使用这个足浴方子也可以，但小孩子不能用，这个方子只限成人使用。

一般小孩子是不需要泡脚的。那小孩子用什么来洗呢？用艾叶和苦蒿煮水来洗，可以祛除湿热，调理皮肤病，预防夏天长痱子。

## 艾叶菖蒲足浴方

原料：艾叶和菖蒲叶各1把（新鲜的或干品都可以），或者您去药店购买艾叶、菖蒲各50克。

注意：药店买到的不是菖蒲的叶，而是菖蒲的根，这个也是可以的。

做法：

1. 把艾叶和菖蒲（如果是从药店买的菖蒲，可以用纱布给它包起来）一起放进大锅里，然后加满水来煮。

2. 水开以后，煮5分钟关火，把水滤出来倒入泡脚的木桶。

3. 先不忙泡，这时候的水比较烫。先把脚放在木桶沿上面，让水蒸气先熏蒸一会儿双脚。等到水不烫了，再来泡脚。

功效：

1. 祛除下焦寒湿——肾脏系统和膀胱系统的寒湿。

2. 调理皮肤湿疹。要注意皮肤的湿疹部位不能直接用水泡，泡的是没有湿疹的部位，然后通过皮肤来吸收药性祛除湿疹。

3. 缓解膝关节疼痛，同时对高血压也有一定的调理作用。

允斌叮嘱：

1. 最好是用一个比较深的木桶来泡脚，这样就可以连小腿一起泡到了。其实，光是泡脚，效果不是最好，最好是泡到小腿部位。

2. 如果您平时膝盖不太好，我建议您一边泡，一边用手撩起桶里的水来浇洗膝盖，这样对缓解膝盖疼痛是很有帮助的。

3. 药店买来的菖蒲根，在煮过后，还可以把它留起来，下次还可以再煮，一共可以煮三次。

### 2.金银花浴

金银花除了泡茶喝可以调理皮肤肿毒，用来泡澡，效果也很好。夏天由于热毒引起的红疹，或是婴儿湿疹，都可以用金银花来洗澡。

# 金银花浴

原料：新鲜的金银花，或者去药店、茶叶店购买60克干品金银花。这是一次洗浴的量。如果调理皮肤病，金银花多一些效果更好，可以用500克。

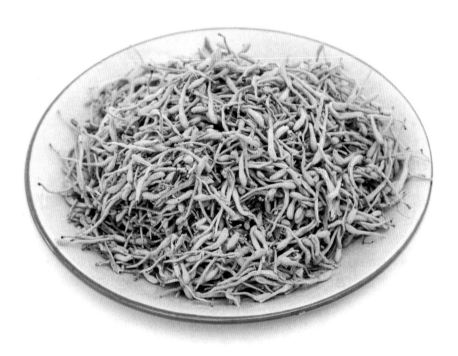

做法：

1. 准备一块纱布，把金银花包起来。

2. 把金银花放入锅里加水煮，水开以后，煮5分钟关火。

3. 倒入盆中，待水稍微晾温一点，注意不要掺凉水，用这个原汤洗澡或者用来给孩子泡澡。而煮过的金银花布包，可以用来擦洗皮肤。

4. 洗好以后不要用清水去冲洗身子，因为这样会影响药浴的效果，只需拿毛巾轻轻地擦干身上的水分就可以了。

5. 涂抹一层身体乳。这一步很重要，皮肤要做好保湿才容易恢复。身体乳不能含有香精和致敏防腐剂的成分。

功效：

清热解毒，预防夏天长痱子，调理皮肤红疹、幼儿湿疹。

泡澡的器具一定要事先消毒，以免皮肤感染。如果湿疹破溃、流水，这个部位不宜泡，最好是冲洗。

由于金银花药性平和，用来泡澡，分量要多一些，才能达到化毒的效果。

### 读者评论

**皮肤红疹**

@ 宇彤：我儿子每年一到夏天浑身发疹子，痒。今年也一样，看了医生，拿了中药吃了6剂都没怎么退。他要出远门了，我实在担心，就买了金银花给他泡了一次澡，结果一个下午红疹就退了，变成脱皮，两天后完全看不到疹子了。老师说的方子一定要每个字都认真看，我之前有给他泡过一次没效果，是药放得不够多。在此真心的感谢老师！

**婴儿湿疹**

@ 佚名：洗了两天金银花水泡澡了，儿子脸上的湿疹在转好了，真是好多了。我意外发现，我用侧柏叶洗了头，头发会比较干。我知道自己有湿疹，所以我用侧柏叶洗了头后，用金银花水洗了头发，昨晚用的，感觉不那么干了，这是个意外发现。头发顺滑，头皮不那么紧了。儿子的脸也好多了，今天继续。

@ 恋秀：宝贝前两个月湿疹长脸上、脖子上，吃鱼虾发在脸上，从来没见过这么严重的湿疹。用了三次金银花，每次50g煮水泡澡，脸上好了，嫩滑的小脸又回来啦！

**其他问题**

@ 心淡：我发现我儿子出红疹，我把老师用治小孩奶藓的方子给我儿子泡澡，当时泡的时候才发现头上、背上、肚子上全是，第二天脸上也是，才知道出水痘了。用金银花、艾叶连根、苦蒿桑叶熬水泡，误打误撞把我儿子的水痘也治好了，没进医院。真心感谢老师！

@ 文彬：前天我家小孩身上干痒，皮都抓破了，班长建议金银花泡澡，泡了两次就不痒了。

## 3.兰芷香汤浴方

我推荐女性朋友来使用这个方子，因为它对女性有美容养颜的效果。

## 兰芷香汤浴方

原料：佩兰30克，白芷15克，可以在药店买到。

做法：

1. 把佩兰和白芷放入锅里，加水煮开，再转小火煮上5分钟，煮好后倒出来。

2. 锅里再次加水，水开以后再煮5分钟，煮好后关火。

3. 把两次煮好的水倒入浴盆，加一点凉水调到合适的温度就可以泡浴了。

  这样泡澡是很舒服的，您还可以用这个水来洗头发。

功效：

1. 美白皮肤。

2. 如果用来洗头发，还可以减少头皮屑。

3. 调理女性白带过多、月经不调，对女性经前期综合征，特别是头痛也很有效果。

**允斌叮嘱：**

1. 泡浴的时候，水位最高不要超过心脏的位置。

2. 泡浴之后，用清水冲洗一遍身体。因为白芷含有光敏成分，有个别朋友在泡完之后晒太阳，容易过敏。

3. 煮的时候一定要盖好锅盖，控制好时间（5分钟），不要煮过头，因为香草不能久煮，煮久了，香味儿就散掉了。

### 4. 洗、澡、沐、浴，风雅其来有自

兰汤沐浴是非常风雅的。

对于洗澡和沐浴，古人其实分得很清楚。什么叫作洗呢？就是洗脚。洗脚为洗，洗手为澡，洗头为沐，洗身为浴。

现在我们讲的洗澡，其实在古代就是洗洗手和脚而已，全身洗的话，才叫作沐浴。

屈原在《九歌·云中君》写道：

浴兰汤兮沐芳，华采衣兮若英

灵连蜷兮既留，烂昭昭兮未央

謇将憺兮寿宫，与日月兮齐光

第一句"浴兰汤兮沐芳"，这是什么意思呢？就是用兰汤来洗身体，用芳来洗头发。

什么是"兰"呢？兰就是佩兰。我们现在以为兰是兰花，其实在古代，古人称赞的兰是佩兰，它的香气是非常清雅的。孔子赞叹兰为王者之香。而芳就是中药白芷，白芷也是非常香的。

今天大家说的芳香这个词，其实在古代就是白芷的别名。所以，"浴兰汤兮沐芳"就是用佩兰煮水来洗澡，用白芷煮水来洗发。

佩兰和白芷，既是香料又是中药，它们的芳香可以理气、祛湿、去晦。用来煮水洗浴，不仅能使皮肤变白，还能使人的身体散发香气；用来洗头，既有提神醒脑的功效，又能祛除头痛，而且还能护理头皮，而头皮护理好了，头发才会不油腻、不毛燥。

我觉得兰汤沐芳是给女性朋友最好的端午节礼物。在端午节的时候，甚至在整个农历五月或者一年四季，女性朋友都可以用兰汤来沐浴，使自己的身体散发出王者之香，而且皮肤会更加细腻，充分展现出中国传统女性之美。

---

**读者评论：用兰汤泡澡洗头，效果特别好**

瑞丽学吟诵：昨天用兰汤泡澡洗头，效果特别好。第一，头发变顺滑了；第二，皮肤变紧致了；第三，身体里的各种浊气都在往外排；第四，舌尖上的溃疡没那么疼了；第五，咽喉炎症在好转，今天早上吐出的痰是灰色的。

红豆_al：亲爱的陈老师您好！每天听着您的音频真是一种享受。去年端午节回老家采摘了艾叶和菖蒲，煮水给母亲洗澡，今年继续回老家采摘药材给母亲洗澡，尽一份做儿女的孝心。

**允斌解惑：艾草可以连根一起煮水吗？**

向日葵（年年有余）：艾草可以连根一起煮水洗澡吗？

允斌：可以的。

王婷：艾草、花椒煮水泡脚来祛湿，可以用到什么时候？

允斌：全年都可以，加上生姜，祛寒湿效果更好。

# 第三件事：胸佩香包，预防流行性传染病

## ＊ 为什么要佩胸包？"端午至，五毒出"

胸佩香包，可以说从古至今都很流行。端午节的时候佩戴香包，其实不仅仅是一个民俗，还真的是有防病作用的。

古人早就认识到了这一点，他们说："端午至，五毒出"，就是说这时候天气热了，各种各样的毒物都出来了，如蛇、虫子、蚊子、蚂蚁、蝎子、蜈蚣、蟾蜍等。

细菌和病毒这时也都会出来，它们非常活跃，因此，端午期间也是传染病容易流行的时候。在古代，这时候也容易流行瘟疫，特别是小孩子容易被传染。从古至今，人们都特别注意在农历五月来预防传染病，而在端午节佩戴香包，就是一个很不错的预防措施。

香包里装有各种芳香的中药，药物的香味能够通过鼻子刺激鼻黏膜产生抗体，帮助我们提高身体的抗病能力，能预防感冒、鼻炎，还有各种呼吸道传染病，当然，还能避免蚊虫叮咬，包括

现代人闻之色变的螨虫。

端午节佩戴的香包，在民间有很多的配方，我建议您在选择材料上，除了要求有香气外，还要具备一定的抗病毒作用。有一些香包的配方，中药味太浓了，我们不要近距离地去闻。

有一次，我在电视台录制有关端午节的节目，现场展示的道具中有各种配方的香包。其中一个是从药店买的，当时主持人抓起香包就凑到鼻子边闻，我还没来得及出声阻拦，他就使劲地吸了一鼻子，结果害得他打了好几个喷嚏，整个下午都在喊难受。

其实，香包一般不用这样使劲闻，它主要是佩戴在身上，挂在床头或者汽车里的，通过日常接触它的香气来发挥作用。遇到空气污浊之处，或是需要抗病毒时，放到鼻端轻轻嗅闻就可以了。

如果要给孩子佩戴香包，配方的选择要更小心，一般不要选配方中有太多刺激性中药的香包，孩子闻起来会很不舒服。

## ❋ 端午节的极简香包："艾心"香包

做端午节的香包很简单，最简单的一种，只要填充一些艾叶在香包袋里，就成了一个很不错的香包，我把它称为"艾心"香包。

如果您还想要更好的效果，可以用厨房里常用的调料来做香包。

我很喜欢用厨房里现成的调料来搭配香包，既方便、简单又很安全、可靠，可以给小孩子放心来用，也不怕他使劲地去闻后刺激到鼻腔。这些调料的香味是比较宜人的，闻起来又醒神又开胃，防病的效果也相当不错。

### 1.用厨房调料自制香包

我给您分享一个用厨房调料自制香包的配方。

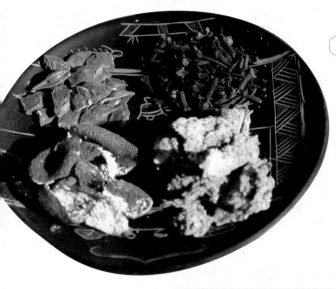

# 自制端午节香包

原料：陈皮、丁香、山柰、
　　　艾绒（比例为1:1:1:1）、
　　　棉布、五色丝线。

做法：

1.缝一个小小的棉布
　袋，也可以买现成的
　香包袋。

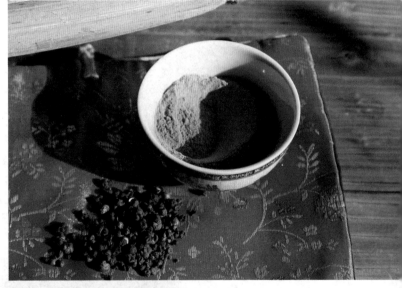

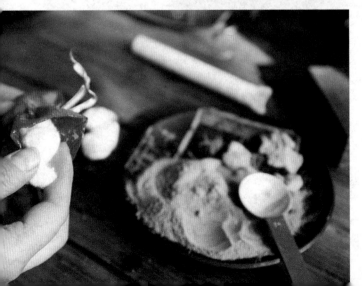

2.把艾条外面的棉纸撕开，取出
　艾绒，按1:1的比例把艾绒、陈
　皮、丁香、山柰这四种原料放
　入香包（比例也不用太严格，
　只要大致相等就行）。陈皮可
　以掰碎一点，每种原料的量可
　以根据香包的大小自己掌握。
　用五色丝线把袋口扎紧，一个
　端午节的小香包就做成了。

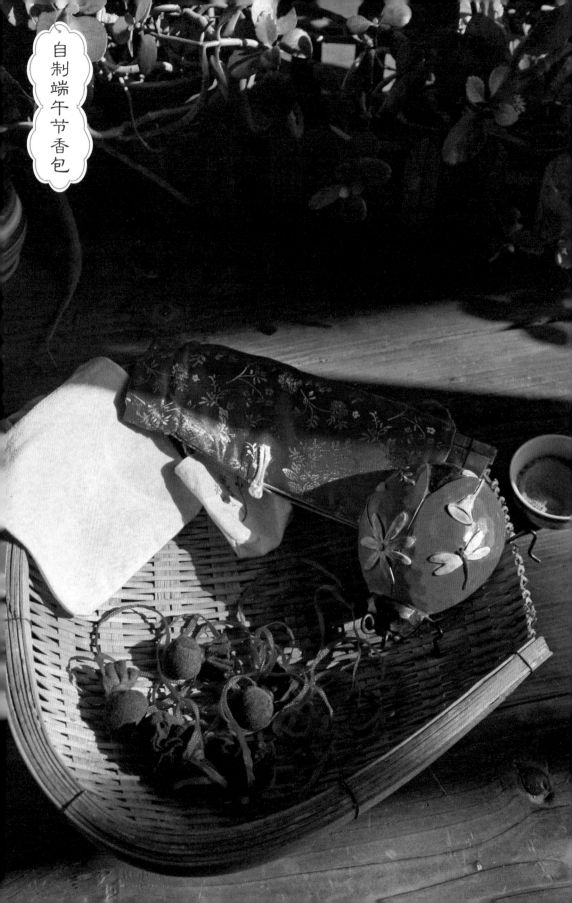

自制端午节香包

允斌叮嘱:

1. 如果您想长期佩戴,可以每隔半个月更换一次香包里的艾绒和陈皮,丁香和山柰的气味比较持久一些,就不需要更换了。

2. 做好的香包可以给小孩子戴,也可以给大人戴。佩戴在胸前或者套在手腕上,或者用一个别针别在衣襟上,放在床头、卫生间或挂在汽车里也是一个好的方法,可以净化空气。

3. 如果您实在不会缝香包袋,也可以取一个现成的小袋,或者用一个喜糖袋来代替。想要讲究一点儿,您可以用五色丝线搓成一根细绳来系香包,最好是取白色、青色、黑色、红色、黄色这五种。为什么呢? 因为这五种颜色可以代表金、木、水、火、土五行。这样搓成的细绳叫作长命缕,把它系在手腕、脚腕上,可以讨个好彩头。

4. 制作香包的原料的比例不用太刻意,缺一两样也不要紧,但最好是配齐,因为每一种原料的抗病毒的作用是不同的,香味儿也是不同的。

## 2.香包有什么作用呢?

香包可以提高呼吸道的免疫力,预防感冒、麻疹。

其实,除了端午节,其他时间我们也可以佩戴香包。如果遇到流感或者其他呼吸道疾病暴发的时候,您不妨给小孩子戴这么一个香包来防病。

佩戴香包还有化浊避秽的功效,可以防止恶心,比如,在空气污浊的地方,把香包放在鼻子下面闻一下,就可以避免恶心。

这种自制的香包是可以放在鼻子下闻的,因为它里面并没有放刺激性的中药,都是比较宜人的调料的香味,您是可以放心来闻的。

**读者评论:** 胸前、手腕、衣襟、床头、车挂皆宜

**清水琵琶:** 第一种,爱(艾)心香包用艾叶填充,或用艾条撕去外皮后的艾绒填充效果更好。第二种,厨房调料自制香包,艾绒、陈皮、丁香、山柰四种等比例,白、青、黑、黄、红五色丝线扎紧袋口,长期佩戴,可半年更换一次内部填充。胸前、手腕、衣襟、床头、车挂皆宜,感谢陈老师!

# 第四件事：吃新蒜煮蛋，提高身体免疫力

## ＊ 新蒜煮水喝，专治糯米造成的食积

每年临近端午节，都会有一些性急的朋友已经开始吃粽子。粽子是糯米做的，有时候吃多了，就会不消化，容易伤胃。

其实，粽子吃多了胃不舒服，有一个简单的方法就能解决。

有一年端午节前，我在一家卫视录节目，主持人说他粽子吃多了，胃不舒服。我告诉了他一个方法，他一试，当时就缓解了。从那以后，每次我见到他，他都会跟身边的朋友们重提这件事，惊叹那个方法真的是太管用了。

这个方法非常简单，就是取几瓣大蒜，切碎后加水煮几分钟，然后喝下，一会儿胃里就不会觉得撑得难受了。这是一个用来对付吃糯米后食积的非常简单的小方法，可谓立竿见影。

大蒜是暖胃的，能给胃提供能量。打一个比方，它就是胃动力，因此，它能解除吃糯米太多造成的食积。

蒜不仅消食，还是抗病毒的高手，作用类似于青霉素，特别是对肠道感染和传染性的肺病有预防的作用，甚至还可以用它来代替酒精消毒。

## 新蒜煮蛋

原料：2头新蒜，4个鸡蛋。

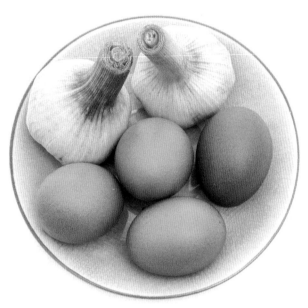

做法：
整头的新蒜洗干净，不用剥皮，直接放入锅里，然后把洗干净的鸡蛋也放进去，加水煮熟就可以了。

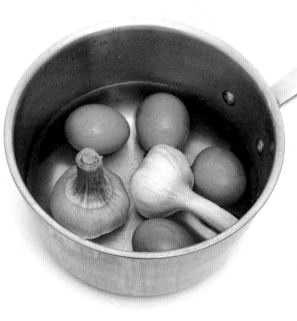

允斌叮嘱：

1. 鸡蛋最好在煮之前洗得干净一点，因为煮好后，我们不仅要吃鸡蛋，煮好的蒜也是要吃的。

2. 新蒜煮蛋中的蒜，一般不太辣，吃起来有一种甜甜的感觉，比鸡蛋还要好吃。

3. 鸡蛋也比平时煮出来的好吃得多，因为蛋白会带有一种淡淡的黄色，吃起来又嫩又有弹性，还有蒜的那种特殊的香味，真是又好吃又好消化。

4. 在端午节用新蒜煮蛋，这是古人发明的一种抗毒方法，非常巧妙。

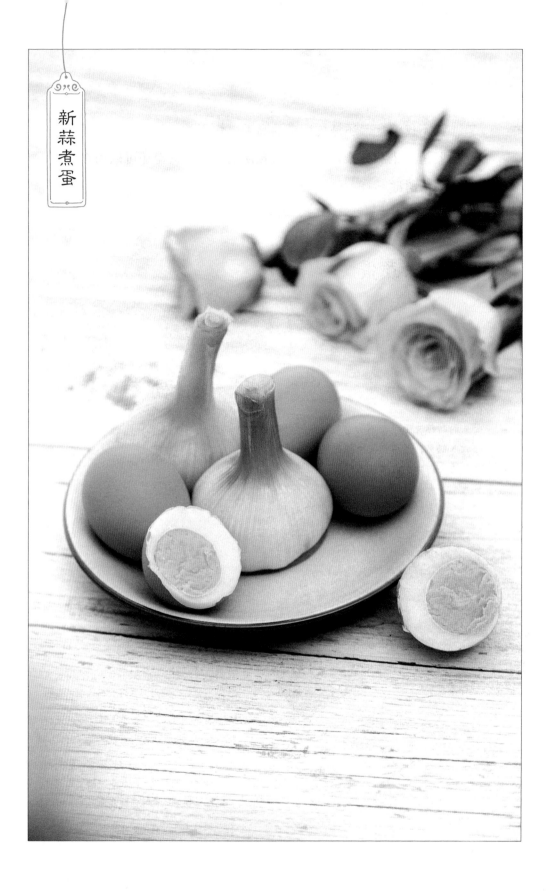

端午节前后，新蒜正好也上市了，我觉得这是老天爷非常巧妙的安排，因为这时候五毒皆出，病毒特别活跃，而能抗病毒的蒜应时而上，难道这不是天意吗？所以，我们一定不要辜负了老天爷的美意，多吃一点蒜来抗毒，不负其时。

端午节的时候，新蒜是怎么一个吃法呢？

有一个民间的习俗吃法，我觉得特别好，就是把新蒜跟鸡蛋一起煮。

这个方法好在哪儿呢？鸡蛋的吸附性是非常强的，它可以充分地吸收蒜的药性，而且鸡蛋本身就是补气的，再加上蒜的抗毒作用，对于增强人的体质很有帮助。

如果我们单独来吃新蒜，是吃不多的，而通过煮鸡蛋，就可以充分地吃到蒜的药性了。

**读者评论：新蒜煮蛋好好吃，真香**

得月湖主：老家每年过端午都会把艾草、大蒜、鸡蛋一起煮熟，然后大家吃鸡蛋、大蒜。这大概也是从古代就保存下来的吃法。现在才知道原来还很有养生的意义。

香蕉奶昔派：新蒜煮蛋好好吃，真香。

Ai 书香满屋：老公吃了粽子后，肚子有点胀，我给他煮了大蒜水，一会儿他就说好多了，谢谢老师！

# 第五件事：外用雄黄酒，防治疱疹和疥、癣

## ﹡古人喝雄黄酒是为了杀虫和破阴毒

在端午节，古人发明的外用的抗毒方法是什么呢？那就是雄

黄酒。

现在，过端午节喝雄黄酒的人比以前少了，我也不太建议今人来喝雄黄酒。

古人为什么要喝呢？因为雄黄有杀虫、破阴毒的作用，是以毒攻毒。比如，白血病，按古人的说法，就是阴毒深入了骨髓。因此，现代发明了一种用雄黄治疗白血病的方法。

对于普通人来说，现在不需要破阴毒，也不需要杀虫，因为现代人的肚子里没有什么虫了，就不需要内服雄黄酒了，但我们可以外用。

在民间，以前是把雄黄酒洒在屋角，避免蛇、蝎子这些毒虫进屋来咬人，还会把雄黄酒调上朱砂涂在孩子的胸口、手心来避五毒。现在这些都不需要了，但有皮肤病的朋友，还是能用到雄黄酒的。

## 雄黄酒（使用之前建议先咨询医生）

原料：
雄黄粉1两（50克），高度白酒2两（100毫升）。

做法：

1. 把雄黄放入白酒里搅拌、溶解（酒会变为黄色）。
2. 放置一小时，让酒沉淀（酒底会出现一些沉淀物，但千万不要把它过滤掉）。
3. 每次用棉签蘸一点点雄黄酒（千万不要多用，一次使用雄黄酒最好不要超过3克）擦在患处，一天两次，千万不要大面积地去擦，也绝对不要全身去涂抹，不然身体会吸收太多的雄黄。

## * 雄黄酒外擦，可以治癞疮、疥、癣等皮肤病

雄黄酒可以调理皮肤病，对于头上长癞疮或者身上有带状疱疹，用雄黄酒外擦，效果都是不错的。

雄黄酒外用对带状疱疹、癞头疮，还有皮肤上的一些疥、癣都是有好处的。

这个方法是以前民间外用雄黄酒的方法，现在调理皮肤病有很多现代的药物了，如果您要用这个方法，最好咨询一下医生，看您的皮肤病是否适合用。

## * 使用雄黄的禁忌

买雄黄的时候有两点禁忌：

第一点：一定要买黄色或者红色的雄黄。

掺杂有白色的雄黄一定不要买，因为掺杂的这种白色的结晶体就是剧毒的砒霜。

如果家里老年人有喝雄黄酒的习惯，最好是劝他不要喝了。如果老人一定要喝，那么我们一定要注意，配制雄黄酒的时候，雄黄的量绝对不要超过 0.2 克，0.2 克是最高的限量。

第二点：雄黄酒要凉着喝，不要温，因为加热后会增加毒性。

## * 雄黄酒中毒急救方

以前有喝雄黄酒习惯的人，现在没有必要喝，用它来外用就可以了（外用雄黄酒，也只能少量地涂抹，禁止大面积使用）。如果家里有老年人在端午节喝雄黄酒，家里的其他人就要密切注意

老年人的情况，看是否上吐下泻。

雄黄酒的中毒症状是上吐下泻。

万一有人喝雄黄酒中毒，要赶快送医院急救，在等待救护车来的时候，您可以先用二两（100克）绿豆，加一两（50克）生甘草煮水，用大火煮十分钟，不要久煮，煮好后，马上让病人喝下去解毒。


# 第六件事：吃咸鸭蛋，滋养肾阴，清肺热

## ＊ 端午节前后，正是吃咸鸭蛋的好时机

端午节前后，正是吃咸鸭蛋的好时机，因为这时候吃咸鸭蛋，除了有平时吃咸鸭蛋滋养肾阴的效果之外，还可以清肺热，而端午时风热正盛。

## ＊ 端午节前后的鸭蛋，营养最丰富

端午节的咸鸭蛋，一般来说是在清明节前后腌制的，那时鸭子吃的是活食，所以鸭蛋的营养特别丰富。

民间俗语说："清明螺，肥如鹅。"鸭子吃了这样肥美的螺肉，那下出的鸭蛋质量也是很高的，所以在端午节的时候吃鸭蛋，也是非常应时的。

# 第七件事：吃糯米香粽，补益肾气，清血热

小满

## ✲ 端午前后，是我们吃糯米补肾气的最后一次机会

糯米是补肾气的，在夏天最热的时节到来之前，吃它可以给身体再加加固，再补一下。

等过一段时间，到了盛夏，天气非常闷热了，就不适宜再多吃糯米这样营养丰富的黏腻食物了，否则容易生湿气。

但糯米和粽子还是有区别的，粽子是带馅儿的，不同馅儿的粽子是非常有养生讲究的，它们的养生功效也是有一点区别。粽子的馅儿，南北不一样。北方的粽子一般是甜粽，在糯米里加枣泥或者红枣、豆沙；而南方人爱吃咸味儿的粽子，在糯米里会加上肥肉、瘦肉，还有火腿肉、蛋黄。

不同馅儿的粽子，它的讲究都是不一样的。

## ✲ 吃粽子有什么宜忌？

北方人最常吃枣泥馅儿的粽子，但要特别注意，枣泥和糯米搭配在一起，是最难消化的。因为糯米和大枣都是生湿气的，它们搭配在一起容易滞气——使气不通畅，人吃完以后，最容易感到腹胀。所以，我不太推荐多吃枣泥馅儿的粽子，特别是老年人、小孩，不要吃太多。

如果把整个儿的小枣包在糯米里，这样会好一些，因为小枣和大枣是有区别的，小枣不太容易使人胀气。

相比之下，红豆沙馅儿的粽子就比较好，因为红豆是祛湿气

的，和糯米搭配在一起，有一个互补的作用。

南方的粽子是非常有讲究的，相对来说也更健康。南方人喜欢在粽子里加蛋黄，很补人，因为蛋黄是补养心血的。

## * 吃糯米粽子觉得胃反酸，可换用黄米或糯米、黄米掺着来包

一些朋友吃糯米胃会反酸，那可以不用糯米，而改用黄米来包粽子。可以只用黄米来包，也可以一半黄米、一半糯米掺着来包，吃起来还挺有风味的。

最早的粽子就是用黄米来做的。黄米，古人称它为黍，所以粽子以前也叫角黍，因为它是有角的。宋词里最喜欢写"角黍包金"，指的就是金灿灿的黄米粽子。

## * 粽子跟糯米的功效之所以不同，原因就在于粽叶

粽子跟糯米有一个最大的不同，就在于有没有包裹。有一些粽子是没馅儿的，就是纯糯米，但它也依然跟糯米的功效不同，原因就在于包裹它的叶子。

粽子的最大妙处，就在于它穿了一件粽子叶的衣服，不然它也只是一个糯米饭团而已。

古时候，粽子都是用菰叶（茭白的叶子）来包的，这种叶子比较细，后来就改用了箬叶来包。

这两种叶子都有清热解毒的功效，很适合在端午节来防病毒。因此，当把糯米用箬叶或者菰叶包裹起来，变成粽子后，不仅具

有了补益肾气的作用，也具有了清血热的作用。这是古人特别聪明的地方。

## *"愿得年年，长共我儿解粽"：端午节，又叫解粽节

我记得小时候跟奶奶一起包粽子，奶奶教了我很多包粽子的方法，不仅有现在常见的包成角形的粽子，还有小小的、方形的粽子，以及其他各种各样的形状，都很好看。

现在，我们都是去超市买速冻的粽子回来煮，一吃就完事儿了。

其实，在端午节的时候，全家人一起包粽子，是一种非常大的乐趣。现在大多数人都做不到了，但有一点我们还是可以做到的——全家人坐在一起剥粽子。

有一年端午节，我家吃粽子，家里的阿姨特别勤快，她把粽子一个一个全给提前剥开了，粽叶也给去掉了，光溜溜的成了一个个的糯米饭团。当时，一家人都觉得没有过端午节吃粽子的乐趣了。

其实，吃粽子最大的乐趣就是要亲自动手解粽，先解开外面裹的绳子，再一层一层地剥开粽子叶，这时候粽叶的清香、糯米香齐齐扑鼻而来。这也是端午节的乐趣所在。

因此，古人给端午节又取了一个别名，叫作解粽节，就是一起解开粽子的意思。一家人坐在一起，共解青菰粽——因为在古代是用菰叶来包粽子的，所以叫青菰粽。

用青青的菰叶包粽子，煮熟后共解青菰粽的场景，是古人特别向往的一种天伦之乐。宋代有一个词人写了一首词，其中一句

"愿得年年，长共我儿解粽"一直被人传诵。作为父母，就是希望能年年都跟孩子们在一起共解青菰粽，一起来吃粽子，一起来过端午节，祈求一家人长长久久的。

我想送给大家一首宋代大学者欧阳修写的关于端午的词，祝福您端午节平安、健康、吉祥。

## 渔家傲·五月榴花妖艳烘

五月榴花妖艳烘。绿杨带雨垂垂重。五色新丝缠角粽。金盘送。生绡画扇盘双凤。

正是浴兰时节动。菖蒲酒美清尊共。叶里黄鹂时一弄。犹瞢忪。等闲惊破纱窗梦。

**读者评论：谢谢老师，让我知道选择吃什么粽子最健康**

勿忘我_UL：小时候，端午节妈妈给我们包的黏黄小米粽、大黄米粽、黏高粱米粽、糯米粽，一层层剥开可以吃到香甜的豆沙馅、红枣馅，再撒上红糖，吃到嘴里甜丝丝的，美味无比！那时每年未到端午，我们小孩子就盼望着这一天早点来！现在每年端午节我都会给妈妈包粽子过节日！

快乐吟吟：我最爱吃蛋黄肉粽了。谢谢老师，让我知道选择吃什么粽子最健康。

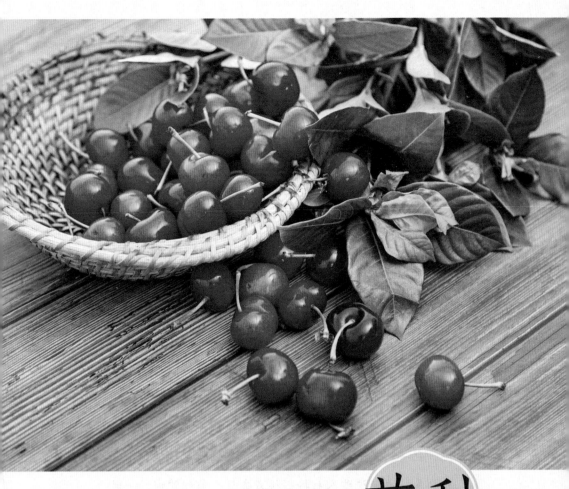

第三章 芒种

Grain in Ear

6 月 6 日或 7 日—6 月 21 日或 22 日

交芒种节气开始，我们就进入夏天的第二个月——仲夏。

仲夏之月，阳气到了顶点。当阳气到了顶点的时候，

我们的生命也到了生长的高峰期，身体的新细胞会长得非常快。

如果您想保持青春，延缓衰老，仲夏之月是关键时期。

如果您在这段时间保养不好，就丧失了一年中修复人体老化的最宝贵机会。

# 芒种节气，我们的身体如何将息?

## 芒种也是一个节，花事了，收获开始

"尚古风俗：凡交芒种节的这日，都要设摆各色礼物，祭饯花神，言芒种一过，便是夏日了，众花皆卸，花神退位，须要饯行。然闺中更兴这件风俗，所以大观园中之人都早起来了。那些女孩子们，或用花瓣柳枝编成轿马的，或用绫锦纱罗叠成干旄旌幢的，都用彩线系了。每一棵树上，每一枝花上，都系了这些物事。满园里绣带飘飘，花枝招展，更兼这些人打扮得桃羞杏让，燕妒莺惭，一时也道不尽。"

——《红楼梦》第二十七回

芒种之时，春末夏初开的最后一批花也都谢了，古人多情，就会在此时隆重地举行"送花神"之礼。

"狂风落尽深红色，绿叶成阴子满枝。"花事已了，却不是结束，而是收获的开始。

麦子熟了，樱桃红了，各种果实生长旺盛，人体也进入了生长高峰期。

# 仲夏之月，正是人体生长的高峰期

\* 仲夏之月保养不好，就丧失了一年中修复人体老化的最宝贵机会

交芒种节气开始，我们就进入夏天的第二个月，也就是仲夏了。

一年中有两个关键性的月份，一个是仲冬之月，一个是仲夏之月，它们是两个极端。

仲冬之月，阳气断绝；仲夏之月，阳气到了顶点。当阳气到了顶点的时候，我们的生命也到了生长的高峰期，身体的新细胞会长得非常快。

如果您想保持青春，延缓衰老，仲夏之月是关键时期。如果您在这段时间保养不好，就丧失了一年中修复人体老化的最宝贵机会。

\* 芒种期间要好好养心，多吃整粒麦子煮熟的饭

在芒种节气，怎样给身体加一点儿促进快速生长的动力呢？其实，让身体快速生长的关键在于养心。

夏天的天气是与人体的心气相通的，夏天人体之所以能够快速地生长，是靠心脏的阳气来推动的，因此，芒种期间，养心是重中之重。

养心有两个方法。

芒种

131

## 1.靠吃

芒种，它之所以得名芒种，其实就是指在这个时候有芒的粮食作物，有的已经收获了，有的要开始播种了。总之就是农民伯伯忙于收获粮食和播种粮食的日子。

忙于收获什么粮食呢？有芒的麦子。

我们经常喜欢说，针尖对麦芒，麦芒就是芒种的芒字的来历，芒就是麦穗上那根细细长长的尖刺。

麦芒对于麦子是有保护作用的：

第一，它这种尖刺能防止鸟等小动物来偷吃麦子。

第二，它能进行光合作用。麦芒其实是麦子的一种叶子，只不过是退化了的叶子，有麦芒的麦穗可以更好地进行光合作用，更好地吸收营养，这样的麦粒也更有营养。这就是麦芒的作用。

芒种时收获的麦子，古人认为它是得四时之气的，因为这时的麦子是冬小麦，它是在深秋的时候播种，经过了一个冬天、一个春天的生长，在夏天收获。四个季节它都经历了，所以这样的麦子营养是最为丰富的。

## 2.多吃整粒麦子煮熟的饭

在芒种节气，我们可以用麦子来养心气，怎么养呢？就是吃麦饭。麦饭就是用整粒的麦子煮熟的饭，味道相当好。

实际上，植物的果实、叶子、根茎，都是有互相补充作用的，如麦芒，是可以清利湿热的，特别是对有黄疸的人有很好的效果。这个奥妙是古人发现的，而且中医历来也是把麦芒当成一种药材来用的。

麦子的麸皮和麦粒，它们是有营养的，而且之间的营养是互相补充的。也就是说，整粒的麦子跟麦子磨成的面粉是有很大区别的。

因此，芒种期间，我建议您吃的麦饭跟平时吃的面食的作用是大不一样的。

为什么呢？因为麦饭养心的效果会更好，它主要依靠麦子外面的那一层麸皮。麸皮含有很丰富的维生素 B 族，是可以营养神经的，还有止虚汗的功效。

## 吃麦饭有什么好处？

### ＊止烦热，调理心气虚

夏天的时候，有一些朋友，尤其是一些中年女性朋友，会感觉到有一点烦热。

什么叫烦热呢？其实，并不是真的觉得气温很高，热得受不了，而是皮肤表面有一种热，然后会出一阵汗，在同样的气温下，别人可能不会这样，只有他有这种现象，这就叫烦热。

这种烦热其实是心气虚的一种表现，这时候您只要吃一点麦饭，就会缓解很多。

中医讲，"汗为心之液"，如果一个人无缘无故地出虚汗，就表示心气虚了，那您可以吃麦饭来养心，好好地滋养自己的心气。

### ＊小孩子吃麦饭可以养心和脾，集中注意力

小孩子需不需要养呢？小孩子要养的是心和脾，脾胃是重中之重。因此，在芒种的时候，也可以给小孩子吃一点麦饭，或者麦

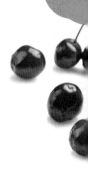

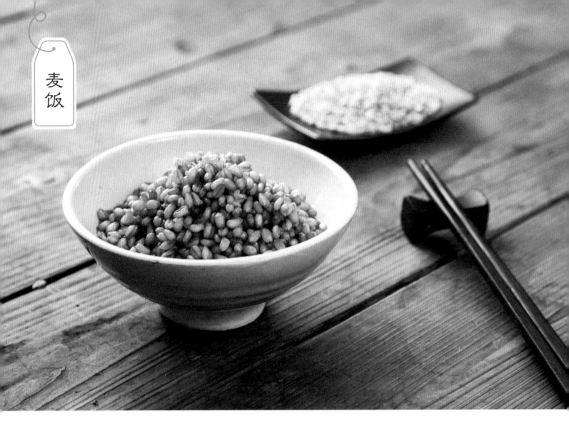

粒儿煮的稀饭，这会对小孩子集中注意力学习有非常大的好处。有的小孩子总是坐不住、注意力不集中，那您就可以经常给他吃一点麦饭。

## ❋ 吃炒面，对脾胃差的人特别好

还有一些朋友，脾胃比较虚弱，虽然到了芒种节气，天气已经很热了，但他却经常拉肚子或者大便溏薄——大便不成形。像这样的朋友，可以用麦粉或者是磨好的面粉，把它炒一下。

炒的时候，最好是放一点牛骨髓油在铁锅里面，把它炒熟。还可以加一点点核桃。炒好后保存起来。每次吃的时候用开水冲调一下，这个味道是很好的。

您也可以在炒的时候加一点点的盐，或者加一点点的糖，这样它的滋味会更丰富，小孩子吃起来会觉得更香甜。

炒面，一是特别地滋养心脾，二是对腹泻、大便不成形的朋友，有很好的调理作用。

有些人一到夏天就食欲不振，小孩子也老是不吃饭，一个夏天下来能瘦很多，遇到这种情况，您就可以用吃炒面来调理。

这样的炒面，您要是喜欢吃的话，是可以一直吃下去的。它不仅适合于芒种节气，整个夏、秋季都很适合。如果是大便不成形或者是脾胃虚弱的人，一年四季都可以吃它。

## ❋ 新麦上市，不要辜负老天给我们的养心宝贝

这个时期，古人也称为麦秋，因为这是麦子的秋天，大自然在夏天这个时候安排麦子这种"心之谷"成熟，就是来帮助我们养心的。我们除了感谢，真的没有别的话好说，因此，趁着新麦上市，我们一定要好好地利用大自然赐给我们的这个养心宝贝，好好地吃麦饭、炒面来养护我们的心气。

---

**读者评论：有小时候妈妈做的味道**

徐巧 _no：我们家的小麦刚下来，昨晚做了炒面，还加了点核桃，特别好吃，有小时候妈妈做的味道。然后用炖锅把洗净的小麦炖了一晚上，上午打了浆喝，中午又做了麦饭，味道不错，还很耐饿。

---

# 仲夏长出的一切，莫不带着满满的阳气

仲夏，是阳气到达顶点的一个月，在此时成熟的果实，连种子都带着充足的阳气，比如，水果中的樱桃、豆类中的蚕豆、调料中的大蒜、粮食中的麦子，都是在这个时节应季上市的。我们吃这些时鲜的食物，就能帮助身体好好补充阳气。

## ＊ 新麦上市，麦饭喜洋洋

芒种节气乃至整个仲夏时节，都适合来吃麦饭。

新的一季小麦已经成熟、收割了，我们可以把它买回来好好给自己做麦饭来吃。

注意啊，不能把它磨过再吃，新麦是不能用来磨面的，因为小麦在收获以后还有一个后熟的过程，最快也要等两个月才能吃到新麦磨成的面粉。所以新收的小麦都是整粒地煮着来吃。

您可以买新收获的麦粒儿或者是麦仁，用来煮饭。

## ＊ 麦饭的煮法：煮粥、煮饭

怎么个煮法呢？有两种。

**第一，在早上煮稀饭。**

您可以把一半的小麦粒和一半的大米掺在一起，用来煮稀饭，也可以单独煮小麦粒。其实，单煮小麦粒也挺好吃的，这样煮出来的小麦粥，它并不黏，因为是带皮儿的，所以煮出来有一点像小麦汤的感觉，但味道还是不错的。当然，它跟大米粥不一样，不能直接喝，而要先咀嚼一下，因为麦粒带皮儿。

**第二，把麦粒和大米掺在一起煮。**

如果您觉得小麦粒的口感还可以接受，那您就不用放大米，直接把小麦粒煮成麦饭吃就行了。

不管您是煮麦粥还是煮麦饭，有一点要注意，就是煮的时间要非常长，最好是提前一个晚上，把麦子用水泡起来，等第二天再煮。


# 浮小麦，有大用

※ 中药浮小麦就是灌浆不饱满、比较瘪的麦粒儿

灌浆不太饱满的麦粒儿比较瘪，其实，这些瘪掉的一些麦粒，恰恰是一味中药，叫作浮小麦。

为什么叫浮小麦呢？就是清洗小麦时，会有一些干瘪的麦粒漂浮在水面上，这些漂在水面上的小麦就被称为浮小麦。浮小麦几乎没有什么内容，就外面的一层皮，就是麸皮。

其实，我们吃浮小麦为的就是获取麸皮的营养，所以当您买到了新麦以后，一定要珍惜这一层麸皮。不管是煮麦粥，还是煮麦饭，为的就是不仅吃到麦子本身的营养，还要吃到麸皮的营养。

※ 为什么说麦为"心之谷"？

我曾经分享过一个抗抑郁的食方——甘麦大枣粥，它源自医圣张仲景的千古名方甘麦大枣汤。这个方子里用的就是小麦粒。

芒种　　　137

小麦粒其实能很好地滋养我们的心阴，同时它又含有丰富的维生素B族，可以营养神经。有焦虑、失眠，以及芒种期间身体特别燥热的朋友，都可以食用甘麦大枣粥、甘麦大枣汤。

用古人的哲学思维来说，"麦为心之谷"，麦子是属火的一种粮食，而火又是克金的。特别是在一些金气横行的年份，多吃一点属火的麦子，是正当其时的。

## ﹡ 仲夏时节应季上市的食物，不是每个人都可以吃的

我要提醒一下，仲夏时节应季上市的食物不是每个人都可以吃的，因为这些食物的阳气太足，如果体内有湿热、正在上火、感冒咳嗽或有过敏症状的朋友，一定要当心。

不管是新麦、新鲜樱桃、新鲜蚕豆还是新蒜，它们都是时鲜的发物，也就是说，吃它们容易使人旧病复发。

如果您属于以上几种情况，又想吃麦子，怎么办呢？我建议您可以吃去年的麦子，这样就比较保险了。

# "墙根新笋看成竹，青梅老尽樱桃熟"

## 樱桃，心之果

＊ 樱桃养心，是水果中的"阿司匹林"

进入夏天以后，各种水果先后上市，就像一首宋词里写的："墙根新笋看成竹，青梅老尽樱桃熟。"

樱桃，我给它取了一个名字，叫作心之果，就是养护心脏的水果。

自古以来，我们的祖先就知道樱桃是可以补心气、养心血的。现在国外的营养学家通过研究发现，樱桃的确是有养护心脏功效的，所以把它称为"心脏的阿司匹林"。

阿司匹林可以抗血栓，常用在心脑血管病的治疗中。我们把樱桃叫作心脏的阿司匹林，还把它的作用说窄了，樱桃的功效其实比阿司匹林更胜一筹。

樱桃是活血的，也是暖心的，它不仅能使血脉畅通，还能温暖心阳。

阿司匹林会使人发汗，如果长期使用，容易使人阴虚。而吃樱桃不会让人发汗阴虚，反而还有补心血的作用。这是樱桃跟阿司匹林的两大不同点。

樱桃不是药物，但它除了能养护心脏，还有补养身体的作用。

## ＊吃樱桃，养心养血还养颜

一般的水果含铁不多，但樱桃的含铁量大约是苹果的几十倍，因此，缺铁性贫血的朋友，平常可以多吃些樱桃。

樱桃不仅能养心养血，对于女性来说还有养颜的作用。

樱桃除了含铁量在水果中是数一数二的外，它含有的其他营养物质，比如，糖、磷、胡萝卜素、维生素C也挺多。因此，经常吃樱桃对女性的皮肤大有好处。同时也能让女性的气色变得更加好看。

对老年人来说，吃樱桃既能祛风湿，又能生阳气。吃了以后，会让人精神头十足，手脚更有力量。

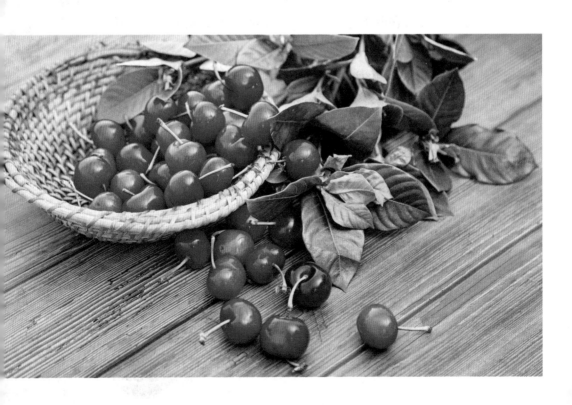

# 樱桃分三类：大樱桃、小樱桃、毛樱桃

在市面上，常见的樱桃被分成三类，每一类都有各自独特的营养成分和功效。

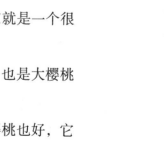

## ❋ 大樱桃、车厘子——欧洲甜樱桃

第一类是现在市场上最常见的大樱桃。

大樱桃并不是中国原有的品种，它是 100 多年前才从国外引进的，学名叫欧洲甜樱桃。

欧洲甜樱桃在北方地区种得比较多，比如，山东就是一个很主要的产区。

我们在超市看到的进口水果，有一种叫车厘子，也是大樱桃的一种。车厘子是英文 Cherry 的音译。

不管是车厘子也好，还是国产的西洋品种的大樱桃也好，它们都属于欧洲甜樱桃。

樱桃除了具有养心、养血、养颜的作用外，对低血压的女性也很有帮助。比如，一些年轻的女孩子血压比较低，一到下午的时候，就觉得没精神，有时候蹲下再站起来会眼前发黑、眼冒金星，出现体位性眩晕。有这种情况的女性，可以经常吃一些大樱桃。

## ❋ 小樱桃："红了樱桃，绿了芭蕉"中的中国樱桃

第二类是小樱桃。其实，小樱桃才是中国原产的，学名叫作中国樱桃。

中国樱桃就是古人在"红了樱桃，绿了芭蕉"诗里写到的樱桃。

古人见到的就是这种小樱桃，它是中国自古以来就有的品种，但现在反而很多城市里的朋友对这个小樱桃不熟悉了，原因在于小樱桃跟大樱桃不一样。小樱桃的皮比较薄，相对来说，不是非常方便长途运输，所以在小樱桃产区的朋友会对小樱桃非常熟悉，但不在小樱桃产区的朋友，在市场上就不太容易见到小樱桃。

如果单论樱桃对心脏保健作用的话，小樱桃的作用比大樱桃要好一些。

生活在小樱桃产区的朋友们，我建议您可以多吃一些小樱桃。

## ❋ 毛樱桃：泡酒效果好

第三类是一种野生的品种，叫毛樱桃。

毛樱桃是由野生的山樱演变而来的，通常我们在市面上不太容易见到，因为它的口感没那么好，所以卖的人很少。

毛樱桃比小樱桃还要小一些，皮非常薄。

毛樱桃跟普通樱桃之间如何区别呢？

第一，毛樱桃树的叶子背面是有毛的。

如果您见到一株樱桃树，摸一摸它的叶子，叶片比较光滑的是普通樱桃树，而叶片背面带有绒毛的就是毛樱桃树。

第二，看它的果柄。

如果果柄是长长的，那是普通樱桃；而毛樱桃的果柄很短。

第三，口感。

毛樱桃相对比较酸，肉也比较少，核比较大，口感不好。这也就是它没有被广泛种植和在市场上售卖的原因。

为什么我要专门讲毛樱桃呢？因为毛樱桃的食疗作用很强。

它侧重于治疗关节炎，如果要用樱桃泡酒来调理关节炎的话，建议用毛樱桃。

毛樱桃跟普通樱桃还有一点不一样——它不容易使人上火。

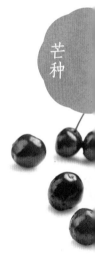

樱桃是温性的，而毛樱桃相对就比较偏于平性。我专门在自己家的后院种了一株毛樱桃树，原因就是看中了它这样的食疗功效。

如果您真的找不到毛樱桃，也不要着急，只要是樱桃，就都具有养心、养颜、生阳气的作用。不管是味道比较甜，还是比较酸的樱桃，只要您在芒种这个时令多吃一些，就能养护心脏。

# 樱桃核有毒吗？

## ﹡ 樱桃核有毒是谣言

有传闻说樱桃核有毒，有人吃了 5 颗樱桃，就晕倒了。还说樱桃核里面含有有毒的氰苷，它进入胃里后会产生剧毒的氢氰酸。

这个传闻是不是真实的呢？

我可以非常负责地告诉您，这个是谣言。而且这个谣言并不是从现在才开始传的，它已经流传了好长时间了。虽然樱桃核里含有非常微量的氰苷，但不是樱桃独有的。很多水果的果核都含有这种物质，如桃、李子、杏。

氰苷进入胃里后，会产生微量的氢氰酸。这也是我一直不主张把水果的果核嚼碎了吃下去的原因。因为这种微量的氢氰酸积累多了，比如，您一次吃了很多的果核，那它就可能刺激肠胃，引起呕吐、拉肚子。但这是必须要有一定的量才能达到的。

我们平时吃樱桃的时候，即便不小心嚼碎或者咽下几颗樱桃核，是达不到这样效果的，更不要说让人中毒了。

如果有人非要钻牛角尖，说氢氰酸积累到多少量能使人中毒的话，那基本上来说，一个人一次可能要吃上5斤（2.5千克）的樱桃核，才有可能让人中毒。而这是我们平常吃樱桃做不到的，您不用担心。

## ✳ 孕妇、小孩子都是可以吃樱桃的

有些孕妇特别担心自己吃樱桃不小心咽了一颗核下去，担心会对肚子里的宝宝有影响。这也是没有必要担心的。

作为孕妇，特别是孕中期的孕妇来说，适当吃点樱桃，对身体是很好的。因为樱桃在水果中的补铁作用非常突出。

在孕中期，由于胎儿发育很快，有时候容易出现缺铁性贫血，在这时候可以吃一些樱桃，来补一补铁。您不必担心樱桃核里的一点微乎其微的毒素。

其实，如果我们认真追究起来，大多数的食物都可能有一点点毒的，比如土豆，它的皮里就含有龙葵素，这个也是有毒的，如果积累到一定量也是有可能致命的。但我们几乎没有听说谁吃土豆出事，这就说明，我们平时按正常量来吃食物是不会有事的。

关于樱桃核对儿童的作用，我有亲身的经验。我的孩子从小吃毛樱桃，毛樱桃的核特别大，肉又特别少，他嫌麻烦，经常趁我们不注意就直接连果肉带核整个给吃了。可能是从三岁开始，他就这样吃，但从来没有出现过任何问题，连拉肚子都没出现过。

当然，小孩子可不要学这个方法，正常吃樱桃的果肉就可以了，我只是用这个例子说明，即便我们误吞了一些樱桃核，对身体也是没有什么影响的。

什么时候要注意樱桃核对身体的影响呢？那就是在榨汁的时候。

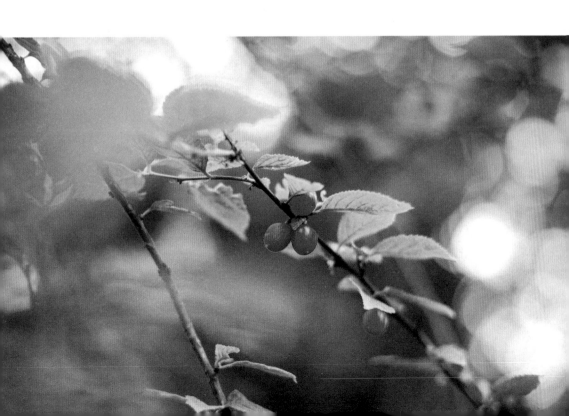

您在家里用樱桃来榨汁的时候，我建议您去掉核，如果用大量的樱桃榨汁又不去核，把核也一起打碎的话，喝下去是有可能引起胃肠的刺激性反应的，有可能会恶心、呕吐或者拉肚子。

# 樱桃里面有虫，不能吃吗？

关于樱桃的第二个传闻，就是樱桃里面都有虫，不能吃，这个传闻前几年也曾经火过一阵子，导致很多人都不敢再吃樱桃。

有时候我们真的不能去轻信一些传言。

个别樱桃有虫是什么原因呢？只有一种可能性：樱桃在结果的时候，天下了雨。因为下雨时气温比较低，樱桃结果的时间会比较晚，果蝇在果子上面产卵，容易孵化出小小的白虫，但这种情况其实是非常少见的。

* 担心樱桃有虫，用淡盐水泡洗 10 分钟再吃

我家有三株樱桃树，上面结的樱桃从来不打药，但我从没发现这些樱桃长虫。一般来说，果园里的樱桃是经过果农精心养护的，它们长虫的概率是非常小的。即便万一有果蝇的幼虫，您其实也不用太担心，把它泡洗掉就行了。

您从市场上买回来的樱桃，可以用淡盐水泡上 10 分钟，然后再把樱桃冲洗干净就毫无问题了。

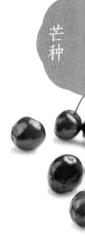

## * 洗樱桃前，不要把果柄去掉

洗樱桃时还要注意：洗樱桃之前，不要把樱桃的果柄去掉。

很多人在洗樱桃之前，都喜欢把果柄先去了，然后再来泡洗。其实，当去掉果柄之后，果皮就会有一点点破损，这时再来泡洗樱桃，就容易污染到果肉。

正确的做法应该是先泡洗樱桃，等泡洗干净后再把果柄摘掉，这样就不会污染到果肉了。

## * 樱桃是发物，上火、风热感冒、咳嗽时不要吃

樱桃是温性的，您正在上火、风热感冒、咳嗽的时候，暂时不要吃，特别是小孩子正在咳嗽的时候，也要禁吃樱桃。

樱桃是生阳气的，也是一种发物。如果有的朋友患有过敏性哮喘、过敏性皮肤病，在发作期内，建议不要吃樱桃。

没有上面说的这几种情况的话，我建议您在整个仲夏时节适当地吃一些樱桃，可以养护自己的心阳、心血。

# 仲夏时节，吃樱桃可以自然调节睡眠时间

仲夏时节是一年中日出时间最早的一个月，从养生角度来说，应该是我们在一年中起床时间最早的一个月。

在北京，每天基本上 4 点半天就发亮了。

进入 6 月以来，我在北京每天都是 4 点多就醒，然后出去跑一跑、走一走，吸收天地之间的阳气，迎接清晨的日出，这样一天都会觉得很精神。

有些朋友可能觉得早上起这么早，太违背自己平时的作息规律了。其实，如果我们能顺应天地之间的节奏，作息规律就可以做到自然地调节。

## * 樱桃中含有褪黑素

我每天早上 4 点多醒来，并不需要闹钟的提醒。这里有我自己的一个小经验——吃樱桃。

从端午节过后，我就每天吃樱桃。樱桃含有一种叫褪黑素的物质，也就是俗称的脑白金。

褪黑素有什么作用呢？最早它是用来倒时差的，可以调节人体的生物节律，调节季节节律，帮助人们适应季节的转换。

其实，褪黑素还有别的好处，它是可以催眠的，但它跟安眠药又不一样，它能让人在黑夜来临的时候安睡，但白天又不会让人昏沉；还有镇静、止痛、抗抑郁的作用。

在医学上，还用褪黑素来辅助治疗心血管疾病和癌症。

我们人体能少量地分泌褪黑素，也可以通过食物来补充。

如果我们从小就培养孩子早睡早起的习惯，跟着天地之间的节律来走的话，对于他们终身的健康都是非常好的。我建议，如果您觉得孩子早上起不来，那您不妨给他多喝一些樱桃甜汤来帮助他。

樱桃虽然好吃，但有些朋友吃多了以后牙齿会酸到，因为樱桃含有比较多的维 C 和果酸。

如果孩子怕酸，不想吃樱桃，您可以把它煮成樱桃糖水来给孩子当饮料喝。

# 樱桃糖水

原料：樱桃、白糖（或者蜂蜜）。

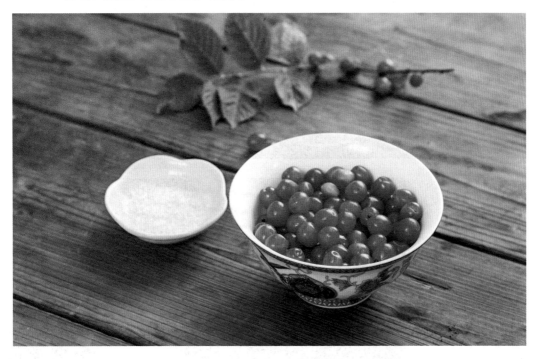

做法：

1. 先把樱桃用盐水泡洗干净，然后放到碗里用勺子背压破。如果是大樱桃，您可以用刀切一下，或者用榨汁机来打一下，但都要先去核。

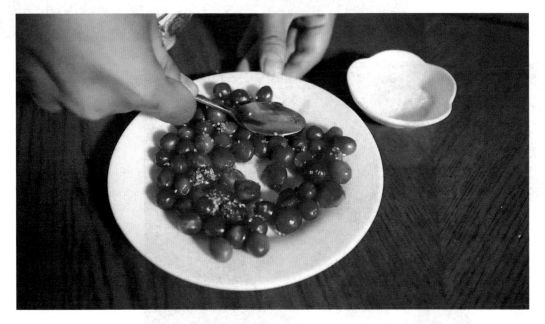

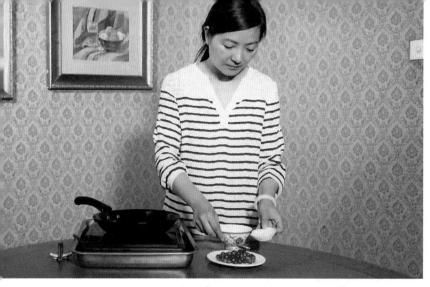

2.放入一点儿白糖或者蜂蜜给它腌一会儿。

3.锅里加水烧开，放入用糖腌制过的樱桃，煮上两三分钟就可以关火了。

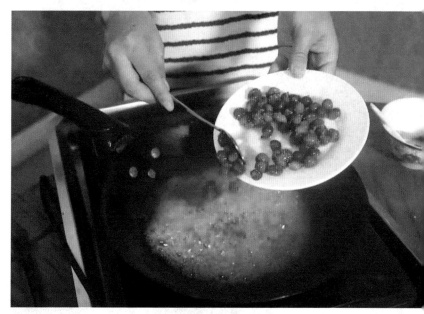

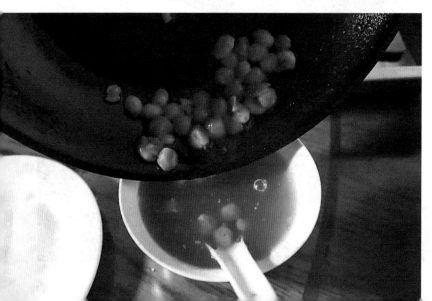

4.把樱桃核过滤掉，剩下的就是樱桃糖水了。如果喝不完可以放到冰箱保存。

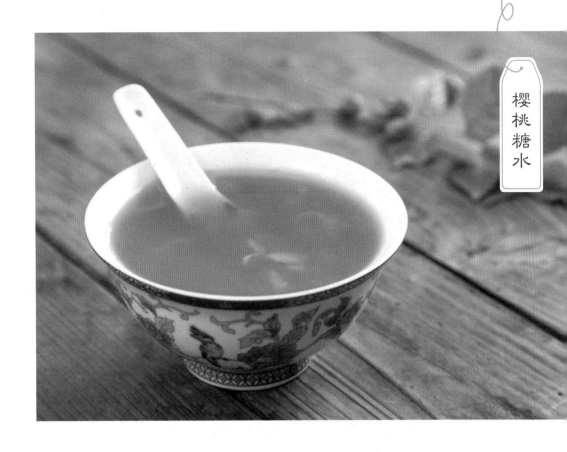

樱桃糖水

\* 如何自制樱桃甜汤？

　　樱桃甜汤，它不仅有樱桃的作用，里面还加入了鸡蛋和醪糟，因此，这是一道大补的汤。

〜〜〜〜〜〜〜〜〜〜〜〜〜〜〜〜〜〜〜〜〜〜〜〜〜〜〜〜〜

**读者评论：孩子们也超级喜欢喝**

MZ_：每天早上喝樱桃甜汤，孩子们也超级喜欢喝，认识老师真好，不然好多简单又营养的东西不知道怎么利用。

〜〜〜〜〜〜〜〜〜〜〜〜〜〜〜〜〜〜〜〜〜〜〜〜〜〜〜〜〜

芒种

# 樱桃甜汤

原料：樱桃、鸡蛋、醪糟。

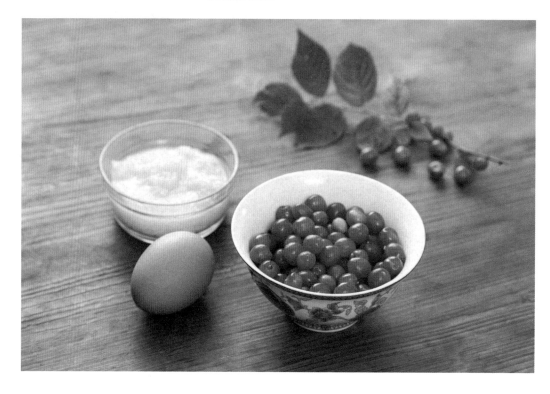

做法：

1.把樱桃用盐水泡洗干净，再去掉它的果柄。

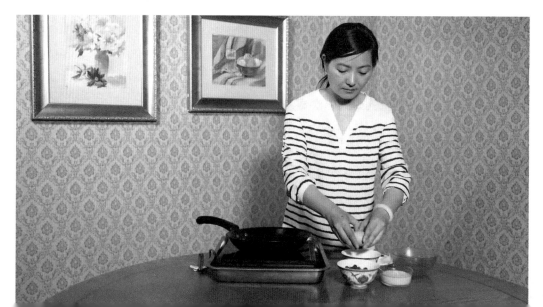

2. 锅里加水烧开，先舀几勺醪糟进去，然后再放入樱桃煮上几分钟，记住不要盖锅盖，而且要用大火来煮，不然的话，容易把樱桃的营养成分给流失了。因为大火可以很快地把樱桃煮熟，又不会让营养成分流失太多。

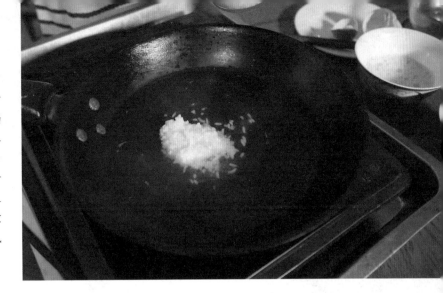

3. 把鸡蛋打散倒进锅里，用筷子迅速地搅散变成蛋花的形状，这样就可以关火起锅了。

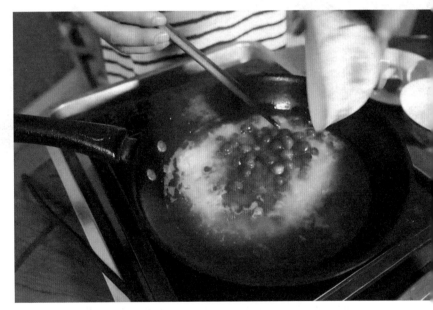

功效：

1. 喝樱桃甜汤可以补到人的心血，对于气血亏虚的女性来说，是一道很好的滋补品。

2. 喝樱桃甜汤可以滋润皮肤，对于皮肤角质层的生长也很有帮助。

3. 对平时身体虚弱、脸色苍白的女性有很大的好处，可以改善晚上睡不安宁，经常难以入睡的状况。

4. 有些女性，晚上睡觉必须得把窗帘拉得严严的，一点光都不能有，一点声音都不能有，不然就难以入睡。这就是一种亚失眠的状态，多吃樱桃就会有改善。

5. 可以养护心脏。有些朋友心脏功能比较虚弱，或者是有心血管疾病，那您就可以在仲夏时节喝顺时的樱桃甜汤来保健。还有一些朋友，在仲夏季节容易有心悸的现象，喝了这道汤以后，也会有所改善。

樱桃甜汤特别适合女性朋友和小孩子来喝。不用担心醪糟的酒味，因为在用大火煮樱桃的时候，锅盖是不盖的，酒味已经散掉了。

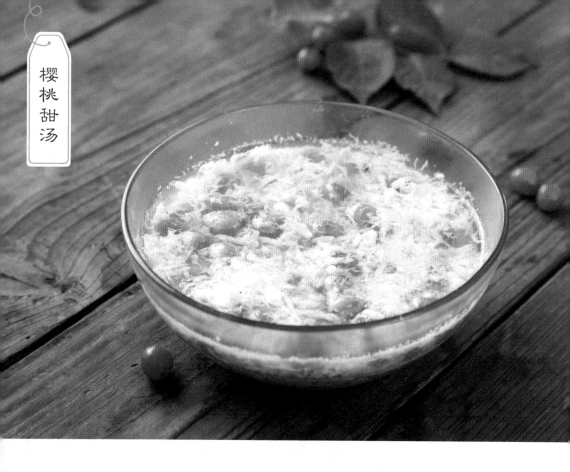

樱桃甜汤

## 樱桃，春果第一枝

樱桃是春果第一枝，如果说前两个月吃樱桃是在尝鲜的话，那这个月吃樱桃就是在保健，在吃一味好药了。

樱桃是水果中的药物，而且是水果中的心药，它可以养护心脏，预防动脉硬化、降低血脂，还可以对抗与心脏有关的炎症和由此引起的疼痛。

古人还发现，樱桃对由风寒湿引起的关节性疼痛都有好处，它可以祛风、祛寒、祛湿。现代研究也发现，凡是炎症引起的疼痛，樱桃都能缓解。

## ✳ 要想获得樱桃的保健作用，最好是细水长流地吃

樱桃是水果中比较难得的温性水果，祛寒的效果很好，但也正因为如此，吃太多会引起上火。

如果想要长期获得樱桃的保健作用，最好是细水长流地吃。在不产樱桃的季节，我们要想得到樱桃的保健作用，用樱桃泡酒是一个比较方便的方法。现在樱桃可以做成果干，吃起来就更方便了。

## ✳ 大棚樱桃上市早，芒种时吃到的是露天樱桃

樱桃按种植环境可以分为两大类：一类是大棚樱桃，一类是露天樱桃。

大棚樱桃的成熟时间是非常早的，每年的三月份大棚樱桃就开始成熟了，因此，您在三四月份吃到的樱桃，大都是大棚樱桃。

露天樱桃要到什么时候才开始成熟呢？

露天樱桃要到五六月份才开始成熟、上市，到六月底，国产的樱桃就基本上过季了。七月份的时候，您在市面上再看到大樱桃，一般就是进口的车厘子了。每年的六月份是樱桃大量集中上市的时间，因此，仲夏时节的樱桃，价格是一年中最低的，此时正是我们大量采买樱桃回家泡酒的好时候。

现在市面上有一种樱桃露酒，但它调理关节炎的效果不如自制樱桃酒。因为自制的樱桃酒，樱桃的浸泡时间相对更长，在浸泡过程中，不仅有樱桃果肉的营养，还有樱桃核的营养，都会被酒吸收。

前面我讲过，有些朋友认为樱桃核有毒，其实不是这样，它

只是含有微量的氰苷，但在浸泡过程中经过时间的转换，这点微量毒素对身体不会造成影响。

* 如何自制樱桃酒？

## 自制樱桃酒

原料：樱桃500～1000克，白酒或者黄酒2.5升。

做法：

1.先用盐水把樱桃泡洗干净，然后沥干水分。如果是大樱桃，要去掉果柄。

2.准备一个干净的玻璃瓶，往瓶里倒一点点白酒，拿起瓶子慢慢地旋转，让白酒充分地接触玻璃瓶的内壁，即给它消毒，然后沥干。

3.把樱桃放入瓶中，再把酒倒进去，盖上盖子，过十天就可以喝了。

**允斌叮嘱：**

1.能喝酒就少放一点樱桃，不太能喝酒，就多放一点樱桃。

2.如果您想要早一点喝到樱桃酒，可以每三天摇它一次，使它更快地变成粉红色。如果您想通过喝樱桃酒来调理风湿性关节炎、腰腿痛，那您就不要去摇它，最好是把它保存一两个月，这样它的味道会更好，调理的作用也会更强。

3.樱桃酒可以保存很长的时间，可以慢慢地喝它。每天应喝半两到一两（25～50毫升），最好是分成两次来喝，不要急于一次喝完，因为我们只是用来调理。

* 樱桃酒有什么功效？

**调理风湿性关节炎、类风湿关节炎、老年人的腰腿痛**

它对老年人经常出现的四肢麻木也有好处，有些朋友在连续喝上七天以后，会感觉手臂麻木的症状缓解了。樱桃对于患有偏

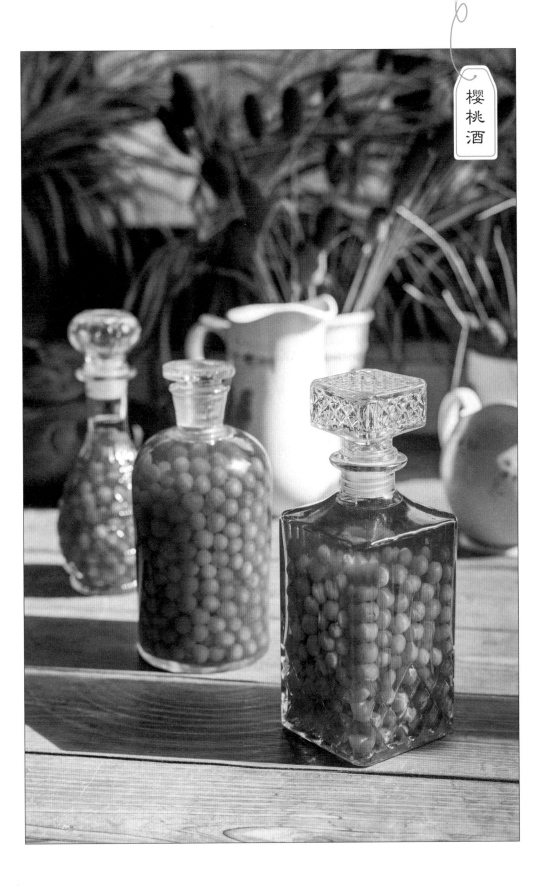

樱桃酒

瘫的病人来说，也有一定的保健作用。

如果您实在不能喝酒，那您可以用樱桃酒来外擦关节疼痛的部位，也可以适当地吃一点儿泡过的樱桃。泡过的樱桃不仅可以吃，还可以用它来点缀蛋糕，也是非常漂亮的。

如果您是用比较高度的酒来泡樱桃，那您就多放一些樱桃，这样酒的度数就会变低。

另外，樱桃泡的时间越长，酒精的度数就会越低。因为樱桃和酒精之间发生了置换，樱桃泡得更有酒味了，同样酒也更有樱桃味儿了。

### 调治血瘀体质、常年手脚冰凉、冻疮

樱桃酒还有活血、暖身的功效。有一些血瘀体质的朋友，嘴唇经常发乌、发紫，都可以喝一点儿樱桃酒。

还有一年四季四肢都冰冷的朋友，特别是女性，也可以适当地喝一点儿樱桃酒。

泡过酒的樱桃，对于冻疮也是有治疗作用的。以前南方地区的冬天是没有暖气的，很多人都会长冻疮，这时候，把樱桃酒里的樱桃捞出来，如果是小樱桃就直接把它捏破，要是大樱桃把它切成两半，用果肉擦一擦长冻疮的部位，坚持擦三天，冻疮就会好转。

### 消炎，抗氧化，还可以抗病菌，溶栓

樱桃酒的颜色非常漂亮，是淡淡的粉红色，这种粉红色来自它的有效成分，主要是花青素和花色苷。

它们对身体有什么好处呢？可以消炎，抗氧化，还可以抗病菌，溶栓。

当您家里的樱桃酒保存了一年以上，酒的颜色会变红，这个时候，您光吃樱桃，已不能获得它全部的营养了，可以喝一点红色的酒，它里面含有大量的花青素和花色苷，对身体非常有好处。

**读者评论：** 经常腿疼还肿，喝了樱桃酒以后就再没肿过

果子 _hj：去年泡的樱桃酒喝了几天了，膝盖冷痛好多了，坚持喝下去，感谢老师！

真如 _rk：我小学时每年长冻疮。奶奶种了樱桃树，第一年结樱桃就泡了樱桃酒，我抹了之后，就再也没长过冻疮，好神奇。

允斌粉：老师您好，我已经连续泡了三年樱桃酒了，第一年是给我妈妈泡的，我妈妈有风湿性关节炎，经常腿疼还肿，喝了樱桃酒以后就再没肿过，也没听我妈说疼，真是太神奇了。第二年我又给我爸泡了一桶。今年刚泡了樱桃酒是准备给我婆婆的。还不到一个月，酒已经变成粉色的了，特漂亮。还有好多您的方子我都给家人用过，非常荣幸能够认识老师，感恩老师，永远爱你。

**允斌解惑：** 用高度白酒适合外擦，也更不容易坏

金灵：我有风湿性关节炎，想用黄酒泡点樱桃试试，可不可以呢？
允斌：内服可以用黄酒，外擦就需要度数高一些的白酒。

向日葵（年年有余）：泡好的樱桃酒要放冰箱，还是自然放外面？
允斌：正常泡的樱桃酒不用放冰箱，放外面就可以。用高度白酒更不容易坏。

开心果：能用大樱桃泡酒吗？
允斌：可以。

淑芬：芒种节气，樱桃酒和梅子酒可以交替着喝吗？
允斌：也可以的。

D：泡了五六年的樱桃酒还可以喝吗？
允斌：泡酒年份久一点也可以，只要没坏就行。

# "夏打盹" 好不好?

## 夏天为什么爱打盹?

进入芒种节气以来，您有没有观察到这样一个现象，在办公室里，还没到中午，有的朋友已经开始打哈欠了。有的朋友午休时间都过了，却还是睡不够、睡不醒，甚至一些孩子也有这种现象。

有的家长会发现，平时不爱睡午觉的孩子，吃了午饭后，也想躺在床上睡会儿，这是什么原因呢？这就是人们所常说的"春困，秋乏，夏打盹"。

### ＊ 夏打盹，是心的负担加重了

我曾经说过，春困、秋乏、夏打盹的原因是不一样的，表现也不一样。

打盹的表现是倦怠、昏沉。夏打盹一般是白天气温高时，懒洋洋的，心里有烦闷的感觉，容易打瞌睡。

夏打盹是什么原因呢？是心的问题。在夏天，心脏负担是最重的。因为夏天是人体生长的时节，而人体的生长要靠心脏来努力工作，给人体生长提供动力，所以夏天的时候，心脏的负担就比较重。

## * 夏天午间小憩一会儿，非常养心

天气很热，人体就会出很多汗。"汗为心之液"，就是说汗液是由心来主管的，出汗太多就会伤心，使心脏的负担更重。

在夏天的时候，我们一定要给心脏休息的时间，所以说夏天的午睡是非常重要的。

我们的身体，每天有两个需要好好休息的时间，一个是子时（23时至1时）的大睡，一个是午时（11时至13时）的小憩。因为午时是气血循行心经的时候，在这个时候午睡一会儿，是很养心的。

一年四季，其实都可以这样做。在夏天三个月的养心之法中，午时的小憩尤为重要。

午睡的时候，有一点要注意，就是睡一小时就可以了，超过一小时反而会不好。

有些朋友会发现自己这段时间总是睡不够，午睡可以一直睡上两三小时，也不想醒过来，醒过来以后觉得还不解乏。这是什么原因呢？

春困和秋乏都是亚健康的信号，夏打盹也是。

在夏天，中午微微有一点困乏，休息一下，这个是正常的，但如果在夏天的中午一直都想睡，总也睡不醒，整个下午都在打盹或者昏沉，那就说明人的心气不足。加上夏天的湿气，"困"住了身体的机能。

每年夏天是检查自己心脏功能是否健康的一个好时机。如果每天中午都有过分困乏、一直打盹的现象，那可能是心气不足了。这种情况除了食补之外，在仲夏时节，每天中午抽出一点时间休息，也是非常重要的。

# 中午没有时间小憩，可以静坐来养心

有的朋友可能会说没有时间睡午觉，这没关系，其实很多时候我们都没有条件来午睡，但让心脏休息，并不仅仅只有躺下来睡觉这一个方法，还可以用另一种方法——静坐，同样也能养心神。

我经常在国内跑来跑去，基本上也没有时间午睡，但不管在哪里，我都会想办法让自己闭目静坐几分钟来养养心神。特别是在夏天，这个时节出去讲课，在讲课之前，我都会坐下来养一养心神。

这个养心神的小方法，不管您在哪里都能做到，只要您能找到一把椅子、凳子，就可以坐下来养养心神。

\* 静坐的讲究

第一，坐在椅子上，后背要挺直，两个手掌平放在膝盖上，记住这个是要点。

第二，闭上眼睛，全身放松。

第三，慢慢地深呼吸，只要专注地去深呼吸就可以了。即便周围的环境再吵闹，也没有关系，因为我们并不打算这样坐着睡觉，所以您也就不用去管那些吵闹的声音。

第四，一定要注意保持后背挺直，肩膀放松。

第五，安静地坐上3分钟，如果有条件的话，还可以坐更长的时间。等您觉得休息好了就把眼睛睁开。

这时候您会感觉到整个人都神清气爽的。

## ＊ 静坐的奥秘——把手掌放在膝盖上，正襟危坐

关于这个坐姿，其实是我从古人那里学来的，中国传统的正襟危坐的奥秘在于要把手掌放在膝盖上，这是养心的一个小秘诀。

手掌心上有劳宫穴，当劳宫穴与膝盖接触的时候就可以养心。

劳宫穴是保养心脏的穴位，而膝与心本身就是上下关联的。当手心上的劳宫穴和膝盖一接触，心、肾就相交了，这样就可以达到一个水火既济的效果——水和火能够互相协调，互相包容，这样就可以心神安定，养好心了。

# 芒种，是结束也是开始

## ＊ 不顾及心的感受，迟早会给身体带来麻烦

每年的六月是一个让人忙碌的月份，但我想特别提醒您的是：这个月的下半月，最好是放慢一下节奏，最好是每天的中午抽出

一点时间来休息一下，以保养自己的心脏。

仲夏时节正是养心的好时节，这时候如果把心养好了，那它就可以更好地工作，但如果在这时给它增加了负担，不顾及它的感受，那它迟早会影响我们的身体。

## \* 芒种时分，有一些东西圆满了，有一些东西则刚刚开始

前几年的时候，我曾经写过一篇有关芒种节气的文章，名字叫作《芒种，是结束也是开始》。

芒种这个节气，其实是有一点哲学意味的，我们会发现，有一些东西在这时候收获了，圆满了，有一些东西则是刚刚起步。比如，很多的草药在这时候就可以采摘了，小麦在这时候已经成熟了，收割了，而同样是粮食的水稻，却在这个时候刚刚插秧。

在过了芒种节气后，就要放缓脚步了，每天抽出一点时间来保养心脏，以便为下一轮新的开始积聚动力。

有时候放慢脚步，稍微停下来休息一下，并不一定会影响我们前进的速度，反而会让我们在充电之后可以更好地冲刺。

## \*"手执青秧插满田，低头便见水中天。六根清净方为道，退步原来是向前"

在这个芒种插秧的时节，我想送给您一首非常应景的前人所写的偈（jì）诗："手执青秧插满田，低头便见水中天。六根清净方为道，退步原来是向前。"

这首偈诗写得非常形象，因为插秧的时候，农民都是手执青

秩，弓着背，一边插秧一边往后退。最后一句"退步原来是向前"，实际上，在后退的过程中，慢慢地插完了所有的秧苗，这就是前进。

### ❋ "无用方得从容"

在忙碌的工作、生活、学习中，我们有时候放慢自己的脚步，关心一些看似无用的事物，其实，会让我们的心灵和精神得到充实，从而再迈开新的步伐。

古人有一句话叫作"无用方得从容"，这句话我也想在这个仲夏时节送给您，希望您能在每天的中午，都给心脏一个放松的时间，让它可以有更好的动力去进行下一轮的工作。

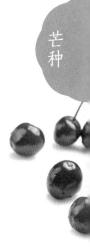

芒种

芒种

# 父亲节的礼物：二子延寿茶

## 每年六月的第三个星期日是父亲节

父亲节是挨着夏至节气的，过完父亲节，差不多就是盛夏了。

盛夏是一年中最闷热难熬的一个时节，但也是一年中养心的一个关键时期。因此，在父亲节来临的时候，您可以送一份既能保中老年人夏季平安，又适合平时养生的药茶礼包给父亲。

※ 送给父亲的节日礼物：二子延寿茶

### 二子延寿茶

原料：枸杞子6克，五味子6克，红糖（可不放）。

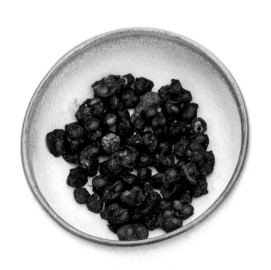 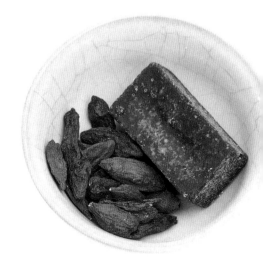

做法：

先把枸杞子和五味子分别装入茶
包袋，然后放入茶壶，冲入沸水
洗一下茶，把水倒掉，再次冲入
沸水闷20分钟就可以喝了。

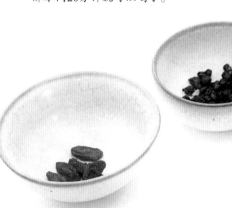

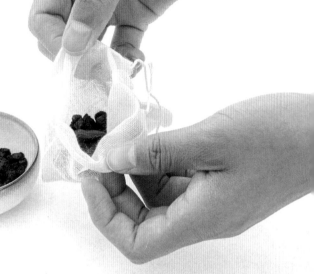

**允斌叮嘱：**

1. 如果您父亲是一个平时怕吃酸味儿的人，那您可以在茶包里放上一块红糖；如果怕吃糖，那您就不用放。这是一人一天的量，您可以一次多准备几份，把它们放在一个礼包里或者礼盒里送给父亲。

2. 五味子比较难出味，您在装入茶包前可以稍微捣碎一下，这样味道才能够出来。

3. 还可以把五味子和枸杞子放在锅里用水煮，煮10多分钟，然后再喝，这样效果会更好。

4. 这道茶饮无论是泡还是煮，都是可以反复冲泡或者用水煮的，味道依然会浓郁。

## ※ 二子延寿茶可以一直喝到立秋

每天在什么时候喝呢？不论早晚都是可以喝的。

如果您同时还在喝姜枣茶，那您就上午喝姜枣茶，下午喝二子延寿茶。如果单喝姜枣茶觉得出汗有点多的人，就把这两个茶方放在一起煮来喝。

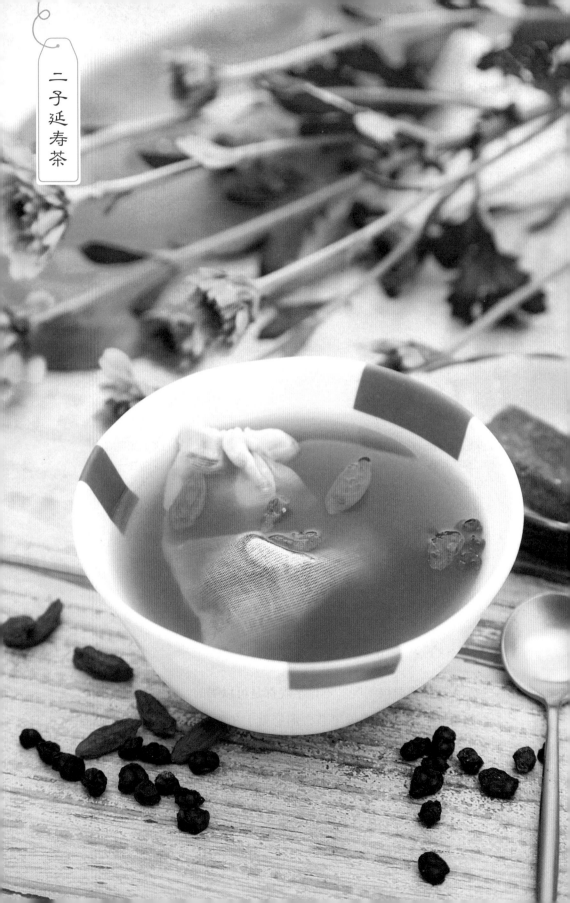

二子延寿茶

这道二子延寿茶可以一直喝到立秋。如果家里的老人喝了二子延寿茶后觉得很舒服，秋冬也是可以一直喝下去的。

## ﹡ 喝二子延寿茶可以补五脏

二子延寿茶是可以补肾的，还可以补肝、补心，整个五脏它都能补到，而且补的是五脏之气。

一般来说，老年人的脏器都有点虚衰，但用二子延寿茶来补，不仅觉得很舒服，还有延年益寿的效果，也能改善老年人的视力和听力。

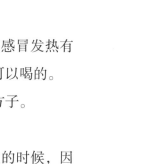

## ﹡ 中老年男女都可以喝二子延寿茶

其实，不仅老年男性可以喝，老年女性也可以喝，甚至一些中年人也可以喝。如果您觉得自己的身体比较虚，特别是觉得自己平时气虚无力的朋友，都是可以喝这道茶饮的。

## ﹡ 什么情况下不要喝二子延寿茶？

**第一，感冒发热有痰的时候不要喝。**

哪些情况下，我们不可以喝这道茶呢？就是在您感冒发热有痰的时候暂时不要喝，但如果只是咳嗽没有痰，那是可以喝的。

其实，五味子还用于配伍一些治疗虚咳、久咳的方子。

**第二，吃一些退热中成药的时候不要喝。**

在吃一些退热中成药，特别是服用双黄连口服液的时候，因为里面含有黄芩，暂时不要喝二子延寿茶，否则会影响疗效。

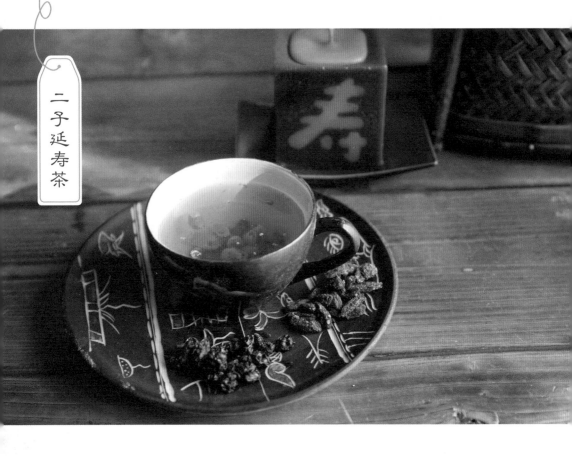

二子延寿茶

**第三，服用含黄芩的汤药时不要喝。**

如果家里老年人正在服用的汤药中含有黄芩这一味药的话，最好不饮用这道茶。

\* 二子延寿茶的味道比较复杂，很有意思

当您父亲饮用这道茶的时候，您可以给老人家解释一下这道茶喝起来的味道。因为茶里面的五味子具有酸、苦、甘、辛、咸五种味道，这也是它取名五味子的由来。

五味子的酸味很突出，所以这道茶饮喝起来会觉得有点酸酸的、涩涩的，一种比较有意思的、复杂的味道。如果老年人喝不惯这种味道，可以加一点糖或者蜂蜜。

五味子的宝贵之处就在于它的这五种复合的味道，这五种味道分别入五脏，所以古人认为五味子是可以补到五脏的。

唐代的药王孙思邈就特别提示大家，农历五月的时候要常服五味子来补五脏之气。同时，他也提到农历六月还要继续吃五味子来补身体的气。因此，在这个时节乃至接下来的盛夏，请家里的老人来喝这道茶饮都很合适。

芒种

# 我把二子延寿茶作为父亲节礼物的原因

\* **要想补好肾，必须要补好心和肝**

为什么我要把二子延寿茶作为在父亲节献给父亲的礼物呢？

因为传统中医讲究男子以肾为本，中老年男性如果要养生，那就要以养肾为第一要点，而肝、肾又是同源的，心、肾是相通的。

如果要想补好肾，必须要补好心和肝。这道二子延寿茶五脏通补，但又偏重于补心、肝、肾，因此对于中老年男性，这是一道很合适的补养茶。

特别是在夏季，五味子和枸杞子相配很适合，不光是对老年男性，对老年女性也是合适的。

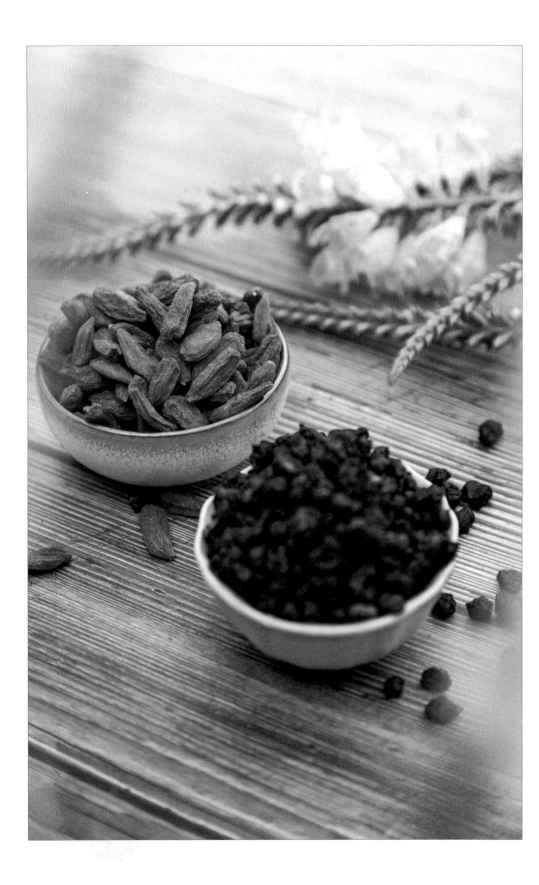

因为在夏天，老年人养生的要点就是补气养阴，这个时候天气热，人出汗多，一出汗就容易伤气伤阴，而老年人最容易气阴两虚了。

## ✳ 老年人最容易气阴两虚

气阴两虚的表现是什么呢？

第一，觉得气短，好像吸气吸不够，吸不了很深。

第二，就是口渴，口干舌燥。

第三，浑身觉得酸酸软软的，很疲劳。

第四，胃口不好，不想吃东西。

第五，感觉心里又烦躁又热。

老年人在夏天的时候，如果一直喊热要开空调，那您就要注意了，他不见得是真热，而是阴虚了。

很多老年人晚上睡不好，特别是早上醒得特别早，而人衰老的一个信号就是早上醒得越来越早。而这种早，并不是天亮的时候跟着太阳一起起床，而是在天还没有亮、黑乎乎的时候就已经醒来了，冬天的时候也是这样，那么这就属于早醒了。

## ✳ 经常早醒的人，一定要喝二子延寿茶

如果您家里的老人早醒，可以让他喝这道茶饮，能让他在早上睡得更加安稳。

这道茶饮对于气阴两虚、早上睡不好觉的老年人都是很合适的，它既可以补五脏之气，又可以养阴，防止人体的元气外泄。

芒种

五味子还有一个别称，叫"嗽神"，可用于调理虚咳，这种现象也是老年人居多。

## ＊人的身体，只要有一个突发因素，就可能垮下去

有一天陪父亲散步时，谈到现代人进补的误区，父亲说："人的身体，只要有一个突发因素，就可能垮下去。如果要想身体好，就必须全面地进行整体调理。每天抽烟、喝酒、熬夜，不要妄想只吃一点补药，就可能好起来。"

所以，我父亲从不会事到临头才临时抱佛脚吃补品，而是提前预防，觉得对自己身体有长期好处的食物，就会经常吃、每天吃，比如二子延寿茶中的五味子和枸杞。

古人说枸杞"久服轻身不老、耐寒暑"，他一年四季每天都会吃，有时泡水，有时抓一把当干果吃。吃法随意，贵在不间断。还有五味子补五脏，夏天老人离不开，他就不会嫌它酸，会按时地来吃。

---

**读者评论：喝了十几天二子延寿茶，终于解决了失眠问题**
狮子座的 Lin：以前我失眠，晚上有点声音就会醒来，而且再也睡不着。今年喝了十几天二子延寿茶，终于解决了失眠问题，太开心了！

**允斌解惑：二子延寿茶里的五味子要用生的**
刘鹏越：二子延寿茶是用生五味子，还是醋五味子？
允斌：用生五味子。

秀英：喝银耳羹的时候，也可以喝二子延寿茶吗？
允斌：可以的。

---

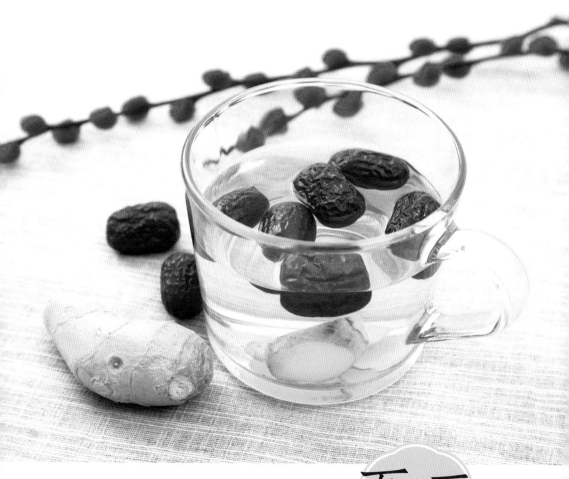

第四章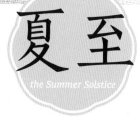

夏至

*the Summer Solstice*

6 月 21 日或 22 日—7 月 7 日或 8 日

夏至节气，阴气开始升起，

我们除了继续春夏养阳这门大功课之外，

还要开始来养护阴气的一点点萌芽，也要吃养阴的食物，

特别要吃麦子、鸭蛋和桑葚这三种养阴食物。

# 夏至节气，我们的身体如何将息?

## 夏至节气，阳气将到达顶点，阴气将开始起来

\* 夏至节气的前后两天，不要去做比较劳心劳力的事

一年中有两个养心的大日子: 冬至和夏至。

夏至是一年养生中的一个关键性转折点，它不仅仅是节气和节气之间的过渡，也是我们养生从上半年到下半年之间的一个过渡。

也就是说，在夏至之前，阳气是一天一天往上增长的，到了夏至节气将到达顶点，之后就要走下坡路了，而阴气就要开始起来了。因此，夏至节气的前后两天，天地之气的交换是很剧烈的。我建议您在这两天不要去做一些比较劳心劳力的事情，最好是以静养来度过这样一个时节更替的时期。

如果是平时身体比较虚弱、敏感的人，或者是老年人，最好是连续静养五到七天。

## ＊夏至节气，要开始吃养阴的食物

夏至节气，阴气开始生起，我们除了继续春夏养阳这门大功课之外，还要开始养护阴气的一点点萌芽，也要吃养阴的食物，特别要吃以下三种养阴食物。

**第一，吃麦子。**

麦为心之谷，它是滋养心阴的，是养护心阴重点要吃的一种食物。

**第二，吃咸鸭蛋。**

我曾经讲过，咸鸭蛋是端午节吃的食物，但它不只是管端午这一个节日，它还管整个农历五月，所以到了夏至节气，我们还要继续吃鸭蛋。

在蛋类中，鸡蛋是偏平性的，而鸭蛋是偏凉性的，是滋阴的，它既能滋养心阴，又能滋养肾阴，还能清热。

鸭蛋清的是什么热呢？清的是我们身体的心肺之热。比如，人有时候心肺会有热，感觉胸闷，可以吃咸鸭蛋来调理；小孩子有热咳，也就是干咳，舌头发红，有时候喉咙还有点痛，这种情况，都可以吃一点咸鸭蛋。关于咸鸭蛋的好处，我在《回家吃饭的智慧》这本书里讲得很详细了，您可以参考。

**第三，吃桑葚。**

桑葚，以前我曾经给它打过一个比方，就是"水果中的乌鸡白凤丸"。

乌鸡白凤丸，一般被认为是女性的专利，其实，它是男女皆宜的，对于男性来说也有很好的保健作用。

桑葚也是如此。它的作用有点像乌鸡白凤丸，可以滋阴、养血，还可以养肾，还能清虚热。因此，它是一种既滋补又不会让人上火的水果。

夏至

桑葚滋阴的效果很好，而且它重点滋养的是心阴、肾阴，如果在夏天吃它，对于心悸、失眠很有帮助。

有的朋友在夏天心脏早搏的现象比较明显，或者晚上睡觉，觉得心烦，有时候突然醒过来，还能听到自己心脏跳动的声音。如果经常吃桑葚，有助于减缓这些症状。

吃桑葚还能延缓衰老，像一些朋友年纪不太大，但头上长了很多的白头发，尤其是长在两鬓，这是一种早衰的标志，那就可以通过吃桑葚来辅助调理。

有些男性很喜欢补肾，然后就乱吃补肾药，这其实是很危险的。如果我们没有分清自己的问题，就乱吃补肾药，是很容易吃出肾衰竭来的。因此，您不妨经常多吃一些桑葚来给自己补肾。

# 如何吃桑葚，才能长期发挥补肾的功效？

桑葚上市的时间有早有晚，但不管是在哪里，一年中能吃到新鲜桑葚的时间都特别短，因为它的果期很短。如果我们想让桑葚对身体发挥补的功效，那就要长期来吃。

## ﹡ 吃滋阴养血桑葚膏

有一个可以长期吃到桑葚的方法，那就是把桑葚做成桑葚膏。

桑葚是分黑、白两种的，如果想要补肾，您就选择吃黑桑葚，黑桑葚才是入药的，白桑葚不入药。

# 滋阴养血桑葚膏

原料：黑桑葚（新鲜），
甘蔗熬制的原汁红糖。

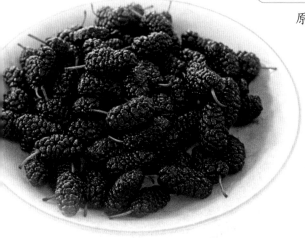

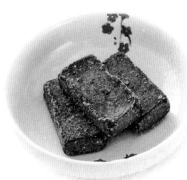

做法：

1. 把新鲜的黑桑葚洗干净，用榨汁机榨成汁，然后把榨好的桑葚汁倒入锅中用小火熬。熬的过程中，注意火要很小，然后用筷子不时地搅一下，避免糊锅。

2. 熬到比较浓稠的时候，再把红糖放进去，红糖最好事先稍微碾碎，以方便融化。把红糖放进去以后，要用筷子不断地搅拌，直到红糖完全融化，然后关火起锅。

3. 把熬好的桑葚膏放入玻璃瓶中，玻璃瓶一定要很干净，没有沾水、沾油。待桑葚膏冷却以后，放到冰箱冷藏就可以了。

**允斌叮嘱：**

每天都可以吃上几勺，
吃一个夏天都没问题。

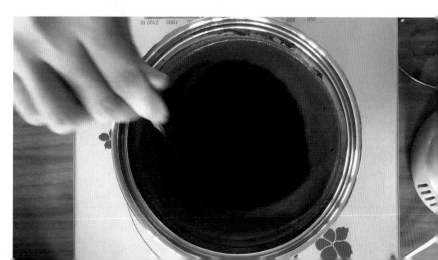

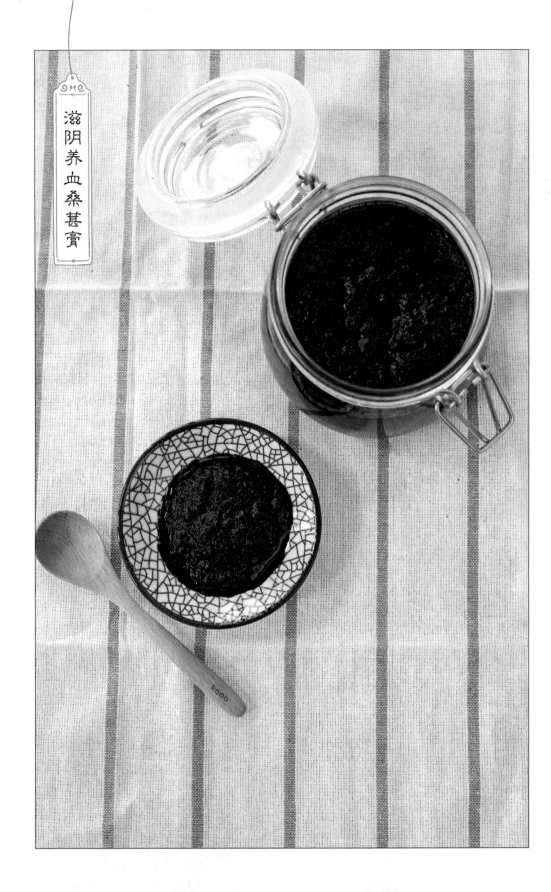

滋阴养血桑葚膏

## ＊ 滋阴养血桑葚膏有什么效果？

我给这个桑葚膏取了一个名字，叫作滋阴养血桑葚膏。它的作用是什么呢？其实，您从我给它取的名字上也能看出来。

它除了有滋阴、养血两大作用，还能抗衰老，对于心悸型的失眠也很有好处。

有些老年人经常头晕、耳鸣，可以经常吃桑葚膏，因为头晕、耳鸣是肾虚的表现。更年期女性也可以通过经常吃桑葚膏来预防更年期综合征。

桑葚膏不仅可以在整个夏至节气吃，还可以一直吃到秋天，如果您是我上面所列举的一些有阴虚问题的朋友，那么，您是可以一年四季常吃桑葚膏的。

桑葚膏有点像是男女都可以用的保健品。

**读者评论：吃桑葚膏后，感觉睡眠好多了**

莲叶：吃桑葚膏后，我感觉睡眠好多了。

# 夏至之美

## 夏至有三至：日北至、日长之至、日影短至

夏至的至，是极致，至者，极也。

古人讲夏至有三至：

第一，日北至。也就是说，太阳的直射点到了最北的地方——北回归线，从这里开始它就要回归了，要开始向南走了。

第二，日长之至。也就是说，夏至是一年中白天最长的一天。

第三，日影短至。夏至天的中午，您要是在地上立根竿，测到的影子会是一年中最短的。如果夏至天您正处在北回归线，那么正午的时候立一根竿，在地上会看不到竿的影子，这就叫立竿无影。

### ＊ 北回归线并不是固定不变的

北回归线穿越我国四个省级行政区，从东往西依次是台湾、广东、广西、云南。在这四个地区，现在都立有北回归线标志塔。

有一点很有趣：北回归线并不是固定不变的，每一年都要向南移动14米多一点，这是现在的天文学家测算出来的。也就是

说，现在在北回归线上立一个北回归线标志塔，那么到了明年的时候，您在塔下测到的就已经不是北回归线了，需要往南再走14米。

世界上最早的北回归线标志塔在哪里呢？

它在我国的台湾嘉义，是在清光绪三十四年（1908 年）立的一个北回归线标志塔。

据天文学家测算，因为已经过了 100 多年了，老塔所在的位置距离现在的北回归线的点已经偏离了 1100 多米了。而在大陆地区最早立的标志塔应该是在广东的从化，是 1985 年立的一个塔，现在它的位置也已经偏北了。因此，越往后立的标志塔在选址的时候，就会越往南。

现在立标志塔都会考虑到北回归线南移的因素，所以立塔的时候都会稍微偏南一点，以便来适应太阳直射点这样一个南移的变化。

目前，北回归线的纬度是在北纬 23° 26' 左右，那么随着它的不断南移，它的纬度有可能还要减去 1 度左右。这样的南移，意味着热带地区面积的减少和温带地区面积的增加。再过大约 1 万5000 年，北回归线到达南移的极限后，它又会改为每年向北移动。北回归线在历史上也曾经向北推移到达了北纬 24° 左右。

北回归线在南北这个区间来回地推移，以及太阳在一年中南、北回归线之间的移动，古人在几千年前就已经测算到了这样的现象，他们非常了不起。

* 无论做事也好，养生也好，一定要顺时而为

在没有科技设备的古代，我们的祖先就能知道夏至有三至，

这样的认识是很了不起的，他们是凭借什么做到的呢？

其实，这跟现在的立标志塔来看影子差不多，古人借立表测影，也就是说，在地上立一个表，就是一根竿来测量影子的长短。根据一年中竿的影子长短的变化，来确立一年中四个重要的节气，两分两至，也就是春分、秋分和夏至、冬至，从而创立了历法，确定了东、南、西、北、中五个方位，发展出了古代的时空观念。这真的是非常了不起的成就。

正是因为古人对自然规律及天象变化有这么精细入微的观察，所以古人特别懂得养生。因为他们明白，无论是做事也好，养生也好，一定要顺时而为，跟着天时走。

# 夏至："亢龙有悔"

## ＊ 仲夏月，阴阳互争之月

古人从对天象的观察中，也得出了哲学的思考，所以在《易经》中也体现了夏至。

《易经》乾卦的卦辞中的"上九：亢龙有悔"，这个在节气中对应的就是夏至。

这表示什么呢？是天上的苍龙七宿（龙星）的位置变化。二月二龙抬头，龙星的头部在前半夜从地平线升起，这是"见龙在田"；立夏时，龙星横在南中天，这是"飞龙在天"；到了夏至的时候，龙星已经过了中天，开始向西往下走了，这就是"亢龙有悔"。

就是夏至的时候，阳气到达了极致，我们得到的阳光是南半球的两倍，这就好比是"亢龙"。

但盛极必衰，从夏至开始，由于太阳向南回归，阳气就会逐渐地走下坡路，而阴气会逐渐地升起来。因此，仲夏月在古人看来是一个阴阳互争之月，这也是讲农历五月是恶月的其中一个原因。

为什么在仲夏之月，我要强调让心多休养？就是因为这个月阴阳互争。对我们的身体来说，这样的一个剧烈变化，最好是静养度过。

到了夏至，阴气就升起来了。虽说春夏养阳，秋冬养阴，但这只是一个大的方向，只是粗略地划分。夏天到了，养阳并不是一味地养阳，由于"夏至一阴生"，我们就要顺时来养护身体的阴气了。

## ❋ 养阴和养阳一样重要

中医对于人体健康的标准有一个定义，就是阴平阳秘。阴气平和，阳气固秘，那身体就不会得病。因此，养阴和养阳是一样的重要。

夏至节气的十五天里，天地间充满着阳气，我们不要错过这天赐的补药，要像《黄帝内经》里说的那样"无厌于日"。当然，不是让我们在这段时间去烈日下暴晒，而是尽量在每天的日出和日落时分来享受阳光的滋养。

# 夏至时节，一年中两个极端的节气之一

## 夏至时节，正是自己察病的好时机

夏至和冬至是一年中两个极端的节气。

之前，我说过冬至是察病的好时机，因为在冬至节气，阴气到达了顶点，阳气断绝，在此时，身体的哪个部位阳气不足，就会出现问题。特别是心脏系统阳气不足的朋友，在冬至节气，这种不舒服的症状尤为明显，最典型的就是平时不失眠，但到了冬至节气就会失眠，这就是心阳不足的一种表现。此时，心源性猝死也到了高发期。

与冬至节气恰恰相反，夏至节气是阳气到达了顶点而阴气断绝，同样也是给自己身体察病的好时机。

* 心阴不足，我们会心烦、燥热、出虚汗、心悸

在夏至期间，如果身体的哪个部位，特别是哪个脏腑有阴虚的表现，就会不舒服，特别是心脏。如果心阴不足，亚健康的症状会很明显。

心阴不足的时候，身体会有哪些表现呢？

第一，感觉心烦。

第二，感觉燥热。这种燥热不是24小时持续地燥热，而是不时地感觉燥热，可能每天都出现在同一个时间。

第三，上虚火，如舌头溃烂。

第四，出虚汗，特别是前胸出汗。

第五，心悸。有的朋友会感觉到自己的心脏跳动不规律了，然后心神特别不安宁，这种情况很容易引发心脏病。


※ 心阴不足的时候怎么办？


**1.要食补**

心脏病不只是会在冬天容易发作，每年的七八月份——盛夏也是心源性猝死的高峰期。而身体在夏至期间就可能会出现先兆。

如果您在夏至期间的晚上，睡觉没有平时踏实，容易做梦，容易醒来，而且醒来的时候还出了一点汗，那您就要注意了，身体已经出现心阴虚的信号了。

首先就是食补。如果您表现出来的是心烦、失眠，那您就用之前讲过的二子延寿茶来调理。如果表现为不时感觉燥热，上虚火，那您可以用桑葚膏来调理。如果您感觉心悸不安，甚至有发作心脏病的危险，那么要赶快去找医生来调理，千万不要掉以轻心。

一年当中，心源性猝死的两个高峰期就是一冬一夏。特别是家里有老年人的，更要注意防范。如果您感觉身体很燥，皮肤也很干燥，情绪上也很急躁，那您可以多吃麦饭，不仅可以养心，

夏至

也营养神经，让情绪稳定。如果经常出虚汗，那您可以多吃一些咸鸭蛋来补气补阴。

如果上面这些现象都有怎么办呢？

那我说的这几种食物您都可以同时来吃，特别是平时不失眠而在夏至期间睡不好的朋友，您可以重点吃桑葚，还有二子延寿茶。一方面，可以帮助我们不早醒；另一方面，可以让我们睡觉安宁。

## 2.要定心气

养心阴第一要食补，第二要定心气。要让我们的心神安定，切忌让一些繁杂的事情来扰乱您的心神。

《黄帝内经》里专门说道："心动则五脏六腑皆摇。"如果我们的心被扰乱了，五脏六腑都容易出问题。因此，要使心安定，我们的身体才安定，这也就是到了夏天人们常说的"心静自然凉"了。

这个说法是千真万确的，当您把心给安定下来的时候，就会感觉到这种凉意。当心不静，就会心烦，从而产生内火，耗伤心阴。

您可以仔细观察，当我们心里为一件事着急时，身上会出汗，手心也会出汗；而心静下来时，汗自然没了。

总之，心静不下来，人自然就容易心阴不足了。

夏至期间，天气越来越热，我们更要保持平心静气，不要急躁，特别是老年人一定要安定自己的心神，这样才能保护好心脏。

# 夏至节气的万物特点

## * 万物的阳气开始盛极而衰

夏至节气对应的是《易经》乾卦卦辞中的"上九：亢龙有悔"，这在马王堆出土的汉代帛书《易之义》中有专门的解释："亢龙有悔，言亓（qí，"其"的古字）过也。物之上盛而下绝者，不久大位，必多亓咎。"

"言亓过也"是什么意思呢？就是说已经过头了，盛极而衰。"物之上盛而下绝者"，是说事物看起来很旺盛，但实际上下面已经空虚了。

## * 身体的火气都在上面，而下面是一片空虚

夏至节气的身体特点是人体的火气都在上面，因为心在上，是属火的，而下面一片空虚。因此，这个时候滋养心阴，首先要滋养肾阴。心阴是水，水源从哪里来？就从肾来。肾在下，属水，它就是心阴的源头。因此，我们在夏至期间所吃的补阴食物，不仅养心阴，同时也滋养肾阴。只有养好了肾阴，心阴才会足。因为心、肾是相通的，如此才能达到一个水火既济的效果。

夏至期间，我们先静静地体察自己的身体状况，好好察病，然后就要通过食补来滋肾养心，好好地让心安静下来，特别是老年人，最好是在家静养。

夏至期间不是我们出门游玩的好时机，要在家静养，让心静下来，只有心安了身才能安！

夏至

# 您还在坚持喝姜枣茶吗？

## 夏至后，数到第三个庚日才是三伏第一天

* 甲乙丙丁戊己庚辛壬癸，每个天干对应一天

每年夏季三伏之前，我都会在微信和微博提醒朋友们贴三伏贴，有一年刚交夏至节气，我就收到了一些朋友们的留言："老师，今年你怎么没有提醒我们贴三伏贴啊？是不是已经错过了入伏的日期了？现在还能贴三伏贴吗？"

我查了一下才发现，原来是那几天微信朋友圈流传一个帖子，说今天入伏了，要贴三伏贴了，所以就害得这些朋友们特别慌张，以为自己错过入伏的日期了。

我在书里写过，"夏至三庚才数伏"，也就是说，在交夏至节气之后，要数到第三个庚日，才是三伏的第一天。

中国的农历是用十天干计日，甲乙丙丁戊己庚辛壬癸，每个天干对应一天，每隔十天天干才会轮换一次。假设在交夏至节气之后，马上就是一个庚日，那么，就要数到第三个庚日才是入伏，也就是说，最快也要在夏至节气之后二十天，才有可能入伏。

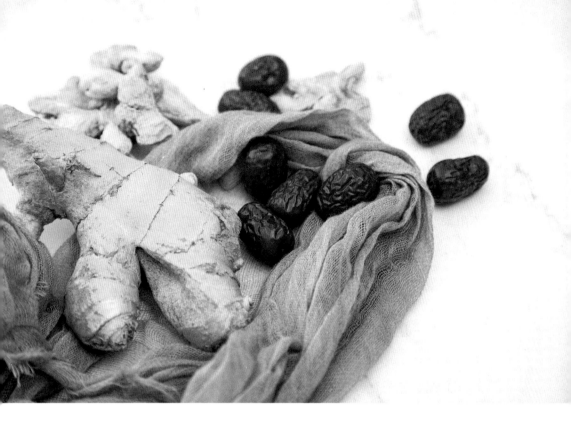

如果您在微信朋友圈里看到一篇文章，文章的标题写着"今天入伏"，或者今天怎么怎么了，那您要先看一下这篇文章是不是原创文章，发表的日期是哪一天，因为当您看到这篇文章的时候，它有可能早就过了当天的日期了，甚至有可能是以前的一些旧文章被人传抄的，抄着抄着就走样了。

## 从立夏到三伏的前一天，是喝姜枣茶的最佳时机

立夏喝姜枣茶是我在 2007 年提出来的，当时还没有微博和微信，我是在博客上发表的文章。自从我推荐立夏喝姜枣茶这个方

法后，有很多的朋友食用后都收到了很好的效果。

现在市面上，很多姜枣茶的产品非常流行，但我要特别提醒一下朋友们：喝姜枣茶，第一，看里面用的是去皮生姜还是带皮生姜。第二，看里面加了多少糖。很多年轻人感觉市面姜枣茶比家里妈妈煮的好喝，其实是在喝糖水。第三，身体有寒的时候喝，不限季节；如果是每天定时定量喝来保健，一般人不需要全年喝。

## ＊ 普通体质的人，入伏之后就不适合再喝姜枣茶了

姜枣茶并不适合整个夏季都喝，对于普通体质的人来说，夏天的前两个月是最适合的，而入伏之后，就不适合再喝姜枣茶了。

不管姜枣茶有多么神奇的功效，只有顺应了天时来喝它，才有很好的效果，一旦气候条件变化了，我们也要顺时而变。

## ＊ 喝姜枣茶，可以顺时调整配方

每一年气候不同，有的年份燥热之气比较重，有的年份寒湿之气比较重。喝姜枣茶可以相应调整。

夏至是一个转折点。特别是有些年份天气热得早，夏至已经有暑天的感觉。到了夏至，可以上午喝姜枣茶，下午喝金银花甘草茶。还可以适当变化一下姜枣茶的配方，如果感觉湿热重，加一个罗汉果；如果感觉火气重，可以加绿茶。

还是按照姜枣茶以前的做法，姜、枣煮上10分钟以上，最好是40分钟，把水过滤出来，冲泡绿茶，这样可以平衡一下姜枣茶的热性。

# 不同人群喝姜枣茶有什么讲究？

## ※ 女性喝姜枣茶有什么讲究？

气血虚的女性喝姜枣茶是可以加红糖的，因为红糖能增强暖血补血的功效，对于女性的痛经也有帮助，还可以调理女性手脚

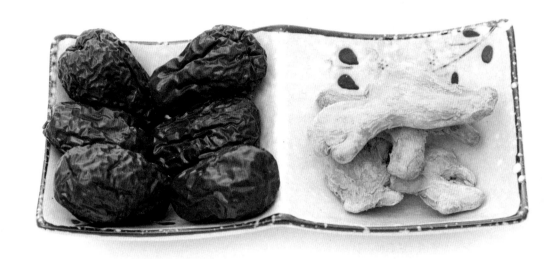

冰冷、月经推迟等症状，这是姜枣红糖茶的功效。但有时候，某些年往往比较燥热，我建议您把红糖改成蜂蜜，用蜂蜜来润一下。

姜枣茶加上蜂蜜有什么效果呢？其实也有滋养气血的效果，但它不暖血。生理期的女性，建议您还是加红糖，在其他时间，您可以用蜂蜜。

对于孕妇来说，用蜂蜜也是一个不错的选择。在孕晚期的女性就不要喝姜枣茶了，而在孕中期的女性，如果您觉得姜枣茶适合您的体质，是可以稍微喝一点儿的。

## ❋ 给小孩子喝姜枣茶有什么讲究？

**第一，小孩子胃口不好，姜枣茶里加麦芽糖。**

肠胃不好的小孩子，可以在姜枣茶里加上麦芽糖做成姜枣饴糖水。这样就成了一个改善脾胃功能的小茶饮。

如果小孩子面黄肌瘦，胃口不佳，还老喊肚子痛，可以在喝姜枣茶的时候加一点麦芽糖，改善他的脾胃功能。

当然，姜枣茶（加麦芽糖）并不适合所有的小孩子，只有经常肚子痛、肚子里有寒气、爱吃冷饮，或是比较瘦弱、胃口不佳的小孩子，可以用姜枣茶来调理。

**第二，幼儿如果身体好，没必要天天喝姜枣茶。**

如果孩子比较小，而且身体本身很好，是没有必要天天喝姜枣茶的，这样反而会使孩子上火。

## ＊ 寒湿比较重的人喝姜枣茶，加花椒

有一位朋友说他曾经过度吹空调，导致两只胳膊都很凉，后来连风扇都不能吹了，但他在喝了我推荐的姜枣茶一个月后就都好了。

还有一位朋友说他以前不怎么出汗，喝了姜枣茶后就出汗了，觉得很舒服。

类似有这种情况的朋友，如果体内寒湿比较重，喝姜枣茶可以加7粒花椒一起煮。

## ＊ 内热比较重的人，可以改喝银花甘草茶

一些平时内热就比较重的朋友，您在这个时候如果喝姜枣茶感觉上火，可以停止喝姜枣茶，改喝银花甘草茶，也就是把金银花和甘草一起用水冲泡。

总之，养生的一个大原则必须要遵循规律，那就是随时随地跟随天地之气的变化来走，这样不容易出错。

# 怎样不靠空调清凉度夏? 喝一清一补两杯茶汤

赤日炎炎似火烧, 怎么消暑呢?

夏季的火热是天时, 我们顺应它, 而不要违逆它, 才是养生之道。

有的人一点热都受不了, 怪天气不好, 其实是体温调节能力差了。

我家夏天是没有空调的。每天喝些银花甘草茶和甘草陈皮梅子汤 (酸梅汤), 一清一补, 不怕苦夏。

银花甘草茶是我建议全家人夏天喝的解暑茶, 不仅可以帮助我们清凉度夏, 还能抗病毒。

## 夏天为什么要喝酸梅汤?

夏天为什么要喝酸梅汤呢? 是因为酸梅汤清热去火吗?

其实酸梅汤并不寒凉, 而是清补的。

夏天喝的好处是什么呢? 可以防止暑热伤身、防止出汗过多伤气, 还能调理暑热造成的食欲不振、消化不良问题。

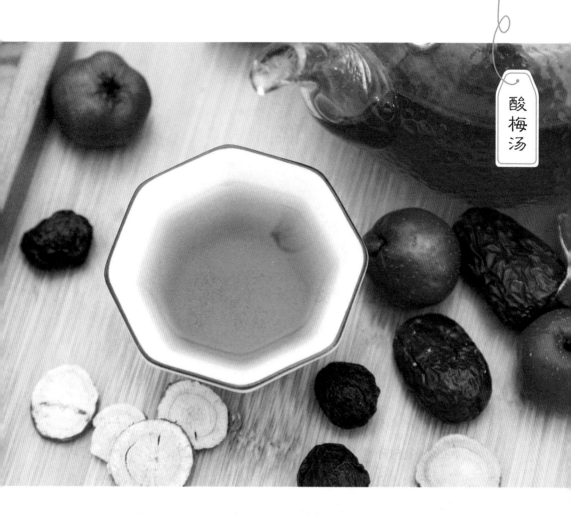

酸梅汤

　　有些中老年人冬天怕冷，到了夏天却又很怕热，甚至比年轻小伙子还怕热，睡觉出很多汗、手脚心发热，特别是心里有烦热的感觉，没有空调冷风就吃不下饭。这样的热一般是虚热，是血虚阴虚引起的内热。

　　喝酸梅汤可以清除这种虚热，让人夏天不再依赖空调度日。气虚的人可以配上黄芪一起喝。

# 夏天，特别要防肠道病

## 为什么大灾之后必有大疫？

* 大的灾情之后，往往随之而来的就是传染病

2017年6月24日，在四川省茂县发生了山体的高位垮塌，把下面的一个村庄整个都给掩埋了。而垮塌的山体把山下的河流堵塞了两千米，直接对成都的水源，乃至河道下游的水源安全都造成了威胁。环保部门随即启动了环保监测应急方案，来监测水质。

茂县位于长江的上游地区，出现这样的灾情，对于周边地区的水质还是有很大影响的。

古人说"大灾之后必有大疫"，意思就是说，在大的灾情之后，往往随之而来的就是传染病。因为地震、滑坡、塌方这样的地质灾害，会使土层翻动起来，而深埋在地底下的一些细菌、病毒，也会随之而出。同时，水源也容易受到污染，之后容易产生的流行病，也往往是肠道一类的传染病。

茂县在2008年的汶川大地震中，也是受灾很严重的地方，它距离汶川只有30千米。当时茂县在地震发生以后，有40多小时与外界

不通音信，交通、水电、通信全部断绝，成为孤岛。历史上茂县这个地方是一个灾害很多发的地区，这次的山体垮塌是因为连日降雨，山体已经被泡酥了，所以才发生了垮塌。其实，在汶川大地震之后，四川很多地区的山体都变得酥软了，是很容易发生塌方的。

## ✳ 在雨季千万不要到一些山区去旅行

我建议朋友们，在雨季千万不要到一些山区去旅行。

有很多朋友，对于一年四季的天气变化不是那么注意，在雨季的时候贸然地跑去山区游玩，这就存在潜在的危险。

因此，关心四时天气的变化，不仅是为了指导我们的饮食，也是为了指导我们在生活的方方面面避险。

古人说："知命者不立乎岩墙之下。"意思是说知道天命所在的人，是不会站在很危险的岩墙下面的。这个岩墙，其实不仅仅指实质上的墙，也指生活中的各种危险的信号，包括流行性传染病。

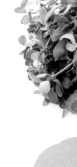

夏至

2008 年汶川地震之后，我写了一篇文章，提醒灾区的人和前往灾区救援的人注意预防肠道传染病，因为古人讲"大灾之后必有大疫"。

而发生过地震的地方，水就变得不那么清洁了，很容易引起肠道传染病。当时我给灾区的朋友们推荐的预防方法是喝马齿苋糖水。这个方子对于急性肠炎、痢疾，以及各种急性肠道传染病都很有效果。

## ✳ 肠道病的热证包括哪些？

第一，小孩子容易患的手足口病。

第二，细菌性痢疾。比如，吃了不干净的海鲜、不干净的生冷瓜果，或者喝了不干净的水而拉肚子。

第三，肠道息肉。

第四，湿热便秘。这个跟之前讲过的细菌性痢疾和细菌性肠炎刚好相反，前者是拉肚子。但这两个都属于肠道病的热证，而马齿苋糖水这个方子，都能调理和预防。

第五，痔疮出血。这个同样也是属于肠道病的热证。


# 马齿苋为什么能防治肠道病？


## ※ 马齿苋，食药两相宜

马齿苋是一种野菜，也是一味中药，它最大的功效，就是能调理大肠经的疾病，而且专门调理大肠经的热证。

马齿苋是调治大肠经热证的一个首选药，它既能解毒，又能消炎，还能祛热。对属于热证的肠道病，用马齿苋基本上是可以调治的。也就是说，在夏天用马齿苋不仅可以调理细菌性肠炎，还可以调理湿热型便秘，因此，夏天要经常吃一点儿马齿苋。


## ※ 自制凉拌马齿苋

这个方子非常的简单，只需要准备新鲜的马齿苋。它是一种野菜，南北方都有，现在也有一些菜市场卖它，特别是在南方。

# 凉拌马齿苋

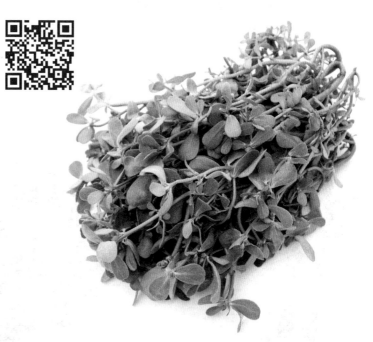

原料：马齿苋（新鲜），
蒜泥、香油和盐。

做法：

把新鲜的马齿苋洗干净，然后
下锅焯水两分钟，焯完之后把
马齿苋捞出来过一下凉水，使
其保持鲜绿的颜色，然后拌上
蒜泥、香油和盐，做成凉菜。
焯过的水不要倒掉，往里加一
点点白糖或者蜂蜜喝下去。

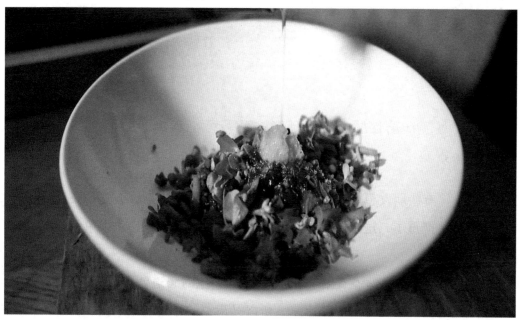

**允斌叮嘱：**

1. 焯过马齿苋的水里，只能放白糖或者蜂蜜，而不能放红糖。因为白糖和蜂蜜都有清热、解
   毒的作用，而且马齿苋是酸味的，白糖是甜味的，把它们两个放在一起，就叫酸甘化阴。
   也就是说，把酸味和甘味加在一起可以滋生人体的体液，这样就可以缓解拉肚子造成的脱
   水症状。同时，湿热型便秘的人喝马齿苋水，又能产生肠液，让肠道润滑，缓解便秘。

2. 为什么不用红糖呢？因为红糖是温性的，而马齿苋水要调理的是热证的肠道病，调理的方
   向是反的，所以就不用红糖了。而蜂蜜和白糖的凉性，比较适合这个方子。

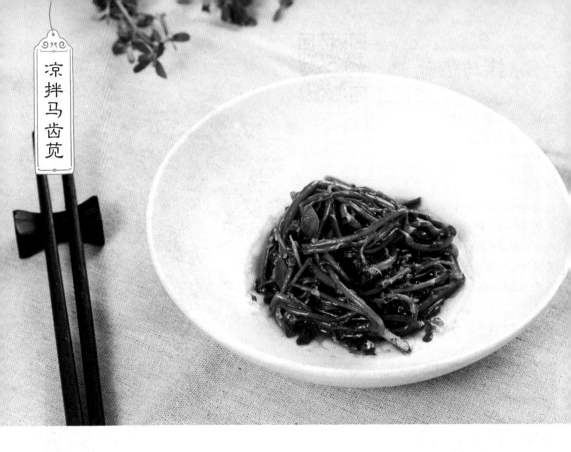

凉拌马齿苋

* 患了细菌性肠炎，为什么喝了马齿苋水拉肚子更
  严重了？

　　有些朋友患了细菌性肠炎，喝了马齿苋水以后，会觉得拉肚子更严重了，这个不用担心，因为我们并不是让马齿苋去单纯地止泻。

　　当一个人发生细菌性肠炎的时候，他的肠道就会受到感染，这时候一定要把毒给排出来，所以马齿苋的作用就是杀菌、促进肠道蠕动、把毒排出来。

　　如果您不是细菌性肠炎，而是由于肚子受凉造成的一般性腹泻，那您就不要用这个方子。寒湿引起的水泻，用姜丝泡绿茶更合适。

马齿苋这个方子很简单，在缺乏抗生素的年代，它还是一个非常好的救命之方。

以前，我家里人就曾经靠这个方子，治好过很多患了痢疾的病人。因为从前卫生条件很差，水源不清洁，所以很多人容易得痢疾，那时候得痢疾可是要人命的事情。

这个方子，当时真的是不花钱，因为野生的马齿苋遍地都是。这样一个不花钱的方子，却能救人无数，所以我们真的要给马齿苋记上一功。

## ❋ 孕妇、腹部受寒的人不适合吃马齿苋

每年的盛夏，也就是七八月份，您可以给全家人都吃一点马齿苋，因为它是肠道清洁剂，可以清肠热、解毒、调理便秘，是老幼都可以经常吃的安全温和的排毒药。

注意：孕妇不适合吃马齿苋，因为它是滑利的，可能会有滑胎的作用。

## ❋ 0-6岁的儿童，夏天如何防手足口病、疱疹性咽峡炎

夏天是肠道病毒传染的高发期。肠道病毒的感染，发病的部位其实多数还不是在肠道，而是可能会引起新生儿感染、呼吸道感染、脑膜炎、心肌炎等病。

其中，最常见的一种传染病，每到夏天家长们最为担心的，就是手足口病。据有的研究者称，它的传播系数是新冠病毒的三倍。这种病传染后，也与新冠肺炎有一些相似的症状——发热、咳嗽，甚至有生命危险。

手足口病和疱疹性咽峡炎，都是由肠道病毒引起的。疱疹性咽峡炎属于轻症，一般是在咽部发病。手足口病更严重，会有全身的症状，所以手足口病被定为法定传染病。

以下讲手足口病的预防调理，疱疹性咽峡炎也同样适用。

# 如何预防手足口病/疱疹性咽峡炎

**第一，防接触。**

家长要注意：酒精对肠道病毒的消毒效果并不好。要教孩子学会勤洗手、勤换衣。

每天回家第一件事：洗手。一定要用香皂或洗手液好好地洗干净。

每天回家第二件事：给孩子换衣服，大人也要换。特别是参加人多的聚会之后。

**第二，防湿热。**

肠道病毒喜欢湿热，湿热重时更容易传播，所以每年快到夏天的时候，家长可以提前关注一下气候预测。我曾在养生日历中提前一年预告过，2018年的夏天，手足口病将高发。后来最终的统计结果显示确实是这样：2018年手足口病发病人数超过了流感，在全部法定传染病中达到第一位，发病人数235万人，比之前的一年（2017年为193万）和之后的一年（2019年为192万）分别多了40几万。

**第三，保持肠道畅通。**

保持肠道通畅很重要。有不少小孩经常便秘，家长一定要重视，给孩子及时调理。

很多孩子感染手足口病后，也会有便秘现象，只要大便通了，病就更容易好转。

下面这些有助肠道畅通排毒的食物适合孩子吃：

**牛蒡**

牛蒡有助于肠道排毒，适合经常便秘而又长痘的人。它通便的作用有时候是能立竿见影的，而又相对温和，还有滋补的作用。它是蔬菜，可以放心给孩子吃。

**罗汉果**

罗汉果对肠胃湿热引起的咽喉痛、痰多咳嗽很有效果。它含有天然的甜味料，用来配茶饮煮出来甜甜的孩子爱喝，又不含糖分，不会引发龋齿。

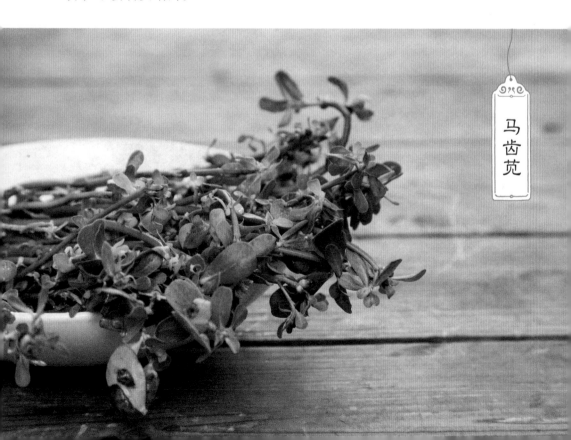

马齿苋

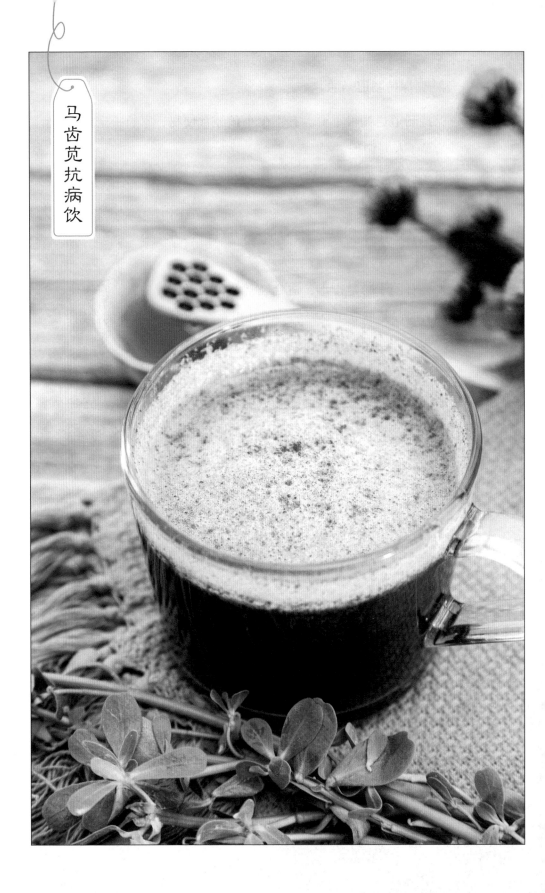

马齿苋抗病饮

## 马齿苋抗病饮

原料：新鲜马齿苋500克、白糖或蜂蜜适量。

做法：马齿苋榨汁，加白糖或蜂蜜饮用。

**允斌叮嘱：**

1. 普通的手足口病本身不会致命，但是如果病毒引起严重的并发症，就很危险了。所以重点是保护好心肺功能，同时尽快驱除肠道中的病毒。

2. 不要用平时给孩子治感冒的方法去治疗，尤其不要滥用退热药。用抗生素和感冒药都是无效的，家长注意不要用错药。

3. 口腔起疹子的孩子会不愿意吃东西，不用勉强他。可以给他吃一些香蕉。香蕉性凉，并且滑肠，能起到一定的辅助治疗作用。

4. 对于手足口病引起的皮肤疱疹不要着急用药物去治，治也没用。它的毒在血液，不在皮肤，用外擦的药是没用的。等病好了，它会自己褪掉的。

**马齿苋**

马齿苋能清除肠道病毒，是对抗手足口病的"法宝"。

# 手足口病／疱疹性咽峡炎的调理食方

我的儿子四岁那年夏天，在幼儿园传染到了手足口病。这个病发作起来相当快，早上出门还好好的，中午就发高热了，还使劲地咳嗽。

病毒很厉害。看他的嘴里和手心都起了密密的小疱疹，可以知道相关的脏器都受到了侵害。孩子非常痛苦，脸色通红，头上出汗，情绪十分烦躁，不愿意吃任何东西。

那时我也是头一次亲眼见到这种病。好在这病比较容易辨认，没有误认为是病毒性感冒来治。

手足口病没有特效药。一般的退热止咳的中药也不能用。想来想去，这个病毒既然是通过肠道传染的，那就应该设法把肠道内的病毒排出去。

孩子有些便秘，而且有肺热咳嗽的症状，肺与大肠相表里，说明肠道有积热。这样一分析，马上明白该给孩子开什么药方了。

父亲出门帮我采了点新鲜的马齿苋（那时候北京的河边还有野草地），捣碎加点白糖，给孩子服下，一天一次。

当天晚上，热退了。第二天，孩子可以进食。第三天，症状基本消失了。

**允斌叮嘱：**

1. 不要盲目用药快速退热。发热是免疫系统对抗病毒的应急反应，用药物强行退热，可能使病毒借机大量繁殖，侵入神经系统和心肺。对待手足口病，应及时清除肠道内的病毒，防止病毒在肠道内大量复制。

2. 得过手足口病的孩子，还是要避免再次接触手足口病毒。病毒一旦变异，免疫力就会失效。不发病也不表示没有被感染。

3. 成年人也可能会被隐形感染。为什么越是低龄的儿童越容易得手足口病，成人不容易发病？因为成年人通过隐形感染获得了免疫力。如果家里孩子得了手足口病，建议家长也吃些马齿苋，帮助自身肠道排出病毒。

**读者评论：马齿苋加白糖榨汁治好了手足口病**

徐佳：我臀部长了个疖子，敷马齿苋三天，明显好转。

月亮笑弯弯：我儿子三岁时，得过手足口病，当时我用马齿苋加白糖榨汁治好了。

# 会吃蜂蜜的人不会老

## 花的品种不同，蜂蜜的功效就有差别

蜂蜜是蜜蜂采集百花蜜酿造的，花的品种不同，蜂蜜的功效就有差别。我们在不同的季节，不同的气候条件下，可以吃不同的蜂蜜；而我们的体质不同，身体状况不同，也适合用不同的蜂蜜来调理。

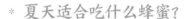

\* 夏天适合吃什么蜂蜜？

### 1.市场上的蜂蜜分为两类

市场上的蜂蜜产品分为两大类：一类是明确标注了品种的，比如荆条花蜜、洋槐花蜜；一类是没有明确标注品种的。

没有标注品种的蜂蜜是不是由各种花蜜所酿造的呢？其实不尽然。它的原料多半是取自油菜花蜜。

油菜在我国的种植面积遍布东南西北，油菜是最为大宗的蜜源植物，油菜花蜜的产量也是最高的，同时它的成本也是最低的。

好的油菜花蜜，它也会标注清楚是油菜花蜜。

油菜花蜜要在春季的时候吃，因为有保肝的作用，您最好是吃当季新鲜的，保肝作用更好。

有一些低档的油菜花蜜，会被加工为普通的蜂蜜产品，这种低档的油菜花蜜也就不标注了。

纯正的油菜花蜜是会结晶的。经过过度加工或者低档的油菜花蜜就无法结晶，也就没有办法标注为油菜花蜜，只能标注为普通蜂蜜。

### 2.夏天主要产槐花蜜、荆条花蜜、枣花蜜、柑橘花蜜

在夏天上市的不是油菜花蜜，主要有三种蜜：第一种是槐花蜜，也包括洋槐花蜜；第二种是荆条花蜜；第三种是枣花蜜。

除此之外，还有一些特殊品种的蜂蜜也会在夏天上市，比如我特别喜欢的柑橘花蜜。

槐花蜜、荆条花蜜、柑橘花蜜都很适合在夏天来吃，那它们有什么区别呢？

蜂蜜总体来说是偏于凉性的，但凉的程度各有不同。按照从凉到温来排队，最为偏凉的是槐花蜜，其次是荆条花蜜，再次是柑橘花蜜，最后是枣花蜜。

它们的性质有点区别，适合的体质也就不同。

### ✼ 盛夏，适合吃槐花蜜

如果您脾胃特别虚寒，一吃生冷食物就会拉肚子，可以在盛夏的时候吃枣花蜜。

如果您的体质偏于内热体质，在盛夏时节可以吃槐花蜜，因

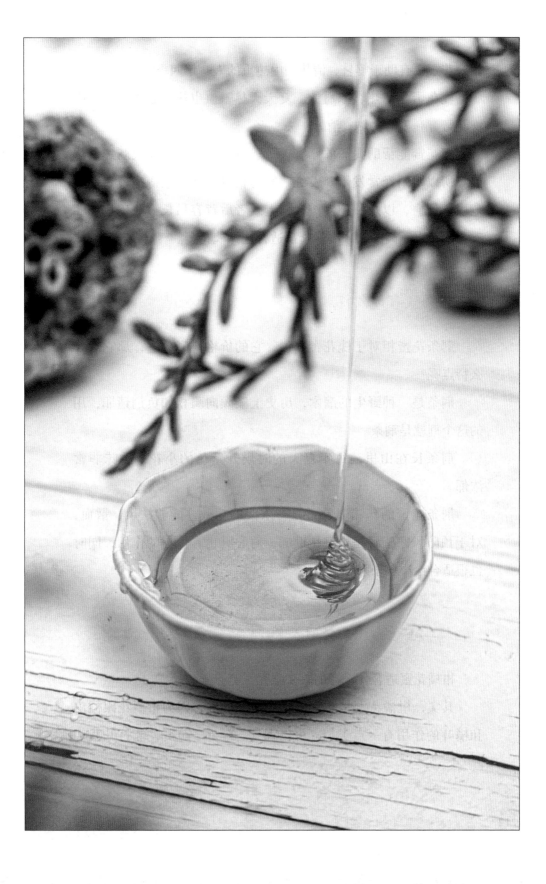

为槐花蜜更有助于解暑、清热。内热重的人一年四季吃也没问题。

槐花蜜是清热、凉血的。夏天天热，血也热，心火很旺，喝槐花蜜有利于清血热、消暑、去心火。

槐花蜜能帮助我们的肝脏去火、解毒，还能泻掉大肠经的湿热。所以眼睛经常发干、发红，容易长青春痘，患痔疮或者由痔疮引起便血，以及一到夏季，腿上或者后背容易长一些疮疡的朋友，还有血压高的人，喝蜂蜜都适合选择槐花蜜。

## * 荆条花蜜有什么特点？

荆条花蜜相对于槐花蜜来说，它的价格要高一些，那它有什么特点呢？

荆条是一种野生的灌木，历史上廉颇向蔺相如负荆请罪，用的这个荆就是荆条。

荆条长在山里，每年夏天的时候开紫色的小花，香味非常浓郁。

荆条花蜜的药味非常重，有杀菌的功效，能够祛风、散血，对于预防风寒感冒是很有帮助的，对心脏也有保护的作用；同时也很适合给小孩子来吃。

## * 柑橘花蜜适合什么样的人来吃？

柑橘花蜜适合什么样的人来吃呢？

其实，柑橘花蜜是非常适合女性来吃的，因为柑橘花跟橘皮和橘叶的作用有一点类似，可以理气、解郁、疏肝，能打开我们人体气的通道，其芳香味也让人很舒服。

女性常有一些由肝气郁结引起的妇科病，吃蜂蜜可以选择柑橘花蜜。

对于经常咳嗽、有痰的朋友来说，柑橘花蜜也是一个相对不错的选择。

## ＊ 怎样根据自己的体质来挑选蜂蜜？

枣花蜜比较适合老年人、产妇和身体特别虚弱的人，它是养脾胃的。

槐花蜜比较适合想给身体排毒的人，特别是湿热体质，有肝火、心火旺，或者血压高的人。

荆条花蜜有散风的作用，可以帮助肺祛除风热，适合经常伤风感冒、咳嗽的人。

柑橘花蜜有疏肝、理气的作用，适合肝气郁结和咳嗽、有痰的人。

这几种蜂蜜，虽然功效有一点差别，但它们并不互相排斥，如果您是普通人，或者您觉得自己每种情况都有一点，想综合调理，那您不妨把这几种蜂蜜交叉着来吃，也是不错的。

**允斌解惑：油菜花蜜价廉适合常规用，荆条花蜜价贵适合专用**

禾惠：荆条花蜜和油菜花蜜哪个更好？

允斌：油菜花蜜价廉适合常规用，荆条花蜜价贵适合专用。

# 夏天身上起红疹怎么办?

## 皮肤起红疹是身体内有血毒的表现

※ 夏天，肘窝和腘窝最容易起红疹

　　夏日的一个下午，我和两位朋友一边散步一边谈事情，走着走着，其中一位朋友突然发现他的手臂上起了一串红疹，他非常惊讶，不知道是怎么回事儿。其实在夏天，很多朋友都容易出现这种现象，这表示我们的体内有了血毒，所以皮肤上容易出现各种红疹。

　　这是身体里的血毒遇到了夏天的暑热之后，通过皮肤排出的一种表现，而且在人的肘窝和腘窝（膝盖窝）处最明显。

　　当肘窝和腘窝等处出现红疹时，表示这种血毒是偏热性的，叫血热毒。

　　大人、小孩都可能出现这种状况。

## ✳ 家长要学会分辨孩子身上的红包是血毒造成的，还是蚊虫叮咬的

夏天的时候，有些小孩子手上脚上会突然长出圆圆的、小小的红印子，看起来像蚊子和虫子咬的包。出现这种情况，家长要注意分辨。

如果孩子身上起了一个小红包，这可能是蚊子咬的。但如果是起一串小红包，那家长就要注意了，最好是摸一摸孩子的额头，看是不是有一点发热。再摸摸他的全身，特别是脖子后面，看是不是也发热。

如果孩子的额头和全身，特别是后脖子都是发热的，就有可能是身体内的血热毒发作了。

## ✳ 孩子的血热毒，可以吃松花蛋红苋汤来排出

家长要注意给孩子排血热毒；不要当成蚊子咬了，不加分辨就给孩子乱擦清凉油，或者当成发热来处理，给孩子吃退热药，那就调理错了。

如果红疹是血热毒造成的，可以用银花甘草茶来调理，但最好不要等到身体已经发了红疹再来调理。天一热就可以每天喝银花甘草茶，既解暑又清热解毒。若是长了红疹，喝银花甘草茶可以加倍。金银花药性缓和，用于皮肤问题时，量要多才管用。

在小暑节气，我给大家的节气食方松花蛋红苋汤，也是为了在盛夏来临时先清一清体内的血热毒，提前防范暑热天气会出现的这些问题。所以顺时饮食都是有讲究的，防患于未然。

# 自制松花蛋红苋汤

\* 松花蛋红苋汤的做法

## 松花蛋红苋汤

原料：红苋菜（嫩的、带根的）1把，松花蛋2个，
　　　大蒜2~3瓣，油（猪油最好），盐少许。

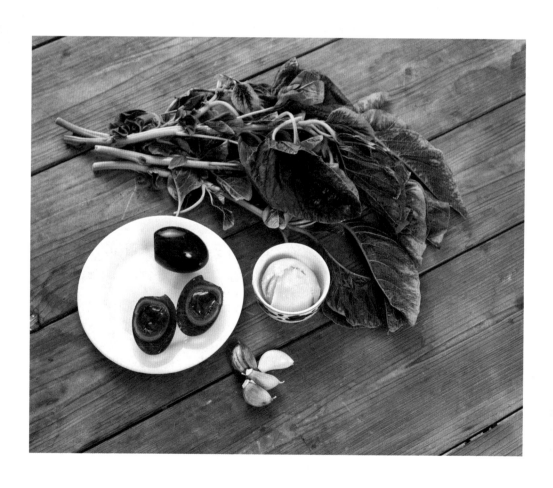

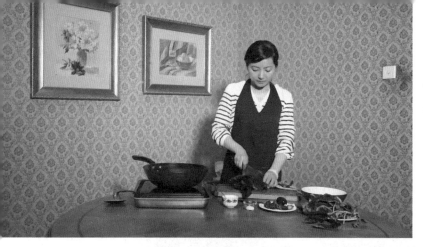

做法：

1. 将整株的嫩苋菜带根清洗干净，有些比较长的苋菜，可以把它切成两半。

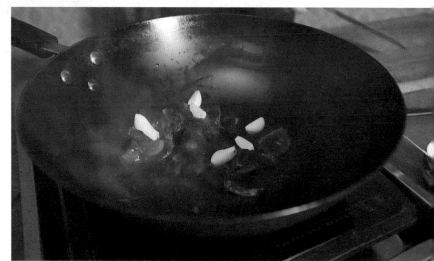

2. 锅里放油烧热，蒜剥皮，切成两半，下锅爆香。

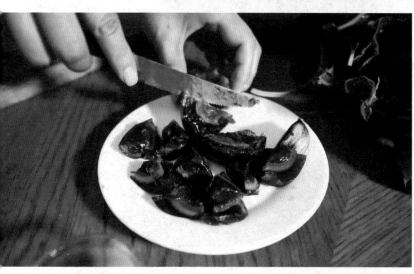

3. 松花蛋剥好切成块儿，下锅快速翻炒，不然松花蛋会煳掉。再放入苋菜快速地翻炒两下，加一点儿盐。加入高汤或开水，不要放凉水，等汤烧开后，煮上两三分钟关火。

功效：

清血毒，排肠毒，祛暑热。

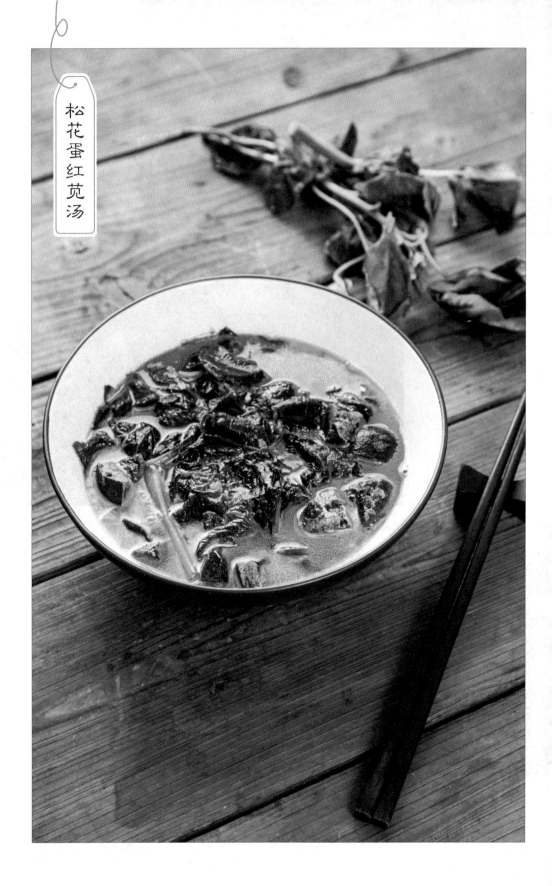

松花蛋红苋汤

## ﹡ "苋菜是很服猪油的"

松花蛋红苋汤的味道其实是很鲜的。因为苋菜跟猪油是一个很好的搭配，这也是我强调这道汤最好是放猪油的原因。

猪油有两个作用：

第一，润肠、排毒，加强松花蛋红苋汤排毒的效果。

第二，"苋菜是很服猪油的"，这是我母亲的原话。意思是苋菜遇到猪油，它就会很顺从，这样煮出来的汤味道会很鲜。苋菜的鲜味全都在里面，鲜到什么程度呢？您不放味精都会觉得非常好喝。

## ﹡ 松花蛋苋菜汤的吃法

松花蛋红苋汤做出来后，您会发现汤是红红的，所以您也不妨在给孩子吃的米饭上浇上一勺，染成红米饭。孩子看见这样红红的米饭应该会很喜欢。

在这道汤里，苋菜最好是连根一起来吃，这样排毒的效果更好。因为松花蛋红苋汤是通过肠道来排毒的，所以有些朋友喝了这道汤后，可能会去上厕所，对于便秘的朋友来说，喝了这道汤应该会很开心；而有些朋友，可能一天会去上两三次厕所，这个其实不用担心，这是人体在通过肠道排毒。

夏至

**读者评论：** 松花蛋红苋汤，全家人都很喜欢喝

心静如水：松花蛋红苋汤好喝、味美，谢谢陈老师！

冰糖草莓：松花蛋红苋汤喝了非常舒服，全家人都很喜欢喝。

# 夏日炎炎，谨防光毒伤人

## 夏天的阳光对我们有什么好处、坏处？

* 仅夏三月的阳光，就足够合成我们皮肤一年需要的
  维生素D

夏天的阳光最强烈，阳气也最足，这种气候现象，对我们的身体既有好处，也有坏处。

好处是什么呢？它会促进皮肤合成维生素D，促进身体吸收钙。在夏天的三个月，我们身体所接受的阳光足够皮肤合成一年所需要的维生素D。

* 夏天我们最应该防的是光毒

夏天晒太阳，最好是在早上十点之前和下午三点之后。

很多女孩子在夏天都怕晒黑，实际上，黑色素的产生是为了保护皮肤的，它是可以随时间慢慢代谢掉的。

其实，我们最应该担心的不是夏天皮肤被晒黑，而是烈日照射身体所产生的光毒。

很多朋友都没有意识到光是带毒的。西方人受光毒之害比较明显，因为他们喜欢到海边去暴晒，特别是生活在高纬度地区的人。他们生活的地方冬天都很漫长，一年中见到的阳光并不多，所以就特别喜欢在夏天的时候到海边去暴晒。这会造成一个后果——到了老年之后，皮肤癌的发病率比较高。

光毒对皮肤有两大伤害：第一，促进皮肤癌变；第二，使皮肤老化。

阳光照射所产生的光毒会破坏人体皮肤的结缔组织，导致皮肤的胶原蛋白流失。这样一来，皮肤的结缔组织就没法再维持皮肤原有的牢度，皮肤就会逐渐变得松弛，出现皱纹，这是光毒长期积累后给皮肤带来的危害。

光毒还可以给人带来"立竿见影"的危害，比如晒伤。有的朋友在夏天外出旅游，不注意防晒，一两天下来后，皮肤就会变得红肿、疼痛、脱皮。还有一种光敏反应，有的朋友在晒过太阳之后，皮肤就会过敏，起红疹。

过敏体质的朋友，在夏天一定要特别注意防晒，可采用物理防晒的方法，比如，戴遮阳的帽子、口罩和眼镜。

如果是涂防晒剂，最好用物理防晒剂，不要用含有化学成分的化学防晒剂。因为化学防晒剂虽然也能防止皮肤晒伤，但它也更容易刺激皮肤，产生光敏反应。即使是儿童防晒产品，也可能产生这种现象。

因为生产商最早设计的目的是为了防止儿童娇嫩的皮肤被晒伤，但没有想到这些化学的防晒剂反而刺激了儿童的皮肤，使得一些儿童产生了严重的光敏反应——整个脸红肿，眼睛肿得只剩一条缝。

如果家长发现孩子在晒太阳之后出现了这样的情况，就要考虑是不是产生了光敏反应。

 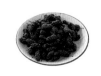

# 夏天如何避免光敏反应?

* 避免食用促使产生光敏反应的芹菜、香菜、灰灰菜等食物

普通人如何来避免光敏反应呢?

有一点很重要,最好不要吃那些能促使身体产生光敏反应的食物。

哪些食物能使身体产生光敏反应呢?

我们日常吃的芹菜、香菜,还有常吃的一些野菜,特别是灰灰菜,都容易使人产生光敏反应。

灰灰菜南方北方都有,是一种碱性的野菜,经常吃可以降脂、减肥,但在吃完之后,最好不要出门晒太阳,否则很容易使身体产生光敏反应。

有些朋友可能当时没有什么反应,但是在夏天过完之后,脸上容易长晒斑。

建议大家在吃了容易产生光敏反应的食物后,要注意有效地遮挡阳光。

* 使用自制果蔬面膜之后,不要晒太阳

有些朋友,很喜欢自制各种敷脸面膜,而且喜欢用天然的果蔬来自制,把果蔬打成汁敷在脸上,甚至直接切成片敷在脸上。

这么做要特别小心,因为蔬菜和水果中含有大量的各种有机酸,虽然可能使脸上的皮肤看起来变好,但敷过之后,皮肤会变得脆弱。而且皮肤涂上了这些可能含有光敏物质的东西之后,再

出门晒太阳，就非常容易引起身体的光敏反应。所以当您使用果蔬自制的面膜之后，最好不要出门晒太阳。

## * 抗光毒的食方：胡萝卜番茄汁

其实果蔬护肤，吃下去更有用。在夏天的时候，有一道可以抗光毒的食方——胡萝卜番茄汁。番茄，也就是西红柿，它和胡萝卜都是能帮助身体抗光毒的食物。您可以把它们榨成汁，每天出门之前喝一杯，回家再喝一杯。

**允斌解惑：** 榨胡萝卜番茄汁，可以加凉白开

郭：第一次榨胡萝卜番茄汁，果汁有点稠，可以加点纯净水或者凉白开一起榨汁吗？

允斌：可以的。

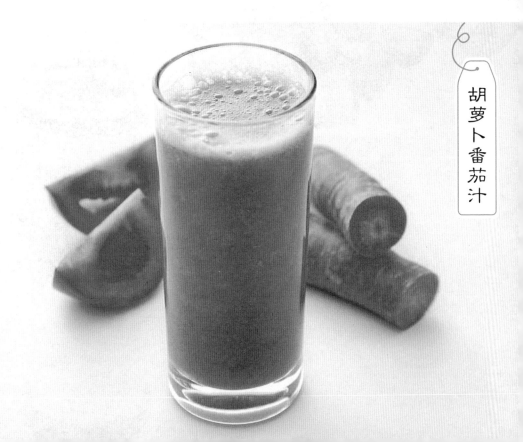

胡萝卜番茄汁

# 胡萝卜番茄汁

原料：胡萝卜、番茄。

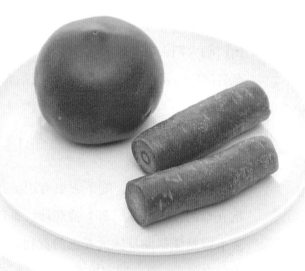

做法：把西红柿和胡萝卜切
成块儿，一起放到榨
汁机里榨成汁。

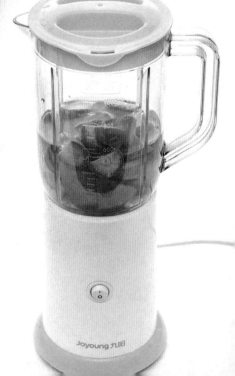

**允斌叮嘱：**

可以适当地加一点蜂蜜来调味，味道会更
好，而且蜂蜜有清风热的作用。放洋槐花
蜜的效果是最佳的。

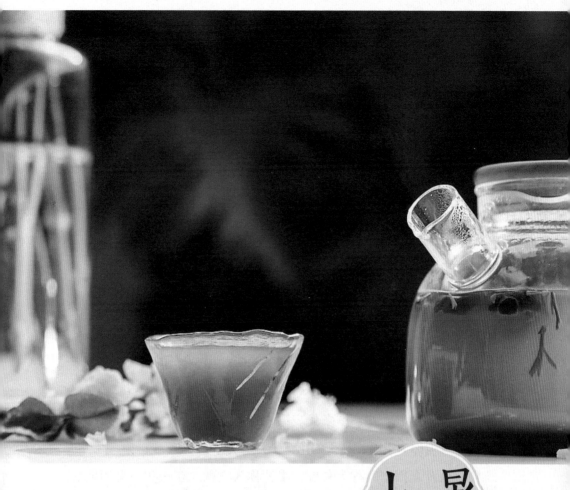

# 第五章 小暑
*Slight Heat*

7月7日或8日——7月22日、23日或24日

夏天是长的时节，要集中精力来长。

如果这时候分神、分心去做一些复杂的事情，

就会影响到人体在夏天的长，影响到夏天的生养之气。

小暑节气，是一个不适宜剧烈活动的时节。

小暑节气人会大量出汗，热得难受，但也是非常好的给身体排毒的时机。

从小暑节气开始，我们借助天时来让身体排毒，就能达到事半功倍的效果。

# 小暑时节，我们的身体如何将息？

## 小暑时节，一年中最热的时候来临

### ＊ 小暑时节是夏天的最后一个月，又称盛夏

小暑节气开始，我们进入了夏天的最后一个月——季夏。

古人用孟、仲、季来代表第一、第二、第三，所以春天的第三个月也称为季春，秋天的第三个月称为季秋。

也有人把季春称为暮春，季秋称为晚秋。在一冬一夏的最后一个月——季冬和季夏，通常又把它们称为深冬和盛夏。

盛夏是夏天最热的一个月。之前的仲夏，那时候正逢夏至节气，虽然太阳到了北边的顶点，但还不算最热，要等到大地都被晒暖了，地气往上蒸腾，这才是一年中最热的时候。因此，小暑也是历年最容易出现最高气温的节气。

### ＊ 盛夏这个月不要做大事情，否则会影响人的生长之气

每到盛夏的时候，学生都要放暑假，在欧洲一些国家，成人

也会放长假，这都是非常有道理的。

古人早就认为，盛夏这个月份是不能够做大事情的，国家都不举行大的活动、大的典礼，一切盛大的活动都不去办。为什么呢？是怕影响、动摇夏天的生养之气。

因为夏天是长的时节，要集中精力来长。如果这时候分神、分心去做一些复杂的事情，就会影响到人体在夏天的长，影响到夏天的生养之气。

小暑节气，还是一个不适宜剧烈活动的时节，因为这时候的天气往往会比大暑更热。

## \* 小暑时节，正是老天让我们身体排血毒、火毒、光毒的大好时机

俗语说："小暑大暑，上蒸下煮。"这句话是非常形象的。在小暑节气，天地间就像一个汗蒸房，又热又湿，这时人就像在蒸桑拿，全身的毛孔、腠理都打开了。

虽然这时候人会大量出汗，热得难受，但也是给身体排毒非常好的时机。

趁着全身的毛孔、腠理都打开的时候来排毒，会非常容易和顺畅。所以从小暑节气开始，我们借助天时来让身体排毒，就能达到事半功倍的效果。

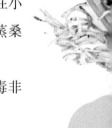

人体的毒有多种，在小暑节气可以重点对抗三种毒：第一是血毒；第二是火毒；第三是光毒。

对抗这三大毒，所用的方法也不相同。

对抗火毒，用莲子心甘草茶；对抗光毒，用胡萝卜番茄汁；对抗血毒，用银花甘草茶和松花蛋红苋汤。

# 一个人健康与否，要看身体排毒通道是否畅通

## * 盛夏时节，打通两大排毒通道——大便、小便，要喝银花甘草茶和莲子心甘草茶

衡量一个人健康与否，其中有一个标准就是看其排毒通道是否畅通。

人体有三大排毒通道：出汗、大便、小便。

通过这三大排毒通道，我们每天都在排出毒素。但现在很多人的这三大排毒通道，都或多或少不太畅通。毒素不能顺利地排出，就会进入血液中循环全身，使人体出现一些亚健康的症状。

而夏天天地间的阳气，已经帮助我们打通了毛孔，这时候通过出汗来排毒，往往是比较畅通的。

因此，盛夏时节，我们要重点打通的是其他两大排毒通道——大便、小便。

如何通过膀胱系统，也就是通过小便来排毒？我们可以用银花甘草茶和莲子心甘草茶来完成这项工作。如何通过肠道系统，也就是大便来排毒？我们可以用松花蛋红苋汤来完成这项工作。

## * 雷雨天气前身体各种不舒服，喝二子延寿茶

夏天会经常出现雷雨天气，而雷雨天气之前往往比较闷热，一些体虚的朋友这时候会感到很不舒服，会胸闷、气短、口干舌燥、浑身酸软，感觉特别疲劳，不想动，也不想吃东西，心里很烦、很热，晚上翻来覆去总是会醒来。

这种情况下，我建议您要给自己的身体多补气和养阴。前面我分享的二子延寿茶——枸杞子五味子茶，不妨经常喝一点儿，既可以养心脏，滋养心阴，又可以防止身体的阳气外泄。

其实在盛夏时节，无论男女都适合多喝一点儿枸杞子五味子茶来滋养身体。

最后，我想给您分享一首唐代诗人元稹（zhěn）所写的一首小暑节气的诗歌，在这首短短的诗里，他把小暑节气的三个物候都给描述了。

### 咏廿四气诗·小暑六月节

倏忽温风至，因循小暑来。

竹喧先觉雨，山暗已闻雷。

户牖深青霭，阶庭长绿苔。

鹰鹯新习学，蟋蟀莫相催。

这诗里把小暑的特点讲得很到位：雷雨天气多，湿气重，庭院长满青苔（人体也同样易被湿气所困）。同时讲了小暑三候：一候温风至；二候蟋蟀居宇；三候鹰始鸷。

小暑

注：牖（yǒu），鹯（zhān）

# 温风至——小暑节气第一候

## ＊ 温风至，表明小暑期间的火气非常旺盛

小暑节气的第一候——温风至，就是热风来了。

夏天的天时是属火的，而在小暑节气的时候热风来了，就表明带来的火气非常旺盛，而火盛就会变成毒。

火性是炎上的，就是往上走，所以身体中了火毒之后，往往可以从我们的头、面部来看。有的朋友眼睛发红；有的朋友脸上长青春痘，而且是那种红红的，摸起来有点硬硬的、痛痛的；有的朋友舌头上长溃疡；有的朋友觉得特别口干舌燥；还有的朋友觉得心烦意乱，睡不着觉。

如果上部的火再严重，它就往下走了，具体的表现为：小便量变少，颜色偏黄，甚至有点儿发红。

## ＊ 怎么来判断自己有火呢？

夏天的火是以心火为主的，身体有一个地方是可以看出心的问题，那就是舌头——舌为心之苗。

如果有心火，那么您对着镜子看一看舌尖，肯定是红红的。

## ＊ 夏天心火重，喝莲子心甘草茶祛火毒

在夏天，当心火旺盛到变成一种火毒的时候，可以通过喝莲子心甘草茶来解除它。喝这道茶饮可以生津止渴。

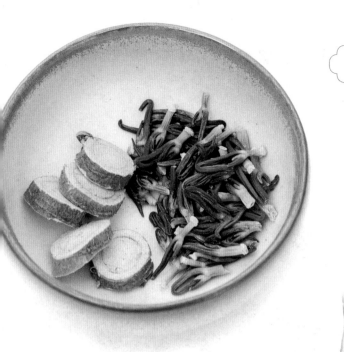

# 莲子心甘草茶

原料：莲子心2克、甘草3克。

做法：
把莲子心和甘草放入茶壶，用沸水冲泡一下，倒掉。
再次冲入沸水，闷10分钟以后饮用。

允斌叮嘱：

1. 莲子心和甘草都可以在药店买到，莲子心在茶叶店也可以买到。用拇指、食指、中指轻轻地捏起一小撮莲子心，差不多就是2克的量；而3克甘草的量，大概是6小片。

2. 这道茶饮是可以反复冲泡的，一直到没有味道为止。

3. 莲子心很苦，加一点甘草就调和了它的苦味，让这道茶有一种苦中带甜的感觉。

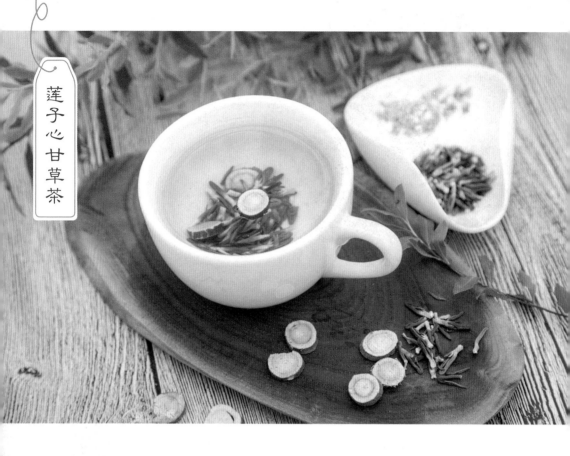

莲子心甘草茶

　　莲子心虽然是寒凉的，但它并不凉胃（胃酸过少的人单独喝莲子心可能胃会有点不舒服，要搭配来喝），而是专门去心火的，所以夏天火毒重的朋友可以稍微喝一点儿，不要喝太多，只要心火去掉就可以停喝了。因为莲子心寒凉，不适合长期饮用。

　　这道茶饮除了清心火，还有一个调理夏天心烦、失眠的作用。因为莲子心很擅长把心火往下引，它并不是通过自身的寒凉像一盆水那样来"浇灭"心火，而是把心火下引到肾。同时，它也会把肾脏系统的水液，上引到心，当然这是一个比方，实质上就是用肾阴来滋养心阴。这样一来，就达到了传统养生所说的交通心肾的目的，就是让心和肾来互相滋养对方，这样就可以平息心火了。

对于由心肾不交导致的失眠，这道茶饮也有很好的调理作用。

有一次我在电视台录节目，有观众问："老师，既然是身体有火，那么多喝水不就行了吗？"

很多朋友都以为多喝水就可以去火，这是错误的想法。

当身体有心火的时候，靠喝水是去不掉的。因为我们喝下去的水，它走的是消化道，而夏天的心火，它是会直接入血的，它走的是心，所以靠喝水是没有办法"浇灭"它的。

当身体有了火毒，特别是头、面部出现火毒的症状后，您可以马上来喝莲子心甘草茶。当火毒祛除之后，就可以停喝了，不要觉得它的效果很好，就一直坚持喝。莲子心单独吃是寒凉的，如果想长期得到莲子心的功效，吃带心莲子比较好。

您可以拿起一颗莲子观察——莲子肉很饱满，里面只有一根细细的莲子心，这样的一个果肉与心的比例，才是平和的，日常饮食怎么吃都可以。

# 小暑时节的顺时食方：松花蛋红苋汤

小暑节气的时候，我们可以来吃一个食方，就是松花蛋红苋汤。它需要三种材料，第一是松花蛋，第二是红苋菜，第三是大蒜。红苋菜就是红色的苋菜。

苋菜是有不同颜色的。市场上的苋菜，有白色的，有红色的，它们的功效也是有微微区别的。

白色的苋菜偏于通气，而红色的苋菜偏于通血。总的来说，苋菜是疏通我们身体排毒通道的。小暑节气您就食用红苋菜，能帮助身体排血毒。如果您实在买不到红苋菜，用白苋菜代替也有相近的功效。

按古人总结的功效，叫作"苋通九窍"。

什么是九窍？两只眼睛，两个鼻孔，两个耳朵眼，嘴，前后二阴（尿道口、肛门）处。

"苋通九窍"，就是让身体对外开口的地方——排毒的通道能够畅通。

夏天的时候，人体的阳气往外泄，为了帮助排毒，这时就需要通窍，只有九窍通畅才能更顺畅地排毒。

有些便秘的朋友会发现，吃了苋菜以后，上厕所很畅快，因为它可以让我们的消化系统和大小便都能保持畅通，帮助身体排出肠毒。

当您在购买苋菜的时候，最好是连苋菜根一起也买回来，因为苋菜根通肠的效果更好。


\* 不要丢弃苋菜的根、子

在这道汤里，买的嫩苋菜一定要带上根，才有疗效。如果您在市场上看到了老的苋菜，甚至是带子的苋菜，也可以买一些回来。

苋菜的子有明目的功效，对老年人很适合。

您也可以用苋菜子来炖猪肝吃，可以预防老年白内障和青光眼。

您看"苋"字，非常有意思，上面一个草字头，下面一个看见的"见"，所以这是可以让人的眼睛看见东西的植物。

## * 为什么苋菜要配松花蛋、大蒜?

### 1.松花蛋的作用

这道汤中的第二种原料，就是松花蛋。松花蛋也就是皮蛋。我们在买松花蛋的时候，要注意买无铅的松花蛋。因为做松花蛋的时候，所用到的材料可能会使松花蛋含铅。

松花蛋的作用是什么呢？在这道汤里，它是可以解人体血液中的烟毒和酒毒的，同时也解血液中的热毒。所以用松花蛋来搭配红苋菜，解毒的效果会更好。

### 2.大蒜的作用

大蒜也是可以清毒的食物，虽然它是热性的，但它可以帮助人清除血液中的一些毒素，也可以帮助清除血脂。用凉性的红苋

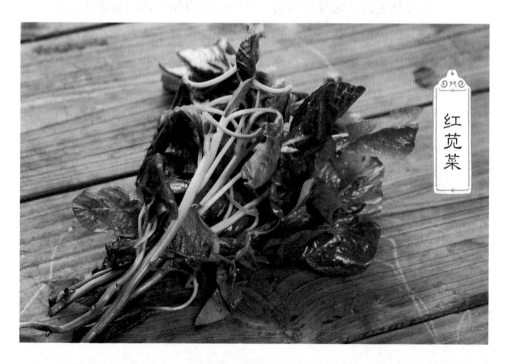

红苋菜

菜和松花蛋，再配上一点点热性的大蒜，这道菜的效果就会更加平衡了。

### 3.松花蛋红苋汤还要配盐和油

这道食方在制作的时候，需要两样调料，一个是油，一个是盐。如果您可以吃动物油的话，我建议您选择猪油。因为这道菜用猪油，效果会更好。

实际上，动物油有很好的营养价值。其中，猪油主要是润滑肠道的，可以帮助肠道来排毒。

在这道汤里，油的主要作用就是辅助苋菜和松花蛋来排毒。特别是用猪油来烹调苋菜，您会发现苋菜吃起来会更加地嫩滑，更香了。如果不用猪油的话，做出的苋菜则多少会让人感觉有一点粗糙。

※ 怀孕四个月以内的女性不建议食用这道食方

苋菜是通的，通身体的窍，有轻微的滑胎作用。如果您是怀孕四个月以内的女性朋友，这道食方您就最好不要吃了，这样更加保险。因为有些女性在孕早期有先兆流产的症状，最好是在怀孕四个月以后再吃苋菜。

**读者评论：喝松花蛋红苋汤，大便非常通畅**

KL 快乐人生：自从小暑以来，我家每天早餐都喝松花蛋红苋汤，孩子每年夏天身上都长的红疹子不见了，94 岁的老公爹以前一般都是三四天大便一次，现在一天大便一次。

阿杜：入伏后，我们全家都很喜欢喝松花蛋红苋汤，普遍的感觉是大便非常通畅。

# 三伏，冬病夏治的好时机

药饵过三伏，文书散百忧。

何人共禅悦，居士有浮休。

——〔宋〕秦观

宋代大才子秦观的这首诗，写了古代养生家过三伏的讲究——要用中药（"药"）和保健饮食（"饵"）来保养。

三伏虽然热得难受，却是老天爷给我们安排的冬病夏治好时机。这段时间保养好了，冬天才更好过。

## 三伏是怎么算的？

### ＊ 什么是闰中伏？

闰中伏就是中伏的第二个十天。

三伏分头伏、中伏和末伏。中伏在有的年份是十天，有的年份是二十天。如果中伏有两个十天，第二轮的十天就被称为闰中伏。

小暑 237

## ※ 三伏为什么有时候是三十天，有时候是四十天？

三伏为什么在有的年份是三十天，有的年份是四十天呢？这是根据立秋的时间来决定的。

三伏的计算方法比较特别，它是从每年夏至之后第一个庚日开始，过二十天到第三个庚日，这天就是入伏的时间。

那么最后一伏，也就是末伏是怎么来算呢？从头伏开始隔十天以后又是一个庚日，这是中伏的第一天，但是并不是再隔十天就是末伏，而是要看立秋的时间。

在立秋之后的第一个庚日，这个时候才是末伏。因此，从中伏的第一天到末伏的第一天，中间有可能是隔十天，也有可能是隔二十天。这就是三伏有时候是三十天，有时候是四十天的原因。

## ※ 为什么三伏要选在庚日呢？

三伏选在庚日，这是非常有讲究的。庚这个天干在五行中是属金的，配的脏腑就是肺，而三伏就是我们通过肺来排毒的一个时机，因此要选在庚日。

传统的养生学所说的肺，并不只是现代医学所指的肺这个器官，它实际上指的是一个系统，包括肺、大肠、皮肤、毛孔等。所以，通过皮肤来排毒养肺就是一个很好的方法。

# 三伏天要补气、排毒

※ 补气要喝黄芪粥

三伏天的养生有两个重点：一是补气，二是排毒。

三伏天补气，需要准备的原料有黄芪和大米，用来熬黄芪粥，每天早上都可以喝，可以帮助人体补气，而且会让闷热的夏天感觉比较好过。到了秋天，以前爱感冒的人，还会发现自己的抵抗力明显增强了。

## 黄芪粥

原料：黄芪30克，大米50～100克（这是一个人的量，您可以按照人口数量来加倍）。

做法：把黄芪稍微浸泡一下，然后再加大米和清水，一起熬粥。

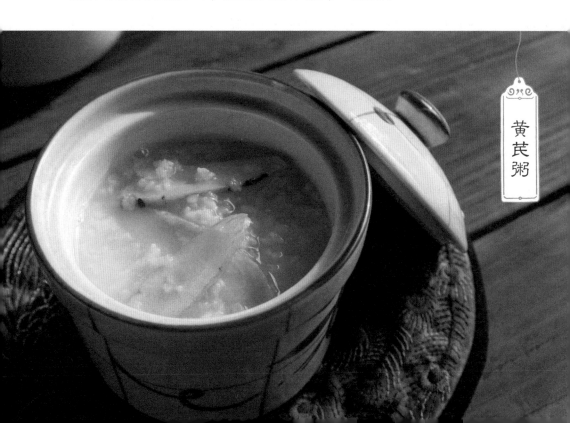

有些家长特别关心小孩子能不能喝黄芪粥。黄芪粥是补虚的，对于气虚的人效果最好，而小孩子一般不会气虚，所以小孩不用特意喝。

但如果小孩子的脾胃虚弱，平时身体抵抗力差，只要是在他内热不重的情况下，也可以稍微给孩子喝一点儿。若是学生平时学习比较疲劳，也可以喝一点儿。

## ＊ 排毒可用三伏贴

三伏天的第二个养生重点，就是贴三伏贴排毒，这是一个比较简易的引毒外出的方法。

每年三伏的时候也是医院非常忙碌的时候，如果您并没有特别的、一定要贴三伏贴来调理的严重疾病的话，那我建议您可以在家自制简易的三伏贴来贴。

因为在医院贴的一些三伏贴，一般来说都是有针对性的，比如，针对呼吸系统疾病。但在家自制的三伏贴，不仅可以针对呼吸系统疾病，同时也可以调理其他问题，是一个很好的冬病夏治的方法。

有一些冬季常见病的朋友，特别是呼吸道一类的疾病，比如，哮喘、咳嗽、感冒、慢性支气管炎等等，或者容易在冬天腰背、膝关节冷痛的朋友，都可以在三伏期间多贴几次加强贴来增加冬病夏治的效果。

## ＊ 贴三伏贴，属于"天灸"，阳光足更好

贴三伏贴，是借助夏天的阳气来达到类似艾灸的效果，可以

说是靠老天爷给的热力来给人体做艾灸，所以又称为"天灸"。

因此，夏季的阳光越是足，三伏贴的效果越是好。如果赶上一个夏天阴雨连绵，就要用发热的艾灸贴来助力。并且可以趁着没有下雨的日子，多贴几次来补足。

每个伏是十天，我们要在每个伏的第一天贴三伏贴，如果您想加强、巩固贴三伏贴的效果，可以每隔三天再贴一次加强贴。一个伏可以贴三次，一共可以贴九次到十二次三伏贴。

有一些人想加强效果，也可以在入伏之前，提前十天，贴一到三次伏前加强贴；在出伏之后的十天内，贴一到三次伏后加强贴。

在贴三伏贴的当天，还可以喝玫瑰红糖茶来辅助贴三伏贴的效果。

哪些人不适合贴三伏贴呢？

第一，正在生病的人，特别是在疾病的急性发作期的朋友。

第二，孕妇。

第三，两岁以下的孩子。

因为小孩子的肌肤特别娇嫩，除非是他需要冬病夏治，您最好跟医生商量一下是否可以贴；如果一定要贴的话，贴的时间也不要太长，贴太长的时间，会伤害孩子的皮肤。贴三伏贴的时候，有些人皮肤会发红、起泡，这是排毒的表现，但对小孩子来说，太痛苦了。

以上三种人，如果要贴三伏贴，必须要非常谨慎。


※ 贴三伏贴有哪些注意事项？

第一，阴雨天气不要贴。打开穴位贴三伏贴的时候，容易让外界的湿气进入皮肤，因此可以推迟或者提前一天来贴。南方地区的雷阵雨天气很多，每天都会下一阵子，这种情况下等雨停了再贴，贴的时间不要太长。

第二，感冒发热、咳嗽的时候，记住不要贴三伏贴。

第三，皮肤表面有伤口，或者有湿疹，或者有过敏的部位，记住这些部位都不可以贴三伏贴。

第四，贴三伏贴的当天，不要吃生冷的东西，不要吃海鲜和辛辣刺激的食物，可以喝玫瑰红糖茶来增强贴三伏贴的效果。

## 玫瑰红糖茶

原料：干玫瑰花12朵，红糖适量。

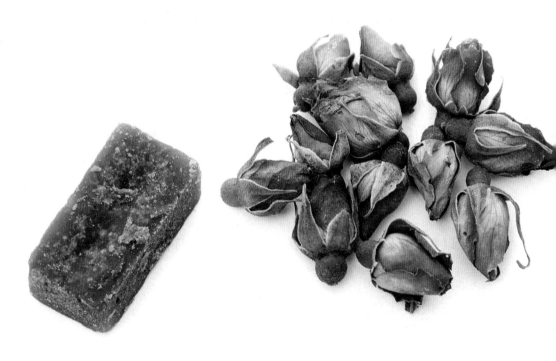

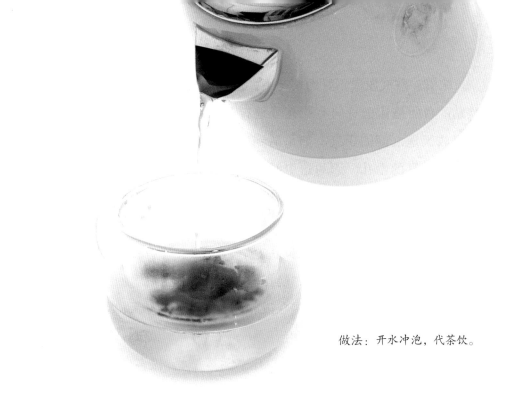

做法：开水冲泡，代茶饮。

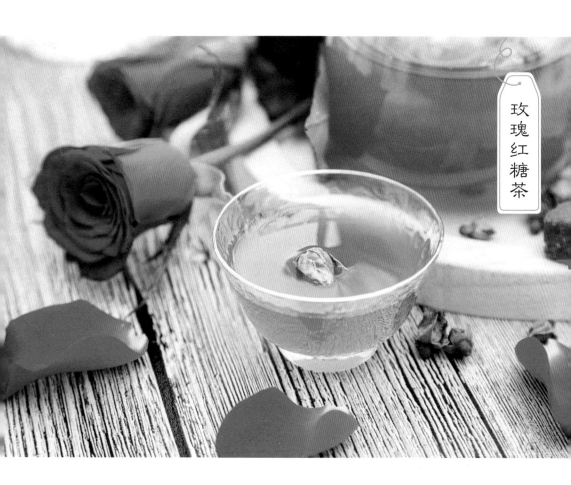

玫瑰红糖茶

第五，空气质量不好的情况下，也不要贴三伏贴。因为贴三伏贴的目的是让全身的毛孔充分地打开来排出体内的浊气，同时吸收天地之间的阳气。如果遇到空气质量不好的天气，就不宜打开全身的毛孔。因为这个时候吸进体内的并不是天地之间的正气，而是污浊之气。如果贴三伏贴这天是雾霾天，那三伏贴就得改天再贴了。

第六，贴三伏贴的最佳时间在上午。

如果您由于上班做不到，晚点做也是可以的。晚上回家贴一会儿，也比不贴要强。如果实在没有赶上入伏的这一天，第二天补做也是可以的。因为养生和治病不同，以方便为原则，即使不能在最佳的时间来做，事后补做也比不做要强，能做多少做多少，尽力就好。

# 家庭三伏贴完整指南

## ＊ 贴三伏贴的材料

基本材料：伤湿止痛膏、中药艾灸贴或中药穴位贴任选一种。
辅助材料：姜片、刮痧油、刮痧工具、真空拔罐器（不是必需）。
饮食辅助：玫瑰花、红糖、黄芪（气虚者用）。

## ＊ 三伏贴怎么选？

在家做三伏贴，我们可以按以下情况来选择贴的材料：

第一，普通皮肤，用中药穴位贴或中药艾灸贴，或者用伤湿止痛膏代替。

第二，出汗多或敏感皮肤，或者常在空调房间，或者身体局部有寒，用中药艾灸贴（含有中药成分，能模拟艾灸发热的那种）。

第三，幼儿，或者皮肤面积小的部位，可以用小号的中药穴位贴，选择药性 1 温和的，避免伤到娇嫩的皮肤。

第四，特别细小的部位，比如耳垂、两眉之间，可以将伤湿止痛膏剪成很小的一块儿来贴。

**允斌叮嘱：**

从前，市场上不容易找到中药艾灸贴、中药穴位贴等用品，我教大家用方便买到又便宜的伤湿止痛膏来做简易三伏贴。对于有加强功效需求的人，我还在电视上教过大家用白芥子来自制三伏贴。

白芥子是医院制作三伏贴的常用原料，用于冬季反复发作咳喘的人。但是白芥子有让皮肤发泡的作用，很多人制作时掌握不好，皮肤发泡以后又处理不当，容易留下疤痕。现在不建议自制了。

如今中药艾灸贴、中药穴位贴等用品都比较普及了，用这些经过专业调配的中药贴，方便、安全又有效。

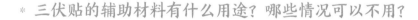

## ＊ 三伏贴的辅助材料有什么用途？哪些情况可以不用？

第一，姜片是用来开穴的。贴三伏贴之前，用姜片在穴位上涂擦一下，能促进三伏贴的药性透皮吸收。如果皮肤容易过敏，就不用姜片擦。

第二，刮痧油和刮痧工具是用来在贴过的部位刮痧的，也可用光滑的瓷勺和香油代替。

第三，真空拔罐器。在贴三伏贴之前先拔罐，有助于开穴。如果家里没有拔罐器，这一步可以省略。

## ＊ 贴三伏贴的两个步骤

**第一，先用拔罐的方式打开穴位。**

用一个真空拔罐器在穴位上拔罐，留罐五分钟以后取下来，用生姜片涂擦拔罐的部位。（如果您没有真空拔罐器，可以省略拔罐这个步骤，直接用生姜片涂擦要贴的穴位。）

贴三伏贴的时候为什么要拔罐呢？这有利于开穴——把穴位给打开，但如果您家里不具备拔罐的条件，或者没有真空拔罐器也可以不拔。

取而代之的方法，是在贴三伏贴之后的第二天，不管皮肤有没有局部发痒，都可以刮一刮痧来加强排毒的效果。

这是针对事先没有拔罐的朋友，如果您在贴三伏贴之前拔过罐，那您在第二天的时候只要是贴三伏贴的地方没有发痒，那您就可以不用再刮痧。

**第二，贴三伏贴。**

把中药艾灸贴或者中药穴位贴，贴在身体需要的部位和穴位。如果用伤湿止痛膏，可以先用剪刀剪成合适的大小，比如，贴在背部的，可以剪得大一点儿，而贴在面部或者手背、脚踝处的，可以剪得小一点儿。把伤湿止痛膏剪成合适大小之后，就可以贴在相应的穴位上了。

成年人贴两到六小时，儿童贴半小时到两小时。

有的朋友贴上三伏贴以后，身上可能会发热出汗，皮肤发痒不舒服，那么您可以提前取下来，不必贴那么长时间。

如果出汗比较多，有的部位会贴不牢（考虑到人体皮肤的耐受度，一般来说医用胶布不会弄得非常黏），可以穿略紧身的衣物来帮助固定，或者用纱布或丝巾绑一下。

贴三伏贴的时候最好不要吹空调，也不要吹冷风。如果事先拔了罐，在贴完之后两三小时之内也不要洗澡。没有拔罐的人，贴过之后可以洗热水澡，但不要吹风受寒。

贴三伏贴好像感觉很麻烦，其实，您尝试贴上一两次就会发现它很简单，而且只要我们坚持去做，它就会有效果。

## ＊ 主要是贴后背两侧的膀胱经

贴敷哪些部位呢？

主要是沿着后背两侧的膀胱经往下贴，如果您想让保健的作用更好，也可以加上胸部、腹部和四肢各个经络的穴位。

后背两侧分别有两条膀胱经。您用中药艾灸贴或者一整块伤湿止痛膏（约半个巴掌大小），在脊柱的两侧分别各贴一块，就可以覆盖到两侧的膀胱经了。

如果您实在搞不清楚各个穴位的位置，就顺着脊柱的两侧，用中药艾灸贴或者大块的伤湿止痛膏直接往下贴。可以一直贴到腰部和臀部，因为腰部和臀部也是有穴位的。

这样贴下来，基本上也就把后背到腰部、臀部的穴位"一网打尽"了，效果也是很好的。

## ＊ 有脾胃病的朋友怎么贴？

如果您有脾胃病，或者平时脾胃比较虚弱，可以加贴一下腹部的穴位。

贴在哪里呢？贴在脐上四寸（肚脐以上四个横指）的地方，即中脘穴。

您可以在这里贴一个中药艾灸贴或一整块伤湿止痛膏，旁边的穴位也顺便贴到了。

还要贴足三里和三阴交两个穴位。

足三里穴在膝盖的下方，它对脾胃和消化系统是非常有好处的，如果您给孩子贴，记住一定要贴这个部位，两腿膝盖的两侧都要贴上。

## ∗ 关节痛的朋友怎么贴？

如果您有关节痛，可以贴在平时感觉疼痛的部位，比如膝盖、脚踝、手肘等处，哪里疼您就贴在哪里，也就是说，人体感觉疼痛的部位——阿是穴都可以贴。

## ∗ 女性朋友怎么贴？

女性朋友可以贴膻中穴。它位于身体前胸两个乳点中间。在膻中穴贴上一个中药穴位贴或者半块伤湿止痛膏，对心肺功能和乳腺功能都有养护作用。

## ∗ 经常咳嗽的朋友怎么贴？

如果您平时经常咳嗽，建议您贴一个穴位——天突穴。

天突穴在脖子下方、胸骨上窝的中央，正中间有一个凹陷处，这就是天突。

这个部位一般不用发热的中药艾灸贴，您可以用一个小的中药穴位贴，或者剪一块大约2厘米见方的伤湿止痛膏贴在天突穴上。贴上以后，会感觉整个气管、支气管上下有一种凉凉的感觉，咽喉部位也有一种凉飕飕的感觉，这表示三伏贴的药性已经渗透进去了，是很舒服的。

对于经常咳嗽、气喘、胸闷、咽喉肿痛的朋友，都是有好处的。

## ✳ 眼睛不好的朋友怎么贴？

如果您平时有眼睛不好的问题，可以贴一下自己的耳朵，在耳垂部位——平时女性用来扎耳朵眼的地方。

您可以剪下一块小拇指指甲盖大小的伤湿止痛膏贴在耳垂的两侧。正面贴一块，反面贴一块，两边都可以贴上，不论男女都可以贴。它对眼睛是有好处的。

## ✳ 用脑一族怎么贴？

如果您平时经常用脑学习或者思考问题，觉得两眉之间很紧，也就是印堂这个地方感觉很紧，有时候还有酸痛的感觉，可以用伤湿止痛膏剪下指甲盖那么大的一块，贴在自己的两眉之间——印堂上。

## ✳ 牙齿痛的朋友怎么贴？

如果您平时有口腔问题，比如牙痛，那您可以贴合谷穴。它

小暑     249

在手的虎口偏下一点的位置。这个对缓解牙痛是有帮助的。

## ❋ 女性朋友更适合贴三阴交穴

女性朋友不要错过三阴交穴，它在内脚踝的上方，在小腿部位接近脚踝的地方，您可以按到一个很酸痛的点，这就是三阴交穴。

三阴交穴是足部三条阴经交会的地方，它是女性朋友一个非常重要的妇科保健的大穴，您可以用一个中药穴位贴或剪上一小块伤湿止痛膏贴在这里。

## ❋ 经常感冒的朋友，可以贴大椎穴

颈椎不好的朋友，或者经常感冒的朋友，您可以贴后脖子上的大椎穴，也就是当您低头的时候，摸到自己的后颈和背部之间有一个突起的地方。

您不妨在这里贴上一个中药艾灸贴，让上下的穴位都能被顾及到。大椎是怕寒的地方，中药艾灸贴能发热，贴了会更舒服。

## ❋ 女性在生理期也可以贴三伏贴，但不要刮痧、拔罐

肚脐下面有关元和气海两个穴位，您只要在肚脐下面贴上一个中药艾灸贴，就可以贴到这两个对人体保健很重要的穴位了。

但要注意，女性朋友在贴这两个穴位的时候，一定要确保自己不在生理期，也不在孕期。

生理期的女性可以贴，但不能用伤湿止痛膏来贴，要用能发

热的中药艾灸贴。

除了关元和气海这两个穴位外，一般情况下女性在生理期可以贴三伏贴，但注意不能拔罐，也不能刮痧，只能贴三伏帖。

---

---

# 贴三伏贴出现这些反应，是亚健康的信号，如何调理？

贴了三伏贴后，您会发现身体有一些反应，而每个人的反应，可能又各不相同。如果我们细心观察，就能知道身体在哪些方面有问题。

因此，贴三伏贴不仅能帮助我们冬病夏治和保健，同时它也是自查疾病的一个好方法。

## ✳ 贴完三伏贴后皮肤发痒，说明身体内有湿毒、血毒

如果您在贴完三伏贴以后，感觉皮肤有些发痒，甚至在贴的时候就已经感觉到了，那就说明您身体内可能有湿毒、血毒，而

小暑

皮肤发痒正是排毒的一个现象。

**第一，如果感觉到贴敷处的皮肤发痒，就用刮痧法帮助排毒。**

贴三伏贴是排毒的方法。我们还可以用一个辅助手法来帮助皮肤更好地排毒，那就是刮痧。

刮痧是贴三伏贴的后续步骤。每次贴完三伏贴之后的当天或第二天，您如果感觉到贴敷处的皮肤发痒，都可以用刮痧来辅助皮肤排毒。

刮痧的时候，用一个刮痧板蘸上刮痧油，如果没有就用家里常吃的芝麻香油代替，就可以在发痒的部位刮痧了。如果家里没有刮痧板，您就取一个吃饭用的小瓷勺代替刮痧板。瓷勺不要太大，要小小的，一定要是质量好的天然陶瓷，边缘是光滑的，没有刺刺的感觉，这样才不会伤到皮肤。

**第二，不同的痧痕颜色，代表不同的毒。**

在皮肤发痒的部位进行刮痧，轻轻地一刮就能刮出痧痕，当痧痕刮出来以后，皮肤也就不痒了。而且，还可以根据刮出来的痧痕颜色，知道自己的身体里哪种毒比较多。

如果刮出来的痧痕是鲜红的颜色，那说明身体里有热毒；如果刮出来的痧痕是很紫很紫的颜色，那说明身体里有血瘀；如果刮出来的痧痕并不明显，但是刮完之后，皮肤不发痒了，说明体内湿气比较重。

关于刮痧有几点要注意：

第一，一般只在后背、手臂和大腿的两侧贴过三伏贴的地方刮痧，足三里、三阴交两个穴位除外，它们不需要刮痧。

第二，女性朋友在生理期贴过三伏贴之后，也不需要刮痧。

第三，刮痧之后，要隔几小时才可以洗澡，而且也不要吹空调，不要吹冷风，因为这时候身体的毛孔是张开的，容易让冷气和湿气进入身体。

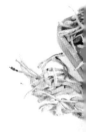

## * 皮肤娇嫩的朋友、湿毒比较重的朋友，贴三伏贴的时间不要贪长

身体内毒比较多的朋友，在贴完三伏贴之后，不仅是皮肤发痒，还会出现皮肤发红、起水泡的现象，这些都是三伏贴把身体的毒素排出的正常现象。类似于艾灸中的发泡灸，使人皮肤发泡，以便引毒外出。

如果起水泡了，要防止一旦破了以后发炎。还有，水泡好了以后会留下一点色素沉着，这是正常现象。可能要过比较长的时间，也许是几个月才会完全消退。

因此，皮肤比较娇嫩、湿毒比较重，容易起水泡的朋友，贴三伏贴的时间都可以短一点。

特别是给小孩子贴，时间不要贪多贪长，半小时到两小时，就一定要给它取下来，不然孩子的皮肤上容易起泡。

## * 贴完三伏贴之后，身体会有三个方面的反应

贴完三伏贴之后，您可以仔细观察身体的反应，具体来说，

除了皮肤表面的反应之外，还有三个方面可以去观察和注意。

第一，气味方面。

有的朋友在贴三伏贴的时候，会先拔罐开穴，而在起罐以后，可能会闻到一种特殊的气味，这就是人体的病气。

由于拔罐把穴位打开了，身体的病气就会散发出来。因为人体内的毒素越多，散发出来的病气就越难闻，所以在贴三伏贴拔罐开穴的时候要注意闻这样的气味是否存在。

有的朋友可能对气味不太敏感，觉得没什么气味，但如果您在帮家里人贴完三伏贴之后，嗓子无缘无故地突然痛了，那您很可能就是感受到了家人的病气。

帮别人贴三伏贴的时候，最好在嘴里含一片生姜，可以预防这种病气。

第二，身体是否发冷。

有的朋友贴完三伏贴之后会觉得身体发冷。本来贴完三伏贴的正常反应应该是觉得热，因为贴三伏贴的时候不能吹空调，不能吹冷风。但如果贴完三伏贴以后，您反而觉得很热的天气不热了，甚至冷得要穿长袖长裤，一点儿风都不能承受，这说明什么呢？说明您体内的寒湿太重了。

这样的朋友可以在三伏期间适当地多吃一些补阳气的饮食，比如羊肉。

三伏天本来不是一个吃羊肉的时间，但体质偏寒的朋友，可以在伏天适当地吃一点儿来祛除身体的寒气。

有的朋友觉得后背发凉，有的朋友觉得膝盖发凉，有的朋友觉得肚子发凉，这些不同部位的表现，都说明了相应的部位有问题。

后背发凉的朋友，往往身体的阳气不太足，而且天冷的时候容易感冒，所以要特别注意给自己的后背保暖。做艾灸的时候，可以重点灸自己的后背部位；冬天的时候，可以穿一件棉背心来保护自己的后背。

膝盖发凉说明膝盖有寒湿，可能还有劳损，这种朋友要注意艾灸自己的膝盖，或经常在膝盖这里贴中药艾灸贴。天冷的时候，最好给自己戴上一个保暖的护膝，这样可以有效地保护膝盖不再受寒气侵袭。平时进行跑步锻炼，也最好戴一个运动护膝，以免膝盖进一步劳损。

膝盖发凉很明显的朋友，也要特别注意心脏部位的问题，因为这也是心阳不足的一个表现。

有这种症状的朋友，您可以把在初夏时泡的樱桃酒拿出来，擦一擦膝盖，帮助祛除寒气。如果您能喝酒的话，适当地喝一点自制的樱桃酒，也是有效果的。

觉得肚子发凉的朋友，说明您下焦的部位有寒湿，可以在夏天和冬天的时候，在肚脐下面的关元和气海两个穴位进行艾灸，或者贴中药艾灸贴以帮助排出寒湿。这样的朋友往往有时会大便不成形，吃了生冷的东西会拉肚子，甚至经常肚子痛，而女性朋友则会痛经、宫寒、月经不调等。

**第三，身体是否乏力。**

有的朋友在贴完三伏贴以后，会觉得很困、很乏、很疲劳，想要休息。还有的晚上很早就困了，上床后睡得非常香、非常沉。

这是因为贴三伏贴能促进人体排毒，排毒是需要能量的，能量不足就会觉得困乏，这说明您身体有一些气虚。

我建议您在整个三伏期间可以多喝几次黄芪粥来补一补气，最好在每天早上的时候喝。只要把自己的气血补足，到了中伏、末伏的时候，您会发现，贴完三伏贴之后没有一开始的那种疲劳感了。

# 贴三伏贴的注意事项

## * 贴三伏贴的时间超过两小时就可以了

有的朋友在贴三伏贴的时候，可能是因为天气太热，出汗太多，贴上一两小时，三伏贴就已经翻起来，自己脱落了。

其实，您尽管任其自然脱落。因为贴三伏贴，成年人只需两到六小时，只要贴的时间有两小时，也就可以了。

贴三伏贴的时间长短，其实是要看天气情况和个人体质的。如果天气十分热，那么，它贴不了多久，自己就会脱落。因为三伏贴是"天灸"，靠的是天气的热也就是太阳的热力来帮助身体排毒，所以当天气越热，人体也就出汗越多，这个时候就是贴的时间不长，毒也可以排出来。

当天气比较凉快，人体出汗自然不太多，这个时候贴三伏贴会很牢固，时间再长，也不会自己脱落了。

三伏贴之所以称为"天灸"，就是顺应自然之力。所以不用强行要求自己贴足多少小时，老天爷自有安排。

## * 小孩子贴三伏贴半小时就可以了，最多不要超过两小时

小孩子贴三伏贴，一般半小时就可以了，最多两小时，因为儿童的皮肤特别娇嫩，所以千万不要贴太长时间。同时，由于小孩子的新陈代谢比较旺盛，爱动爱出汗，要是贴得时间长了，他们也会觉得不舒服。

## ※ 贴三伏贴后，如果皮肤发痒、不舒服、起泡，就取下来

贴三伏贴时间的长短，除了天气原因外，还要考虑自身体质的原因。有的朋友在贴上三伏贴之后，很快就会觉得皮肤发痒，或者不舒服，这种情况下，您就可以提前把它取下来。

因为贴三伏贴之后，皮肤的发痒、不舒服、起泡等种种现象都是排毒的表现，既然已经达到了排毒的效果，您就可以把它取下来。

## ※ 皮肤易过敏的人，晚上最好不要贴着三伏贴睡觉

有一位朋友留言，说他晚上贴着三伏贴睡觉，第二天早上起来去上班，觉得还挺舒服，贴完三伏贴以后效果很好。

虽然贴三伏贴的效果很好，但如果皮肤娇嫩、容易过敏的人，最好还是不要贴着三伏贴睡觉。

因为人在睡觉的时候，会出一点汗，而且睡觉时间往往超过六小时，贴时间久了，皮肤可能会有点受不了。如果再去泡澡或者晒太阳，更容易引起皮肤过敏。

## ※ 伤湿止痛膏，选老式的最好

有些朋友不知道到底应该买哪一种伤湿止痛膏好，因为药店里有各种各样治伤痛的膏药。

其实，用伤湿止痛膏是为了让其中一些活血、化瘀的药物来帮助身体排毒，而有特殊疗效的膏药，因为一些成分可能特别猛烈，多个部位长时间贴皮肤可能承受不了。这也是我建议大家买

最便宜、最老式的那种伤湿止痛膏的原因。

因为这种便宜、老式的伤湿止痛膏，所含的成分是人们相对比较熟悉和能长期使用的，相对安全一些。

## * 贴三伏贴后起小泡、疹子是排毒的表现

有些朋友贴上三伏贴以后，感觉自己的皮肤起了小泡、红疹，这一般是排毒的表现，可以喝银花甘草茶来调理。您一定记住，在小泡、红疹还没有完全好的情况下，暂时不要在这些部位再贴三伏贴，不然容易造成皮肤局部的破损和感染。

## * 贴三伏贴，实在避不开空调怎么办？

很多年前，我专门提醒过大家：贴三伏贴时，不宜吹空调。但是每年都有许多朋友向我反映，实在做不到。经过反复实验，我建议可以用中药艾灸贴来解决这个问题。

中药艾灸贴贴上以后会发热、通气血，可以抵御空调的寒凉。我介绍给一些老读者们实践了两三年，效果还不错。当然，有条件最好还是避开空调。

特别提醒：夏天由于穿衣露脖子和腿比较多，长期在空调房里，颈椎和膝盖很容易受凉。贴三伏贴时，这两个部位要贴上。

## * 白天上班不能贴，下班后再贴也不迟

很多人由于上班等原因，白天没有时间贴三伏贴，也可以在

晚上回家之后把它贴上，睡觉之前取下来就行了。

晚上如果时间不够，可以先不洗澡，回家就先贴上。然后去做其他的事情，等贴足三小时，揭下来，再去洗澡睡觉，会更舒服。

晚上贴就不要拔罐了，因为拔罐之后不宜洗澡。如果只是贴三伏贴，贴后是可以洗澡的。晚上贴三小时就可以了。皮肤敏感的人，不要贴着过夜。晚上贴的时间短，用发热的中药艾灸贴效果能来得快一些。如果用伤湿止痛膏还有一点不好，就是贴的时间如果比较短，往下取时，可能不太好取下来。这时候千万不要用力去撕它，否则会伤害皮肤。最好是通过洗澡把膏药浸湿，这样就可以非常轻松地把它取下来了。

洗澡时，也不要用浴液使劲地去搓贴过三伏贴的部位，这样容易伤害到皮肤，最好是用清水冲洗。

如果晚上时间没有贴够，第二天晚上再接着贴也可以。如果一次贴感觉太热，可以少贴几个穴位，第二天再贴其他穴位。

总而言之，做总比不做要强。不用等到万事俱备才来做，那可能就错过养生的时机了。就从现在开始，能做多少做多少，尽力就好。

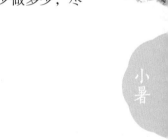

# 三伏期间，全家人怎么保养？

## ＊ 首选三伏贴，其次是食养

三伏是一年中最热、最难熬的一个月，但它同时也是防病养生的一个上佳时期。三伏养生的第一个重点是冬病夏治，而冬病夏治首选就是用三伏贴。

三伏养生的第二个重点就是食养。三伏天的食养之方，最重要的就是黄芪粥。

## * 进入三伏天，哪些人还适合继续喝姜枣茶？

每年立夏到三伏前，是我建议全家喝姜枣茶的时节。进入三伏后，一般人就不用每天喝了。

在夏天的前两个月，很多人喝姜枣茶大有收获——有的人明显瘦了，有的人皮肤病好转了，有的人口气没了，有的全家抵抗力提高，一些小毛病不再犯了……效果这么好，有些朋友会舍不得停喝。

其实，顺时饮食之所以常有奇效，就是因为顺应时节的变换，让身体跟随大自然的节律，这样自然事半功倍。

所以入伏后，天气闷热，人体毛孔都张开了，正常人就不太需要姜枣茶来助力了。

这个时候更需要喝黄芪粥来补气，喝荷叶茶来祛湿。

当然，这是按时节来养生，是身体没病时也要做的保健，是预防。

如果身体有问题，需要治疗和调理，就不要拘泥于时令，有需要就得喝。

那么，哪些人还适合继续喝姜枣茶呢？

胃寒（症状：经常恶心反胃、有时呕吐清水、怕吃凉）、胃口不开、气血不通、下巴常长痘、手脚冰凉……有以上任意一种情况的人，入伏后可继续喝姜枣茶。

可以清晨喝姜枣粥，把黄芪、罗汉果与梅子汤（甘草、陈皮、乌梅、山楂、桂花）一起煮，这样夏天的姜枣茶、黄芪粥、酸梅汤都喝到了，又不容易上火。

长期在空调环境的人，姜枣茶不要断。空调的冷风，会将寒湿带入人体内，引发颈椎病、腰痛、咳嗽甚至肥胖等问题。喝些姜枣茶，可以帮助把这些寒湿排出体外，许多小毛病也随之而解了。

## ＊ 一年中有两次大补佳期：一次是三九天，一次是三伏天

一年中有两次大补的机会，一次是三九天，一次是三伏天。

在夏天进补，跟在冬天不一样。因为夏天是一个生长的季节，人体的新陈代谢是极为旺盛的，营养的消耗量也非常大，所以是需要好好补养的。

但在夏天，我们其实很难吃进去各种特别有营养的东西，因为夏天天气热，人的胃口不好，人也睡不好觉。所以在炎热的天气里进补，其实是比较困难的。

入伏之后，气温越来越高，人体在这种情况下大量出汗，而体内的正气就会随着汗水的排出而亏虚。

汗液是人体宝贵的体液，它是非常重要的。当人出汗太多的时候，就会造成人体体液的亏虚和气的亏虚，而且三伏天又是一个雨水最多的时节，这时候的湿气会很重，尤其会影响脾胃的消化，导致脾胃虚弱，消化功能变差。

另外，这种暑热天气又会使人的心火特别旺，有些朋友这时会感觉到心烦意乱，手心、脚心非常热，甚至身上会起小红疹。

小暑

同时，这种很旺的心火又会影响到人体的呼吸系统，使肺气更虚。因此，中医有"一夏无病三分虚"的说法。

这是身体全方位的一种虚，这时候必须要给身体好好地补气，而且还要有一定的方法，要让人能吃得下去，还能消化得了。因此，我们要用平补的方式，黄芪粥就是适合大多数人的一种平补方式。

## ＊ 黄芪粥除了能给身体补虚、补气外，还有瘦身的作用

黄芪粥是每年三伏给身体补虚的一个最佳食方，它除了可以帮助身体补虚、补气、健脾胃外，还有一个特别的好处——瘦身。

黄芪粥的减肥功效很奇妙，它并不是直接减少身体的脂肪，而是靠补气、补虚让身体的新陈代谢能力加强，来排出多余的代谢废物，让身体更紧实。

黄芪粥的瘦身效果，主要体现在腹部。

有的朋友，可能整体不是太胖，但腹部有松软的赘肉，或者有的女性朋友，生完孩子后肚子大了一圈，这种情况下，喝黄芪粥会有很好的效果。整个三伏期间，大多数的朋友都可以通过喝黄芪粥来补气、补虚，使身体变得更加结实、苗条。

黄芪在其他的季节，是有适应人群的，不是所有人都需要用到黄芪，但在三伏期间大多数的朋友就可以通过喝黄芪粥来补养身体，所以三伏期间是一年中吃黄芪的最佳时机。

有些朋友嫌煮粥太麻烦，就想把黄芪煮水或泡水来喝，问我可不可以。其实是可以的，但喝黄芪粥和黄芪水的效果还是有一点点不同。

因为在黄芪粥这道食方里，并不仅仅是黄芪在起作用，同时还有大米，大米也有补气的作用。我建议您在煮的时候用粳米，它补气的效果是最好的。

大米是专补脾胃之气的，尤其是粳米，它也属于入药用的米，所以它补脾胃之气的作用非常强。

虽然黄芪补气非常厉害，但我们要知道，补气补的是一种能量，真正能给身体补进去有形物质的，那还得是食物。大米就是补气的有形物质，而黄芪跟大米配在一起，就是能量也补到了，物质也补了，这样对脾胃的补益效果才是非常完美的。

我建议您，只要在有条件的情况下，还是要煮黄芪粥来喝，而不单单只是煮黄芪水。

如果您觉得煮黄芪粥很麻烦，我给您分享一个小方法，就是

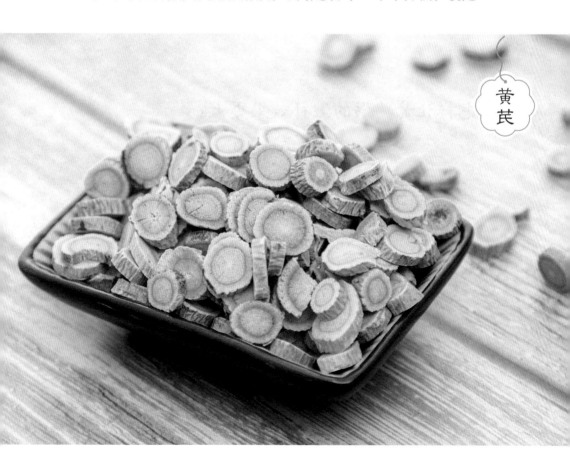

黄芪

可以事先多煮一点黄芪水，然后放在冰箱里冷藏，每天煮粥时倒一些黄芪水进去，这样就比较简单、省事了。

当然，即便您没有时间提前煮，每天把黄芪跟大米放在一起来煮粥，也是一个很快速的方法。

如果您经常出差在外，或者早上没有条件自己做早饭，您可以把黄芪煮成水，每天带到办公室去喝，或者用一个保温杯，每天早上用开水泡黄芪来喝。泡的时间最好是长一点儿，要反复地多泡几次，这样黄芪才会出味，也会更有效果。

黄芪白天早点喝更好，因为黄芪是提气的，能让人工作学习时更有精力。如果晚上喝黄芪，建议配点桑叶，这样能睡得更好。

此外，黄芪是补的，凡是补的药，在身体的急性病发作期间，一般来说不要吃，等病好了再吃。患什么病最不宜食用黄芪？就是感冒。


# 怎样让黄芪粥的滋补效果更大？


## ＊ 体质不同，吃黄芪粥的效果就不一样

前面我讲了黄芪粥的种种好处，很多朋友都很感兴趣，也尝试着去喝黄芪粥，但每个人喝黄芪粥后的效果却不一样。

为什么有的朋友喝了黄芪粥以后感觉效果特别好，而有的朋友却没有什么感觉，或者是上火呢？

我们可以拿黄芪跟大米来做一个比较。黄芪补气，大米也补气，但它们明显是很不一样的。黄芪跟大米有一个最大的不同，

就是黄芪是一个大补的东西，由于它补的效果特别好，不同体质的人吃下去以后，产生的效果也就会有很明显的差异。

吃大米不会让人感到有明显的补的效果，也不会感觉到明显的不舒服，但黄芪不同，由于它补的效果特别好，所以在吃下去以后，人体会有很明显的反应。如果吃得不得法或者是不适合体质，那么就会产生不舒服的感觉。

黄芪是偏温性的，也是非常容易让人上火的，这也是我强调吃黄芪要特别分辨自己体质的原因。

事实上，只有在三伏天的时候，大多数人才可以放心用黄芪来进补。

## ＊ 喝黄芪粥之前，要先喝姜枣茶排身体的寒湿

我一直强调顺时而食，如果您在春天的养生功课没有做好，在初夏也没有坚持喝姜枣茶来排除身体的寒湿，那么到了三伏天，您贸然地去喝黄芪粥，有可能会出现牙龈肿痛等一些上火症状，这是因为体内的寒湿在还没有祛除的情况下，突然喝黄芪粥产生的虚热现象。

这是一种假热，是由体内的寒湿造成的，这种情况下我们应该先给身体开路——先祛除身体的病气，喝几天荠菜水，再喝几天姜枣茶，然后喝黄芪粥进补。这才是一个正确的顺序。

其间，您可以看一下自己一天的出汗量，如果一天的出汗量比较多，那么，您就可以开始喝黄芪粥，姜枣茶就不需要再喝了。

如果按上面的顺序补了之后，喝黄芪还是会上火，那就表明您今年已经错过了喝黄芪粥进补的机会，只能等到明年从春天开始顺时而食，到三伏的时候，再喝黄芪粥了。

小暑

# 夏吃辛，清肺金

春吃甘，脾平安。

夏吃辛，清肺金。

秋吃酸，护肝胆。

冬吃苦，把肾补。

少吃盐，能延年。

这是我多年前，为了方便读者朋友四季养生而编写的一首《四季五味养生歌》。其中，"夏吃辛，清肺金"是四季五味养生中的一个重要环节。

## 辛味包括麻味、辣味、辛香味等

对于"夏吃辛"，很多朋友都很难理解这一点，觉得夏天这么热为什么适宜吃辛味食物呢？

其实，辛味和辣味不是等同关系，辛味不是辣味，但辣味属于辛味。

凡是能够发散出辛香味的食物都是辛味食物，比如，厨房里常见的带有麻味的花椒、辣味的生姜、葱、蒜、辣椒，还有一些香料及气味很独特的中药。

# 辛味食物分辛温食物、辛凉食物两种

## ＊ 姜、葱、蒜是典型的辛温食物

夏天的时候，适宜吃的辛味食物有两种：一种是辛温的；一种是辛凉的。

辛温的食物带有辛香的味道，并且是温性的，比如，姜就是典型的辛温食物。而跟姜相配的葱、蒜，也同样是辛温食物。还有花椒、胡椒、辣椒、大料，它们也都是辛温食物。

## ＊ 夏天为什么要吃辛味食物？

夏天天气虽然炎热，但人体并不是里外全是一片热象。夏天人体的皮肤热，但脾胃却相对比较虚寒，夏季吃一点辛温食物可以起到开胃、暖胃，促进脾胃功能的效果。因为辛味是发散的，所以它能够驱散脾胃里的寒气。

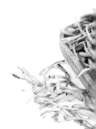

## ＊ 辛凉食物包括桑叶、薄荷、菊花、金银花

辛凉食物，如桑叶、薄荷、菊花、金银花，它们更多是用来泡茶饮，且都散发出一种辛凉的味道。它们可以发散风热、抗病毒，能帮助我们预防夏天的风热感冒、传染病、皮肤病，还可以解暑。

小暑

不管是辛凉食物还是辛温食物，它们的辛味，都有发散的功效。

在夏天，辛味食物的发散功效可以帮助身体祛除病邪，特别是在体表感受了风寒、风热等一些表邪后，它们能及时地把表邪驱散出去，使我们不容易感冒，也不容易得一些季节性的疾病。

如果风寒、风热这些表邪，没有被及时发散出去，等秋冬季到来后，人体毛孔闭合，它们就会逐渐往身体里面深入。一旦深入到身体里面，就不是表邪而是里邪了。这时候，它们就会盘踞在体内，变得非常顽固，很难清除了。慢慢地也就从季节性的疾病演变成了慢性、长期的疾病。

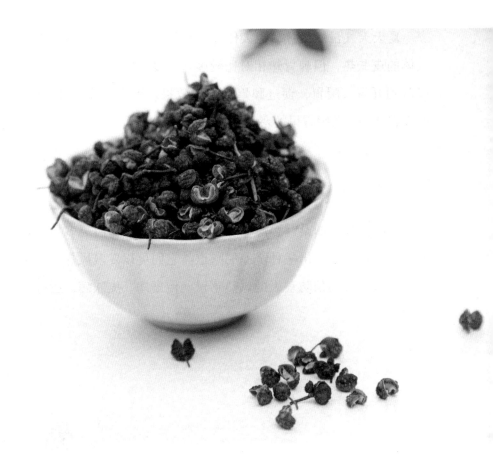

在夏天的时候，及时地用辛味食物把体表的病邪给发散出去是非常重要的，而且某些辛味食物还有一定的发汗作用，可以帮助人体散热。

当然，我们不可以盲目来发汗，夏天的天气本来就热，人体容易出汗，因此，我们要随着夏天的变化来选择让人体不同程度发汗的辛味食物。

## 夏季如何选用辛温食物和辛凉食物？

### ✳ 初夏，可吃辛温食物

初夏的时候，天气还不算很热，这时候人体出汗不多，我们需要帮助人体来出汗，所以要用到辛温食物，比如姜枣茶。

姜枣茶既可以让平时一些不爱出汗的，特别是寒湿重的朋友来适当地出汗，又不至于让人出汗太多，因为姜枣茶里的姜是带皮的。姜皮有止汗的作用，可以抑制姜肉的发汗作用，而且大枣也有止汗的作用。

### ✳ 长期待在空调房或者经常吹冷风的人，常吃辛温食物

长期待在空调房或者经常吹冷风的朋友，以及经常喝冰镇的啤酒、饮料的朋友，我建议您在夏天可以吃一些辛温食物来祛除体内的寒气。

有些朋友可能没怎么吹冷风，但是胃寒，也建议您吃花椒、

胡椒、辣椒、大料等辛温食物，它们可以温暖人的脾胃。其他一些在夏天不怎么贪凉的朋友，您就可以少吃一些辛温食物，多吃一点辛凉食物。

## ﹡ 小孩子在夏天可以多喝一些辛凉的茶饮

小孩子往往都喜欢在户外运动，所以他们接收的阳气也是最多的。在夏天如果感受到风热，您要多给小孩子喝一些辛凉的茶饮，如金银花、薄荷。如果孩子有风热感冒的症状，再加上桑叶和菊花。

有些小孩子在三伏天眼睛会发红，也可以适当地加一些桑叶和菊花。这几种辛凉的茶饮，不仅可以预防感冒，还可以解暑，是在三伏天一家老小都可以喝的。

## ﹡ 进入三伏天，宜选用辛凉食物

随着进入三伏天，人每天会出很多汗，这时候在饮食上，我们就要选用辛凉食物了。

辛凉食物也有发散的作用，但它不会让身体出很多的汗，比如桑叶的功效之一就是止汗，不是让人不出汗，而是止虚汗。

还有薄荷，是整个春夏我们都可以常吃的辛凉食物，当菜吃，泡水喝，都可以。它可以疏肝解郁，预防风热感冒，对于脂肪肝、血脂高的人尤其好。我也常建议朋友们在家里养点薄荷。薄荷很容易活，我家种了几年的野薄荷，每年快入夏时出苗，到七八月就会长得非常茂盛，每天采摘都吃不完。

夏天我建议大家要喝的解暑茶——银花甘草茶，用的金银花，也是有一点辛凉味，可帮助身体清肺火。

有些朋友以前夏天特别怕热非开空调不可，只要在暑天之前提前喝一段时间金银花，就会觉得夏天没有那么难熬了，甚至不开空调也能接受了。

辛凉食物还有助于预防夏天的传染病，比如金银花，抗病毒的作用就相当不错。

## ❋ 夏吃辛，也是帮皮肤排毒，调理皮肤病

夏吃辛，清肺金。肺主皮毛，夏季如果有肺火，容易表现在皮肤上，皮肤发痒、一抓就红、起红疹、生痱子、长青春痘、日光性皮炎……这些都是夏季常见的皮肤病。

还有身体里如果有湿气、血毒，四季都容易反复发作慢性的皮肤病。

对此，辛味食物都可能帮得上忙。

如果体内寒湿比较重，慢性湿疹比较顽固，总是不好，或者经常在下巴长痘，那么可以试试辛温的姜枣茶。

如果皮肤由于热毒引起了皮炎，红肿痒痛，或者经常在鼻尖长痘，那么可以试试辛凉的银花甘草茶。

## ❋ 皮肤有热毒，多喝金银花

金银花善于治疗各种因热而起的肿毒和皮肤病。夏天日晒、过敏、湿疹，以及皮肤出现红肿、皮炎等问题，都能用上金银花。

十几岁正处于青春期的孩子长青春痘也可以喝。年轻人青春痘一般都长在脸颊或鼻子的位置上，这是由肺热引起的，而喝银花甘草茶可以清除肺热，从而消除青春痘。

金银花如果用于调理风热感冒、清热解暑，用量不需要很多。但调理皮肤问题，分量就要加倍，效果才好。可以用金银花30克、甘草30克煮水或泡饮。

古人用金银花治疗皮肤病，就强调由于金银花药性平和，用量加倍，才能达到化毒的效果。

> "金银花，善于化毒，故治痈疽、肿毒、疮癣、杨梅、风湿诸毒，诚为要药。毒未成者能散，毒已成者能溃，但其性缓，用须倍加。"
>
> ——《本草正》

**读者评论：**

**皮肤晒伤**

珉珉：金银花甘草茶的好处我真是深有体会，儿子在外面跑得满脸通红的回来，我赶紧泡了杯浓点儿的金银花甘草茶给他喝，喝了两杯，半小时后红就退了。

**嘴唇疱疹**

佚名：前几天早晨起床眼睛眼角老有眼屎，嘴巴周围老是起泡，一个接一个还很疼，刚好看见陈老师分享的金银花甘草茶很符合这个症状。就抓了金银花和甘草，没想到喝了第一天嘴巴周围就不起泡了，外涂马齿苋精华，共两天，现在嘴巴基本好了。感恩陈老师！

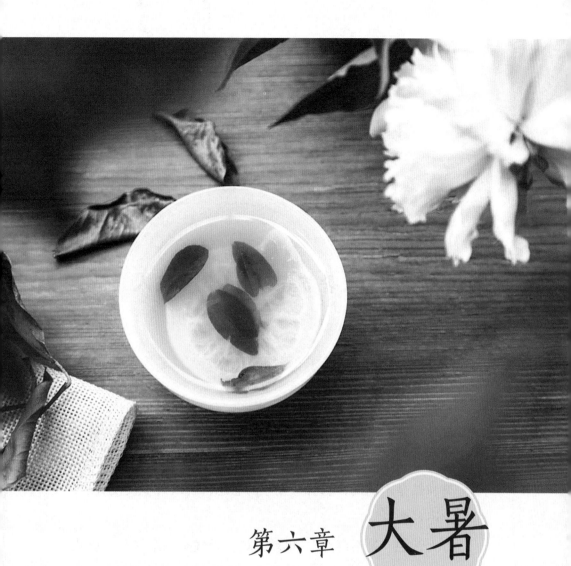

# 第六章 大暑
*Great Heat*

7月22日、23日或24日—8月7日、8日或9日

夏天的最后半个月是最难熬的日子，因为此时暑气到了极致。

湿和热夹杂在一起，使人感觉特别闷热。

暑气会"困"住五脏的机能，而且还伤心气，

因为心脏需要加倍工作来帮助人体散热。

为了防止暑气伤人，我们要喝一道茶饮——银花甘草茶；

吃一道凉菜——甜杏仁拌茴香。

# 大暑时节，我们的身体如何将息？

## 暑不离湿——大暑节气，小心湿气伤人

* 暑和热是不同的，暑不仅有热，还有水，是湿、热夹杂在一起的

　　每年到了七月，暑气便到了极致，所以也有了小暑、大暑这两个节气。

　　暑和热是不同的，暑有"煮"的意思，所以暑不仅仅有热，它一定还有水。

　　古人常说"暑不离湿"，也就是说，暑气是跟湿气在一块儿的，这种湿和热夹杂在一起，就会让人感觉特别闷热、难熬。

　　俗话说："小暑大暑，上蒸下煮。"

　　小暑节气是热比较明显，到了大暑节气煮的现象就更为突出了。人就像是在蒸桑拿，这种感觉就来自大暑的湿气。

* 湿气的第一个来源：土润溽（rù）暑（大地蒸腾）

　　随着小暑节气往大暑节气过渡，湿气会越来越重。

对这种湿气的描述，古人用了八个字——"土润溽暑""大雨时行"。

什么意思呢？

到了夏天的最后，大地已经被充分地晒热了，这时候大地的水汽会往上蒸腾，带着很重的湿气。这是小暑、大暑节气期间湿气的第一个来源。

## ＊ 湿气的第二个来源：大雨时行

这个时候，天会经常下大雨，也是航班取消和延误最多的时候。而且，大暑节气的雨往往还带着雷电，所以也叫雷雨。

雷雨现象其实跟地气往上蒸腾有关系——由于地气往上蒸腾，导致天空中的云层变厚，从而变成雷雨降了下来。

"防暑降温"，是人们在暑夏时经常说的一句话。其实，除了防暑，我们还得湿、温同防，因此，应该说"防暑降温祛湿"才对。

# 暑气伤人分三个等级：冒暑、伤暑、中暑

经过夏至、小暑，到了大暑节气，暑气已经积累得非常深了，对于没有做好足够防暑措施的人来说，暑气伤人的表现也越来越明显。

可以将暑气伤人的轻重程度分成三个等级：第一是冒暑，第二是伤暑，第三是中暑。

虽然冒暑属于轻症，但它发作得比较普遍，因此，要特别注

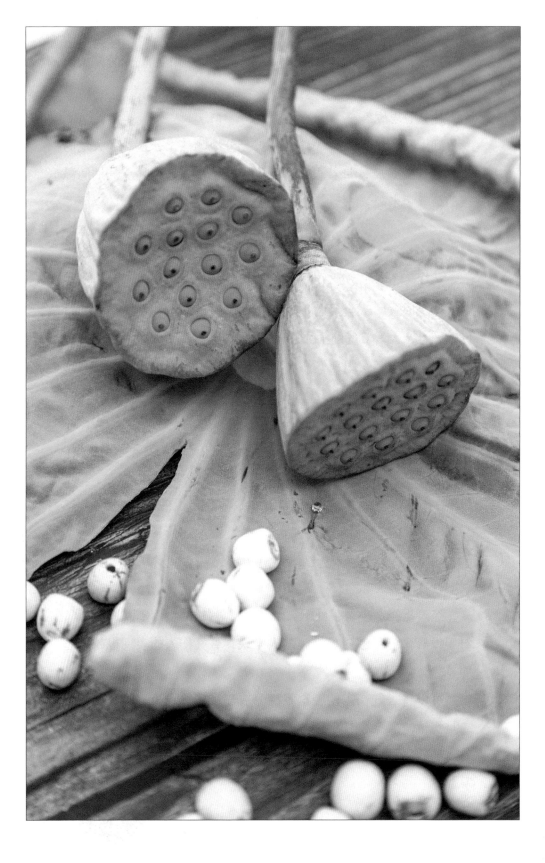

意防范。如果冒暑没有被正确对待和调理，那就有可能发展到第二个等级——伤暑，更严重的是可能一步就进入了中暑。

现在的人容易冒暑，除了暑热伤人外，还有一个原因就是贪凉。其实，单纯的暑热并不可怕，只有热加上湿才非常可怕，如果再加上人为带来的寒气（包括夏天的一切贪凉行为），这种种因素加在一起才是导致身体受伤害的一个主要原因，而且是最难解决的。

### ＊冒暑（风热感冒）后，可以饮用银花甘草茶

冒暑，属于轻症。当暑气侵袭了我们的体表后，一般表现为风热感冒，刚开始时人会感觉头昏脑胀，然后开始发热。在夏天如果自己发热了，就要想一想是不是冒暑了。

前面讲过，风热感冒跟风寒感冒有一个很简单的鉴别点：嗓子是否疼痛。得风热感冒嗓子痛，得风寒感冒嗓子不痛。

但在冒暑的初期，风热感冒刚起来的时候，嗓子痛可能不明显，只有一点干痒或痛。那这时候还有第二个鉴别点：看是否出汗。

如果得的是风寒感冒，人是一点汗都不会出的，而且特别怕冷。夏天的风寒感冒往往是在空调房里待得太久之后造成的。如果您有一点微微的出汗，也不太怕冷，这就是风热感冒——冒暑。这通常是在一冷一热的环境中切换造成的，比如，在夏天频繁进出冷气特别足的房间。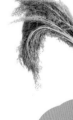

其实，在夏季时我建议大家消暑喝的银花甘草茶，就有预防冒暑的作用。

当冒暑再进一步发展的时候，暑气就会进入体内，伤害肠胃。这时候，有的人会肚子痛、拉肚子，有的人会口干舌燥特别想喝水；有的人会觉得恶心、呕吐，这就是冒暑引起了肠胃型感冒。

如果暑气已经进入肠胃，引起了腹痛、腹泻，甚至呕吐等症状，同时又伴有轻微的发热、出汗，那么，就可以用中成药藿香正气水了。

藿香正气水在夏天是最受大家欢迎的，但您要记住，它是用来治疗肠胃型感冒的，不是用来解暑的。如果您只是觉得天气很热，身体没有出现肠胃型感冒的症状，您千万不要用藿香正气水。

有些小孩子或者年轻人可能不喜欢藿香正气水的味道，那就用姜片和香菜煮一碗汤，然后配上大暑节气的食方甜杏仁拌茴香来调理肠胃型感冒。如果是轻微的肠胃型感冒，直接吃甜杏仁拌茴香就有调理作用。

# 有时候，从冒暑就可以直接发展到中暑

前面说过，暑气伤人按照程度深浅，从浅到深依次是冒暑、伤暑和中暑。但它们并不是一个依次发展的过程，有时候从冒暑就可以直接发展到中暑。

在以前没有空调的情况下，夏天中暑的人很多。现在的生活条件比以前好了很多，中暑的人比较少了，但我们要预防"隐形中暑"。

## ❋ 户外剧烈运动以后，马上喝冰镇饮料或水可能会引起中暑或心绞痛

有一种中暑是需要我们警惕的，就是夏天在户外剧烈运动以后（如打篮球），马上喝冰镇饮料或水，虽然会觉得很爽快，但这完全不能解暑，反而可能会使人中暑，非常危险。

当身体感觉很热的时候，血液都集中在体表，这时候内脏正处于一种缺血的状态，如果马上喝冰镇饮料，就会使血管快速收缩。血管收缩是没有办法去帮助人体散热的——人体要想散热必须通过血液循环来进行，这实际上是干扰了人体的散热，严重的还会引起血管痉挛，引发心绞痛。

## ❋ 剧烈运动后，最快速的降温、解暑方法是喝温开水

夏天在运动后，如果想要降温、解暑，其实最简单的还是传统的方法，喝温开水。

喝温热的茶水更好。喝了温热的水，身体会出一些汗，通过出汗热就排出来了，体温也就降下来了，这是最快速的运动后降温的方法。

如果您在运动中出了大量的汗，那么可以在热茶水里加一点盐，以补充因运动大量出汗而丢失的电解质。

很多朋友觉得现在过夏天有空调、冰饮，可能就不会出现以前人们常见的中暑了，其实不然，这种隐形的中暑是最容易让年轻朋友中招的。

大暑

## * 中暑的四个征兆：汗、喘、快、晕

中暑是有征兆的，中暑的四个征兆是汗、喘、快、晕，是一个逐步加重的过程。

我们可以根据中暑的四个征兆来自己鉴别。

**第一个征兆就是出汗。**

汗出得就像洗了个澡一样，衣服都湿透了，这时候的体温会升到37℃以上。

这也是很多人在运动以后最常见的一种情况。实际上，这已经是中暑的先兆了，所以要特别警惕，不能随意去解暑。

**第二个征兆就是喘。**

这时候人的呼吸会非常急促，气喘吁吁的。

这正是身体在通过自己的方式来呼出热量，由于人的体温会继续上升，脸会通红。

到了这个阶段，就要特别注意了，千万不能喝冰饮，也不能马上进入有空调的房间去吹冷风，而是要到阴凉、通风的地方让身体自然降温，以及喝温热的茶水。

**第三个征兆就是心跳加快。**

这时候心脏一分钟能跳170～180下，因为心脏要快速泵血，以帮助身体尽快地散发热量。这个阶段有心脏病发作的危险。

**第四个征兆就是高热，头晕眼花。出现了这个征兆就是非常严重的中暑了。**

这个阶段跟最轻的第一阶段恰恰相反，第一阶段是大量出汗，而这个阶段出汗都很困难了，基本上不出汗，如果出汗也是冷汗。这个时候您摸额头还会发现额头是冰凉的，但浑身却滚烫，体温达到了40℃以上。

此时，您千万不要以为自己是高热了，这个很可能就是中暑了，而且是严重的中暑。

在这么高的体温下，人会感觉到头痛、头晕，严重的还会昏迷。

有军训经历的朋友都会知道，在烈日下军训人会很容易晕倒，这就是中暑导致的昏迷。这种情况下，一定要先把中暑的人的上衣赶快解开，然后再把人移到阴凉、通风的地方，送医急救。

## ＊ 中暑后要分情况来救助

在身体出现第一、第二个征兆的时候，我们可以通过喝温开水、茶水自然降温来缓解，不要喝冰镇饮料，不要把空调开到最低温猛吹。这会封闭人体的体表毛孔，让汗不能及时排出，使暑气出不去，导致迅速进入中暑的第三阶段——心跳加快，有心脏病发作的危险，甚至进入第四阶段——头晕眼花，昏迷不醒。

很多时候，现代人的中暑是由自己造成的，本来在第一、第二个征兆出现的时候，还可以自我缓解，但由于采取了不当的措施，结果造成了中暑的进一步加重。

请记住，夏天要想解暑，冰镇饮料对人毫无帮助，反而可能有伤害，而一杯传统的温热茶就可以帮助我们解决暑气伤人的问题。

# 伤暑的危害可以延续到秋天、冬天

前面说过，暑气伤人最轻的程度是冒暑，最重的是中暑，但中间还有一个潜伏时间最长，也是最容易被我们忽视的，那就是伤暑。

冒暑属于轻症，比冒暑程度更重的就是伤暑。伤暑有一个特点：不在当时发作。虽然冒暑会导致风热感冒、肠胃型感冒，但它都是当时发作，我们当时就可以对症调理。而伤暑有一个很长的潜伏期，它可以潜伏到秋天，甚至冬天才发病。

## ﹡"夏行冬令"是伤暑的重要原因

如果只是被暑气所伤，那么很可能表现为冒暑，就是风热感冒或者肠胃型感冒，但被暑气所伤之后采取了不正确的降暑方法（吹空调、喝冰镇饮料），那么就有可能造成伤暑。

其实，古人也会伤暑，因为那时候也有很多人会贪凉。

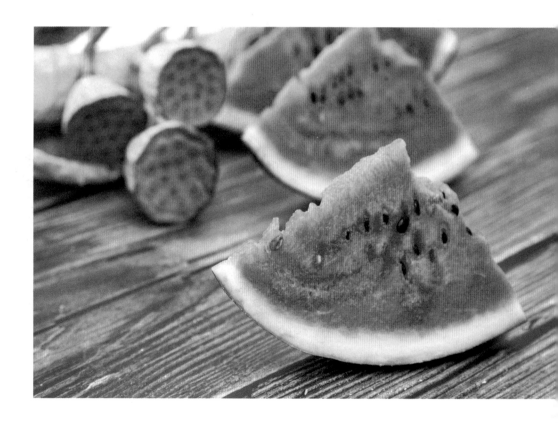

古人贪凉是怎么做的呢？就是夏天会把床搬到屋外去，露天睡觉，这种情况下很多人也会伤暑。

现在一些年龄大一点的朋友，可能在小时候都有过这种经历。夏天热得受不了，就把床搬到屋外露天睡觉，这样一来就容易造成伤暑，有些人的胃病就是这样落下的。

夏天即便再热，屋外的晚上也是夜露风凉，特别是夜露，它的湿气对人体的伤害是非常大的。一些在屋外露天睡觉的人后来都有一个胃寒的毛病，他们还不知道是怎么回事，实际上，就跟夏天夜里贪凉有关系。

现在的人就更不得了了，因为基本上家家户户都有空调，特别是在城市，在夏天晚上睡觉坚持不开空调的人已经非常少了，因此，现在人的体温调节能力都非常差。天气稍微一热就觉得受不了了，必须要开空调；天气稍微一冷，又觉得受不了了，要多穿衣服。

其实，人体本身是有调节体温能力的，一个非常健康的人，在夏天是不会觉得非常热的，在冬天只要正常穿衣服，也是不会觉得非常冷的。

我认为夏天天热必须开空调的这样一个想法，是不妥的。因为自然界再热，人体都有适应的能力。现在夏天由于人们普遍吹空调，导致很多人伤暑，而这种伤暑，在当时并不会表现出来，它会一直潜伏到秋天、冬天再发病。

### *"炎热者，天之常令，当热不热，必反为灾"

人体是通过出汗来散热，通过出汗来排毒的。如果在夏天的时候，由于贪凉没有好好地出汗，那病邪必然就被压抑在了体内，

大暑

排不出去，这样等到秋风一起，天气转凉的时候，人体一受寒就会发病。因此，很多人会在秋冬季节感冒，表现为高热、浑身酸痛，这就说明人在夏天伤暑了。

还有一些人，他们在夏天会觉得一会热一会冷，很不舒服。如果不开空调人就觉得心烦意乱、很热，开了空调又感觉冷飕飕的。这种表现在大暑节气比较明显，这也是伤暑了。这种伤暑潜伏期比较短，当时就会发作出来。

要想预防伤暑，就要知道天气热其实并不可怕，这是老天爷给我们的，我们并不需要去对抗它，只需去顺应它。

可怕的是什么呢？是从空调里吹出来的凉气。尽管它会让我们当时很舒服很痛快，但因为它不是自然风，会非常硬、非常阴寒，对人体的伤害非常大。

"炎热者，天之常令"，夏天的炎热是自然界的正常规律，我们要去顺应、接受它。"当热不热，必反为灾"，如果应该热的时候不热，反而会变成一个灾害。

夏行冬令是养生大忌，希望大家都能记住。


# 夏打盹说明人身体有什么问题？


## ＊ 夏打盹是暑气伤到心脏功能的表现

湿气比热气伤人更重，中医怎么形容湿气伤人呢？往往喜欢用一个"困"字。什么意思呢？就像人穿了一身厚厚的衣服，然后又被大雨给淋得透湿，这样一身湿厚衣服包裹在身体上的感觉，就叫作"困"，也就是把身体功能给困住了，再加上夏天的热气，人就会感觉到特别困和疲乏，所以就会"夏打盹"。

实际上，三伏天的时候，夏打盹是最明显的，整个人都会感觉懒洋洋的，不想说话不想动，有的人甚至觉得连思考问题都很困难，身体非常沉重，头脑也很昏沉；有的朋友是一直出汗，或者手脚发热、双腿浮肿；还有的人是便秘。

到了夏天的最后阶段，夏打盹的症状会更加明显，这也是暑气伤人伤到心脏功能的一种表现。

其实，这样的一些夏季常发症状，我们都能用黄芪来化解。

夏天的这种乏，都是气虚的表现，特别是您在贴了三伏贴以后，会感觉人更困乏了，更没力气了，这说明您平时就有气虚的现象，就更需要喝黄芪粥了。

三伏期间，我推荐普通人的进补量是每人每天 30 克黄芪。

如果您感觉贴三伏贴以后气更虚了，或者是夏打盹的现象特别明显，或者是出汗特别多，那么，您可以把黄芪的量增加到 45 克或者 60 克都是可以的。只要您喝了以后感觉没有影响胃口，那就是合适您的剂量。

为什么呢？因为黄芪会把身体的气补得很足，当气补得太足、过量的时候，人就会感觉好像没有那么想吃东西，总是饱饱的，这种情况就是黄芪用得过量了。

如果气补过量了，喝一两次陈皮水就可以解除，因为陈皮是理气的。

大暑

\* 接下来是脾胃、肝胆系统的功能受困，最后为疰（zhù）夏

其实，暑气不仅会伤到我们的心脏功能，它还会困住五脏的

大暑　　　285

功能，最为典型的就是脾胃功能也变弱了。很多人在夏天不爱吃油腻的东西，就是因为脾胃的功能被困住了。

夏打盹只是暑气伤人的第一步，再往下发展，脾胃的功能也会被困住，之后就会困住肝胆的功能，这样一来就会发展为疰夏。

疰夏是一种时令病，也是夏天的一种常见病，民间又把它称为苦夏。

它有什么表现呢？就是疲倦、昏睡、头晕、胸闷、恶心，没有胃口，不想吃东西。

疰夏这种现象，在很多人身上都会发生，只是程度深浅不同。大多数人都不会把它认为是一种病，都以为是天气太热的缘故，其实，这已经是一种病了，一定要对它重视起来。

有些身体虚弱的人，每到盛夏时节疰夏就会发作，有这种情况的人，要更加注意调理。

怎么调理呢？提前在初夏和仲夏就为过盛夏做好充分的准备，把身体基础打好。

我们在夏天刚到来时喝的姜枣茶、吃的核桃壳煮鸡蛋，以及端午节吃的新蒜煮蛋和咸鸭蛋，等等，这一系列的食方，都是在循序渐进地调理我们的身体。它们不仅在当时当刻对身体好，就是到了后面的时节，对身体对抗湿气仍然大有帮助。


## ＊ 防治暑气伤人，一是去心火，二是祛湿

怎么来预防暑气伤人呢？首先是要去心火，其次是祛湿。

在小暑节气，我们已经用了一些食方来去心火，帮助身体清除血毒、热毒和光毒。

到了大暑节气，我们要进一步用各种辛凉的食物来帮助身体发散风热，同时还要重点进行祛湿工作。

有哪些食物可以帮我们来对抗暑热呢？金银花、薄荷、茴香、甜杏仁、荷叶、黄芪、茯苓，这些食物都是适合夏天来吃的，它们分别通过补气、散寒、清热、祛湿、解毒等不同作用来调理我们的身体，让身体不惧夏天的暑热。

## 大暑节气，宜饮银花甘草茶，宜食甜杏仁拌茴香

大暑节气为了防止暑气伤人，我们要喝一道茶饮——银花甘草茶，吃一道凉菜——甜杏仁拌茴香。

要准备的原料有金银花、甘草和甜杏仁、小茴香菜。前两种材料是为茶饮准备的，后两种材料是为凉菜准备的。

要记住，这个甜杏仁不是超市里卖的那种大杏仁。事实上，大杏仁不是杏仁，而是扁桃仁，我们要买的甜杏仁是中国本土的小杏仁。

这种小杏仁您去超市购买就可以了，不要到药店去买，因为药店里卖的杏仁，通常都是苦杏仁。虽然苦杏仁是一味很好的中药，但是它有微毒，不可以当成食物来吃，而超市卖的小杏仁是可以放心来食用的。

小茴香菜在菜市场就可以买到。

金银花在小满节气的时候，我提醒过您，那时候金银花盛开，您可以采摘一些晾干备用。如果您家里没有准备金银花，也没关

大暑

系，到超市、茶叶店或者药店都很容易买到金银花（干品）。

### 1.选头茬花

金银花每年能开好几茬。头茬花是在小满前开，这一茬花的药性是最好的。而且后面天气热了，金银花植株容易生虫，到二茬花时可能就得打药了。

### 2.选绿条，不要掺杂了绿叶、白条的

金银花在开放过程中，颜色会变化：花蕾由绿转白，花开后由白转黄。初期的绿色花蕾有效成分含量高，称为绿条，用来做高级茶饮。后期的白色花蕾比较便宜，称为白条。而混杂着已开花朵甚至绿叶的，就更次了，一般是不要的。

### 3.选无硫烘干的

作为商品的金银花采摘后要马上烘干。不要土烘房烘干的，那种是用炭火，硫会超标。

### 4.同样体积，选重量轻的

金银花是高级茶饮，价格贵，某些不法商贩为了多卖钱，会通过兑水、掺土，甚至掺铁粉来增加重量。所以选金银花时，可以分别抓同样大小的一把来称一下，一般重量轻的比较好；重的，可能有掺杂。

## ❋ 自制银花甘草茶

新鲜的金银花不适宜久泡，冲泡的时候，开水的温度也不宜太高，最好不要盖壶盖，这样才不会把金银花给泡"死"。

## ❋ 喝银花甘草茶，可预防夏季常见传染病

这道茶饮特别适合小孩子来喝，因为它还有一个好处，就是可以预防一些夏天小儿常见传染病。

在新冠肺炎疫情期间，北京市中医药管理局发布的儿童预防方，也用到了金银花。

金银花和甘草都是有抗病毒作用的，加在一起以后，清热解毒的效果会很好，对于夏天的一些温热性传染病有一定的预防作用。因此，这道茶饮是适宜全家老小一起来喝的，不仅大暑节气，整个盛夏都是可以喝的。

金银花有点寒凉，所以我家喝金银花必配甘草，可以保护脾胃。甘草多一点，能调和金银花的苦味，孩子更爱喝。

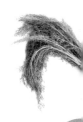

## ❋ 患风寒感冒的人不适宜喝银花甘草茶

这道茶饮相对比较平和，但有没有不适宜喝的人呢？

如果您在夏天吹了空调后得了风寒感冒，那您就暂时不要喝银花甘草茶；如果患的是风热感冒，可以喝，因为金银花清除风热的效果很好，常用来治疗温病发热。

我曾经讲过怎么样来区分风热感冒和风寒感冒，其中最重要的一点就是看嗓子是否痛。如果嗓子痛，那就是风热感冒，可以

## 银花甘草茶

原料：干品金银花10～30克，或鲜品
　　　1大把，生甘草3～10克。

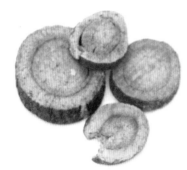
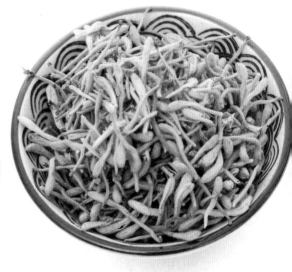

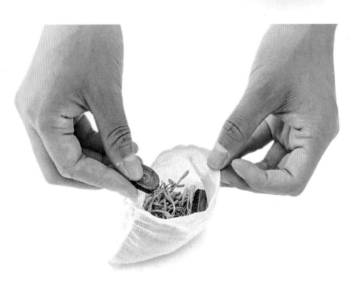

做法一：

1. 金银花和甘草一起放进茶壶，冲入沸水，1分钟后倒掉。

2. 再次冲入沸水，闷10分钟左右饮用。

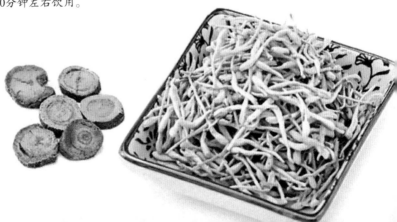

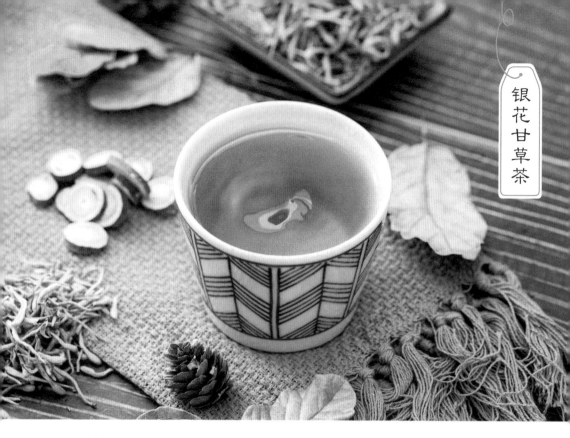

做法二：

1.先用开水把甘草烫洗一下，放入茶壶，冲入少量的沸水，闷10分钟左右。

2.把洗干净并沥干水分的新鲜金银花放入茶壶，冲入70～80℃的水，不要盖壶盖，泡5分钟左右，之后就可以喝了。

功效：

清凉解暑、清热解毒，预防日光性皮炎，预防小儿传染病。

**允斌叮嘱：**

1.这道茶饮可以反复冲泡，直到没有味道为止。用这两种方法泡出来的茶饮都是可以喝一天的，清凉解暑的功效也差不多。

2.如果是新鲜的金银花，冲泡不要用沸水，也不宜久泡。

3.这个量是比较大的，可以全家一起喝。如果暑热特别严重的话，您也可以一天全家人泡两壶。金银花有青色花蕾（绿条）、白色花蕾（白条）。纯绿条金银花药性比较足，可用10克金银花配10克甘草。

4.金银花有苦味，怕苦的人可以多加甘草。如果小孩子不喜欢甘草的味道，您可以往银花甘草茶里加一点蜂蜜调和一下，再给他喝。

5.女性经期、风寒感冒期间停饮。

喝银花甘草茶；如果嗓子不痛，反而挺怕冷的，那就是风寒感冒，暂时就不要喝银花甘草茶。

## * 银花甘草茶，不仅可以解暑、抗病毒，对皮肤也有修复作用

这道茶对于夏季常见的皮肤问题也有预防和调理作用。

甘草除了健脾益气之外，还能够修复敏感和老化皮肤。当皮肤屏障被破坏、反复发作皮炎时可以用它来补养皮肤，内服、外用，效果都很好。

金银花清热解毒，能够消除各种肿毒。夏天日晒、过敏、湿疹，皮肤出现红肿、皮炎等问题，可以喝银花甘草茶来调理。此时用量要加倍，效果才好。

**读者评论：** 每天给儿子喝银花甘草茶，痤疮都没了

A 芬 Fen：银花甘草茶真是不错，先苦后甘，好像还有修复皮肤的功能。

张亿歌：我因为贪吃樱桃，嘴里肿了个大脓包，喝了几次银花甘草茶消肿了。

vivian：孩子膝盖有左右对称的癣，有时痒，已经一年多了，喝了银花甘草茶，明显好了很多。

雨☀：我儿子最近脸上长痘，我让他每天都喝银花甘草茶，最近好像好些了。

立地成影：这两天嗓子疼得厉害，话都说不出来了，痰也是黄的，有些上火。单位开着空调，又着凉了，内热外寒太难受了。晚上回家泡了一壶银花甘草茶，没想到第二天早上就好转了，嗓子也不那么痛了。

年轻人这么近那么远：我每天泡一杯银花甘草茶给儿子喝，一段时间后，他脸上好几年的痤疮竟然都没了，儿子非常高兴。

佚名：22 号至 23 号天特别热，那两天都喝这个茶，晚上睡得特别实。白天虽然是大汗淋漓，但是没有那种热的没精神和其他的一些不适，要是往年可能会虚脱了或者头晕等，现在是精神大大有！

**允斌解惑：小孩子可以喝银花甘草茶吗？**

水泽木兰：银花甘草茶里可以加蒲公英根吗？

允斌：可以。蒲公英根有消肿毒功效。

刘晚香：小孩子可以喝银花甘草茶吗？

允斌：可以，我就是从小喝到大的。

珍：银花甘草茶可以加罗汉果吗？

允斌：可以。这样可以增加祛湿热的效果，而且喝起来更清甜。

Amy 易雪：我家 4 岁宝宝怕苦，喝不进去银花甘草茶，怎么办？

允斌：可加蜂蜜或罗汉果调味。

Cherry：银花甘草茶里可以加牛蒡吗？

允斌：可以的。

巴黎没有圣母院：金银花和甘草我都是放同等的量，这个可以吗？

允斌：可以的。我常用 30 克甘草煮水，冲泡 30 克金银花，和儿子一起喝。甘草量大是为了养皮肤。

波儿：银花甘草茶用保温杯泡，是喝完一杯就可以了，还是可以反复泡，直到喝的没了味道？

允斌：可以反复泡。

A 芬 Fen：泡银花甘草茶，我没有精准到克数，都是随便抓一点泡的，不知这样是否可以？

允斌：可以的。我也是抓一把。金银花是药食同源的，用量不用非常精确。

春暖花开：女性经期能否喝银花甘草茶？

允斌：金银花有点寒凉，女性经期不宜喝。

* **自制甜杏仁拌茴香**

　　大暑节气有一道可以预防肠胃型感冒的食方，那就是甜杏仁拌茴香。

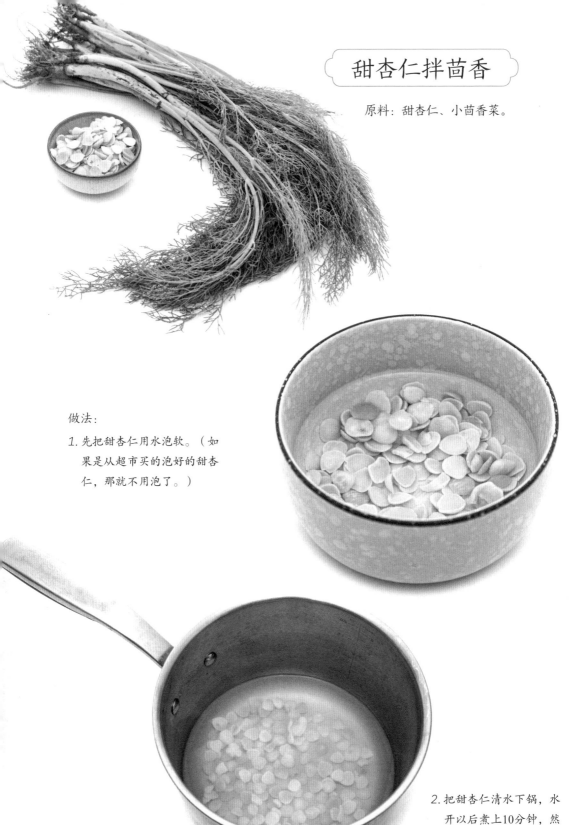

# 甜杏仁拌茴香

原料：甜杏仁、小茴香菜。

做法：

1. 先把甜杏仁用水泡软。（如果是从超市买的泡好的甜杏仁，那就不用泡了。）

2. 把甜杏仁清水下锅，水开以后煮上10分钟，然后捞出备用。

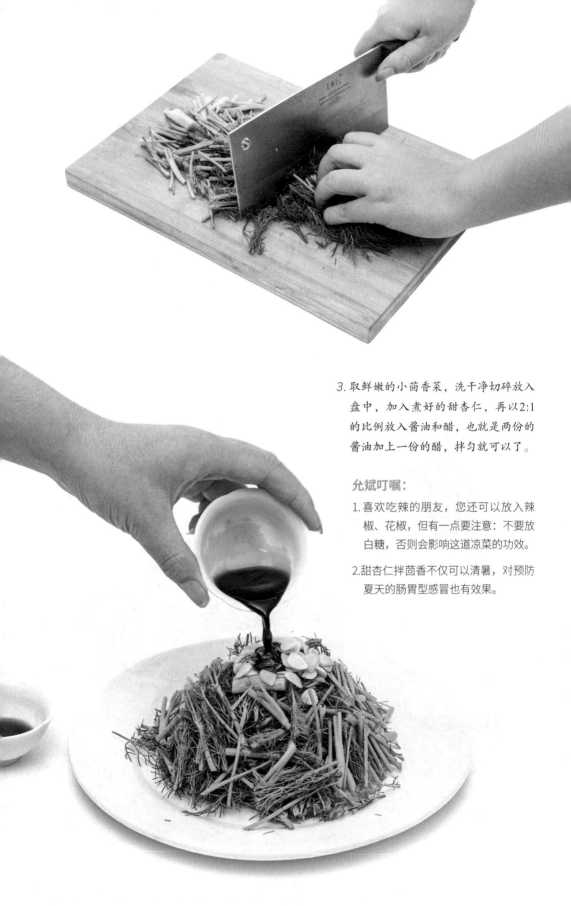

3. 取鲜嫩的小茴香菜，洗干净切碎放入盘中，加入煮好的甜杏仁，再以2:1的比例放入酱油和醋，也就是两份的酱油加上一份的醋，拌匀就可以了。

允斌叮嘱：

1. 喜欢吃辣的朋友，您还可以放入辣椒、花椒，但有一点要注意：不要放白糖，否则会影响这道凉菜的功效。

2. 甜杏仁拌茴香不仅可以清暑，对预防夏天的肠胃型感冒也有效果。

　　我分享的这道茶饮和食方，它们不仅可以清除大暑节气的湿热，还可以预防夏天的风热感冒。

　　大暑节气，由于天气特别闷热，有些朋友会在有空调的房间和室外闷热的环境下来回地进出，使人体调节体温的能力失调，这个时候就很容易得风热感冒。

　　大暑可以说是夏天最难熬的一个节气，但物极必反，这也是夏天的最后半个月，再往后就是立秋节气了。

　　盛夏，请尽量不要去贪图空调房的凉爽，而要尽量与天地合一，让身体去适应自然环境的气温，这样身体调节体温的能力才会增强。

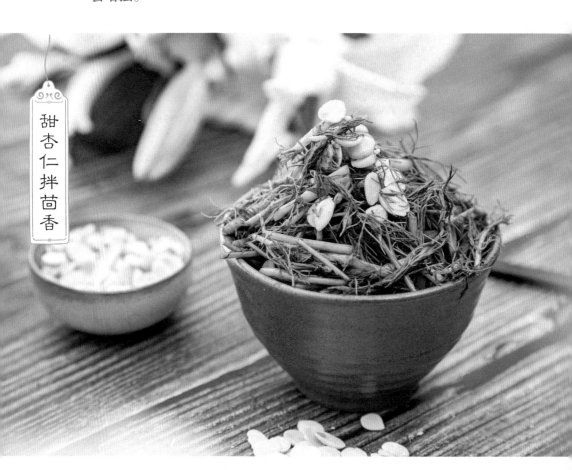

甜杏仁拌茴香

# 从夏到秋，晚上睡不好，醒得早，喝五味子凉茶

## "服之十六年，面色如玉女"——古方的重点是什么？

古书相传，有人坚持服用五味子十六年，"面色如玉女"（面色白嫩红润如同少女）。

这个看似神奇的记载，它的重点其实是"十六年"——长年坚持服用。

五味子、银耳、茯苓……这些比较平和的补品，偶尔吃几次可能感觉平常，但是长期坚持服用，补益强身的作用就会让人惊喜。

五味子有一个不用很久就能看到效果的功用——延长睡眠时间。

如果夜里睡不踏实，早上醒得很早，这种情况就可以用五味子来补一补。

这个茶名为"凉茶"，是因为夏天喝的时候可以不用加热，而且喝了它会让阴虚的人感觉心里没有那么烦热。但这道茶本身并不是凉性的。

气虚的人喝五味子茶，可以加党参、黄芪同煮，煮好后放入枸杞，药味互相调和，会好入口一些。而且五味子加党参、黄芪

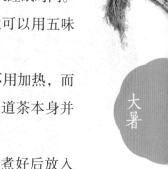

大暑

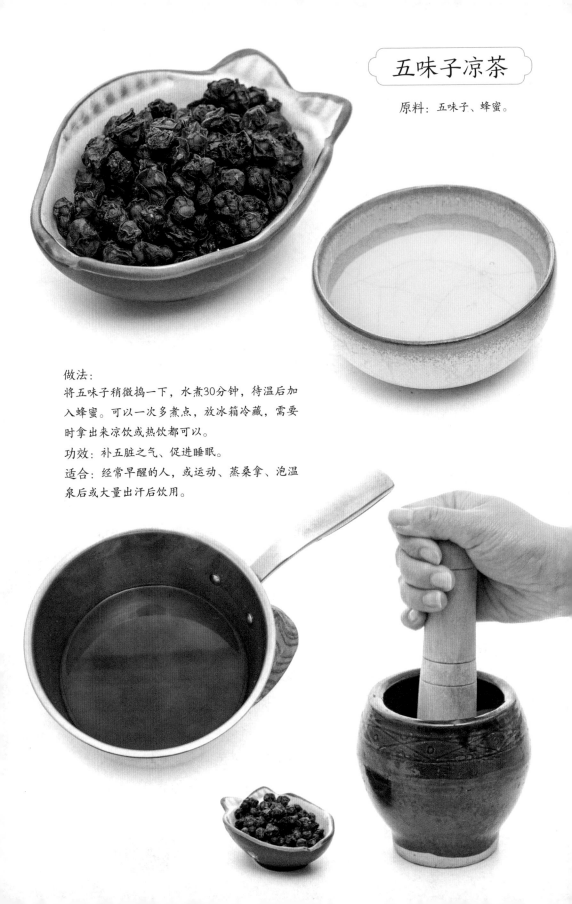

# 五味子凉茶

原料：五味子、蜂蜜。

做法：

将五味子稍微捣一下，水煮30分钟，待温后加入蜂蜜。可以一次多煮点，放冰箱冷藏，需要时拿出来凉饮或热饮都可以。

功效：补五脏之气、促进睡眠。

适合：经常早醒的人，或运动、蒸桑拿、泡温泉后或大量出汗后饮用。

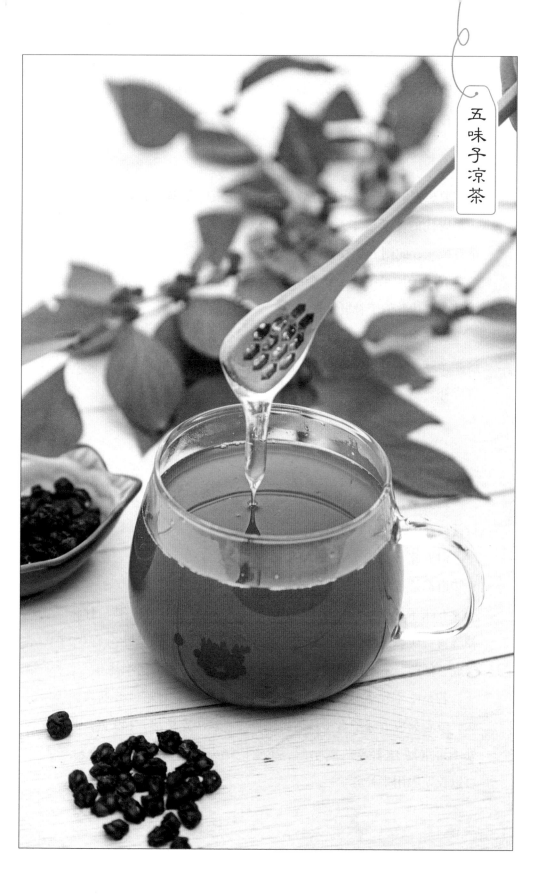

五味子涼茶

也是中成药黄芪生脉饮的主要原料，有养护心脏的功效。

## ❋ 为什么服用五味子，捣一下更好呢？

要想把五味子吃出更好效果，可以把五味子捣一下来用。

唐代的《新修本草》说："五味，皮肉甘、酸，核中辛、苦，都有咸味，此则五味其也。"

五味子如果不捣，整个的泡水，泡出来的是皮肉的酸味，略带甘咸，功效偏于补肝肾。

捣碎之后，核里的味道有点苦，还带有一种刺激舌头的味道，这是辛味。这样五味子的酸苦甘辛咸五味都充分出来了，才能五脏皆补。

## ❋ 五味子的每一种味道，都有独到的功效

说实话，捣碎之后的五味子，味道不怎么好，有些人喝了一口就放弃了，错过一味好药。

但五味子正因为这奇特的味道，才具备独到的功效。它的五种味道都是有作用的。

五味子的酸味补肝，咸味补肾，苦味补心，辛味补肺，甘味补脾胃。所以五味子可以补五脏之气，功效强大，古人十分喜欢，当成"仙药"来吃，强调每年夏天要定期吃五味子来延年益寿。

若是吃不惯五味子的味道，可以加罗汉果、甘草或红糖来调味，或者熬成五味子膏（具体做法见《吃法决定活法》149页，此处不再重复）。经常失眠早醒、感觉记忆力下降、疲劳无神的人，可以长期服用来补养。

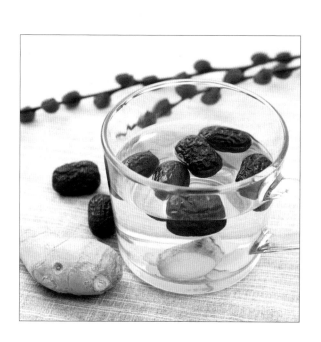

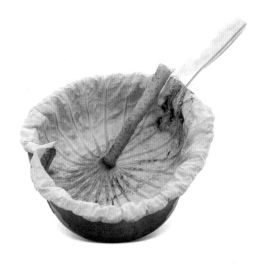

陈允斌

陈允斌 著

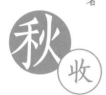

二十四節氣

顺时饮食法

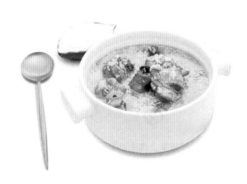

科学技术文献出版社
SCIENTIFIC AND TECHNICAL DOCUMENTATION PRESS
·北京·

**图书在版编目（CIP）数据**

陈允斌二十四节气顺时饮食法 : 全四册 / 陈允斌著 . — 北京 :
科学技术文献出版社，2021.1（2023.3 重印）

ISBN 978-7-5189-7072-8

Ⅰ . ①陈… Ⅱ . ①陈… Ⅲ . ①食物养生 Ⅳ . ① R247.1

中国版本图书馆 CIP 数据核字（2020）第 162302 号

陈允斌二十四节气顺时饮食法·秋收

策划编辑：王黛君　责任编辑：王黛君　宋嘉婧　责任校对：文　浩
责任出版：张志平

出 版 者　科学技术文献出版社
地　　址　北京市复兴路 15 号　邮编 100038
编 务 部　（010）58882938，58882087（传真）
发 行 部　（010）58882868，58882870（传真）
邮 购 部　（010）58882873
官方网址　www.stdp.com.cn
发 行 者　科学技术文献出版社发行　全国各地新华书店经销
印 刷 者　艺堂印刷（天津）有限公司
版　　次　2021 年 1 月第 1 版　2023 年 3 月第 3 次印刷
开　　本　710×1000　1/16
字　　数　729 千
印　　张　71.5
书　　号　ISBN 978-7-5189-7072-8
定　　价　299.00 元（全四册）

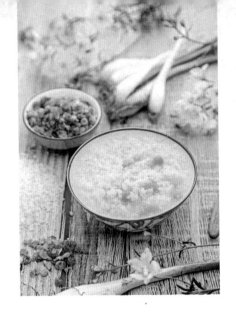

# 目 录

第一章 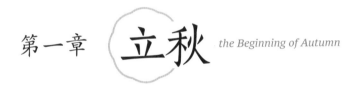 立秋 the Beginning of Autumn

**立秋:"群龙无首",宜补精气,忌喝凉水** _ 002

　　为什么立秋能见"群龙无首"? _ 002

　　为什么立秋要贴秋膘? _ 003

　　为什么立秋不许小孩喝凉水? _ 003

**立秋后的活法** _ 004

　　立秋代表着秋天的开始,但并不意味着夏天的终止 _ 004

　　立秋第一候:"凉风至" _ 005

　　秋行夏令,就会拉肚子、咳嗽、发胖、秋乏等 _ 005

　　立秋后,饮食上要进行三个调整 _ 007

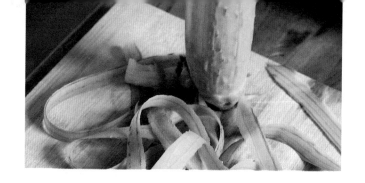

## 立秋后，为什么会经常拉肚子？ _ 009

夏天吃了过多生冷的东西，秋天就会经常拉肚子 _ 009

要想不在秋天闹肚子，立夏就要开始喝姜枣茶 _ 012

## 进入秋天之后，容易发生肠道问题 _ 013

肠道有问题，就要好好来健脾、补脾 _ 013

祛湿要喝黄芪粥、荷叶茶或者荷叶粥 _ 013

## 立秋后最补的一道食方——十全大补酒糟鸡 _ 019

立秋后，身体最容易出现肺气不足的症状 _ 019

肺气不足，宜吃十全大补酒糟鸡 _ 019

大便时干时稀，怎么调理？ _ 023

"知命者不立乎岩墙之下" _ 028

## 七夕：女性养颜正当时 _ 030

"金风玉露一相逢"，用七夕节迎秋 _ 030

秋天，柏叶洗发防脱发 _ 030

七夕"女儿节"与女性生命周期的关系 _ 031

七夕的巧果有什么养生作用？ _ 034

## 中元节，民俗与养生 _ 036

中元节，与"面"有关的养生 _ 036

中元节，与"阴"有关的养生 _ 037

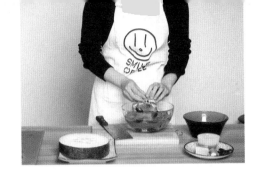

中元节，与"水"有关的养生 _038

脾胃湿气重，喝荷叶扁豆粥 _039

## 湿气——现代人亚健康的罪魁祸首 _044

百病生于湿 _044

造成人体湿气的原因 _047

## 湿气对男性、女性都有哪些影响？ _049

女性是一个很容易产生湿气的群体 _049

女性如何调理湿气？ _050

湿气重的男性更容易得脂肪肝、高脂血症 _052

老年人如何防范湿气？ _055

小孩子如何避免湿气的伤害？ _058

# 第二章 处暑 *the End of Heat*

## 处暑节气的排湿汤——出伏送暑汤 _062

出伏送暑汤里的原料有何神奇？ _065

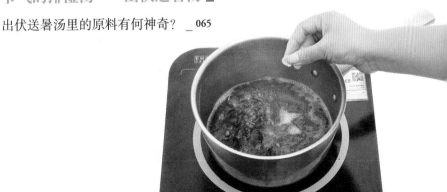

**出伏后的养生食方 _ 067**

出伏以后，三伏期间的黄芪粥还可以喝吗？ _ 067

出伏之后，喝一碗相思长生粥 _ 068

话说相思长生粥的原料 _ 072

**处暑期间，饮食有哪些调整？ _ 080**

处暑开始，我们就会慢慢地真正感受到秋天了 _ 080

处暑开始，饮食、起居上要做哪些调整？ _ 081

秋夜，要提前一小时睡觉 _ 085

**吃空心菜，最应夏秋时节 _ 086**

吃空心菜可以解三种毒，还能排湿 _ 086

空心菜怎么吃最好？ _ 087

**9月温差大，要防内火和外寒 _ 091**

如何防身体内的火和外部的寒？ _ 091

吃对丝瓜，祛内热的效果才好 _ 092

**痛风发作了，请用连皮带籽的老丝瓜络调理 _ 096**

初秋吃丝瓜正当时 _ 096

老丝瓜的丝瓜络是一味非常好的药材 _ 096

连皮带籽的老丝瓜络煮水喝，防治痛风是一绝 _ 100

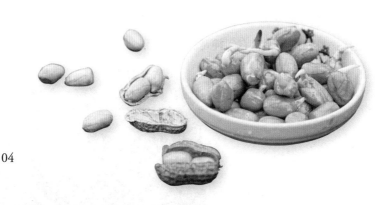

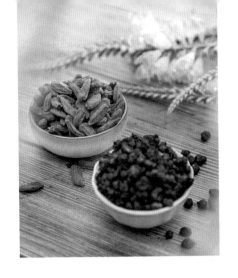

# 第三章  白露 *White Dew*

**秋风渐起，宜食红酒炖梨** _102

白露节气的顺时食方——红酒炖梨 _102

关于红酒炖梨原料的选择 _104

什么样的人宜食红酒炖梨？ _105

**如何吃梨最好？** _107

除了内热特别重，大多数人都不适合吃生梨 _107

吃熟梨有什么好处？ _108

教师节：送给教师朋友们的一道食方——无花果炖梨 _110

**"葡萄美酒夜光杯"——自酿葡萄酒的好处** _114

自酿葡萄酒，能更好地保留葡萄的特殊营养 _114

爱和时间发酵的魅力 _115

**湿土之令，终于白露** _120

白露时节，珍惜天降甘露 _120

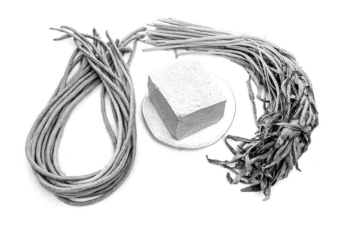

一到白露，早晚的温差就开始变大 _ 121

一年中湿气最重的时节，到白露节气结束 _ 122

秋天，我们的身体最容易上燥下湿 _ 123

秋季如何补"好水"？ _ 125

及时调理当季的问题，就不会积少成多，变成下一季的顽疾 _ 127

# 第四章 秋分 the Autumn Equinox

**说话过多的人秋天如何养肺？要分阶段 _ 132**

三伏天养肺，多用黄芪 _ 132

仲秋（白露到秋分）吃无花果炖梨，养肺还养肾 _ 132

**秋天易出现的两种亚健康现象：秋乏和悲秋 _ 134**

秋乏和悲秋说明什么？ _ 134

仲秋补气，重点补的是肺气 _ 136

**秋分：星沉、龙潜、人安 _ 139**

春夏养得好不好，从秋分开始会逐渐反映出来 _ 139

秋分；天下大丰收，开始进入收藏阶段 _ 140

秋分；阴阳相争，注意换季病 _ 141

## 金气秋分，一年的养生要大转弯了 _ 144

秋分的第一个"分"；分昼夜 _ 144

秋分的第二个"分"；分寒暑 _ 146

秋分的第三个"分"；分年 _ 147

## 中秋时节，月亮对人体的影响 _ 149

"月乃水之精，秋乃金之气" _ 149

仲秋之月，我们调理的重点要落在"水"上 _ 151

## 中秋节，怎样健康吃月饼？ _ 153

为什么中秋节要吃月饼？ _ 153

为什么秋季养生要养肺？ _ 154

中秋吃月饼，如何不升糖？ _ 155

## 过好中秋节，就做好了仲秋的养生功课 _ 158

中秋节要做的五件事 _ 158

为什么中秋节要拜月神？ _ 158

为什么要"偷冬瓜"？ _ 159

中秋时节，来煲一道送子蟹汤 _ 162

中秋节全家团圆饭吃什么？ _ 168

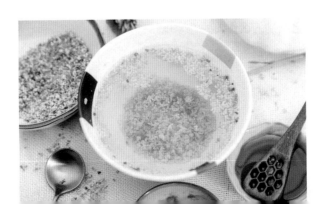

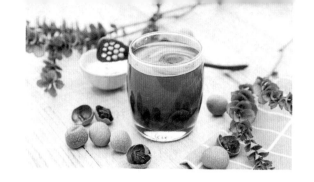

**秋分到立春，吃银耳的黄金一百天 _ 173**

一年四季全家都可以吃银耳 _ 173

秋分到立春，银耳要排在每日进补的第一位 _ 174

平民的燕窝——银耳 _ 175

什么是上燥下湿？ _ 176

什么样的情况要多吃银耳？ _ 178

第五章　寒露 Cold Dew

**深秋，养肝血的关键期 _ 184**

一到深秋，我们为什么睡不着？ _ 184

血虚有两种：心血虚和肝血虚 _ 185

心血虚时，身体会出现哪些报警信号？ _ 186

肝血虚时，身体会出现哪些报警信号？ _ 186

调理肝血虚，喝桂子暖香茶和桂花银耳羹 _ 187

**寒露时节，小心秋风带来的凉燥 _ 193**

深秋之风是怎么伤人的？ _ 193

深秋时节，正常人受寒会上火 _ 195

**从寒露开始的秋冬季，是保养眼睛的关键期** _ 198

眼睛的保养第一是"保"，第二是"养" _ 198

外养眼睛法 _ 200

第六章 霜降 *Frost's Descent*

**霜降时节，身体何以将息？** _ 204

"履霜，坚冰至"，从现在开始避寒就温 _ 204

深秋肝血易亏虚，喝双莲墨鱼汤 _ 205

**重阳节，宜亲近茱萸、登高望远、饮菊花** _ 211

重阳节，"宜于长久" _ 211

每日亲近茱萸，可祛寒湿 _ 215

重阳节为什么要登高望远？ _ 219

**顺时养生，遇到闰月怎么办？** _ 222

当我们跟随时节的转换来顺时生活，最准的是节气 _ 222

为什么农历要设置闰月呢？ _ 223

未来十年的闰月对养生的影响是什么？ _ 223

**您会外养吗？** _ 225

选择最简单、最容易坚持的外养方法 _ 225

最主要的外养方法有哪些？ _ 226

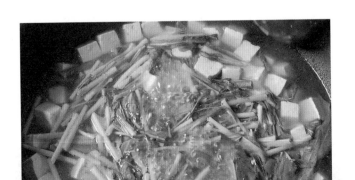

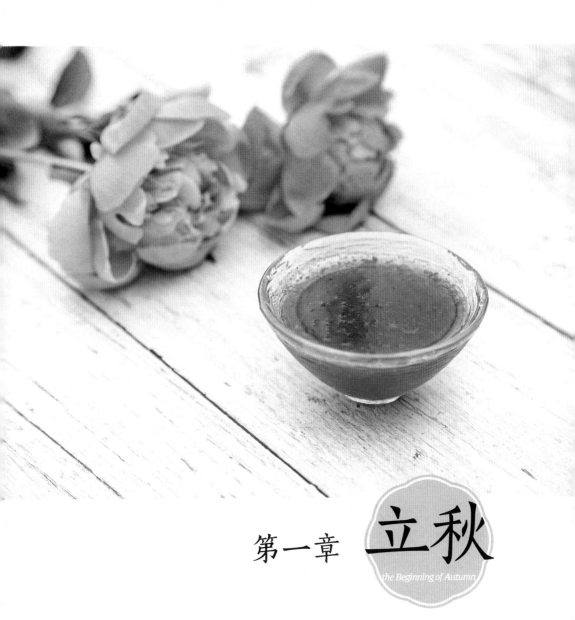

# 第一章　立秋

*the Beginning of Autumn*

8月7日、8日或9日—8月22日或23日

一夏无病三分虚。

夏天的热很伤气，而且那个时候也吃不下很多东西。

到了立秋，就要补回来。

"立秋贴秋膘"，"贴"的不是肥肉，而是人体的精气。

其实，就是给人体补气、补能量。

# 立秋：“群龙无首”，宜补精气，忌喝凉水

## 为什么立秋能见“群龙无首”？

“群龙无首”，出自易经的乾卦。它就是立秋的卦象。

立秋时节，仰望星空，就能看到“群龙无首”的天象。

还记得春季篇中说过的“二月二，龙抬头”吗？在春季时，我们可以看到天上苍龙七宿组成的龙星从东方地平线升起，首先出来的是位于龙星头部的角宿和亢宿。这叫作“见龙在田”。

到了立秋，龙星开始往地平线下沉，天上只看得到龙星的身体和尾巴，而位于龙星头部的“角”“亢”二宿沉入地平线下。

古人夜观天象，看到此景，就把它称为“群龙无首”。

群龙无首，不是现代人想象的混乱，而是好事。看到这个天象，古人就开始期盼一年的丰收时节了。

马王堆出土的帛书《易之义》中说：“用九，见群龙无首，吉。群龙无首，文而圣也。”这就是“群龙无首”真正的含义。

您可以通过观察星空慢慢体会其中的真义。我们再回到地上，来说一说立秋的民俗，这里面照样有大智慧。

## 为什么立秋要贴秋膘?

一夏无病三分虚。夏天的热很伤气,而且那个时候也吃不下很多东西。到了立秋,就要补回来。

"立秋贴秋膘","贴"的不是肥肉,而是人体的精气。其实,就是给人体补气、补能量。

贴秋膘,北方人一般吃饺子,而南方人讲究煲肉汤。不管吃什么,就是要增加饮食中蛋白质和油脂的摄入量。不能像夏天那样多吃凉菜,而是要吃些炒菜和炖菜了。

## 为什么立秋不许小孩喝凉水?

北方地区有民俗:立秋日,小孩子一天不许喝凉水,这样到冬天不容易咳嗽。

这其实就代表着:秋天到了,别再吃寒湿的东西,免得伤了脾。脾湿则生痰湿,从而引起咳嗽。

《黄帝内经》里有一句:"秋伤于湿,冬必咳嗽",说的就是这个道理。所以立秋后要好好地祛湿,黄芪茯苓粥、荷叶祛湿茶不要断。

时已入秋,我们的身体随着季节的转换,已然悄悄地在变。人体的阳气要开始往回收了,饮食也要随之调整。

# 立秋后的活法

## 立秋代表着秋天的开始，但并不意味着夏天的终止

在一年的四个"立"的节气中，立秋是最特殊的一个。因为立秋代表着秋天的开始，但是并不意味着夏天的终止。

在立秋之后，还要经过一个长夏，这是夏天的一个"尾巴"，它要一直持续到三伏天之后的一段时间（这个时间段基本上是在8月份）才会结束。

人们不禁会问，这段时间我们到底是按夏天还是秋天的活法来过呢？

其实，这个时间段是有一点特殊性的，所以两个季节都是要兼顾的。

首先，我们要继续且加强盛夏时节的健脾祛湿工作；其次，我们又要按初秋的方法来养生，不能再像夏天那样贪凉了。因为不管我们把这段时间称为长夏还是初秋，它都跟盛夏时节不一样——天地之气已经转换了。

## 立秋第一候："凉风至"

立秋节气之后，即便白天的气温再高，一到夜里也会有一点凉意，通常会有一点风，而且跟夏天的热风不一样，是带着一丝丝凉意的，这就是立秋给我们的信号。所以立秋节气的第一候就是"凉风至"。秋天一到，凉风乍起，这是天地之间的阳气在慢慢收敛的表现，阴气也慢慢地要出来了，因此从立秋开始，早晚的温差会慢慢地变大。

当然，这种"凉风起"的感觉，并不是所有人都能感觉得到的。如果您从有空调的房间出来，那是感觉不到这种早晚的凉意的，反而会觉得外面依然热浪袭人。

事实上，空调环境与室外的温差比起立秋时早晚的温差要大多了，所以很多朋友感觉立秋时的气温跟夏天的气温是一样的。

**允斌解惑：** 顺时粥加黄芪,可以吃到长夏结束

羊咩咩：顺时粥加黄芪可以吃到长夏结束吗？

允斌：可以，这样效果更好。

## 秋行夏令，就会拉肚子、咳嗽、发胖、秋乏等

什么叫秋行夏令？立秋后还习惯延续着夏天的活法，喝冷饮，

吹空调，吃冰镇过的西瓜，等等，这种活法就叫作秋行夏令。

这样做的后果，就是等到九十月，天气渐渐转凉的时候，身体的一些毛病就会发出来了。有人会拉肚子、咳嗽，或者身体发胖，还有一些人会感觉到秋乏……

## ＊ 立秋后，要谨防后背受凉

每年过了立秋，气温虽然不会马上降下来，还会维持一段时间的高温天气，这时候我还是会把凉席给撤掉。因为到了立秋的时候，晚上睡觉就不能再在凉席上睡了，以防后背受凉。

如果您是中老年人，身体不是非常壮实的那种，到了立秋最好不要再睡凉席，晚上也不要开空调。

到了立秋，晚上的温度已没有盛夏那么热了。即便是南方，半夜的气温也不会让人热得浑身流汗，睡不着觉了。

如果立秋时节您在夜里还是会觉得身体一阵阵燥热，这多半就跟温度没有关系了，而是身体阴虚导致的。

如果有这种症状，那您就要注意滋养心阴了。在立秋时节，您可以通过喝一些酸梅汤、吃一些桑葚膏来滋养。

## ＊"秋伤于湿，冬必咳嗽"——立秋后，不要给小孩子吃生冷的东西了，容易导致咳嗽

立秋之后最好是少给孩子喝冷的饮料，吃冰的东西，因为小孩子如果在立秋的时候吃了生冷的东西，很容易造成秋天、冬天的咳嗽。《黄帝内经》记载："秋伤于湿，冬必咳嗽。"这个湿不光

指外界的湿气，也包括吃进身体里的寒湿，而寒凉的食物是最容易让身体产生寒湿的。

## 立秋后，饮食上要进行三个调整

\* 第一个调整就是秋不食瓜

秋不食瓜中的"瓜"指的是西瓜，它是夏天的水果，能帮助我们解暑和清心火。如果立秋以后，我们再大量、经常地吃西瓜，

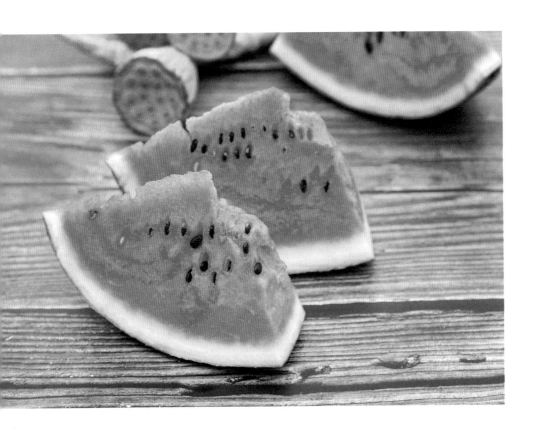

特别是吃刚从冰箱取出来的西瓜是很伤脾的，很容易引起脾湿，导致腹泻，而且一直都断不了根，还有一些朋友会腹部发胖。

## ✳ 第二个调整就是吃应季的水果

此时要吃应季的水果。

西瓜已经不应季了。那什么是应季的水果呢？

现在很多朋友都分不清楚到底什么水果应季，什么不应季。如果我们想找秋天应季的水果，一个很简易的鉴别点就是味道。秋天应季的水果多半是带有酸味的，如桃子、葡萄等，吃它们可以护肝凉血。

## ✳ 第三个调整就是减凉增热

减凉增热，"凉"就是凉菜，"热"就是热菜。

立秋后就不能再多吃凉菜了，而是要多吃一些炒菜，因为吃炒菜可以摄取更多的油和蛋白质。

立秋后，饮食中的油和蛋白质的比例都要适当地增加，不能再像夏天那样清淡了。

北方人讲究在立秋这一天贴秋膘，其实就是这个意思。要为自己的身体储备一点能量，补一补夏天的虚，同时也为即将到来的秋冬做一点准备工作。

# 立秋后，为什么会经常拉肚子？

## 夏天吃了过多生冷的东西，秋天就会经常拉肚子

立秋后，气温可能还没有什么变化，我们的身体就已经感觉到了秋天的气息。

有的朋友会在这段时间半夜醒来，然后再难睡着；有的朋友可能会发现自己的大便不成形，还会拉肚子。

原因就是夏天的时候，我们没有很好地排出体内的寒湿，再加上贪凉，吃了很多生冷的东西。

※ 反复、长期拉肚子和肚子痛的朋友，一定要注意预防肠道息肉和肠道癌的发生

拉肚子其实不是一件小事儿，因为它不仅关系到我们的肠道，也关系到我们的肺系统，关系到肾脏系统的健康。

如今逐渐增多的肠道病，成了现代人的一种"文明病"。现在，肠道息肉和肠道癌的发病率是越来越高了。

现代人不断增多的肠道病跟长期食用冰箱内的生冷食物有非

常大的关系。所以，反复、长期拉肚子和肚子痛的朋友，一定要注意预防肠道病变的发生。

如果您在秋天的时候发现自己经常拉肚子，千万不要把它当成一个小问题来对待，如果不及时去处理，就有可能演变成一个大问题。

## \* 在秋天拉肚子的人群中，容易发作哪几种类型的腹泻？

秋天经常拉肚子跟夏天身体被寒湿所伤有很大关系。但每一个人的体质不同，诱发拉肚子的因素也会不同。

秋天都容易发作哪几种类型的腹泻呢？怎么防治呢？

### 第一种是吃了不干净食物后发生急性腹泻

吃了不干净的东西导致的急性腹泻或者急性肠炎。它们都有一个共同的特点，就是大便的颜色非常黄，而且气味非常浓重。

这种急性腹泻一旦发作，就会非常着急地想去上厕所，而且完事后还觉得难受，总觉得没有排干净。这种情况下，多患有急性肠炎，大家可以准备新鲜、干净的马齿苋，然后加上一点蒜泥，再放上一点盐、醋、白糖，凉拌后当成凉菜直接吃就可以了。

注意！马齿苋不用焯水，直接洗净后凉拌吃就可以。

如果您并没有得肠炎，只是想预防一下，那您就需要把它焯一焯水，因为直接生吃的话，容易引起拉肚子。

有的朋友肯定要奇怪了，为什么急性肠炎要用凉拌生马齿苋来调理？

这是因为急性肠炎是肠道里有了湿热毒导致的，而吃生拌马齿苋，可以尽快排出这种湿热毒。

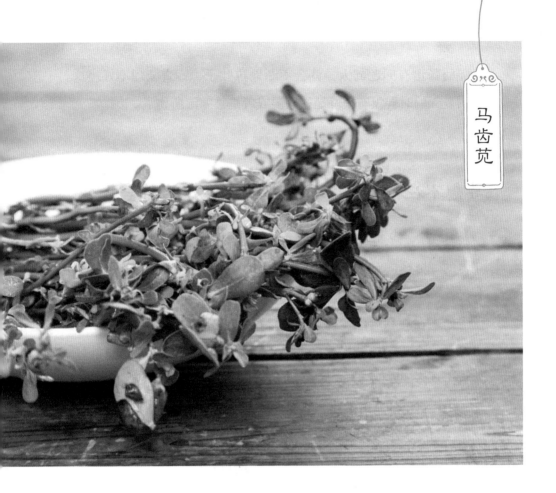

马齿苋

虽然这可能导致腹泻量暂时加大，但是它也会把毒素在极短时间内排掉。如果肠道里没有了湿热毒，那么人自然就不会拉肚子了。

**第二种就是吃了海鲜后发生急性腹泻**

吃海鲜引起的腹泻。对于这种腹泻，可以在凉拌马齿苋的时候多放一些大蒜。

因为有些海鲜是比较偏寒性的，多放一些大蒜可以去掉这种寒性。这样调理腹泻的效果会更好。

而肠道有问题的人，就会不断地拉肚子，一直调理不好。这说明夏天的时候没有很好地祛寒湿或者是被寒湿所伤了。

## 要想不在秋天闹肚子，立夏就要开始喝姜枣茶

其实，当人吃了不干净的东西或者海鲜以后拉肚子，是人体正常的一个排毒现象。身体正常的人拉一两次，把毒排出来以后就好了。

如果在立秋后您发现自己经常拉肚子，我建议您在日历上给自己做一个小笔记，提醒自己来年从立夏开始喝姜枣茶，以好好地排出身体的寒湿。

想要自己的肠道健康，那么在夏天的时候就要把自己保养好。

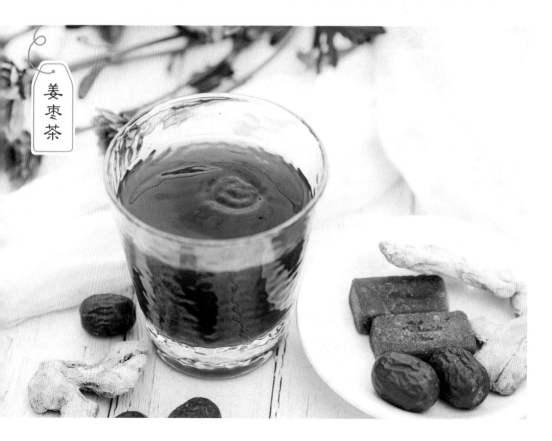

姜枣茶

# 进入秋天之后，容易发生肠道问题

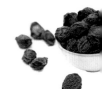

## 肠道有问题，就要好好来健脾、补脾

### ＊ 大便不成形，是因为体内有湿

进入秋天之后，容易发生肠道问题，有的人是拉肚子，有的人是大便不成形。如果一年四季都这样，那就要好好来健脾、补脾了。

如果说平时还可以，就是到了立秋之后有大便不成形的症状，这是因为体内有了湿气。那么，如何调理呢？

首先，这时不能大补了，否则有可能让身体里的湿气排不出去。

其次，知道大便不成形是因为身体里有了湿气。那么，您要做的就是给身体助一把力，把湿气排出来。

## 祛湿要喝黄芪粥、荷叶茶或者荷叶粥

人体排毒主要通过大便、小便和出汗。

立秋之后，由于人体毛孔逐渐闭合，身体内的湿气主要通过小便、大便来排出，所以立秋之后，一要坚持喝黄芪粥，能够补气健脾，对于体虚大便不成形的人很有帮助；二要喝荷叶茶或者荷叶粥。

荷叶是双向调节的，如果大便干结喝荷叶茶，它有通便的作用；如果大便不成形，喝荷叶茶能帮助身体尽快排出湿气，有效调节大便不成形，以及防止腹泻现象的发生。

＊ 如何自制荷叶粥、荷叶茶

**荷叶粥做法一：**您可以在煮粥的时候把荷叶放进去，或者在粥快要煮好的时候，把整张新鲜的荷叶覆盖在粥面上，不要盖锅

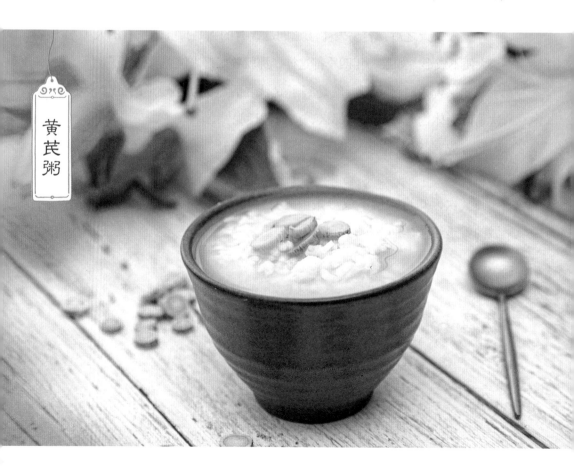

黄芪粥

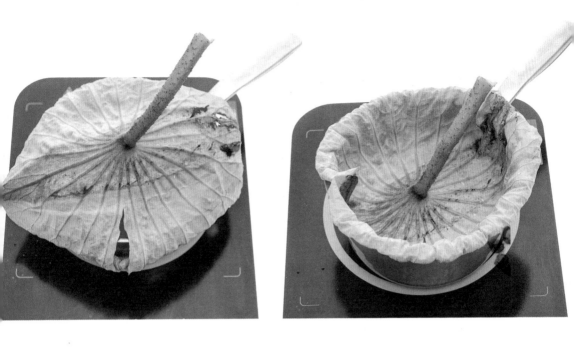

盖，煮上两分钟以后，关火闷一会儿就可以喝了。

这样煮出来的荷叶粥很香，颜色有一点浅浅的绿色，有荷叶的味道。

**荷叶粥做法二：**也可以一开始煮的时候就放上荷叶，荷叶不要完全接触水面，而是像锅盖一样盖在锅的边缘上，当荷叶煮软了往下塌之后，您再换一张新的荷叶，直到粥煮熟为止。

这样煮出来的荷叶粥，能充分吸收荷叶的味道，颜色还更好看，荷叶的香气也是非常浓郁的。

**荷叶茶做法：**如果您没有时间煮荷叶粥或者买不到新鲜的荷叶，也可以用干荷叶泡水喝。

如果是大便不成形的朋友，您可以喝炒荷叶茶，生的干荷叶泡茶喝通便的效果比较好，而炒荷叶茶排水湿的效果比较好。

## ＊常喝荷叶粥和荷叶茶有什么好处？

荷叶粥和荷叶茶都有一个好处，就是升举清阳。

什么叫升举清阳呢？人体有清阳和浊阴，清阳必须往上升；而浊阴必须往下降。

假如清阳不能往上升，我们的头部就得不到营养的供应，人就会感觉昏昏沉沉的，脸色也容易发黄；如果浊阴不往下降呢，水湿和废物就排不出去，人就会消化不良，吃一点东西肚子就胀胀的，或者打嗝、恶心，甚至呕吐。因此，我们要让清阳往上升，浊阴往下降。也就是说，要让人体的气往上提，让废物往下降而排出，只有这样，体内的水湿才能排出去。

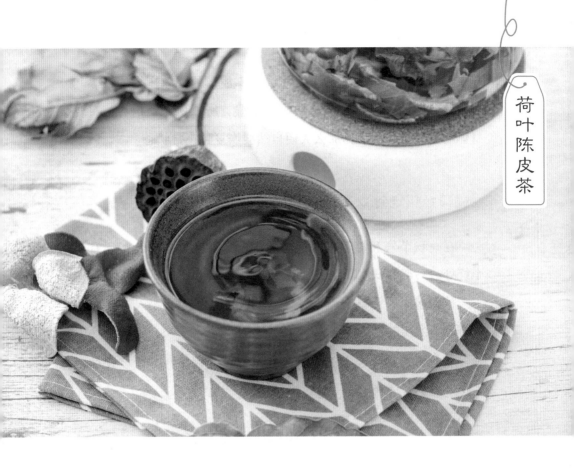

荷叶陈皮茶

　　荷叶就能帮助我们身体提升清阳，不仅可以调理我们的大便不成形，预防水湿引起的腹泻，而且对脾胃也有很好的调和作用。

　　荷叶是健脾胃的，但它并不补，因此就不用怕补过了让身体无法排毒。

　　荷叶为什么能健脾胃？完全是靠它升举清阳，帮助身体祛除水湿，从而让湿气不会困住我们脾胃的功能，这样就起到了健脾的作用。

＊ 食用荷叶粥、荷叶茶期间的正常现象

　　立秋期间，用荷叶粥、荷叶茶调节大便不成形的症状时，不会有立竿见影的效果，甚至可能大便不成形的现象还会加重。其实，这是荷叶在帮助身体尽快排出水湿，所以您无须担心，只要身体的湿气排到位了，那么大便自然会恢复到正常状态。

## ＊ 喝荷叶粥还可以降脂、减肥、调节血压

在立秋节气和接下来的处暑节气，喝荷叶粥或荷叶茶还有一个好处——帮助身体降脂、减肥。

秋天来了，天气一寒冷，有些朋友的血压就容易升高，而荷叶有调节血压的作用。

在立秋节气和处暑节气喝一点荷叶粥或者荷叶茶对身体是一个很好的顺时保养。

**读者评论：喝了荷叶茶，感觉身体变轻松了**

琼文：这几年感觉身体代谢慢了，即便饿上一段时间，身体也不会瘦下来。没想到，喝了一个夏天的荷叶茶，身体反而一下子瘦了，至少瘦下来一圈。

兰兮：喝了荷叶茶，感觉身体变轻松了。脚踝有一个小疹子，居然也消失了，神奇！

# 立秋后最补的一道食方——十全大补酒糟鸡

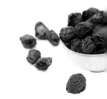

## 立秋后，身体最容易出现肺气不足的症状

盛夏是最热的一个月，人在这个月应该有一定的休息时间。但有些朋友因为工作非常忙碌，少有休息时间，这种情况持续到了立秋以后，身体往往会出现肺气不足的症状。

肺气不足有两个表现：

第一，说话的时候气短、乏力。

第二，每天早上会醒得比较早，凌晨三四点钟就会醒来，醒来后就再也睡不着了。

肺气不足后，如果再受到一点寒凉或者吃了一些生冷瓜果，就会发生便溏或者腹泻，这跟立秋之后体内有湿气而引起的拉肚子是不一样的，需要通过补气来调理。

## 肺气不足，宜吃十全大补酒糟鸡

肺气不足的朋友，最适合吃立秋时的十全大补酒糟鸡。

十全大补酒糟鸡这个食方既能补气，又能补血，还能补肺、补肾、健脾、养胃，所以就把它称为"十全大补"。

它很适合体虚的人吃，老年人如果觉得腿脚无力，在这个时节也可以吃，产妇吃了可以补气血，小孩子也可以适当吃一点，能增长智力。

### * 自制十全大补酒糟鸡

这道食方所用的原料特别简单，只有两样主料和两样辅料而已。

### * 哪种人最适合吃十全大补酒糟鸡？

除了上面我说到的一些症状之外，如果您觉得自己难以判断，

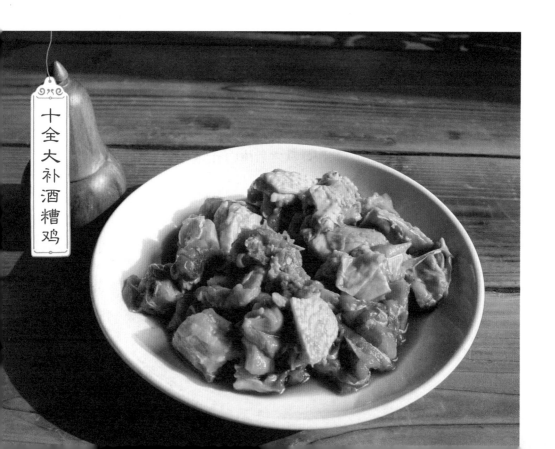

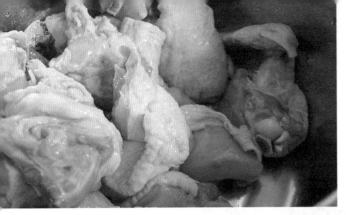

# 十全大补酒糟鸡

原料：一只柴鸡（土鸡），一碗醪糟、盐、油。

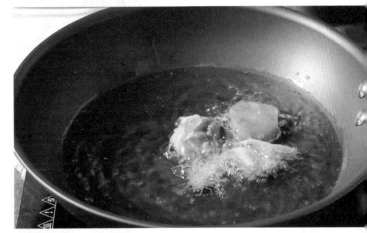

做法：

1. 先把收拾干净的整鸡切成块，加一点点盐腌上半小时，让它入味儿。

2. 锅里放油加热，油要多放点。

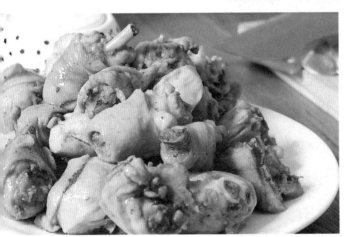

3. 把切好的鸡块放进去炸熟，再捞出来，把油沥干净。

4. 再取一口锅，锅里不放油，只放醪糟（醪糟如果是自酿的，会比较稠，可以加一点点水；如果是从超市买的，不是特别稠的那种，则不需要加水）。把炸好的鸡块放进去，打开大火，煮开以后就可以起锅了。

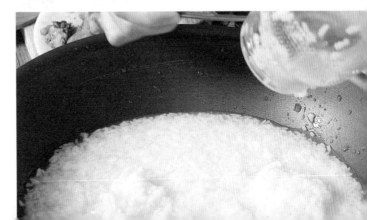

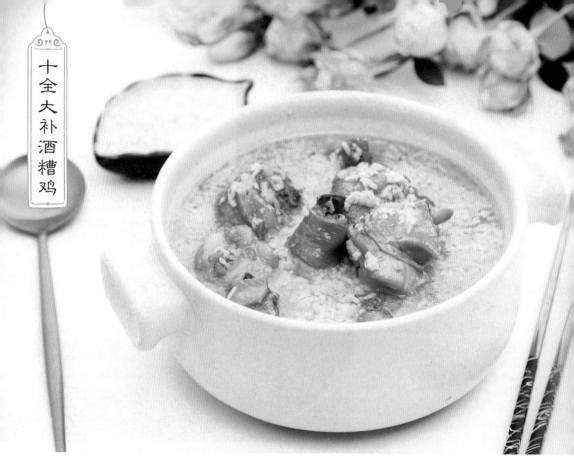

**十全大补酒糟鸡**

**允斌叮嘱：**

1. 醪糟是很容易煮开的，煮开之后您就马上关火，不需要久煮，煮的时间长了以后它会变酸的。

2. 如果您是给小孩吃的话，那么可以用一半的醪糟一半的水先煮开，再把鸡块放进去，煮一会儿以后放入醪糟，再次煮开以后就可以起锅了。

3. 注意在煮的整个过程中，不要盖锅盖，这样才能让醪糟的酒气散发掉，小孩子吃就没有问题了。

4. 醪糟是这道食方的一个主料，所以在把鸡块煮软的情况下，醪糟要用稠的，也就是连水带米一起下锅，这样吃起来补益的效果才更好。

5. 如果您觉得这道食方做起来费时间，也可以一次多做点，然后放在冰箱冷藏，每天从冰箱拿一点出来，可以连吃一个星期。

6. 这个酒糟鸡非常补，即便您觉得它很好吃，也不要多吃，每天吃一小碗就可以了，只要吃上一个星期就能让您气色变好，而因肺气不足造成的立秋后早醒睡不着的现象也会得到缓解。

那么可以用一个最简单的指标——体重来衡量。

如果夏天过后您体重增加了不少，那么先用我前面分享的两个减肥食方（见第14-15页）。

如果您经过一个夏天后体重还减轻了，或者您一直都很瘦弱，那么就可以吃十全大补的酒糟鸡。

**读者评论：吃了十全大补酒糟鸡，睡得那叫一个香啊！**

华艳：今天做了十全大补酒糟鸡，味道很好！

小米：允斌老师，十全大补酒糟鸡实在太好吃了。我每年做这道菜的时候都按你教的方法，先用盐把鸡块腌半小时，再油炸，然后放入醪糟煮开。每次都是吃得停不了口。

听风 序语：我怕腻，但我觉得十全大补酒糟鸡很好吃。

幸运女神_：中午做了十全大补酒醋鸡，妈妈、老公和我每人一小碗，吃完以后，从下午三点睡到五点，睡得那叫一个香啊！起来后发现脸色也超好。

有些人：昨天晚上吃了十全大补酒糟鸡，一觉睡到了上午，都撩不开眼皮，以前都是凌晨三四点就醒了的。

**允斌解惑：早上喝黄芪粥，中午吃酒糟鸡**

洒脱：早上喝黄芪粥，中午吃酒糟鸡，可以吗？

允斌：可以。

# 大便时干时稀，怎么调理？

在初秋发生腹泻和大便不成形的人中，有些情况比较复杂，就是其他季节可能大便有点干，但到了初秋大便会不成形，或者其他季节经常便秘，但到了初秋好像吃什么都容易拉肚子，有这些情况应该怎么调理呢？

如果您具有以上这些情况，那么再好好想一下，自己平时是不是也会出现大便时干时稀的现象，且有时候肚子气很多，感觉到咕噜咕噜的，或者放屁比较多，甚至有时候肚子还会痛，但这种痛不是在一个固定的地方，而是忽然在这儿，忽然在那儿，上完厕所以后又会好转。

凡是有上面说的这些现象的人在初秋这个时候进行调理最佳。

其实，这种种的症状都跟人的肝有关系，那么容易发生在哪些人身上呢？

1. 脾气比较急躁，爱生气的人。

2. 生气以后长时间不能自我排解的人。

3. 工作压力大的人。

## ＊ 喝酸梅汤引气归原

在初秋我们可以喝一点酸梅汤来调理。注意：这个酸梅汤跟市面上卖的酸梅汤有些不同。

这样做出来的酸梅汤味道有一点酸，有一点甜，但不会很突出，是一种淡淡的味道，跟市面上卖的加了许多冰糖那种又酸又甜的酸梅汤的口感是有一点区别的。

乌梅和甘草是酸梅汤的基础配方，在这个基础上还可以添加其他食材来增强功效，比如加入大枣、陈皮就是甘草陈皮梅子汤，健脾胃效果更好；再加点山楂（孕妇不要用山楂）、桂花、罗汉果，这样就会酸酸甜甜又满口留香。

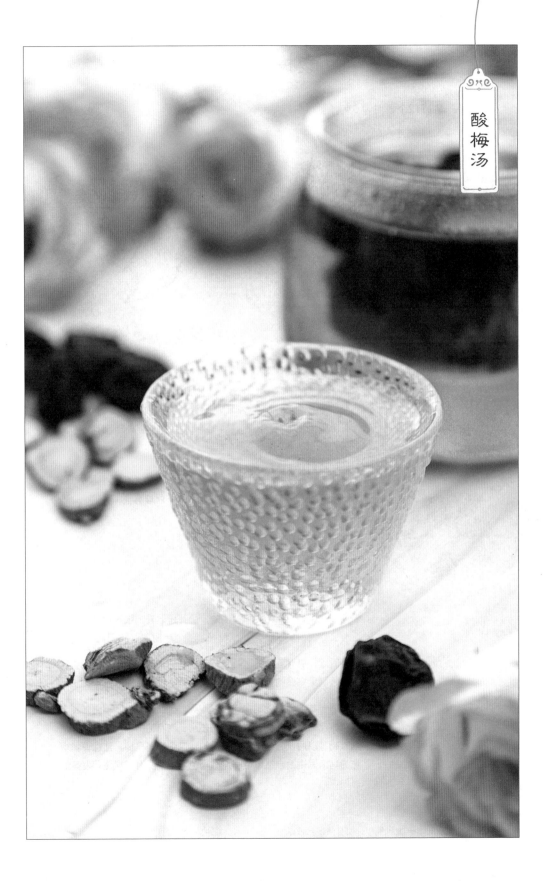

酸
梅
汤

## 酸梅汤

原料：乌梅12个，甘草6克。

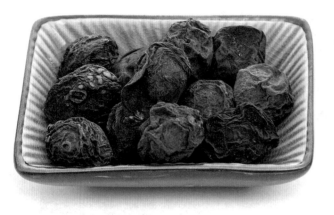

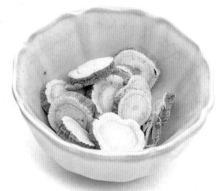

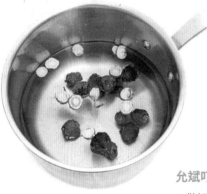

做法：把乌梅、甘草放入锅中，然后
加入冷水煮开。水开以后再煮
20分钟。

**允斌叮嘱：**

1. 做好的酸梅汤，是不能冰镇喝的，最好是温着喝效果才好。

2. 不是颜色乌黑乌黑的都叫乌梅。我曾经在一家电视台录节目讲乌
梅的时候，编导准备的道具是一盘子从超市买的话梅，话梅看起
来也是乌黑乌黑的，但是记住，乌梅并不只是指它的颜色。

3. 乌梅是一味中药，要到中药店去购买。因此，您千万不要去超市
买它。什么是乌梅呢？就是我们在初夏时吃的梅子，经过烘干、
烟熏制以后，会变得乌黑乌黑的，这个就是乌梅。注意草木烟
熏的乌梅黑得很自然，带一点棕褐色，不要买看起来黑得发亮的
那种。

## ✳ 乌梅可以让体内乱窜的气回归身体的本原——肾脏系统

之前我讲过胡椒粉引火归原的原理，胡椒粉很热性，但是它却可以调治虚火上浮，这是因为它能把虚火引回到身体的本原（肾脏系统），来温暖肾脏系统。而乌梅也有类似的作用，它可以引气归原，把体内乱窜的气收回到肾脏系统，让它归回本位。

当身体的气往上走了，人就会觉得很热，会上火、出汗；当气往下跑了，肚子里会咕噜咕噜的。出现这样一些情况，我们就说是气没在本位导致的，这个时候我们要让它归回本位。

怎么做呢？我们可以去理气，把它散掉。但如果理气太过就会伤气，这时候就要用乌梅来把这个气给引回去，让它回到人体的本原。这样就既不会伤气，又可以理气。因为在初秋，身体不适宜过多地散气，为的是更好地保护人体宝贵的正气。

我们可以把气理解成人体的能量，如果这个能量去了不该去的

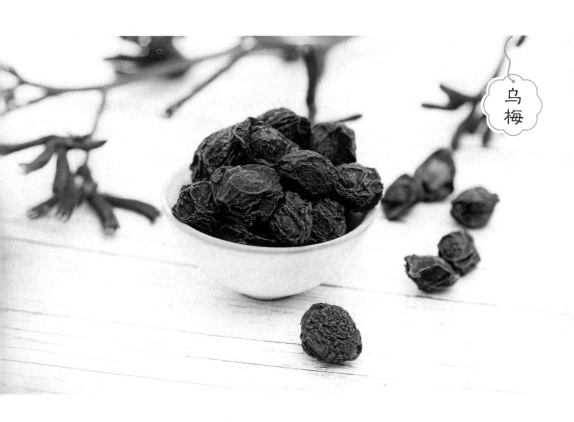

乌梅

地方，走了不该走的方向，就变成了负能量，会伤害我们的身体。而乌梅的作用就是把它领回正路，变成正能量，这样就能保护我们的身体。

初秋的时候，我们人体的气比较虚，如果这时候出现气不在本位的现象，最好不要随意去吃很多理气的东西，会伤气的。

当初秋的这些症状调理好之后，还要记住，在明年春天的时候要好好地养肝，因为前面所说的种种症状都跟肝很有关系，所以只有在春天的时候养好了肝，到秋天的时候才不容易出现这些问题。


## "知命者不立乎岩墙之下"

每一次季节交替的时候，我们身体出现的种种现象，其实都是一个很强烈的信号，提示哪个脏腑出现了问题，因此我们要仔细观察这种信号，及时地去解决问题，以免贻误调理的时机，到最后酿成大祸。

2017年6月四川茂县发生高位山体垮塌的时候，我曾经分享过我的看法，老祖宗说过："知命者不立乎岩墙之下"。有些天灾，我们往往会认为是飞来横祸，是偶然发生的。其实不然，在大自然发生的灾害中，往往都是有先兆，有蛛丝马迹可寻的，只是我们可能还不明白其中的道理。其实，我们真的可以像古人那样"知命者不立乎岩墙之下"，尽量地事先预防、回避。

养生就是要跟着自然走，时时刻刻精细地观察自然的变化，了解天时、地利的变化对我们身体的影响，同样也要时时刻刻关注身体的变化，身体有了什么问题，它往往都会通过"外在"先表现出来。

便秘、腹泻等，我们往往认为是小事，其实都是身体给我们发出的警告，如果及时地去调理，就不会在突然出现的大病面前感到不知所措了。

**读者评论：喝了酸梅汤，小腹瘦了一半**

医采 | 陈陈：今年皮肤反复过敏，喝了酸梅汤，止痒效果杠杠的。

杨志花：女儿睡觉总是盗汗，看到老师书上讲到酸梅汤止汗，于是煮了给孩子喝。孩子喝了几次后再也没有盗汗了。

偷着乐：我曾失眠多年，坚持喝酸梅汤，现在早上能睡到5点左右。以前人瘦、腹部鼓胀，现在小腹也瘦了一半。

国莲：这段时间拉便便都是黏黏的，不成形，喝了酸梅汤，第三天便便就成形了。老师你的方子太棒了。

狮子座的 Lin：喝了酸梅汤最大的效果，就是现在去外面吃饭不会拉肚子了。

HUIHONG_YE：喉咙痛，喝了酸梅汤，第二天就不痛了。

涂涂：我天天都喝酸梅汤，它不仅好喝，而且解渴，还能调理小便发黄、上火。

周周：我推荐酸梅汤给邻居妹子喝，没想到竟治好了她多年的背部酸胀、腹部呕气。她说之前她到上海各大医院去看，光熬中药就用了好几罐煤气，西药也吃了不少，但都没什么效果。现在喝了几次酸梅汤就好了！

美小猴：感恩老师，喝了八九天的酸梅汤，出汗多的毛病有了极大改善，精气神也足了。

HAPPY：每天熬一大锅酸梅汤，全家喝光光。

尤尤：晚上睡觉胸前出很多汗，白天喝了一天酸梅汤，晚上睡觉立马见效，真的太神奇了。

# 七夕：女性养颜正当时

## "金风玉露一相逢"，用七夕节迎秋

农历七月初七，牛郎、织女双星相会，这就是七夕节。

宋代词人秦观有一首《鹊桥仙》写道：

"纤云弄巧，飞星传恨，银汉迢迢暗度。金风玉露一相逢，便胜却、人间无数。

柔情似水，佳期如梦，忍顾鹊桥归路。两情若是久长时，又岂在、朝朝暮暮。"

这里"金风"便是秋风，因为秋季在五行中属金；"玉露"便是秋露，因为秋季的主色是白色。

金风玉露一相逢，七夕节就来了，它是迎接秋天的节日。

## 秋天，柏叶洗发防脱发

传说牛郎织女是在鹊桥上相会。为什么是喜鹊来搭桥呢？因为古人认为喜鹊是做媒之鸟，而且喜鹊在七月时头会变秃，民间就说是因为搭鹊桥给牛郎织女行走而秃的。其实，这是喜鹊在换羽毛。

动物到秋天就开始换毛。因为夏天这身毛是硬毛，不保暖。秋天长的是绒毛，很细，比较保暖。成语"明察秋毫"，"秋毫"就是指鸟兽秋天换上的绒毛，非常细微。

人也是一样。人全身的毛发，就数头发最多，所以人的毛发变化以头发最明显。春夏头发生长旺盛，到了秋天生长就慢了，还容易脱落。秋天养发的重点就是防止脱发。

七月初七这一天，古代女子会采柏树的叶子煮水来洗头发，因为侧柏叶有生发、乌发的作用。


# 七夕"女儿节"与女性生命周期的关系

七夕是女儿节，与《黄帝内经》中的"女七男八"理论有关系。

中医认为，男性的生命周期以8年为一个阶段，女性以7年为一个阶段。七月七日，两个7相逢，这就是女性的节日。

七夕节的民俗，都与女性相关。女性在这一天有好多事情要做，要乞巧、拜月、洗发、养颜。

这些传统民俗，对女性的身体和容颜也都有好处。


## ＊ 七夕采莲为养颜

七夕时，女子要拜月。

古人认为月亮是"太阴"，对女性的影响比较大，例如女性的月事就会受到月亮的影响。

春夏养阳，秋冬养阴。女性是特别需要养阴的。如果养阴没有养好，一生的健康和容颜都会受影响。

荷花、莲子、莲藕，是七夕节拜月的供品和食材，它们都对女性养颜有帮助，常吃有驻颜的作用。

七月初七这一天，古代女性采摘新鲜的莲花，制作一种驻颜的食方。

## ＊ 女性驻颜古方

这个食方只有三样原料，用的都是荷塘里的宝贝：莲花、莲子和莲藕。

制作方法却有点讲究——

采摘农历七月初七的莲花、八月初八的莲藕、九月初九的莲子，晒干磨成粉。

这个方子可以让皮肤的血色更好。

古人对采摘的时间要求这么精准，这里面有古代的一些讲究。

比如说，七月初的莲花比较鲜香，八月的莲藕更肥美，而九月的莲子，其实是比较难得了。

## ＊ 自制莲花驻颜粉

如果您有这个雅兴来效仿古人，做不到按时采摘，也可以用一个简单的法子来制作——

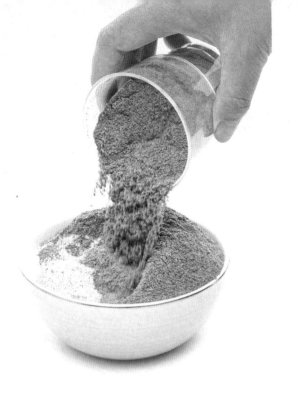

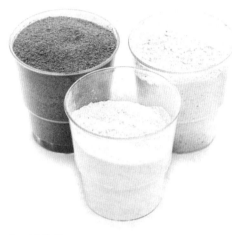

## 莲花驻颜粉

原料：70克莲花粉、80克藕粉、90克莲子粉。

做法：

1. 莲藕自己做粉比较难，可以去市场买一包藕粉。将新鲜莲花晒干（或去药房买干莲花）打粉，莲子打粉，一起混合均匀。

2. 每次取一勺，用一小盅酒调化，温热后食用。

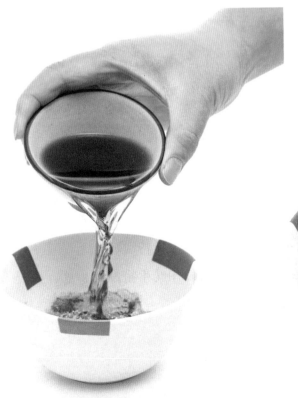

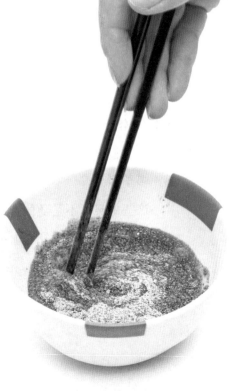

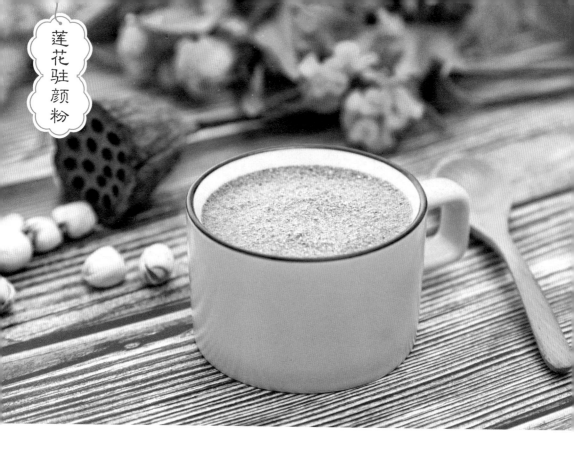

莲花驻颜粉

## 七夕的巧果有什么养生作用？

七夕拜过月之后，就是"乞巧"——古代女子向织女乞求心灵手巧。乞巧时，会供奉巧果。

巧果是各种形状的面点，用线穿成串，挂起来，好吃又好看。还要供奉秋天收获的果实，一般包含红枣、花生、桂圆、松子、香瓜，它们合起来就是"早生贵子，瓜瓞绵延"，寓意家族繁荣昌盛，多子多孙。

这些果实可不是随便选的。

红枣补气，桂圆补心血……大家都知道对女性特别好。

花生既补水又补血。在七夕节时，可以用花生搭配红小豆、绿豆、粥米，煮一碗"相思长生粥"。我这个粥方的名字，其中一个来源就是花生的别名"长生果"。

关于花生的功效和不一样的吃法，在后面的"相思长生粥"篇还会具体讲到。

松子和甜瓜有什么作用呢？

## ﹡ 松子

在所有的坚果中，古人认为松子最高级。

唐代药王孙思邈认为：农历七月初七采的松子，功效最好。坚持吃三百天，就可以身轻体健、延年益寿。吃松子不用太担心发胖，因为它虽然含油脂丰富，但也补精气，有利于新陈代谢。

## ﹡ 甜瓜

秋不食瓜，这个瓜是指西瓜，甜瓜则是可以吃的。

七月又称为"瓜月"。现在有些地方七夕节供奉西瓜，其实"瓜月"的瓜是指甜瓜，也就是香瓜。

诗经有云："七月食瓜，八月断壶"，意思就是：七月吃甜瓜，八月摘葫芦。

甜瓜跟其他的瓜不一样，可以连瓤带籽一起吃，对调理咳喘有帮助，能够预防支气管炎。

# 中元节，民俗与养生

## 中元节，与"面"有关的养生

每年的农历七月十五是中元节，这个节与正月十五元宵节正好隔了半年。中元节的名称也是由此而来。

正月十五月圆，叫作上元节；七月十五月圆，就叫中元节；到了十月十五，就是下元节了。

上元节吃元宵，中元节也有它代表性的食物——面人。

中元节的面人有很多样式：相公、小孩、燕子、蛇……

古人认为：有燕子在你的屋檐下做窝，有小孩和蛇象征着多子多福、子孙绵延，同时中元节阴气很重，有一个相公在这镇住它……这就是一家合乐了。

当然这是中元节在民间文化上的寓意。中元节吃面食也有养生方面的考虑。

农历七月，进入收获的季节。在古代，新收获的五谷，天子要先尝，而天子会请祖先先尝。这是中国人孝道的体现。

在农历五月收获的麦子，当时是不用来磨面的。新麦是"发物"，存到入秋来吃才好。

到了秋天，这些麦子就可以拿出来磨面了，做成面食，让大家吃个痛快。

麦为心之谷，吃麦子可以滋养心阴。特别是麦子的麸皮，能预防高血糖，还能营养神经，让人心神安定。医圣张仲景的千古名方甘麦大枣汤，就是利用了麦子的这个功效。

这个时节，即使您不会做复杂的面人，也可以适当吃一些面食，最好是用带麸皮的全麦粉来做。

# 中元节，与"阴"有关的养生

为什么人们把中元节称为"鬼节"，把农历七月称为"鬼月"呢？其实没有那么可怕，这里面有文化和养生的内涵。

如果您了解了中元节的内涵，就更能明白，农历七月的养生，为什么与"阴"有关系，与"水"有关系，为什么这个月湿气重的人更容易产生换季病。

有些朋友以为中元节源于佛教的盂兰盆节。其实，早在佛教传入中国之前，我们的祖先就已经设立了每年七月祭祀鬼神的礼俗。

中国传统的干支纪年法，用十个天干配十二个地支来记录年月日。按地支排序，农历正月是"寅"月，数到了农历七月，就是"申"月。

我们来看一下甲骨文的"申"字——ζ（商代青铜器铭文上的"申"字），它是"神"的本字。"申"其实就是代表"神"——鬼神。

《说文解字》讲"七月，阴气成。"因为农历七月进入初秋，天地之间的阴气渐长。

古人认为鬼神是属"阴"的，所以七月被称为"鬼月"，并在这个月祭祀鬼神，这就是七月十五中元节的起源。

祭祀鬼神就是祭祀祖先。中元节传承数千年不衰，体现了中国人对"孝道"的重视。

"七月，阴气成。"阴气生长的时候，气虚、阳虚的人也会感觉身体疲乏、容易生病，所以这个时节黄芪不能断，有湿气的人还可以吃点白扁豆。


# 中元节，与"水"有关的养生

中元节和清明节祭祖，有什么不同呢？

清明是要去扫墓的，中元节则是在家里祭拜。

中元节与清明节，也有一点相同：就是都要去水边。

清明节，其实是寒食、上巳和清明三节合一。上巳节就要去水边。这是为了用佩兰等香草来洗去冬日积垢和陈疾，祓除不祥，祈求福祉。

中元节一样要去水边，也就是古人讲究的放河灯。

农历七月是"申月"。"申"属阴，阴就是水。

我们要注意"申"月的"水"。因为入秋后，换季出现的毛病多半跟水有关系。

天气开始转凉，原来蒸腾在上的湿气慢慢往下走。而由于"一夏无病三分虚"——夏季天热，人不停出汗，食欲又下降，所以基本上到了入秋后，哪怕是平时健康的人，也多少有点虚，对湿气就更没有抵抗力了。

加上这个时候天气还有点闷热，湿气尤重，所以有的朋友会出现便秘腹泻交替、肠胃型感冒、皮肤过敏等毛病。

湿气如果伤到肠胃，可以喝荷叶扁豆粥。

# 脾胃湿气重，喝荷叶扁豆粥

## ＊ 夏秋时，湿气多在脾胃

夏秋时，很多人的湿气在脾胃。还有些人在病后脾胃会有湿气，消化功能变差，想补又补不进去。

脾胃有湿气的人，伸出舌头来，舌苔上厚厚的一层，口气也比较明显。

脾胃湿气重的人，喝粥时可以加一味白扁豆。

它健脾祛湿的效果很好，专门祛除脾胃的湿气。

## ＊ 选白扁豆，看"眉毛"

请注意，这个白扁豆可不是平时吃的新鲜扁豆角，而是干的白色的豆子，在它的侧面有个像白色腰带一样凸起的半月形的东西。它既是一味中药，也是一种食物，在药店和市场都可以买得到它。

挑选白扁豆，比挑选赤小豆更要注意。传统入药的白扁豆，由于量少，没见过的人比较多，容易买错。

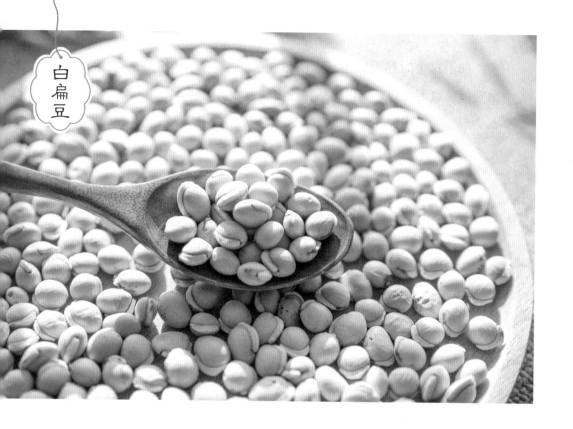

白扁豆

市场上的白扁豆分三种：

**"进口白扁豆"**：这个不是传统入药的白扁豆。很多人去买白扁豆都不小心买到了这种，因为它看起来很有卖相，又大又白，还特别便宜。它是一种外来品种，产量高，现在市场上包括药市上都比较多。鉴别点：比传统白扁豆更大、更扁平、更白。

**"云南扁豆"**：这个是白扁豆。但是要注意，产于云南的不一定都是云南扁豆，有大量进口白扁豆混杂为云南扁豆，还有引进外来品种种植的。老品种的白扁豆应该比较圆，部分豆子上有黑色的斑点。

**"川扁豆"**：道地的产地在四川，是入药最好的白扁豆。正宗的老品种，除了形状比较圆，部分豆子上有黑色的斑点之外，还

| 传统药用白扁豆"黑眉"川扁豆 | 外来品种白扁豆 | 杂交白扁豆 |
|---|---|---|
| 有一弯黑色的"娥眉"道地产地：四川 | 产量高，形状扁平，发白。 | 产量高，无黑眉。 |

有一个显著的特征：豆腰上凸起的半月形有一条黑线，像一弯眉毛，称为"娥眉豆"，药效最佳。

要注意，现在还有一些是引进品种与传统品种杂交出来的白扁豆，这些外形上就不是太好区别了。

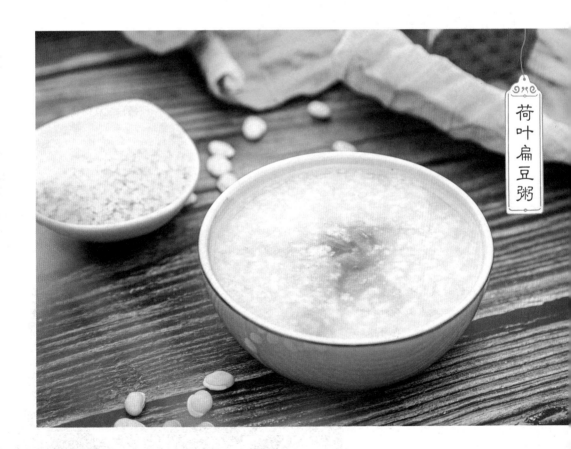

荷叶扁豆粥

# 荷叶扁豆粥

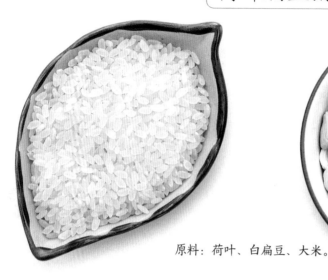

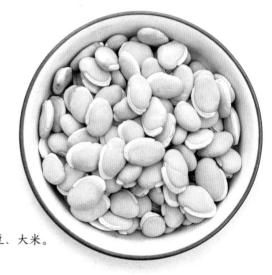

原料：荷叶、白扁豆、大米。

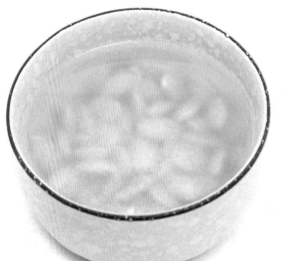

做法：

1. 提前一个晚上，用淘米水把白扁豆泡上，因为白扁豆是很难煮熟的。把泡好的白扁豆和大米一起冷水下锅，煮成粥状。

2. 在粥快熟的时候打开锅盖，把一张 洗干净的新鲜荷叶扣在粥面，煮上 5 分钟。也可以在粥快熟好的时候 放入干荷叶熬。

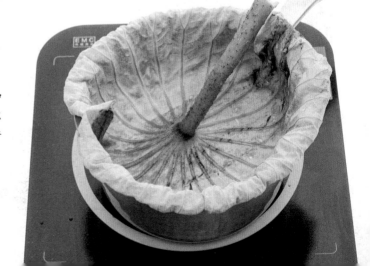

## ※ 早上喝荷叶扁豆粥，脾胃阳气足

这道粥最好是在早上喝，因为荷叶升举清阳，白扁豆补益中气。早上喝可让自己的脾胃阳气足，增强消化功能，让人保持头脑清醒。

## ※ 湿重便溏的人，喝荷叶扁豆粥多放白扁豆

前面讲过在初秋出现便溏（大便不成形）的现象，要先祛湿气。不要追求在初秋的时候让它马上消失。因为初秋是身体排湿气的时候，要通过大便和小便来进行，如果我们用一些方法，追求让脾虚便溏的现象马上消失的效果，是不利于身体排出湿气的。

如果脾胃湿气重而且伴有便溏，可以喝荷叶扁豆粥。如果便溏现象持续，后期可以多放一些白扁豆。

另外要注意，有湿气的人，一年中的其他季节一般以调理寒湿为主，但在初秋，在祛湿的同时还要兼顾一点祛热，因为经过了一个夏天，人体内很容易蓄积一些湿热。这样到了深秋、仲冬，您再来吃一些暖胃的东西，就更不容易上火。

湿热重的人，可以用荷叶配上冬瓜皮一起煮水喝。

**读者评论：手指甲上的月牙长出来了**

zhxiao：喝了一段时间荷叶扁豆粥，手指甲上的月牙长出来了，谢谢老师。

**允斌解惑：秋冬季还能喝荷叶扁豆粥**

Mina：秋冬季还能喝荷叶扁豆粥吗？

允斌：可以喝的。

# 湿气——现代人亚健康的罪魁祸首

## 百病生于湿

湿气是引起现代人亚健康的一个非常重要的因素，比如，秋冬季的感冒咳嗽和初秋出现的肠道问题，以及气虚等，都跟湿气有关。

### ＊ 一年中防范湿气的关键时期是从大暑节气到白露节气

每年防范湿气的关键时期，是从大暑节气开始到白露节气为止，因为这俩月是一年中湿气对我们身体影响最重的。

南方地区有梅雨季节，而西部一些地区也会有雨季，这时候雨水虽然很多，但并不是防范湿气最关键的时期，实际上，防范湿气都是从每年的7月下旬开始的。

这是为什么呢？因为6月正值仲夏，虽然雨水很多，但天地之间的阳气也很充足，所以人体有足够的阳气去对抗湿气。

但从大暑节气开始，阴气渐渐生长，天地之间的阳气慢慢地弱了。

实际上，我们平时所说的三伏，"伏"并不是热的意思，而是指伏阴在下，就是说阴气在地下埋伏着，它是一点一点生长的。

出伏之后，阴气就不再是埋伏的了，而是正大光明地要出来，这段时间，天地之间的湿气很重，而人体的阳气已经没有仲夏的时候那么强了，所以人对于湿气的抵抗力也会变弱。

这就是每年从大暑节气到白露节气要重点防范湿气的原因。

## * 从大暑、立秋、处暑到白露，祛湿分阶段，重点各有不同

在大暑节气到白露节气这段时间，是祛湿的关键，其中，祛湿的重点还有所区别。

第一，大暑节气的祛湿，主要是祛暑湿，是以清热祛湿为主，而且主要是清热。

第二，到了立秋节气的时候，除了以祛湿为主，还要补气。补气祛湿的功课要做整整一个月，也就是说，在立秋到处暑节气的这一个月里，我们都要补气祛湿。

只是立秋和处暑这两个节气补气祛湿的重点部位不一样。

第一，立秋节气的时候，补气祛湿的重点部位在人体的中部，也就是肝胆、脾胃系统。

第二，到了处暑节气的时候，补气祛湿的重点部位就到了人体的下部，也就是肾和膀胱系统。

第三，到白露节气的时候，天气变燥，人体内部还有湿，容易出现上燥下湿的现象，要润燥和祛湿兼顾。

立秋节气之后，防范湿气是重中之重，原因是这时候秋雨多。当白天气温很高的时候湿气蒸腾而上，一早一晚天气比较凉的时候，湿气往下走，就会侵袭人体的下半身。

立秋

## ＊ 湿气的特点：往下走

在传统的养生学里，把湿气作为一种病邪来对待，认为它是一种外来的会造成人体生病的病气。

湿气的特点像水一样，它是往下走的，所以不管是自然界的外湿，还是人体的内湿，同样都是往下走的。

立秋后，天地之间的湿气都会往下走，所以立秋之后是防范湿气的一个非常重要的时期。

## ＊ 湿气越往下走越顽固，越不好清除

立秋和处暑节气，补气祛湿的重点部位不同的原因，就是湿气是逐渐往下走的。湿气在人体内越深入、越往下走就越顽固，越难以清除。

为什么说秋天这段时间是祛湿的一个重中之重的关键期呢？

人体刚感受到外湿的时候，还是比较容易把它清除掉的，但如果湿气没有被及时清除掉，它就会慢慢盘踞在人体的下半部，而且变得非常顽固，它会潜伏起来，到了冬季就会出来作怪。

这就是为什么我们在秋冬季容易咳嗽、痰多，有支气管炎、关节炎等毛病的原因。到了这个时候再想清除湿气，就变得非常困难了。

这也是为什么从大暑节气开始，我一直在反复强调用各种各样的茶方和食方来祛湿的原因。

# 造成人体湿气的原因

造成我们人体湿气的原因可以被分成两大类：一类是外湿，一类就是内湿。

## ❋ 什么是外湿？

外湿是由外界环境的湿气造成的，在这样一个时节，我们重点是要祛除外湿，但并不是说内湿就不重要，内湿其实伤害更大。

这是因为在祛湿的过程中是有先后顺序的，夏秋是外湿气最重的时候，我们的重点就是把身体刚刚感染到的外湿尽快地祛除掉，因为这个时候祛除外湿，是比较容易的。

## ❋ 什么是内湿？

内湿是由人体自身的原因造成的。

有些朋友身体内有湿，而且是日积月累下来的，一年四季都有，这样的内湿，我们就可以在一年四季中慢慢地来调理。

## ❋ 调理湿气，要先急后缓、先外后内

立秋节气这段时间，我分享的调理身体湿气和各种亚健康症状的一些方子，您可以根据自己的情况，先选应时应季、最急需调理的来做。

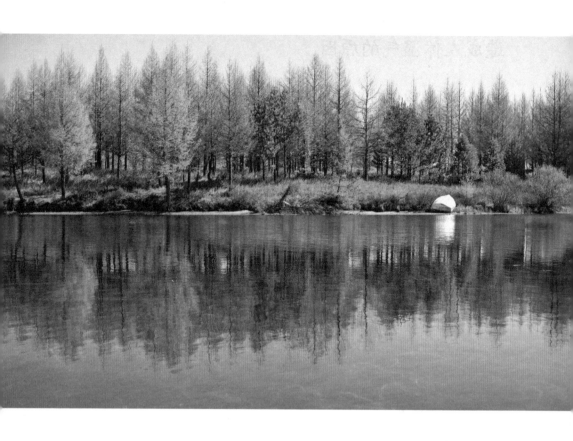

　　而对于一些常年湿气重的朋友，您可以先把初秋的外湿祛掉，然后再着手调理自己陈年累积的、湿气导致的脾虚、便溏等问题。

　　我们按照这样一个先急后缓的顺序，就可以循序渐进地把自己的身体由外而内地调理好。

# 湿气对男性、女性都有哪些影响?

湿气侵袭人体是因时而异的，也是因人而异的，不同的人群都有各自的薄弱环节，是湿气最容易侵袭到的。

那不同的人群如何祛湿呢?

## 女性是一个很容易产生湿气的群体

※ 湿气重的女性，严重的话会有生育方面的问题

女性是一个很容易产生湿气的群体，湿气对女性的影响在全身都有表现。如果一个女性长年累月都有湿气的话，生殖系统往往会受到很大的影响。

因为湿气的特点是往下走，所以如果女性想要知道自己有没有湿气，那么就先检查自己的生殖系统是否有各种各样的亚健康症状，比如，白带过多、月经不调。如果再严重的话，有些女性朋友还会出现生育方面的问题。

当湿气侵袭到女性的下半身，女性最常见的外在表现有两个：

第一，下巴的部位容易长痘痘。这个痘痘不是青春痘，不是只有年轻的女孩才会长，很多年纪大的女性也会长，这其实是生殖系统有湿气的一种外在表现。

第二，人会胖。这种胖其实是一种水肿，在年轻的女性身上表现为大腿比较粗，而且怎么减也减不下去；在年纪大一点的女性身上就表现为腰腹部比较肥胖，还有上臂粗壮……

## 女性如何调理湿气？

女性朋友面对自己体内常年的湿气，应该怎么调理呢？

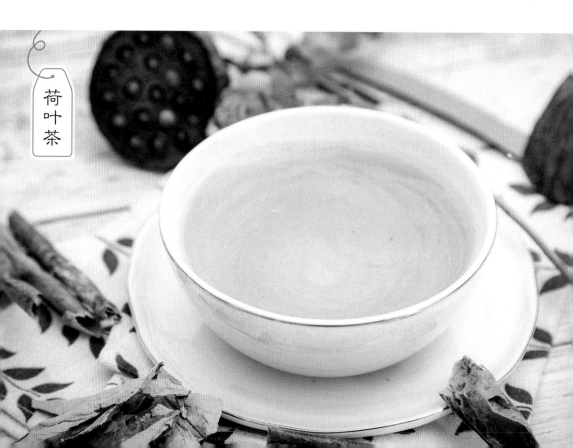

荷叶茶

第一，要顺时来调理，在每一个不同的节气吃当季的食方。

第二，如果是湿气引起的下巴长痘痘，急性期可以用鱼腥草来调理；如果是湿气引起的肥胖，有热的人可以用荷叶加冬瓜皮煮水来调理，有寒的人可以用荷叶加陈皮来调理。

第三，如果湿气主要盘踞在生殖系统，可以用生姜、大枣，再加上花椒一起煮水来喝。

## ❋ 在秋天，用花椒、生姜和艾叶来煮水泡脚祛湿

花椒是一种很好的、能帮助人体祛湿的食材。

如果您要喝汉宫椒枣茶，最好是从立夏开始喝。在秋天调理体内的湿气，还可以用花椒水来泡脚，加上一点艾叶、生姜，这样祛湿更有效果，而且可以重点祛除生殖系统的湿气。

女性朋友要特别注意，如果生殖系统被湿气所伤的话，后果是比较严重的，很可能会引起生殖系统的各种问题，甚至会导致不孕不育。

当您一旦感觉到自己的下半身有湿气的时候，就要尽快地去调理它。用花椒、生姜和艾叶来煮水泡脚就是一个比较好的方法。

## ❋ 换季的时候长湿疹，用新鲜的鱼腥草榨汁来喝

湿气还会在一些朋友的皮肤上表现出来，比如，换季的时候长湿疹，在急性期，您就要用到鱼腥草了。

您可以用新鲜的鱼腥草榨汁来喝，这样效果会比较快速。如果您的脾胃比较虚寒，可以在榨汁的时候加两片生姜，这样就不怕寒凉了。

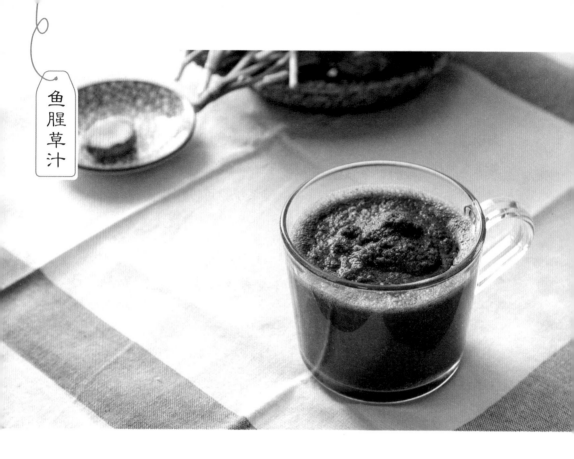

鱼腥草汁

## 湿气重的男性更容易得脂肪肝、高脂血症

痰湿实际上是湿气的进一步发展，湿凝固为痰，而这种所谓的痰，不一定是有形之痰。

有些男性朋友常年咳嗽、痰多，这是痰湿，但更多的人表现为血脂高。

通常男性湿气太重的话，就容易患脂肪肝或者高脂血症。

* 湿气重的男性有什么外在表现？如何调理？

男性体内如果有了湿气，也有一些外在的表现，比较常见的就是泌尿系统容易出现问题。比如，小便时有尿不尽的感觉，或者尿急、尿痛，甚至有前列腺增生等。

这样的一些表现，都是由湿气引起的，这时男性可以利用鱼腥草来调理，也可以通过调理肝来祛湿。虽然肝和湿看起来没有关系，但实际上当男性把肝气疏理好了之后，祛湿的通道才会畅通，湿气才能排出体外，身体就不会由于痰湿而让血脂过高或者患脂肪肝了。

## ＊ 有痰湿的男性，多喝三花茶

如果男性朋友有痰湿的话，建议在春天的时候多喝三花茶。

三花茶是用玫瑰花、茉莉花、月季花一起泡的茶。

如果是秋天，还可以在三花茶里加一些乌龙茶。乌龙茶也是清热、祛湿的，在秋天喝，还有降血脂的作用。

上面我分享了关于湿气对男女会有不同的影响，但并不是说男性只会有这些问题，女性只会有那些问题，而是想让大家了解男性和女性如果被湿气所伤，更容易中招的是哪些部位，更容易发生的是哪些症状。

因为湿气是一个非常复杂的问题，所以我们还是要坚持顺时而食，再根据自己的体质进行有重点的调理，这样才能有效地防范湿气。

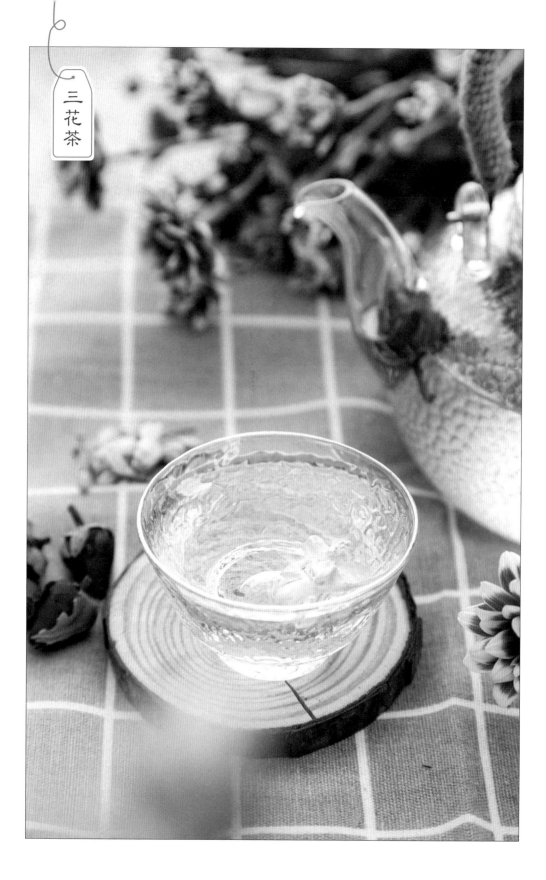

三花茶

**读者评论：个个喝得心花怒放，睡眠还好了**

甜辣椒：我号召身边的朋友们喝三花茶，她们个个喝得心花怒放，睡眠也好了。

**允斌解惑：用鱼腥草煮水泡乌龙茶，不会解药劲**

周洪宇：乌龙茶品种有很多，如铁观音、大红袍等，那只要是乌龙茶这个品种的就可以吗？

允斌：都可以的。

茉莉：用鱼腥草煮水泡乌龙茶解药劲吗？

允斌：不会。

# 老年人如何防范湿气？

\* 老年人如何避免湿气的伤害？

### 老年人身上可能既湿又燥

老年人要注意自己的身上可能会出现的一些矛盾的现象——既湿又燥。

老年人很容易感觉自己身上干燥，缺水。表现为口比较干，皮肤干燥，尤其是小腿部位的皮肤更容易发干。

这种症状是不是表示老年人的身体就没有湿气呢？

其实，这是表示老年人身体的水液代谢不正常了，很可能老年人的身体含有湿气。

## 老年人身上的湿气主要聚集在心、肺部位

老年人的湿气主要在什么地方呢？

主要在心、肺部位。老年人要防湿气，重点就要防范在心、肺部位的湿气。因为这两个部位的湿气对老年人的伤害特别大，甚至有可能危及生命。

老年人有湿气一般都是从肺开始的，而且往往是在年轻时就积累下来的病根，如果年轻时经常感冒、咳嗽，有支气管炎等呼吸系统的病，又没有正确地调理，那就很容易在肺这个部位积累湿气，因此，一般老年人痰都比较多。

一些老年人经常咳痰，好像长年累月都去不掉这个病根，这就是肺有了湿气。特别是有些人在感冒后，可能还会引起病毒性心肌炎，说明湿气已经发展为湿毒。因此，如果老年人的呼吸系统有病的话，一定要及时去调理，不然日积月累就会影响到心脏。

有一种心脏病叫作肺心病，它是由呼吸系统的问题而影响到心脏的，其实就是由心肺系统严重的湿气长年累积造成的。

## ✳ 老年人祛除湿气：喝薤（xiè）白粥

老年人要祛除心肺部位的湿气，可以用一个方子——薤白粥。

薤白既是中药，也是蔬菜，您可以在药店买到它的干品，然后跟大米一起煮粥来喝。每次用量 30 克左右。

这道粥可以帮助老年人祛除心肺部位的湿气，对经常咳痰、痰又很稀，特别是在夜里总咳痰的老年人，是很有帮助的。

薤白粥也是养护心脏特别好的一道粥。

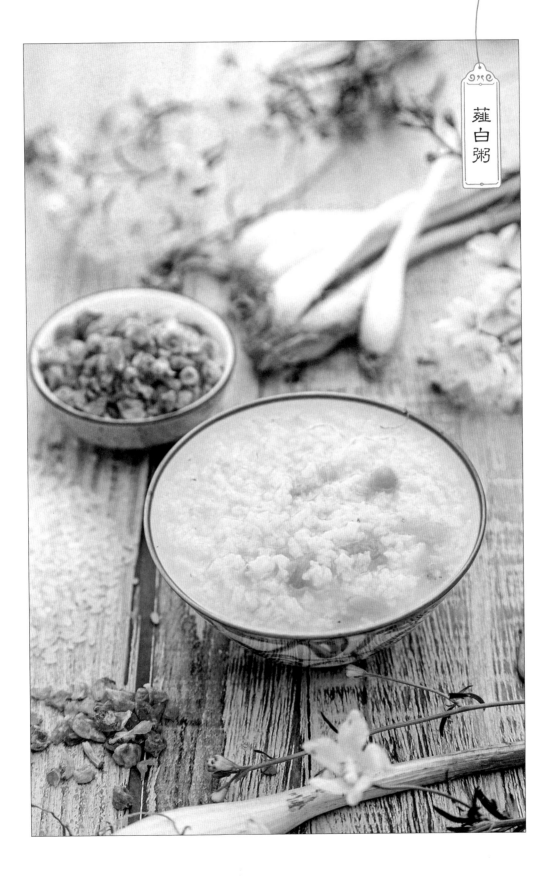

薤白粥

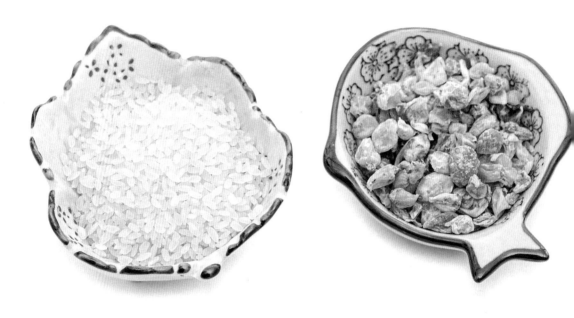

如果老年人感觉到自己的心、肺部位有湿气的话，可以经常喝这道粥来保养。


# 小孩子如何避免湿气的伤害？

### ＊ 小孩子的湿气更容易积在消化系统

小孩子如果有湿气，它更多的是体现在消化系统，也就是脾胃上有湿气。

有些小孩子经常会积食，其实积食也是一种湿气，所以给小孩子祛除湿气的话，要注意给他消食化积。

小孩子有了湿气后，往往容易表现为咳嗽，还有就是经常感冒、发热。

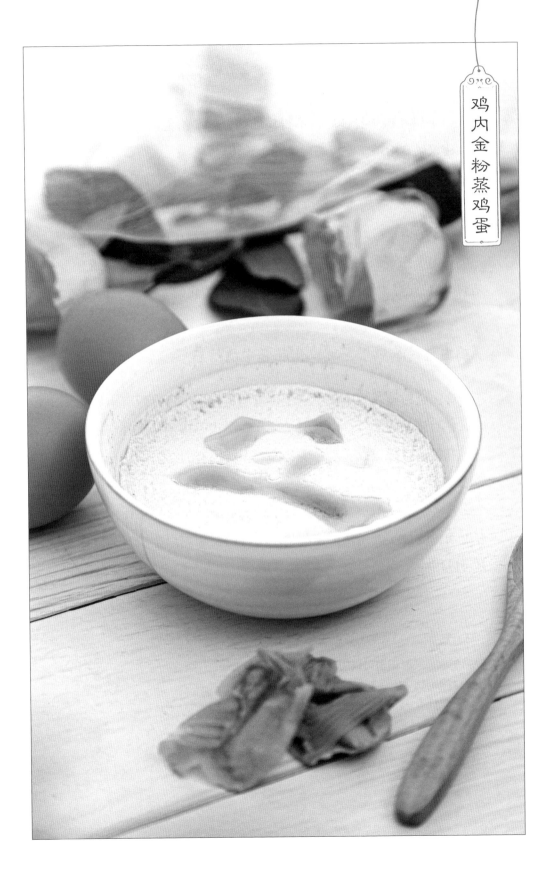

鸡内金粉蒸鸡蛋

## ❋ 鸡内金粉蒸鸡蛋，可以给小孩子消食化积

如果想要孩子身体好，不得病的话，就要给他的脾胃祛除湿气，建议经常给孩子吃点鸡内金粉蒸鸡蛋。

这个方子以前我推荐过，很多读者也都实践过，效果还不错。

其实，这个方子同时也可以祛除消化系统的湿气，如果家里有小孩子的话，可以常年备着鸡内金粉，用来给小孩子蒸鸡蛋吃。

鸡内金您可以去药店买，然后请药店的人帮您磨成粉，最好是磨得细一点，因为鸡内金非常硬，是很难消化的。

## ❋ 鸡内金粉蒸鸡蛋，可以化胆囊中的结石

鸡内金粉蒸鸡蛋不仅小孩子可以吃，大人也可以跟着一块儿吃。它对于祛除湿气，以及消食化积都是很不错的。而且它还有一个好处，就是可以化胆囊中的结石，所以有胆结石的朋友也是可以经常吃鸡内金的。

其实，不仅是老年人和小孩子，如果中青年人感觉到自己也有上面说的被湿气所伤的这些情况，薤白粥和鸡内金粉蒸鸡蛋都是可以用的。

**允斌解惑：顺时粥里可以加鸡内金粉**

谢志凝：顺时粥里能否加鸡内金粉？

允斌：可以的，我母亲每天都是这样吃。

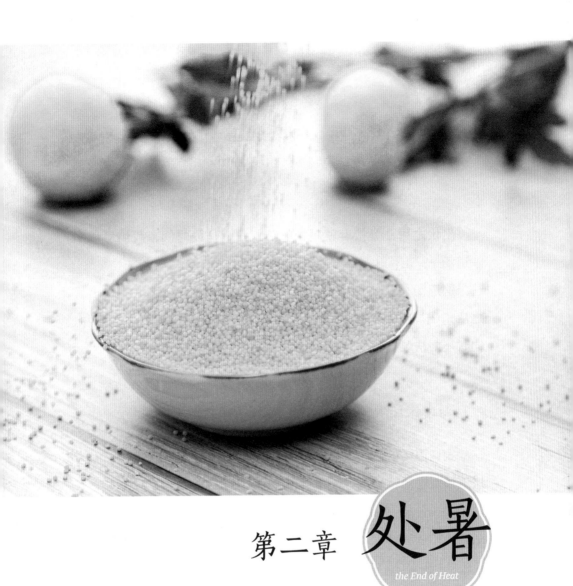

# 第二章　处暑

### the End of Heat

8月22日或23日—9月7日、8日或9日

处暑，意味着暑气到此而止。此时晚上出门散步，
凉风习习，拂在身上非常惬意，堪称"新凉直万金"。
此时天气渐渐干爽，秋意已有，但夏季的湿气还未全消，
还需用饮食彻底送走盘踞在人体下焦的顽固的湿气，
因此，我们不仅要补脾气，还要补足肾气。

# 处暑节气的排湿汤——出伏送暑汤

出伏之后，紧接着就是处暑节气了，这段时间，我们可以喝一道汤——出伏送暑汤。

这道汤是纯素的，但补养的效果确实不错，特别适合在出伏之后来喝。因为过完伏天人都比较虚，正是需要补养的时候，但同时还要祛湿气，喝出伏送暑汤正好可以彻底送走暑湿。

\* **自制出伏送暑汤**

做这道汤的时间大概是 10 分钟，我们不需要煲老火汤，因为这道汤要吃的就是新鲜豇豆角和空心菜的营养。

## 出伏送暑汤

原料：豆腐1块，豇豆角1把，空心菜1把，胡椒粉、植物油和盐少许。

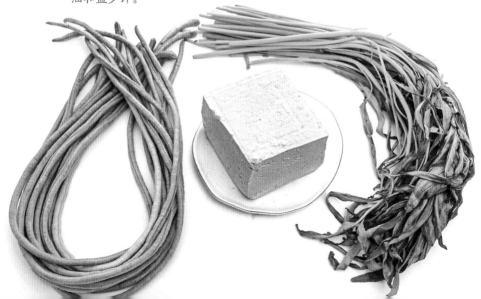

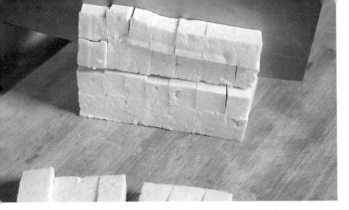

做法：

1. 先把豆腐切块儿。豆腐要买老豆腐，不要内酯豆腐，因为不同的豆腐，它的作用也不一样，老豆腐清热的效果比较好。

2. 把豇豆角切成大约两寸（6厘米）长的段。豇豆角在有的地方也叫长豆角，它正好也是在秋天上市。空心菜只取嫩的茎叶就可以了。

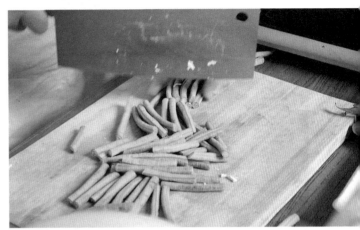

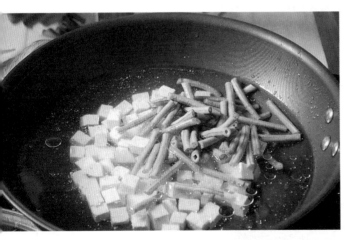

3. 锅里放入清水，烧开以后放一点点盐和油，然后把切好的豇豆角和豆腐放进锅里。

4. 待豇豆角煮熟以后，再放入空心菜，因为空心菜是非常容易熟的。锅里放入空心菜以后，就不要再盖锅盖了，要敞着锅煮。等汤再一次烧开之后，撒一点胡椒粉在汤里，就可以关火起锅了。

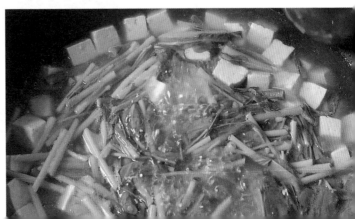

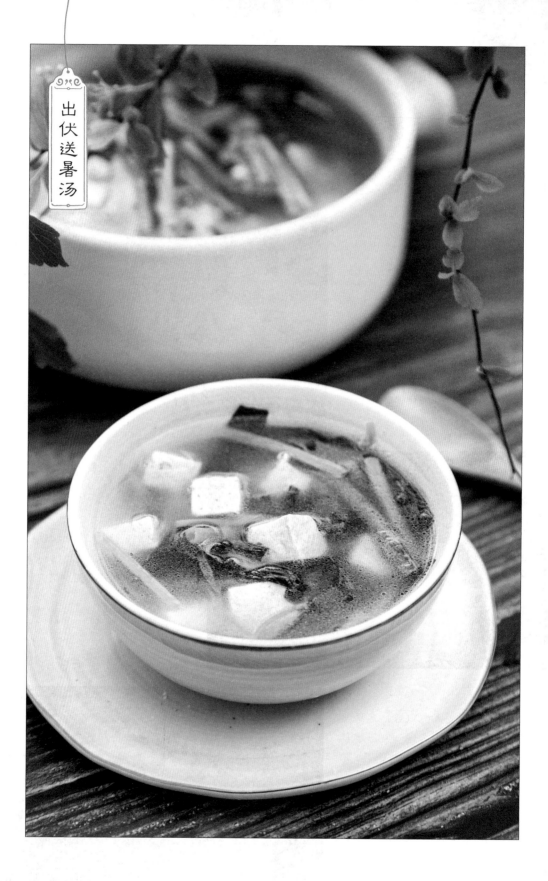

出伏送暑汤

**读者评论：它能帮助我们顺利地度过季节的转换**

小玉：最近两天都在喝出伏送暑汤，明显感觉排便比较好。

杨杨：这几年，一到处暑节气，我都会给家人做出伏送暑汤喝，它能帮助我们顺利地度过季节的转换，汤也很好喝。

何金南：出伏送暑汤好清淡，喝了很舒服！

一尾鱼_fy：以前最不爱吃空心菜，但自从顺时养生后，对空心菜也不那么反感了。婆婆在家里楼顶上种了几棵空心菜，虽然只有几棵，但它们生命力强得让我吃惊，基本每天吃都是有的，采集不断，真好。

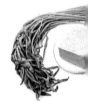

# 出伏送暑汤里的原料有何神奇？

## ＊豇豆角是一种可以补肾气的蔬菜

这道汤里的豇豆角，您最好不要轻易地去替换它，因为豇豆角是为数不多的可以补肾气的蔬菜。大多数蔬菜一般都是以排毒为主，但豇豆角是专补肾的，对吃素的朋友来说，它是很好的一道补养蔬菜。

## ＊空心菜排水湿的作用很强

空心菜在这道汤里有什么作用呢？就是排毒，它可以打通人体水液输送的通道，把人体多余的水湿通过小便排出。

 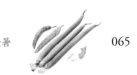

在处暑期间，人体的湿气在逐渐地往下走，要防止它留在我们的下焦系统，就要利用空心菜把水湿给排出去。另外，这道汤里的豇豆角又给它加了一把力，因为豇豆角既可以帮助人体的肾脏排毒，又可以补气，增强我们排毒的功能。

## ﹡胡椒粉的特别作用：引火归原

这道汤里还有一个主角，它就是胡椒粉。有的朋友很害怕吃胡椒粉，其实胡椒粉是非常好的东西，它有一个作用，就是引火归原。

喝蔬菜汤的时候，我建议您一定要撒一点胡椒粉，这对于脾胃虚寒的朋友来说是很有好处的，尤其是到了秋天，在汤里加一点胡椒粉，可以很好地保护我们的脾胃。

## ﹡口感清甜，适合全家老小一起喝

有的朋友问我孕妇能不能喝，其实这道汤里的豆腐、豇豆角、空心菜，对于孕妇来说都是可以吃的，所以这道汤是老少皆宜的，全家人都可以喝。

而且它的口感是很清甜的，如果您觉得很对自己的胃口，那么在出伏之后，直到处暑节气结束，都是可以喝的。

虽然这道汤的名字叫出伏送暑汤，但它也是一道补肾排湿汤，只要您觉得自己体内还有湿气，那么在整个秋天您都可以经常喝这道汤。

# 出伏后的养生食方

## 出伏以后，三伏期间的黄芪粥还可以喝吗？

出伏以后，三伏期间喝的黄芪粥也要换一个粥方了。

如果您觉得黄芪粥很适合您，还想继续喝，那怎么办呢？简单来说，有几种人可以长期用黄芪来调理。

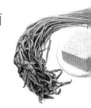

### ﹡ 长期有慢性病导致身体特别虚的人

由长期的高血压、糖尿病、慢性肾炎造成的身体虚弱，那您可以经常用黄芪来补。通常要把黄芪搭配其他的材料一起来用的，这样既能进补，又起到了调理慢性病的作用。

### ﹡ 气特别虚的人

一上楼就气喘，呼吸的时候觉得气短，一动就出汗，这样的人可以继续食用一段时间的黄芪。

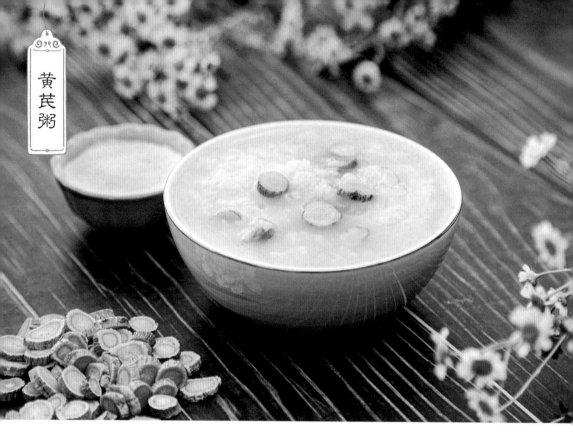

黄芪粥

## \* 气虚型肥胖很明显的人

气虚型肥胖很明显的人，还可以继续用黄芪来调理。

上面说的三种人，出伏后就可以改喝黄芪水了。可以把黄芪用三煎三煮的方式煮成水，把三次的水合在一起然后代茶饮，注意煮的时间最好长一点，每次都煮 40 分钟，这样才能让黄芪的药性充分地析出。

# 出伏之后，喝一碗相思长生粥

对于大多数其他人来说，出伏以后可以换一个粥方了，这就是相思长生粥。

相思长生粥是我取的一个名字，因为这道粥也是和家人共度七夕节时可以一起喝的节日粥品。

有的年份三伏比较长，这道粥从末伏开始就可以喝了。

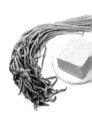

## ＊ 三伏过后，很多人会出现血不足的现象

心源性猝死的高峰期一般是在每年的七八月份，因此，在处暑这样一个时节，我们要好好地来帮身体祛除湿气，同时还要补足气血。因为经过了一个漫长的三伏之后，人体内蓄积了很多的湿气、湿毒，气血消耗也非常大，所以很多人就会出现血不足的现象。

## ＊ 血不足的几种表现

血不足在这个时节一般有三种表现：

第一，久坐或者劳累工作以后，忽然站起来会觉得眼前发黑。

第二，每天夜里两三点醒过来后，就再也难以入睡。

第三，秋乏的现象很明显。一般来说，秋乏大都出现在 8 月底，如果您在立秋之后就开始出现秋乏而且现象很明显，总觉得困乏无力的话，那就说明您经过三伏之后，伤血了，您的气血不足了。

如果您有这上面说的三种情况里的一种的话，就要在出伏后好好地来补一补气血了。但在这个时节还不能大补，必须一边补一边还要祛湿，这样才不会把湿气补到身体里面去，所以在这个时候喝相思长生粥，为的就是既补气血又祛湿热。而且它是适合我们每一天来喝的。

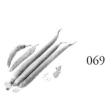

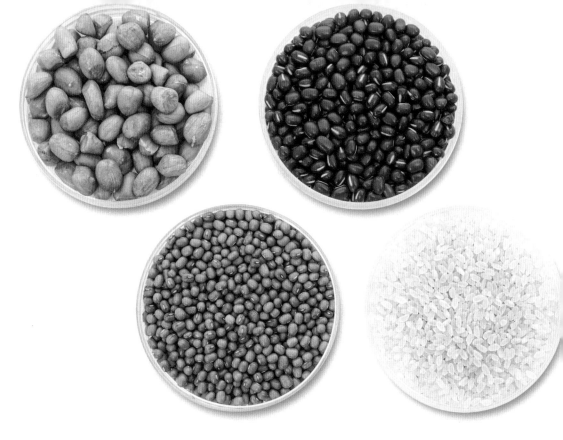

## ✳ 相思长生粥

相思长生粥的基本配方：红小豆、绿豆、花生、大米各取 1
两（50 克），这是一个家庭的量。

也可以根据家里人多或是人少，按比例来增减。

除了基础配方，您还可以加入小米和高粱。

哪一种人适合加小米呢？就是夜里总是会提早醒来的那种人。

哪一种人适合加高粱呢？就是总是湿气特别重的人，或者想
多祛一祛湿气的人。

如果您是给家里的小孩子喝，可以加一点点冰糖或蜂蜜调味，
孩子会觉得更好喝。

煮这道粥有一个要点：花生一定要带着红皮，不要剥去，这
样补气血的效果才会更好。

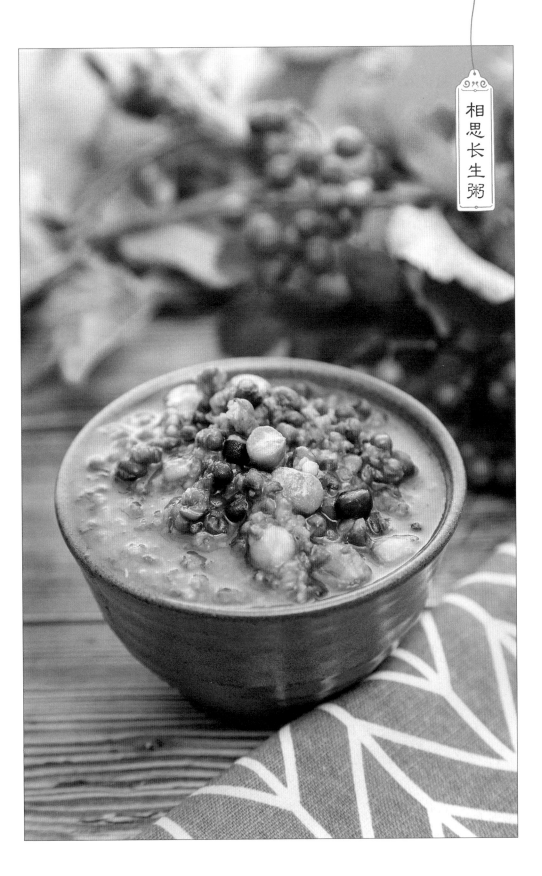

这道粥煮出来颜色是很漂亮的。其中大米补气，花生补血，绿豆清热解毒，红豆祛湿气。

红豆是红小豆和赤小豆的俗名，它与相思红豆（"红豆生南国"说的就是相思红豆）虽然不是同一种豆，但是名字相似，我就借用来给粥方命名了。

红豆生南国，此物最相思；花生有百益，古名长生果。所以我把这个粥方命名为相思长生粥，送给不忘七夕节的有情儿女。

---

**读者评论：相思长生粥口感好又养生**

阿丹丹：相思长生粥口感好又养生，感恩遇到陈老师。

qyp：前段时间夜里总是醒，起夜后就睡不着了，觉没睡够，白天就很疲劳。喝了相思长生粥，第一晚就好转了，到第三晚，睡得可踏实了。

njty：谢谢老师的相思长生粥，这几天一直在喝，感觉口味好，而且能轻松大便。

**允斌解惑：秋分后还可以继续喝相思长生粥**

Xiannnnnn：秋分后还可以继续喝相思长生粥吗？

允斌：可以的。

---

# 话说相思长生粥的原料

如果您感觉自己在经过三伏之后，身体有点气血不足，特别是您发现身体出现了我之前所说的三种现象之一的血不足的话，那么相思长生粥就是您可以重点采用的食方。

在这个时节，喝相思长生粥还可以根据自己的身体状况来搭配原料。

## ＊ 话说红豆

相思长生粥用的第一个原料是红小豆。怎么样来选择红小豆呢？

如果您经常去超市的话，会发现红小豆其实是分两种的。一种是比较胖、比较圆的红饭豆，一种是比较瘦、比较细长的赤小豆。

### 红饭豆补气血，赤小豆利水湿

红饭豆是可以被当作杂粮来吃的，而赤小豆主要是药用。

因为现在很多人都想祛湿气，所以红饭豆有时候也被当作赤小豆来卖了。要注意分辨，它们的外形是有点区别的。

如果要祛湿的话，赤小豆的效果才好。

当然红饭豆也不是没有用的，它具备杂粮的营养。赤小豆吃多了让人瘦，红饭豆就不会。

如果您是属于湿气特别重的那种朋友，那您可以在做相思长生粥的时候选择赤小豆；如果您觉得自己湿气不重，喝相思长生粥主要是想补一补气血，那您就选择红饭豆。

如果您觉得自己有点胖，想减肥，可以选择赤小豆；如果您觉得自己比较瘦，可以选择红饭豆。

这是选择两种红小豆的一个参考。

可能有的朋友既想祛湿，又想减肥，还想补气血，那怎么办呢？

可以用赤小豆。因为相思长生粥里有花生、大米在补气血了，加上赤小豆祛湿是一种很好的搭配。如果您觉得自己气血很不足，喝相思长生粥可以首先用红饭豆来补气血。赤小豆您可以留到秋冬季煮其他粥的时候再用，在秋冬放开来进补的季节，煮粥时加一点赤小豆，在补的同时又能起到一定的排毒作用。

有的朋友以为赤小豆和红饭豆是凉性的，其实不是的，它们是偏温性的，因此，食用它们是不用担心寒凉的。

## ＊ 话说绿豆

### 不用担心相思长生粥里绿豆的寒凉

绿豆是寒凉的，但绿豆也是我们需要在这个时节来吃的。

因为绿豆既可以祛暑气，又可以祛湿热，所以在这个粥方里加一点绿豆，有赤小豆和花生跟它搭配，您是不必担心寒凉的。

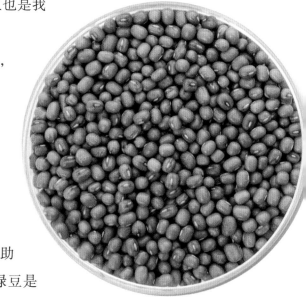

### 绿豆是可以清肝毒的

绿豆的好处是它可以帮助人体的肝脏系统解毒，即绿豆是可以清肝毒的，因此，在这个时节吃一点绿豆是特别好的。

### 哪些人不能用绿豆？

只有两种人在喝这道粥的时候，不用放绿豆。

第一种就是身体特别虚寒的人。

第二种就是在生理期的女性。

上述两种人如果喝这道粥的话请减去绿豆。

＊ 话说花生

### 花生要带着内皮煮

煮这道粥时，注意花生一定要带着红皮来煮，这样它补血的
作用才会更好。

如果您是湿气特别重的朋友，那花生
少放一点就可以了；但如果您是血
有点不足的朋友，那您最好多
放一点花生。

### 花生补血，很润

花生又名"长生果"，
它的的确确是可以使人
长生的一种果实，它既
可以补气血又可以健脾胃，
还能润肺、润肠、润肤。

总的来说，花生是一种很润

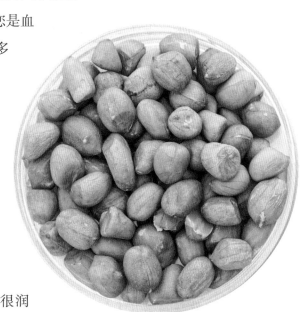

的食物，适合在出伏以后的秋冬季节来吃。

花生的滋补作用为什么这么强呢？这跟它的营养价值有很大的关系，其中很重要的一点就是花生含有花生油。

我曾经打过一个比方，把花生油比作植物中的动物油。也就是说，在植物油中，它的营养是特别丰富的，因此，给小孩子炒菜时不妨多用一点花生油。

花生吃起来很香，这是因为它的含油量达到了40%。当然，也正因为花生的含油量大，我们会感觉吃不了很多花生，吃多了以后会不消化。所以烹制相思长生粥时，花生可以少放一些，起到一个补益的作用就可以了。

### 中老年人不妨吃一点花生芽

秋天，如果您是中老年人，我建议您可以吃花生芽。有些朋友发现花生发芽了以后，会担心有毒，就把它扔掉了。其实，我们发的绿豆芽、黄豆芽都可以吃，发的花生芽同样也可以吃。

如果花生芽是花生自己长出来的，而花生本身有可能会被黄曲霉素污染，最好就不要去吃它。

花生是一个很难长久保存的食材，它很容易被黄曲霉素污染，而黄曲霉素对人体的毒性是很大的，所以吃花生还是要吃新鲜的。

在花生上市的季节，买回来的花生如果想要保存一段时间的话，最好是买带壳的花生，用的时候再剥壳。

花生的壳对它是一个有效的保护，如果您要发花生芽来吃的话，也最好是用自己剥壳的花生，这样能确保发芽率。

### 花生芽的作用

发好的花生芽有什么作用呢？它跟花生不一样的地方就在于

# 自制花生芽

原料: 花生。

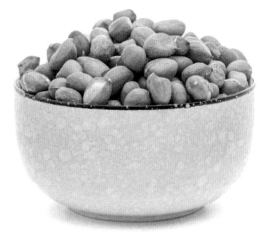

做法:
1.先把挑好的花生洗干净, 用
　清水泡上一天。

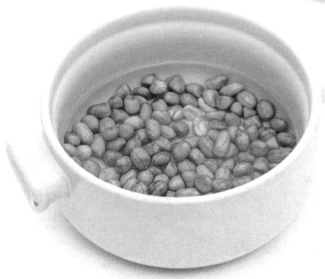

2.之后用干净的毛巾或者纱布
　多叠上几层, 把花生包起
　来, 放到一个有网眼的洗菜
　盆里面, 放在避光的地方,
　就不用管它了。

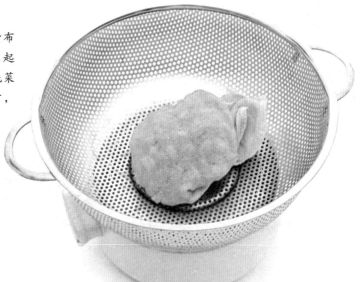

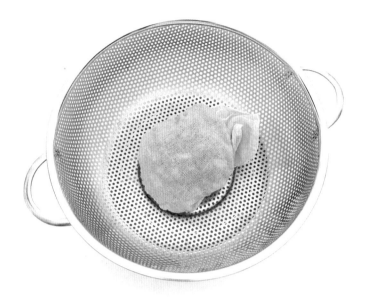

3. 只需在每天早上和晚上的时候把它拿出来冲一次水，以让毛巾或者纱布保持湿润度。这样大概过上1～3天的时间就会发出芽尖了，就可以吃了。如果想继续发长一点，就在花生芽上面压一个水盆或者重的东西，一个多星期就可以发到五厘米左右了。

**允斌叮嘱：**

花生芽不要发太长，太长的话味道不好。

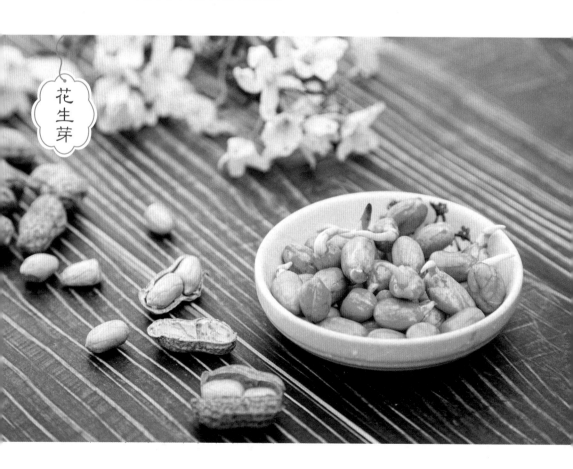

花生芽

它的含油量会大大地减少。

### 1. 变得好消化了

花生在没有发芽的时候，它的含油量大概能到 40%，但是发芽之后大概就只有 10% 了。所以对于中老年人来说，吃花生芽就不用担心吃到太多的油了，而且花生在发芽之后就会变得很好消化了，同时它滋润的作用也会增强。

### 2. 滋润的作用增强了

每年 9 月份的时候，吃花生芽可以滋润皮肤、肺脏、肠道，是秋天补水的一个好食材。

总之，花生不管是直接吃，还是吃花生芽，对身体都有好处。

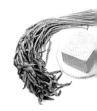

## ❋ 话说小米

### 什么情况下可以放小米？

半夜会醒来的朋友，晚饭的时候可以喝加了小米的这道相思长生粥，有助于防止失眠。

如果您是夜里睡不着，白天容易困乏的朋友，早上喝这道粥的时候，小米不要加太多，不然的话，您白天就会更想打瞌睡，因为小米有安神的作用。

## ❋ 话说高粱米

如果您觉得自己湿气很重，特别是还在咳痰，那您就不妨加一点高粱米在这道粥里面。

如果家里有老年人的话，您也可以给他加一点高粱米。高粱米对老年人的心脏系统有很好的保健作用。

# 处暑期间，饮食有哪些调整？

## 处暑开始，我们就会慢慢地真正感受到秋天了

### ＊ 处暑，暑气到此为止

处暑节气的意思就是暑气到此为止，从今天开始，秋气开始驱散暑气，我们要慢慢地向炎热的天气告别了。

### ＊ 三伏的"伏"是什么意思？

三伏的"伏"不是热的意思，而是指伏阴在下——阴气被阳气、暑气压制后，潜伏在地下。但是一到处暑节气，阴气就要开始渐渐地占上风了，不再伏在下面了，而是显露于外——秋气要开始驱散暑气了。

从处暑节气开始，我们就会慢慢地真正感受到秋天了，相应地饮食上就要有很大的调整。

# 处暑开始，饮食、起居上要做哪些调整？

## * 要停吃西瓜，吃带酸味的水果

建议您从立秋节气开始就不要再吃西瓜了。

如果您立秋节气还在吃的话，从处暑节气开始真的要停吃了，因为西瓜不适合在秋天吃。

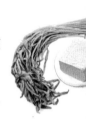

秋天要吃什么水果呢？就是要吃带有酸味的水果。比如，在秋天上市的葡萄、桃子，都是带有一点微微的酸味的，还有苹果、冬枣，这些都是适合秋天吃的带有酸味的水果。

酸味水果有一个好处，就是酸味和甜味加在一起是可以滋阴的。

传统医学认为，酸、甘化阴。滋阴就是给身体补水、补血，因此，在这个时节吃酸味水果很合适。

## * 不宜吃萝卜

在蔬菜方面，现在还不宜吃萝卜，因为萝卜是下气的。而经过三伏之后，人体多少有点气虚，就不适合再吃萝卜来散气。

但胡萝卜是可以吃的，因为胡萝卜是补气的。

## * 陈皮一定要跟其他的材料搭配来使用

陈皮可不可以用呢？陈皮要用的话，一定要跟其他的材料搭配来使用。因为陈皮除了有理气的作用外，它还有一个好处就是

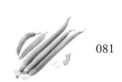

增强其他食材的作用。它跟补药在一起能增强补的作用，跟祛湿药在一起能增强祛湿的作用，所以现在您要用陈皮搭配其他食材使用，让它起到增益其他食材作用的效果就可以了。

## ✳ 秋天到底可不可以吃生姜？

还有生姜，我以前说过，"一年之中，秋不食姜"，那么秋天到底可不可以吃生姜呢？

做菜用生姜来当调料是没有问题的，如果您是吃泡仔姜，那么在早上的时候吃一两片还是可以的，但不要多吃。

如果是用姜做主要原料来炒菜，如姜丝炒肉片，这样的菜您现在就要少吃了，姜茶最好也不要喝。

当然有一种人例外，那就是长期在空调很足的房间生活或者办公的人，还是建议您在每天上午的时候，喝一点姜茶来祛除寒气。

## ✳ 秋天最适合吃的蔬菜：豇豆角、空心菜

秋天最适合吃的蔬菜是什么呢？就是出伏送暑汤的主料：豇豆角、空心菜。

它们都是很适合秋天吃的蔬菜，特别是豇豆角是可以一直吃的，如果它快下市了，您还可以把它腌成咸菜做成酸豇豆或者泡豇豆来吃。

### 1. 豇豆角是为数不多的补益肾气的蔬菜

豇豆角是为数不多的补益肾气的蔬菜，如果您把它腌成酸

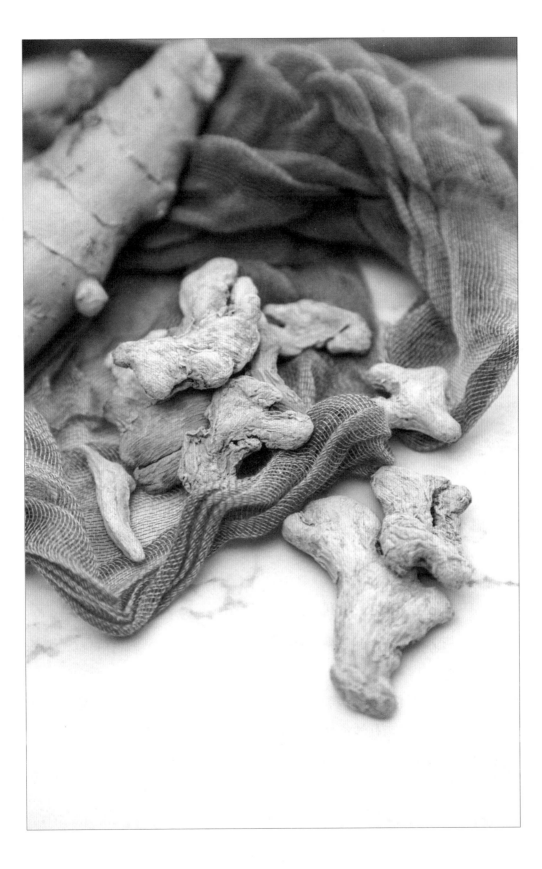

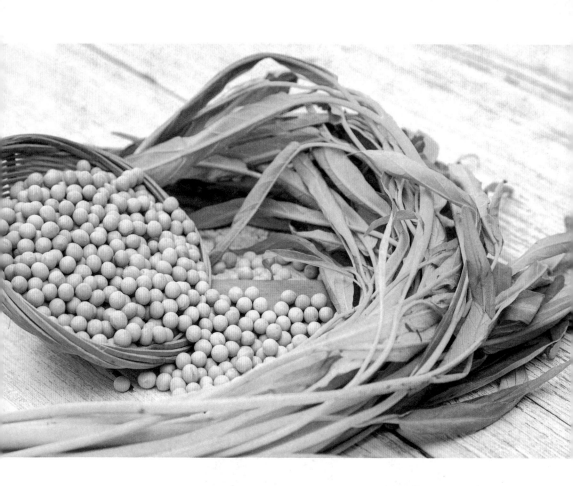

菜、泡菜、咸菜，它因为有盐的作用，能更好地入肾经，补益肾气，帮助肾脏排出湿毒，所以在接下来的深秋和冬天，都可以经常吃它。

### 2. 空心菜的老秆清利水湿的效果很好

空心菜嫩的茎叶，除了能做出伏送暑汤外，它的老秆还可以炒着吃。

空心菜的老秆清利水湿的效果很好，我们还可以做一道菜——空心菜老秆炒黄豆，这是我以前分享过的食方，空心菜老秆加上黄豆，补益肾气的作用更强了。

\* 秋天最适合吃的五谷杂粮：红小豆、绿豆、花生、小米、
  高粱

在五谷杂粮方面，秋天最适合吃的就是相思长生粥里的几种配方材料——红小豆、绿豆、花生，还有小米和高粱。这几种杂粮您都可以在做主食的时候搭配着来用。

# 秋夜，要提前一小时睡觉

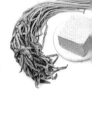

到了处暑期间，还有一件要做的事情，那就是晚上提前一小时睡觉。

在夏天的时候，由于日落较晚，而且天气又很热，很多朋友都有在晚上纳凉吃夜宵的习惯。那从处暑节气开始，我们就要逐步把睡眠的时间提前了。

从处暑节气开始，我们就要逐渐减少在晚上的各种活动了，但可以出去散散步。因为秋气开始驱散暑气了，虽然感觉白天还是跟夏天一样热，但晚上已凉风习习了。

秋晚的凉风吹拂在身上，这种感觉其实是特别宝贵的，古人把它称赞为"新凉直万金"。

希望您也能在处暑节气享受到这价值万金的新凉。

# 吃空心菜，最应夏秋时节

## 吃空心菜可以解三种毒，还能排湿

前文中我简单介绍了空心菜在出伏送暑汤里的排毒祛湿功能，具体来讲，空心菜能排什么毒呢？

### \* 空心菜可以解食物里的毒

以前，民间如果有人不小心吃了有毒的蘑菇或是有毒的草，有一种方法就是把生的空心菜捣烂，然后挤出一大碗汁给中毒的人喝下去，毒就能解了。

现在我们经常吃一点空心菜，也是可以帮助解食物之毒的。

### \* 空心菜可以解人体内的毒

人体内的毒是什么毒呢？就是血毒。

经过一个夏天，我们身体内的血毒其实蓄积了很多。比如，有些人皮肤上容易长痘、长疮，这就是血毒瘀积的表现，不注意调理的话，有可能一直持续到秋分。

如果您想要防止皮肤出现问题的话，现在不妨就多吃一点空心菜来清血毒。

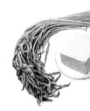

## ✳ 空心菜可以清胎毒

空心菜对于缓解婴儿的湿疹是很有帮助的。

夏天如果您给婴儿洗澡的话，不妨用新鲜的空心菜煮的水。注意，给孩子洗，一定要用有机种植的空心菜，经过农药污染的空心菜是不可以用的。

当然，孩子皮肤如果有溃破的地方，不要洗，以避免感染。

## ✳ 空心菜可以排水湿

空心菜除了解毒的功效外，更重要的就是排水湿的功效。

特别是小便不畅通的人，吃了空心菜就会感觉到小便很畅通。老年女性和有前列腺问题的男性朋友，我建议您平时可以多吃一点空心菜。

# 空心菜怎么吃最好？

## ✳ 烹调空心菜的时候，要把茎和叶子分开来做

空心菜的老秆和嫩的茎叶烹调的时间是不一样的。

茎叶嫩的部分，熟的时间非常短，而秆熟的时间长，如果一

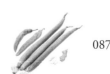

起做的话，不是秆没熟，就是叶子煮过了。因此，我们在烹调空心菜的时候，要把茎和叶子分开来做。

把叶子连同特别细嫩的茎掐下来，单独用来做汤或者菜，剩下的老秆、粗壮的部分的茎，可以用来做空心菜老秆炒黄豆。

\* 自制空心菜老秆炒黄豆

## 空心菜老秆炒黄豆

原料：空心菜、黄豆。

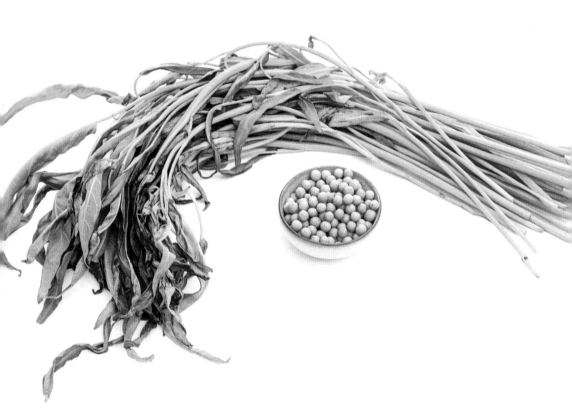

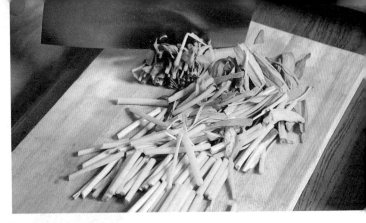

做法：

1. 把空心菜粗的老秆（一定要比黄豆的直径大），切成大概2厘米长。

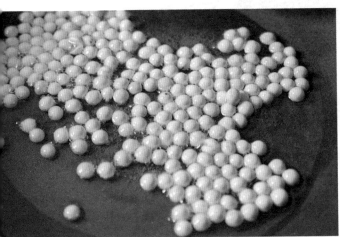

2. 取干的黄豆，下油锅用小火慢慢地炸酥，炸好后，捞起来把油沥掉。

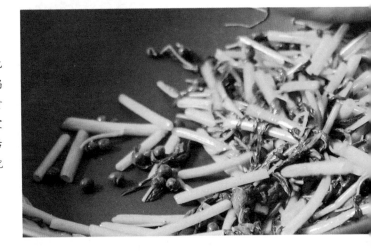

3. 锅里留一点油备用，然后把空心菜的老秆和黄豆放入锅里，一起翻炒。炒着炒着黄豆就会一粒一粒地都钻到空心菜的老秆里面去了。最后再放一点点盐，翻炒两下就可以起锅了。

**允斌叮嘱：**

1. 这道菜所用的黄豆应该是土黄豆。因为现在的圆黄豆比较大，如果空心菜的老秆比较细的话，它就没办法钻进去。不过，即使秆里面没有黄豆，分开来吃，功效依然是一样的。

2. 黄豆要炸酥，炸到黄豆的皮有一点发皱了才可以。

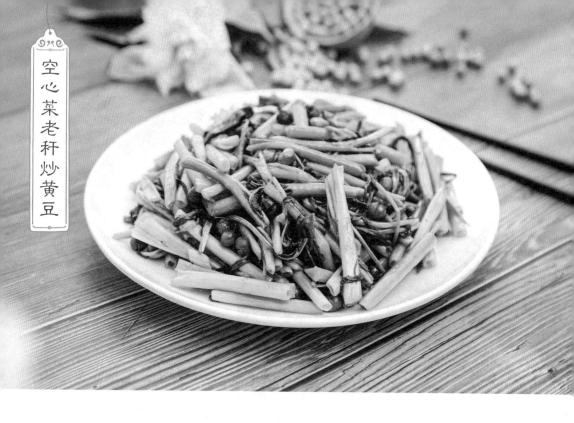

空心菜老秆炒黄豆

## ※ 空心菜和黄豆在一起，既可以泻又可以补

　　这道菜吃起来是很香的。因为空心菜的老秆和黄豆的口味正好是互补的，老秆是脆的，而黄豆是酥香的，这样的口感吃起来很特别。

　　空心菜有一种清香味，黄豆有一种浓香味，两个在一起味道很好，小孩子也会很喜欢吃，因为吃起来很有新鲜感。

　　当然，最重要的是它们搭配在一起的功效。空心菜是祛湿的，而黄豆是补气的，在这个时节，我反复强调的就是我们既要补又要祛湿，因此，我们吃的菜都是按有补有泻来搭配的。

　　空心菜和黄豆在一起，黄豆可以增强身体排出水湿的动力，空心菜就可以顺势把水湿排出去。有补有泻是饮食保健的一个原则，不能偏向一个极端，而要取中庸之道。

# 9月温差大，要防内火和外寒

## 如何防身体内的火和外部的寒？

进入立秋后，从处暑节气到白露节气，这一个月的温差会非常大，天气可能还很炎热，像夏天一样，等下了两场秋雨，气温就会大幅度下降。

因此，接下来的一个月，我们既要防身体内的火，又要防外部环境带来的寒气。

防外寒比较容易，注意早晚加衣、添被，这个时节重点是防止后背着凉。

防内火，就要花点心思了。如果身体内有火，年轻朋友的皮肤上就容易长青春痘，或者是一些红肿的疮。还有一些朋友会皮肤过敏，皮肤上红红的。

而对于平时有痔疮的朋友来说，痔疮有可能会发作或者出血。

还有一些朋友会出现口干舌燥的现象，特别是老年人会觉得嘴特别的干。

还有的朋友会鼻子干、红肿，鼻子上长痘痘，或者是变成酒糟鼻。

其实，所有这些症状都是内热在身体的上部和下部发作的表现。

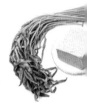

# 吃对丝瓜，祛内热的效果才好

对于这种内热，我们可以通过吃一点丝瓜进行调理。

丝瓜可以帮助身体去火，特别是去心火、清肾火，因此，阴虚火旺的人吃丝瓜是很合适的。

处暑节气后天气还很炎热的话，吃丝瓜的时间还可以延长一点，可以一直吃到9月份。

## ❋ 清下部的火，吃丝瓜蛋花汤、炒丝瓜

如果您的火在身体的下半部分，丝瓜应该怎么吃呢？如果说身体的火影响到肠道部分，比如，便秘、痔疮出血，那您就喝丝瓜汤。

丝瓜汤是比较寒凉的，煮汤的时候，您最好是往锅里打个鸡蛋，做成丝瓜蛋花汤，这样就可以达到补泻平衡的目的，汤里还可以再撒一点点胡椒粉。

如果您是炒丝瓜，那就在炒菜的时候放一点蒜，用蒜的热性来平衡丝瓜的寒性。丝瓜汤和炒丝瓜都是很适合便秘的朋友来吃的。

丝瓜有通便的作用，也能预防痔疮，但如果您是脾虚腹泻的朋友，就不要多吃，或者不吃丝瓜肉而只吃丝瓜皮。

## ❋ 清热解毒，吃丝瓜皮炒青椒（或酸豆角）

丝瓜的皮通常都被人们给刮掉了，其实丝瓜皮有清热解毒的作用，而且还不会滑肠，脾虚腹泻的朋友也可以吃。

# 丝瓜皮炒青椒（或酸豆角）

原料：丝瓜皮、青椒
（或酸豆角）、
姜末、蒜末。

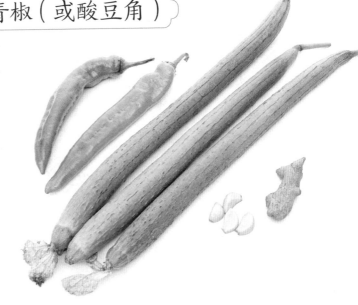

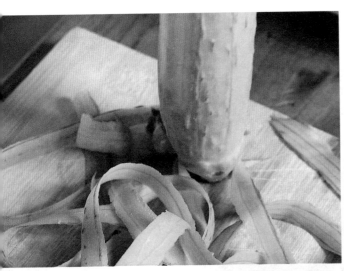

做法：
1. 先把丝瓜皮削下来，然后切
   成碎末，青椒（或酸豆角）
   也切成碎末。

2. 锅里烧少许油，放入姜末、
   蒜末炸一下，然后再把切好
   的丝瓜皮末和青椒（或酸豆
   角）末倒进去翻炒，之后再
   加一点盐，快炒几下就可以
   起锅了。

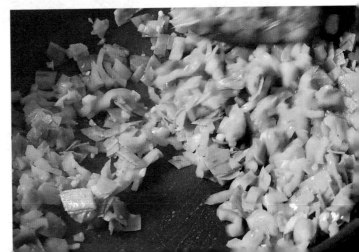

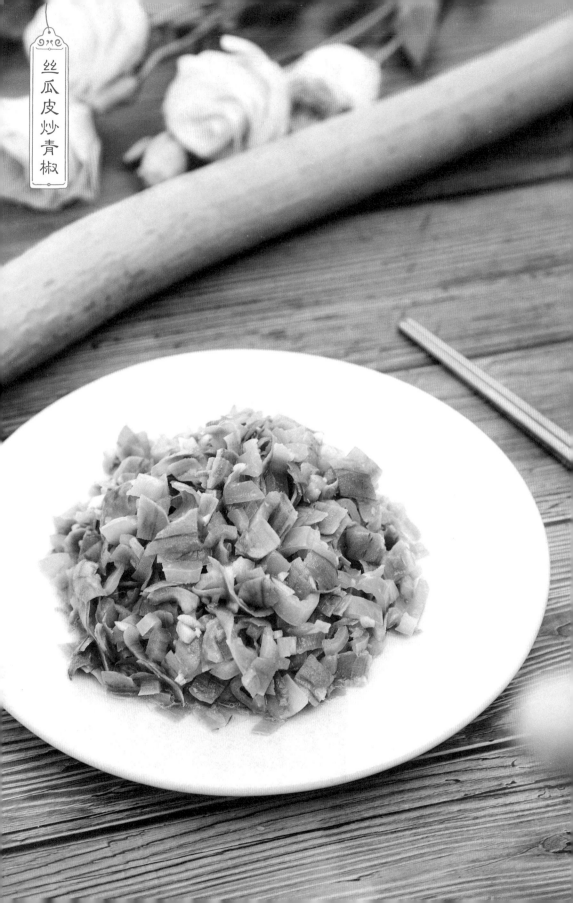

丝瓜皮炒青椒

丝瓜皮通常是比较硬的，而且还有一种特殊的味道。因此，在做丝瓜的时候，一般不会连皮带肉一起做，而是把它们分开来做。

这道丝瓜皮炒青椒（或酸豆角）是很开胃下饭的，而且也能帮助身体祛暑湿，特别是祛除在这个时候身体内可能蓄积的热毒。

## 炒丝瓜嫩尖

原料：丝瓜叶。

做法：
1. 先把丝瓜叶的嫩尖部分掐下来（菜市场也有卖的）。
2. 锅里放一点油，然后放点青花椒进去，再把采好的丝瓜的嫩叶放进锅里翻炒，时间不要太长，炒几下就可以出锅了。

### ＊ 祛热毒，吃炒丝瓜嫩尖

如果您是由身体的热毒造成的皮肤过敏，我建议您多吃炒丝瓜叶来调理。

炒丝瓜叶吃起来是很清香的，您也可以在吃面条的时候，把丝瓜叶放到面汤里焯一下，然后配着面条一起吃，它对于清除身体内的血热毒是很有帮助的。

这三道有关丝瓜的食方，就可以防范处暑节气后的一个月里，可能出现的内热重的现象，特别是其中的丝瓜皮，希望您能尝试一下，因为不仅丝瓜的肉好吃，丝瓜的皮也好吃。

# 痛风发作了，请用连皮带籽的老丝瓜络调理

## 初秋吃丝瓜正当时

初秋，正是您储备一样食材的好时机，在此，我想先请您看一首明代诗人张以宁写的诗："黄花翠蔓子累累，写出西风雨一篱。愁绝客怀浑怕见，老来万缕足秋思。"

这首诗写的是什么呢？就是丝瓜。

有些朋友认为丝瓜是夏天吃的，其实，秋天也是可以吃丝瓜的。

丝瓜是在夏末秋初的时候结瓜，在初秋的时候吃它是很应时的。

## 老丝瓜的丝瓜络是一味非常好的药材

我们看古人写的诗，凡是关于丝瓜的，基本上都跟秋风、秋雨有关系，这说明古人观察得非常细致，他们发现丝瓜总是要到了秋天才会结子，才会老，所以才写道："老来万缕足秋思。"

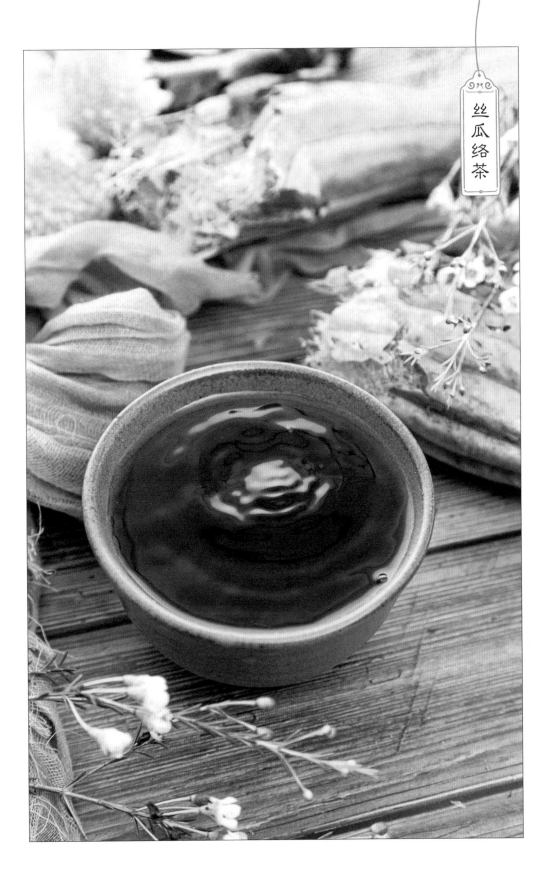

丝瓜络茶

秋天的老丝瓜里面有千丝万
缕，这是我们吃嫩丝瓜的时候感受不到
的，而老丝瓜里的千丝万缕是一味非常好的药材。

如果您去药店，会发现有一味中药的名字就叫丝瓜络。

## ＊ 丝瓜络可以洗碗、搓澡

丝瓜络在平时也会用到，可以用它来洗碗。

把老丝瓜的干皮和肉都搓掉，把里面的籽儿都掏出来，剩下
的就是用来洗碗的丝瓜络了。现在也有很多朋友用它来搓澡。

## ＊ 丝瓜络煮水喝，可以通经络中的络脉

做中药的丝瓜络煮水喝下去，可以清洁身体。丝瓜的千丝万
缕，其实就是一种络，我们把它叫作丝瓜络，它是可以通我们经
络中的络脉的。

中药里有两样东西可以通络脉，而且都很有效。一个是橘络，
也就是橘皮里面的那种白色丝状物；另一个就是丝瓜络。

## ＊ 什么是络脉？

人体的经络分为两种。一种是粗的、大的，叫作经脉；一种

是非常细小的，叫作络脉。

经脉在全身有十几条，而络脉有无数条，它遍布在人体全身，是网状的一个结构。

络脉有很多的分支，在身体上的每一个角落里都有。

一般来说，病邪如果躲在人体的一些细微的络脉里面，就像藏在房间角落里的灰尘，很难下手清除干净。而橘络和丝瓜络，就非常擅长钻进人体这样一些细小的络脉里进行清扫工作，这就叫通络脉。

## ✳ 调理慢性病或者亚健康的时候，最好是先通一下络脉

当一个人患有慢性病的时候，病邪就会慢慢地深入身体里的络脉里面。因此，久病的人、长时间亚健康的人，络脉往往都会有瘀阻，而这样的瘀阻是很难被祛除的。

如果这些瘀阻不能被祛除，那慢性病或者亚健康就很难调理。

因此，我们在调理慢性病或者亚健康的时候，往往都要用到通络脉的食物，如橘络和丝瓜络。

## ✳ 橘络和丝瓜络的功效有哪些不同？

细分一下它们两个的不同功效：橘络偏重于疏通络脉中的痰和瘀；而丝瓜络偏重于疏通络脉中的风和湿。

因此，风湿重的人，比如，有关节炎、月子病、痛风的人，都可以用丝瓜络煮水来调理。

而血脂高的人，有脂肪肝的人，或者血瘀体质的人，就适合用橘络来调理。

 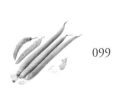

# 连皮带籽的老丝瓜络煮水喝，防治痛风是一绝

丝瓜络对于痛风的患者来说，是有特别调理作用的。如果您要预防痛风发作的话，那就不妨用连皮带籽的老丝瓜络煮水，平时拿它当茶喝。丝瓜老了以后，它们挂在枝头上是不会掉下来的。一直等到丝瓜叶子都枯了，它们还依然挂在那里。这时候，它们里面就都是千丝万缕的丝瓜络了，而外面的丝瓜皮会变得黑黑的、干干的。您可以把它们连皮带籽完整地一起保存。

当我们要用的时候，就把干的老丝瓜洗干净，然后连皮带籽一起用刀切碎，再把它冷水下锅煮一小时。煮好的水，您每天把它当茶喝就可以了。

其实，一个人之所以会痛风发作，那是身体有湿热的表现。

有痛风的人，或者是想预防痛风的人，经常用干的老丝瓜煮水喝，就能祛除这种湿热，有效地防止痛风病的发作了。

不要等到痛风已经发作的时候再临时抱佛脚，那个时候，效果就慢了。

有痛风的朋友，或是尿酸高的朋友，不妨平时就用干的老丝瓜煮水来喝，慢慢地调理。

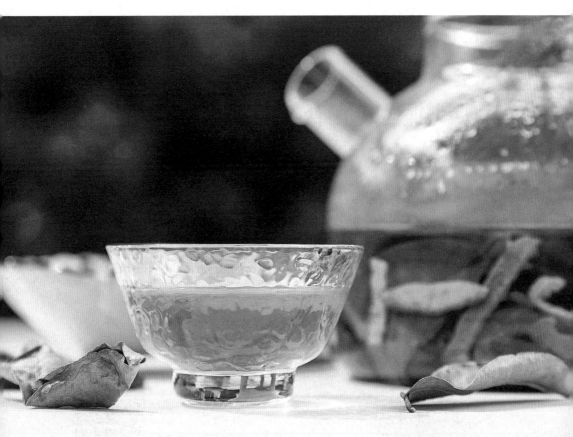

第三章 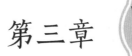 白露

*White Dew*

露从今夜白，月是故乡明。

白露时，季节转换非常明显，人的心情也随之变化，容易悲秋。

见秋月，便起归乡之意；见秋露，便有人生无常之感。

这些秋天的忧思伤的是五脏中的肺。

秋风凉，白露时早晚温差大，风寒也会袭肺。

# 秋风渐起，宜食红酒炖梨

## 白露节气的顺时食方——红酒炖梨

　　白露节气就要到了，我们应该提前准备什么食方呢？那就是红酒炖梨。

### 红酒炖梨

原料：梨、红酒、丁香粉。

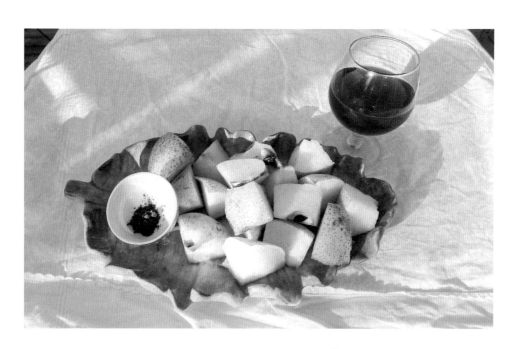

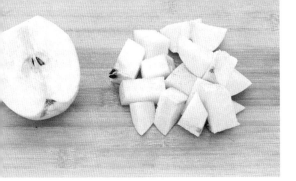

做法：

1. 先用面粉水把梨泡上15分钟，之后搓洗干净，然后连皮一起切成小块，梨核不要扔掉，也切成小块。

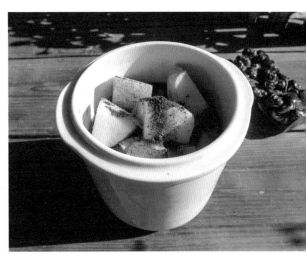

2. 把切好的梨块放入锅内，撒上丁香粉，再倒入少量的红酒（红酒的量不要多，只要能淹到梨块大约一半的位置就可以了），然后开小火炖。炖的时候不要盖锅盖，要敞开炖，好让酒精的味道尽量散发出去。等炖到梨块变红，酒汁已经渗透进去，锅里还剩一点点汁，冒出大泡的时候，就可以马上关火起锅了。

**允斌叮嘱：**

1. 不要炖得太干，也不要在还有很多汁的时候就关火，要恰到好处，因为我们不是喝梨汤，而是吃梨块。

2. 不要用平时炒菜用的生铁锅来炖梨，这样容易起氧化反应，用普通的不锈钢汤锅来炖是最好的。

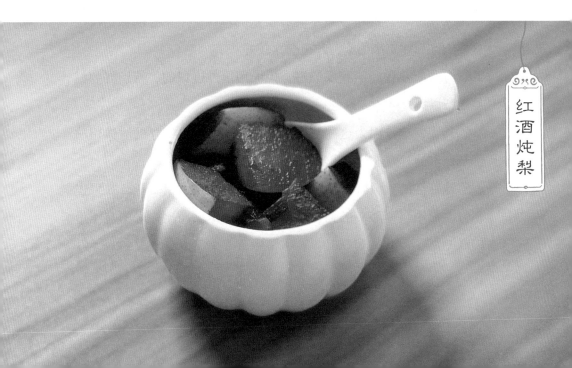

红酒炖梨

# 关于红酒炖梨原料的选择

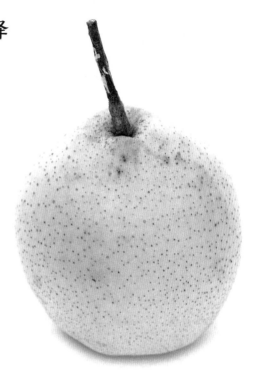

\* 梨

用什么样的梨都可以。新
上市的秋梨，不管是哪一个品
种都可以用。

\* 红酒

红酒用最普通的就可以了。
因为红酒是用来炖梨的，煮过
之后的红酒，就是再贵，它的
风味也变了。

我特别推荐用中国古法酿制的葡萄果酒来炖梨，也就是很多
朋友喜欢在家里自酿的那种葡萄果酒。这种葡萄果酒，因为没有
被橡木桶储存过，所以它不会有很重的涩味——单宁的味道。用
这样的红酒炖出来的梨，味道会比较好。

有些朋友曾经给我反馈过，说他用国外进口的、特别好的红
酒炖梨以后，并不太好吃。

其实，这是因为这种红酒年份比较久，而且储存的时候用的
都是橡木桶，橡木的味道比较重。

这种红酒就适合单独来品尝，用来炖梨就太浪费了，效果也
不好。而用自家酿制的葡萄果酒来炖，味道反而比买来的有年份
的红酒要好。

## ⁂ 丁香

丁香是一味中药，去药店就可以买到。但它同时又是一种调料，平时炖肉的时候会经常用到它，您在超市也可以买到它。

最好是买丁香粉，这样炖梨比较方便，如果没有，那就买整个的丁香，每次炖梨用两三个。

丁香有护胃的作用，而梨是比较寒凉的。加上丁香，就能平衡梨的寒性，保护我们的脾胃。

只有一种人可以不用放丁香，那就是有咽喉肿痛的朋友。

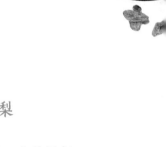

# 什么样的人宜食红酒炖梨？

## ⁂ 秋初突发嗓子肿痛，先吃牛蒡，再吃红酒炖梨

夏天结束，秋天开始的时候，有时候会突然之间一夜秋风起，气温下降，遇到这种时候，一些朋友，特别是脾胃不好的朋友会突然之间嗓子疼痛起来，这其实是内热外寒造成的结果。

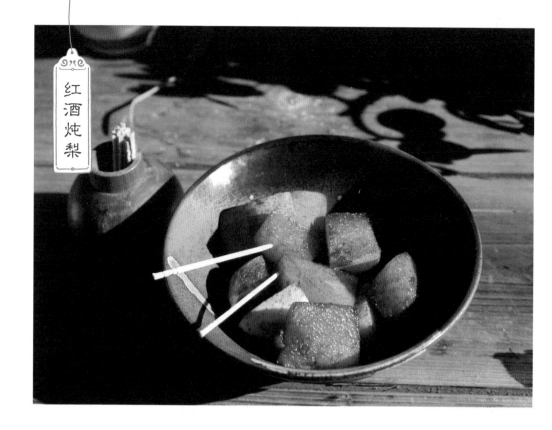

红酒炖梨

如果嗓子正在肿痛发作的急性期，当然是可以用吃牛蒡来解决的，之后，您就可以吃红酒炖梨来清除一下肺热，滋润咽喉了。

\* 平时肺热比较重、经常咽喉肿痛的人，可以提前吃红酒炖梨

普通的人群，要等到白露节气的时候，才可以吃这道食方。而平时肺热比较重或者是经常咽喉肿痛的人群，白露节气的前几天，就可以吃这道食方了。

# 如何吃梨最好?

## 除了内热特别重，大多数人都不适合吃生梨

❋ 红酒炖梨有什么功效?

有一道传统的药膳叫作秋梨膏，很多朋友可能都吃过，它是用梨和一些中药熬煮出来的。而红酒炖梨就相当于一个家庭简易版的秋梨膏。

它和秋梨膏的功效有一些相似，都是可以润肺、止咳、清肺热的，也可以滋阴。

❋ 给孩子吃梨，最好是把梨炖熟了

梨是在秋天上市的一种很应季的水果，往往也把它叫作秋梨。秋天是养肺的季节，梨就是一个养肺的水果，因此，在秋天吃梨是非常应时的。

但梨有一个不好的地方，就是它非常寒凉。身体火特别大、内热特别重的朋友，是可以直接吃生梨的。而其他大多数人，其

实都不太适合多吃生梨，我尤其不太建议给小孩子多吃生梨。

因为现在的小孩子好多脾胃都是有点寒凉的，跟他们喜欢吃凉的东西，特别是一些凉的饮料、雪糕，还有家长给吃太多的水果有关系。其实，这是现在小孩子的一个通病。所以在秋天的时候，如果您给自家的小孩子吃梨，最好是把梨炖熟了给孩子吃。

## ＊ 身体的六腑有热，可以稍微吃点生梨

梨生吃的时候，它是清身体里的热的，特别是六腑之热。我们身体有五脏六腑，六腑是胃、小肠、大肠、胆、膀胱、三焦。

如果您觉得自己平时内热（包含六腑之热）特别重、火气很大，是可以稍微吃一点生梨的。

# 吃熟梨有什么好处？

熟梨的作用是什么呢？就是滋阴，它可以滋养人体五脏的阴，也就是心、肝、脾、肺、肾的阴。

阴是什么呢？就是人体的水液，当人体内缺乏水液滋润的时候，用梨就可以达到滋润的目的。

## ＊ 喉咙干痒、痛，可以吃一点红酒炖梨

很多老师在讲课时，经常会觉得口干舌燥，咽喉也非常干，这时候就可以多吃红酒炖梨来保养咽喉。

而一些有慢性咽炎的朋友，喉咙经常会干痒、痛，也可以多吃一些红酒炖梨来滋润喉咙。

还有一些老年人，觉得自己皮肤干、嘴唇干，吃红酒炖梨也能滋润到皮肤。

因此，这一道红酒炖梨，是可以当作全家人的甜品来吃的，而且不管是凉着吃还是热着吃，都是可以的。

## ✳ 小孩子也可以吃红酒炖梨

有的人可能想这是用红酒炖的梨，就不敢给小孩子吃了。其实，当您炖梨的时候，只要锅口一直敞着，那么，酒味就会在炖的过程中散掉，小孩子吃也就没问题了。

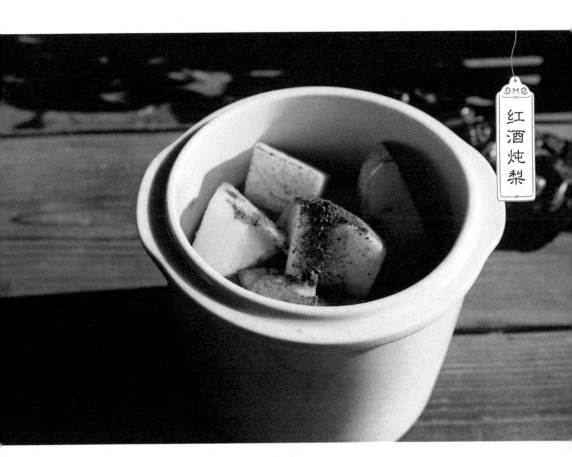

如果您是一个特别怕酒精的人，能不能吃呢？那就看平时您能不能吃放过料酒来炖煮的菜，如果可以，那么这道红酒炖梨一般来说您也是可以吃的。

您还可以根据自己的身体状况来选择放红酒的多少。如果您是一个特别怕酒精的人，就可以少放一点红酒，加一点水，然后多放一点丁香粉。

* 哪三种情况不宜吃红酒炖梨？

有三种情况是不适合吃红酒炖梨的。

第一，痰特别多的时候不要吃。如果是喉咙干、痒、痛，以及口干渴的朋友就适合吃。

第二，正在患风寒感冒的人不要吃，等感冒好了以后才可以吃。

第三，正在拉肚子的朋友不要吃。因为红酒炖梨其实还有一定的通便秘的作用，便秘的朋友是可以多吃一点的。

# 教师节：送给教师朋友们的一道食方——无花果炖梨

秋天，正逢新鲜的无花果上市，我要送给教师朋友们一道食方——无花果炖梨。无花果炖梨，专治讲话过多引起的各种咽喉不适。

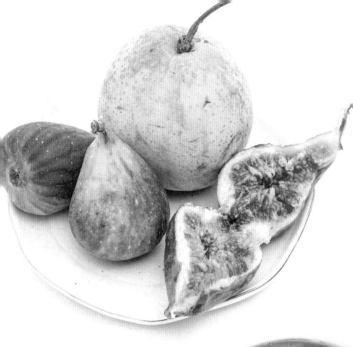

# 无花果炖梨

原料：无花果（3～5个）、
　　　秋梨（1个）。

做法：

1. 取3～5个无花果，把
   它们切成块，梨也连
   皮带核切成块。

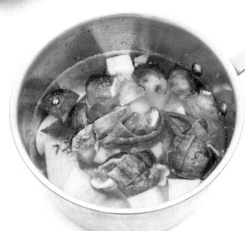

2. 锅里加上清水，把无花果块
   和梨块一起下锅炖煮，煮到
   差不多的时候加入冰糖，再
   煮一会儿就可以起锅了。

**允斌叮嘱：**

这道食方的做法跟红酒炖梨的做法
不一样，是不需要收汁的，因为
我们不仅要吃里面的无花果肉和梨
肉，还要喝炖出来的汁水。汁水是
这道食方的精华。

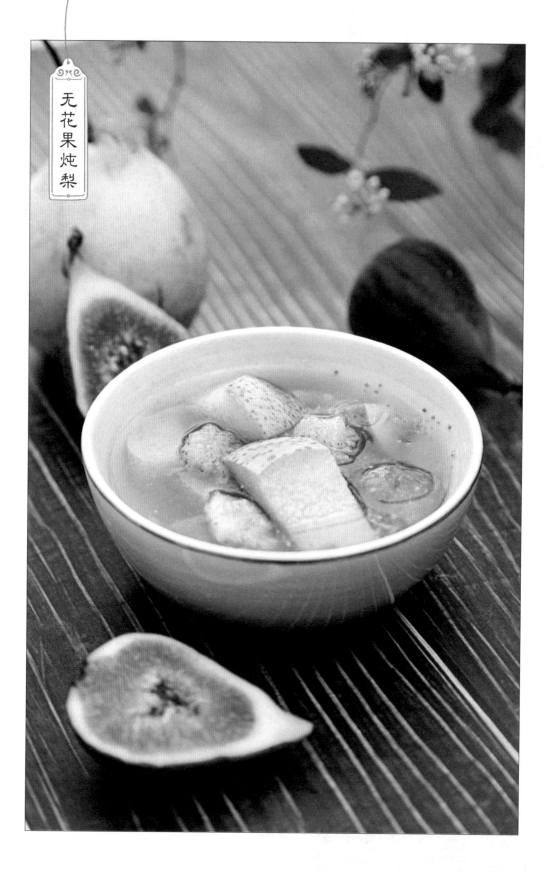

无花果炖梨

## * 吃无花果炖梨，防治慢性咽喉炎、声带小结等病

无花果炖梨有什么作用呢？它对教师、主持人，还有一些从事客服或者销售的朋友，也就是平常说话说得比较多的朋友都是有好处的。

当我们平常说话过多的时候，常常就会感觉咽喉不适，有些朋友甚至患有慢性咽喉炎、声带小结等。这也是教师、主持人等说话比较多的人的职业病。

## * 说话多，不仅伤咽喉，还伤肺气

很多平时说话多的朋友都会非常注意保养咽喉，教师朋友们应该也喝过不少的护嗓茶。但我们要注意一点，就是天天说话很多的时候，其实伤的不仅仅是咽喉，它还消耗了大量的肺气。

说话越多，特别像老师在课堂上大声说话，往往耗气很多，因此说话很多的人经常会有一个毛病——气短，还会有慢性咽炎的各种症状。

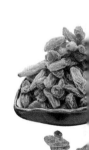

# "葡萄美酒夜光杯"——自酿葡萄酒的好处

秋天正是葡萄大量上市的季节，我们可以在家自己来酿造葡萄酒，下面我来分享一个我家长辈们酿造葡萄酒的配方。

## 自酿葡萄酒，能更好地保留葡萄的特殊营养

### ＊ 葡萄的特殊营养

我们为什么要在家里自酿葡萄酒呢？主要是为了吸收葡萄的特殊营养。

葡萄的皮和籽是含有特殊营养的。但我们在吃葡萄的时候，往往都把皮和籽给吐掉了，吸收不到这部分营养。而自己在家里酿造葡萄酒就可以让皮和籽一起充分地发酵，从而获取其中的营养。

# 爱和时间发酵的魅力

* 用古方自酿葡萄酒

　　吃葡萄时，葡萄的皮和籽一般人都是不吃的。如果我们自己酿葡萄酒，就能摄取到葡萄皮和葡萄籽的营养。

　　其实，在家里自己来酿葡萄酒，也不是很麻烦，最重要的就是要保持全程的清洁干净、无油就可以酿造成功。

　　下面我来分享自酿葡萄酒的方法，这是我家长辈用的，也是中国的古法。

　　我们小时候读古诗，"葡萄美酒夜光杯，欲饮琵琶马上催。"这里面所说的"葡萄美酒"，就是指自酿的葡萄酒，它跟西方传过来的红酒还是有一定的区别。

白露

## 自酿葡萄酒

原料：葡萄、冰糖的比例为5：1。

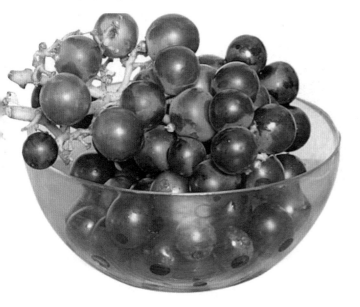

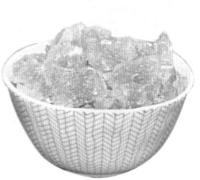

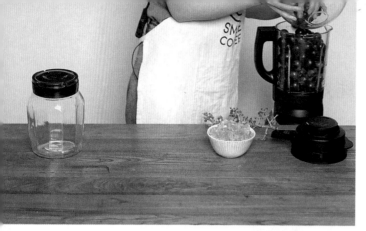

做法：

1. 先把葡萄洗干净，晾干水汽，然后准备一个特别大的玻璃罐子。玻璃罐子要事先清洗干净，晾干水分，不能沾油，不能沾水。

2. 把葡萄捣碎。您可以用两个方法：一种是用榨汁机慢慢地、一杯一杯地给它榨碎；另一种方法就是用擀面杖或者用手把它压破、捣碎。然后一层葡萄一层冰糖地放进玻璃罐里，不要全部装满，装到七八分满就可以了。

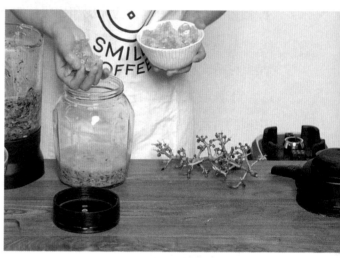

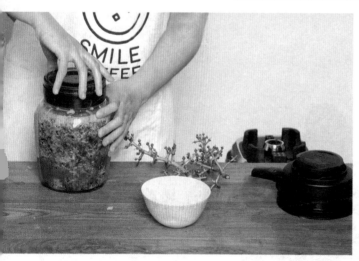

3. 装好葡萄后，拧紧盖子。先把它放在阳台上，让它晒上一天，这样可以加速发酵。然后再把它搬到阴凉的地方保存。等一个月以后把它打开搅拌一下，把籽和皮等残渣过滤掉。以后就可以长期来保存了。

**允斌叮嘱：**

自酿葡萄酒虽然用什么样的葡萄都可以，但您如果想要酒色更红、更好看，可以使用深色的葡萄。

自酿的葡萄酒在保存的过程中，酒汁还会继续发酵，它的味道也会越变越好，我家现在存的自己酿的葡萄酒最老已经有十五年了，这个味道真的是非常让人沉醉。

## ﹡ 把自酿的葡萄美酒留给孩子

曾经，我把我家自酿的有七个年份的葡萄酒，带到电视台的录制现场。那一次我们是录新年的年夜饭，需要用自酿的葡萄酒来作为年夜饭的酒类饮料。

当时，电视台请了一位从香港来的美食家。他有一个非常厉害的本事，就是你给他任何一杯红酒，他只要闭上眼睛品尝一下，立刻就能告诉你，这个红酒是产自哪一个酒庄、欧洲的哪个地方，然后它的年份是多少，是几几年的葡萄酒。编导当时想跟他开个

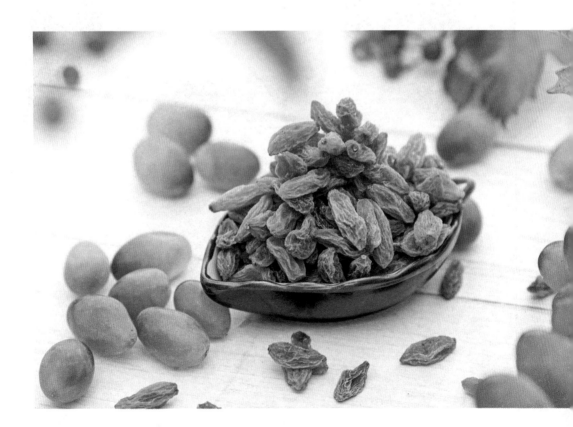

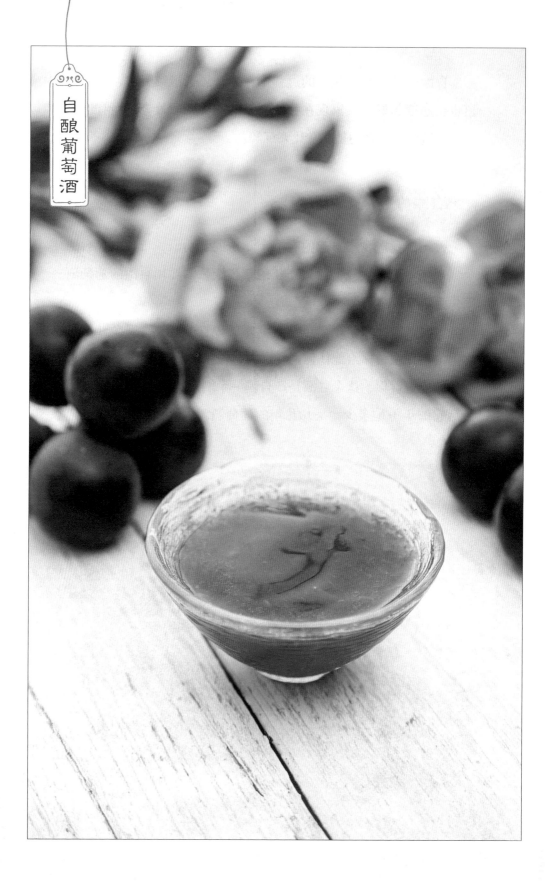

自
酿
葡
萄
酒

玩笑，就把我带去的葡萄酒也倒入酒杯请他品尝。我们都认为这是一个玩笑，他不可能品出来。因为我带的这个葡萄酒并不是出自那种欧洲有悠久传统的专业酒庄。

结果我们都没想到。他品了一口，思索了一会儿，又品了一口，过了好一会儿，他说这一次他还真的不知道，这个酒是来自哪一个酒庄的，但是他可以确切地说，这个酒的年份是七年以上的。他说得真准确，因为我带的这个酒刚好是七年的酒，所以我们都非常佩服他，觉得他真的是一位美食大师。

同时我们也发现，酒的的确确不管是用什么方式酿造，随着年份的增加，风味的改变是清晰明确、有迹可循的。这个也是发酵的魅力。

如果您有时间、有兴趣，不妨利用葡萄上市的季节，自己在家里也酿制一些葡萄酒。

等五年、十年、二十年后，孩子长大了，考上大学了，打开一坛酒，大家喝一喝。孩子结婚了，再打开一坛酒喝一喝，那种感觉想必是非常幸福的。

**白露**

---

**允斌解惑：蜂蜜也可以用来酿葡萄酒**

茉莉：能用红糖酿葡萄酒吗？好的老冰糖实在难找，找来找去大都是白砂糖加工提炼的。

允斌：可以的。甘蔗红糖的味会比较浓重。也可以用蜂蜜来酿。

向日葵（年年有余）：我自酿的葡萄酒颜色很透亮，但不是很甜，有点酸，后味有点涩，我酿对了吗？

允斌：如果尝到正常红酒的味道就是对了，红酒不会很甜的。

---

# 湿土之令，终于白露

## 白露时节，珍惜天降甘露

白露节气是一个诗意的节气。杜甫曾写诗："露从今夜白，月是故乡明。"

如果您住在山区，早上早早地起来，您会看到草丛上密密的露珠，都是白白的一片，非常漂亮。

而在南方地区，就会出现白露雨。这种雨跟夏天的雨是不一样的，它是绵绵的秋雨。

在白露节气，不论是早晨的露水，还是绵绵的雨水，都是老天爷给我们降下的甘露。

有露水凝结，有甘雨降临，对于农业是非常好的事情。对人体来说，也可以缓解秋风所带来的燥气。

# 一到白露，早晚的温差就开始变大

## ＊ 秋冻是"冻下不冻上"，早晚出门注意加衣

秋天的第二个月，我们进入到白露节气，这时，北方城市的昼夜温差基本上会超过10℃以上；而南方的城市，早晚的温差也有七八度。

其实，刚到白露的时候温差还不是最大，到白露节气的第二候（一候为五天）之后，昼夜的温差还会变得更大。

总之，白露期间昼夜的温差都是非常大的，这也是很多人在这段时间容易着凉感冒的原因。由于白天的温度还跟夏天一样，不少人不太在意，到了晚上气温骤降，就容易着凉感冒了。

到了白露节气，我建议大家把夜里盖的被子换成厚一点的，早晚出门的话，最好加一件外套。虽然大家常常讲"春捂秋冻"，但是这个"春捂""秋冻"也是大有讲究的。

春捂是"捂下不捂上"；秋冻是"冻下不冻上"。

仲秋时，地气还是热的，但是空气变凉了。到了白露节气，可能我们的裤子还是单薄的一条，跟夏天区别不大，但是我们的上衣就要注意多加一件了。

老年人可能对气温的变化比较敏感，知道自己在何时应该加衣，但是年轻人和小孩子意识不到早晚温差的变化，往往就会忘记加衣而着凉。早晚出门不穿外套，秋风一吹，后背受寒，以后容易得呼吸道疾病。

白露

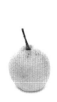

其实，在仲秋，也就是在白露节气的时候，身体要防范的不仅是凉，还有风。

有人说，春天是多风的季节，为什么我们偏偏要防范秋天的风呢？

这是因为秋风是属金的，就像刀子一样，如果我们中了秋天的风邪，就会伤到肺。什么意思呢？就是说，风是一种阳性的病邪，如果它袭击人体，首先是伤害人体的上部，特别是呼吸系统。

在仲秋白露期间，我们一定要注意防范秋风侵袭我们的后背。

当风吹到后背的时候，就会侵袭人体的呼吸系统，这一点，请家长一定要让小孩注意。因为小孩子通常火力比较壮，不太觉得天气凉，但当秋风一起的时候，还是要给小孩子加一个小背心，或者小外套，把后背护住，不要被风吹到。不然的话，孩子很容易干咳、流清鼻涕，其实这就是被秋风所伤了。

秋风吹到人体的时候，还会带来燥气。这种燥气在白露节气期间，还带有一点夏天的余热，属于温燥。因此，有些朋友被这种风吹后，表现出来就是喉咙干痛、红肿，且有干咳，或者是痰很少、很黏，咳出来是黄的。

# 一年中湿气最重的时节，到白露节气结束

古人说："湿土之令，始于大暑，终于白露。"

一年中湿气最重的时节，从大暑开始，到白露节气结束。

白露节气过后，天气的转换会很明显，湿气逐渐降低。

如果您在大暑之后祛湿气的功课做得好，从白露开始就可以给身体补水了。

　　如果之前的祛湿工作没有做好，就可能感觉身体内仍然湿气过盛，但同时又觉得口干舌燥，这是假性口渴，可以继续用荷叶茶来调理一阵子。

　　白露节气的第二候，在有的年份燥气已经很明显了，如果您感觉到了燥气，就可以从现在开始提前吃银耳了。

# 秋天，我们的身体最容易上燥下湿

## ＊ 肺是又怕冷又怕热，特别喜欢滋润

　　在我们的五脏六腑中，肺是最娇气的，它又怕冷又怕热，秋天一凉，肺是最先感知的。

　　肺还特别怕风、怕燥。肺跟身体其他部位有一个很大区别，就是身体很多地方都是怕湿的，但肺不是，肺是喜欢滋润的，它怕干燥。而秋风吹到我们的身体就会带来燥气，就会伤到我们的肺。

## ＊ 如何对付"上燥下湿"？吃出伏送暑汤、红酒炖梨、莲子银耳羹

　　在秋天，我们要注意润肺，这样不仅当时不容易患呼吸道疾病，而且整个秋冬季都会平平安安，这也就是为什么一到白露节

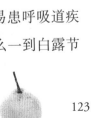

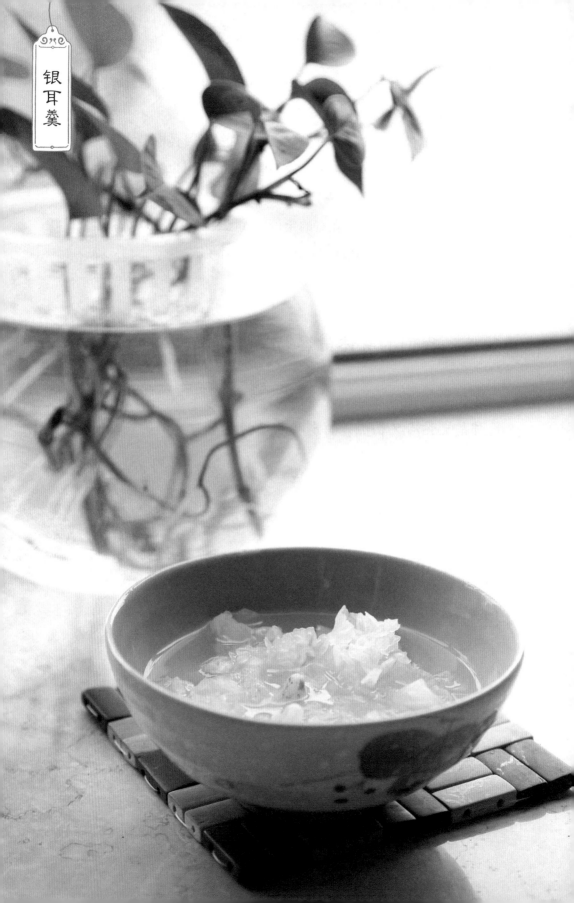

银耳羹

气，我们的食方的风格就突然来了一个很大的转折，要从祛湿改为润肺的原因，所以我们要吃红酒炖梨。

但是，是不是说我们就此停止祛湿的工作呢？不是的，我们依然要祛湿。特别是生活在南方地区的朋友，这时候依然可以喝出伏送暑汤。

这时候的祛湿重点还是身体下半部分的湿气，因为湿气是一直往下走的，所以到了白露节气，有些朋友会出现这样一种现象——上燥下湿。觉得自己的身体好像还有很多的湿气，但同时又有皮肤发干、口干舌燥的感觉；有的人还会觉得鼻子干燥。这时候就会让人觉得很茫然，无所适从，到底自己的身体属于燥还是湿呢？

其实，这就是上燥下湿。

在这个时候，我们可以一边喝出伏送暑汤来送走暑湿，一边吃红酒炖梨来润肺去燥。因为吃红酒炖梨，滋润的是人体的上半身，是滋润肺的，所以吃这两个食方是不会产生冲突的，它们是可以并行的。脾胃寒的人，不要吃红酒炖梨，可以吃银耳莲子羹。

当然，如果您正在咳嗽，还有很多的痰，流大量的清鼻涕，或者面部长了很多的痘痘，这种情况说明湿气还在上面，您暂时不要润肺，也不要吃红酒炖梨。

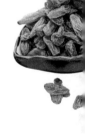

## 秋季如何补"好水"？

为了防燥，秋天要补好水，但是，补水并不只是喝水，光喝水是不能让我们身体真正补好水的。那怎么才能补好水呢？要吃一些滋阴润燥的食物。对于女性来说，秋季的补水尤其重要，不仅是对肺部和皮肤好，而且能防止早衰。

所以我年年都会提醒朋友们，过了白露，最晚到秋分时一定要开始吃银耳，一直吃到立春，这四个半月坚持吃，好处多多。

## ＊ 秋季帮你补"好水"的食物：梨、莲子、枸杞、墨鱼干、木耳、银耳

白露节气食方红酒炖梨，如果您喜欢的话也可以多吃几次。如果您觉得做红酒炖梨很麻烦，而且脾胃不是非常虚寒的朋友，还可以多吃一些煮熟或蒸熟的梨，都是有好处的。我们可以直接把梨切成四块，然后用水煮，也可以直接把它放在一个碗里，上锅蒸熟。蒸熟的梨的味道更甜，小孩子会更喜欢吃，每天您都可以给小孩子吃一点这样蒸熟的梨。蒸熟的梨既不像生梨那样寒凉，又可以很好地给孩子身体补充水分。

之后，还可以吃一些能帮助身体保住水分的食物，如莲子、枸杞、墨鱼干、木耳、银耳等。

其中的枸杞和墨鱼干，有些朋友会想这不是陈老师平时让我们用来补肝血的吗？没错。其实血液也是身体的水液之一，当我们想给身体补好水的时候，也要注意补血。

## ＊ 秋燥伤人有哪些表现？

燥气不仅会让身体表现为各种干燥，也会让身体缺血。当秋天燥气伤人后，身体会有以下一些表现：

第一，嗓子经常觉得干。

第二，口干，总是想喝水。

第三，嘴唇、皮肤容易干裂。

第四，面部的皮肤会觉得干。

第五，有些朋友的干眼症会更严重。

第六，女性朋友可能会感到月经量减少。

第七，有些朋友会发现自己的脱发比往年秋天加重了。

## 及时调理当季的问题，就不会积少成多，变成下一季的顽疾

多年以前，我曾经跟朋友分享过这么一个案例：有一位东北来的朋友，他跟我说他有一个怪毛病，就是每年一到入冬的时候就会咳嗽一个多月。他曾经找了一些医生、专家看过，吃了很多汤药，但吃了一两年也没有什么效果。

我看了他给我的这些汤药的方子，觉得没有什么错呀，应该是没有问题的，于是我就仔细观察他，发现他的体质不太像是冬天会得慢性支气管炎（俗称老慢支）的那种人。因为他跟医生说他每年入冬的时候，总会咳嗽一个多月，所以给他的诊断上面都写着慢性支气管炎。

我就问他："您居住的地方，入冬是什么时间？"

他说："我们那里天冷得很早，10 月初就算入冬了。我每年从10 月初就开始咳嗽。"

我们都知道 10 月初只是深秋，而从秋天开始咳嗽的话，那就

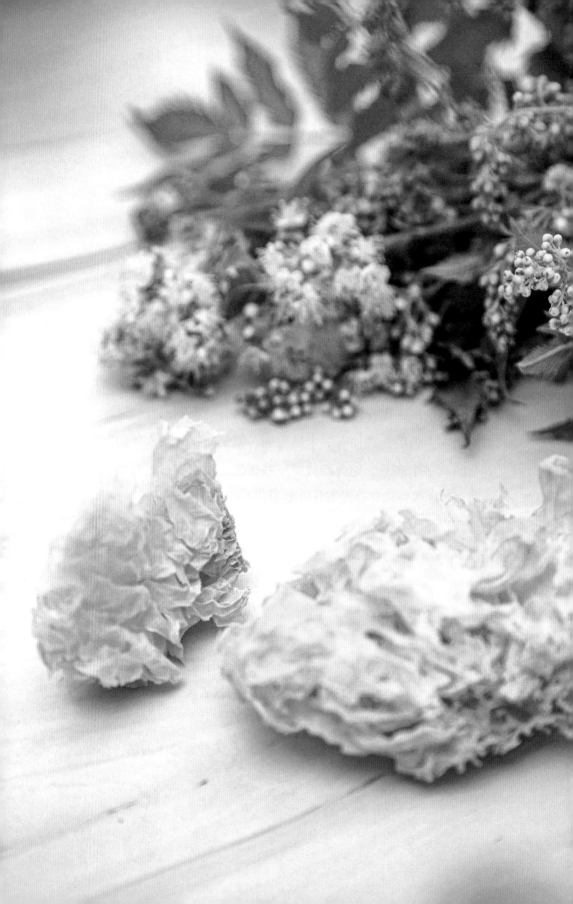

要考虑到燥的因素了。因此，我就问他的咳嗽是不是干咳，他说是的。

每次咳嗽发作的时候嗓子很痒，但并不痛，总想咳，却没有什么痰。这就是被燥气中的凉燥所伤后引发的咳嗽。

对于这种肺燥咳嗽，是不能用冬天治疗老慢支的那些温热性质药的，那是火上浇油，所以这个朋友用那些治疗老慢支的药物肯定效果就不会太好了，应该通过适当地滋阴润肺才对。

其实，他只要在每年入秋的时候，通过吃红酒炖梨、银耳等润肺去燥之物，就可以缓解咳嗽的问题。

同样的道理，如果我们在秋天的时候被燥气所伤，即便当时没有发作咳嗽，到了冬天、春天的时候，有些朋友还会发作咳嗽，因为这时候的咳嗽综合了冬天的寒气、春天的风气，调理起来就比较复杂，很难。

在每一个季节，我们都要注意当季会伤害我们身体的因素有哪些，然后重点去防范，这样就不会积少成多，成了下一个季节的麻烦问题了。

白露

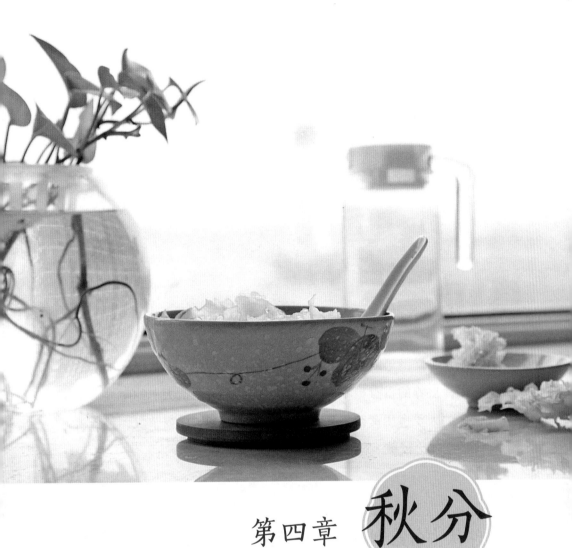

第四章 秋分

the Autumn Equinox

9 月 22 日或 23 日—10 月 8 日或 9 日

秋分节气时，如果您每天很早醒来，说明夏天没有养好，伤气伤阴了。

这个秋冬季要多吃银耳、莲子、墨鱼干、枸杞等

滋阴补气的食物给身体补回来。

春夏养得好不好，从秋分开始会逐渐反映出来。

龙星潜伏，一年的养生，到此要来一个大转弯了。

# 说话过多的人秋天如何养肺？要分阶段

## 三伏天养肺，多用黄芪

其实，一年四季我们都要注意养气、养肺，而且根据季节的不同，滋养的重点也不同。比如，在夏天（三伏天）的时候，说话多的人要多用黄芪来补自己的肺气，而到了白露节气，整个秋天的空气比较燥，这时候就要注意滋阴润燥。

## 仲秋（白露到秋分）吃无花果炖梨，养肺还养肾

秋主肺，秋天是养肺的时节，特别是在仲秋期间要好好地养肺。

对于平时说话多的人来说，伤到了肺气，也就伤到了自己的咽喉，因为人体的呼吸系统是由肺管的。

在秋天养肺也是分阶段的。那么，在白露节气的半个月乃至后面的秋分节气，也就是仲秋的这一个月，我们养肺还是不要大补，要以清润为主，比如，吃无花果炖梨就不错。

为什么要用到无花果呢？因为无花果补的不仅是肺气，它还

补肾气。肺气来源于人体的肾脏系统，所以当我们说话太多，不仅伤肺，也伤肾。

在我们的咽喉部位，有一个肾经的起止点，所以平时用嗓过度的朋友，特别是已经有咽喉炎的朋友，光养肺还不够，还要注意养肾。

这也就是为什么在白露节气，普通人吃红酒炖梨就可以了，而我推荐教师朋友要吃无花果炖梨的原因。

如果您是一个胃寒的朋友，非常怕梨的寒凉，那您可以在红酒炖梨的基础上，再加入一些无花果来炖，这样就可以减轻梨的寒凉了。

如果您是教师朋友，不妨试一试无花果炖梨。如果您不是教师，那也请把这道食方转告身边的教师朋友。


## ﹡"江山易改，本性难移"——煮熟后的梨，其寒性并未全消

有些朋友可能以为水果只要煮熟以后就不凉了，其实"江山易改，本性难移"，有些水果煮熟以后，只是减轻了它的寒性，梨就是这样的。

我们说食物有寒、热、温、凉四性，指的不是它的物理温度，也不是生、熟，而是吃下去以后它对人体所起的作用。

哪些食物煮熟之后，就变得不凉了？主要是淀粉含量高的食物。如果某种食物或者水果含的淀粉成分特别高，那煮熟以后基本上就不太凉了。

而梨含有的淀粉成分很少，含水分很多。因此，加热、煮熟之后它依然是寒性的，只是比生的时候寒性减轻点而已。这也是我强调要用红酒来炖它的原因。因为酒性为热，加了红酒之后，才能够改变梨的寒性，把这道食方从寒性变为凉性。

# 秋天易出现的两种亚健康现象：秋乏和悲秋

## 秋乏和悲秋说明什么？

### * 秋乏和春困有什么不同？

老话经常说"春困秋乏"，又说"伤春悲秋"。这些其实都不是正常的现象，而是我们身体发出的亚健康信号。

春困和秋乏是不一样的，"困"是想睡觉，而"乏"是浑身无力。

发生的时间也不一样，"困"一般是在午后困，一到下午人就想睡觉；"乏"一般是在清晨，早上不太想起床，也不是说睡不醒，而是醒了以后有点迷迷糊糊的，总觉得睡不够，浑身有点无力。

### * 为什么您会秋乏？

有两个造成秋乏的原因。

第一个原因，到了秋天，晚上的时间就越来越长了。白居易在诗里写道："西风飘一叶，庭前飒已凉。风池明月水，衰莲白露房。其奈江南夜，绵绵自此长。"当我们还按夏天的作息来生活，到了秋天，夏天的作息还没调过来，晚上睡得晚，早上醒来就会乏。

第二个原因，是最主要的。夏天人体的血液都在体表，而到了秋天，天气一凉，气温骤然下降，毛孔就收缩了，血就往体内回流，进入了五脏六腑，这时候我们就会觉得乏。这种乏实际上是四肢无力的一个表现，因为四肢上的血液缺少了，人就会觉得没力气，自然就会懒洋洋的。

其实秋乏是夏天的虚带来的一个后遗症。

当人虚了以后，就会觉得气虚无力。如果在夏天补气没有补好，到了秋天，秋乏会更明显。

秋天的时候，重点还是要做补气的工作，但又跟夏天的补气有点不一样，因为这时候的重点是补肺气。

秋分

## ＊ 悲秋也是一种秋乏

除了秋乏，在秋天身体容易出现的第二个现象就是悲秋。

"伤春悲秋"这句话我们经常用，但伤春和悲秋是不一样的。

春天的忧郁主要跟肝有关系，而秋天的悲思主要跟肺有关系。

我们可能会认为"伤春悲秋"只是一个心理上的问题，其实不然。因为心理的问题往往是跟身体密切相关的，很多朋友的心理问题也都是由身体问题造成的。

我曾经遇见过一个女孩，她那时候还在读高中，她的父亲说她身体太瘦吸收不好，可能是脾胃功能不调，希望我能给她看一看。那女孩就告诉我，她说她不觉得她的身体有什么问题，但她总有一个情绪就是"伤春悲秋"。

其实，这是她肺气不足的原因，而肺气不足又跟她的脾胃功能失调很有关系。经过调整，这些症状都是可以避免的。

如果您觉得自己常常也会"伤春悲秋"的，但可能没那么严重，只是到了秋天就觉得好像看什么都很消极，情绪比较消沉，不是很积极地想去做事情，这就是悲秋。

实际上，悲秋也是一种秋乏，这种秋乏是思想上的疲乏，我们同样可以通过补肺气来调理它。

# 仲秋补气，重点补的是肺气

## * 仲秋，要多吃五味子、枸杞、莲子、银耳等补肺气的食物

初秋的时候，补气可以用黄芪，那时候还在三伏期间，补气还可以贴秋膘；而到了仲秋的时候，想补气那重点就要补肺气了。

这时候的补就跟三伏（夏天）的补不一样了。我们要用到五味子、枸杞、莲子、银耳等一些平补肺气的食物。

如果您是一个肺气比较虚的朋友，这时候的秋乏还带有一种特殊的现象，这种现象在交白露节气的那段时间特别明显。

什么现象呢？就是在早上四五点的时候会早醒。同时，又觉得四肢懒洋洋的，不太想起床，可是想睡又不太能睡得着。这种

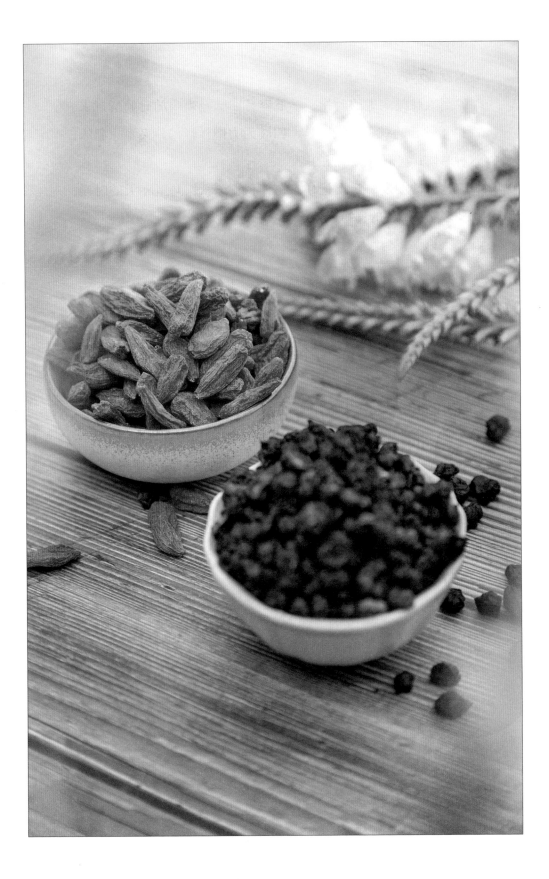

现象就表示肺气虚得比较明显了。

当人肺气太虚的时候，早上容易在肺经当令的时候醒过来，而由于秋乏的现象比较明显，四肢无力懒洋洋的，又不想起床，这种时候其实是不太舒服的。

这样的朋友一定要记住，在仲秋、深秋，乃至冬天的时候，都要多吃补肺气的食物。

## ❋ 补肺气，不只是中老年人要做，孩子也要做

一说到补肺气，很多人可能认为这是中老年人才要做的事情，但是我前面举的例子里，那个女孩当时只是一个高中生。

一个人只要是劳累过度，或者忧思过度，或者是被风寒所伤，都有可能伤到肺气，从而引起秋乏或者悲秋。

无论年龄大小，如果您被以上三种因素伤害到身体，都要注意在秋天多多去吃补肺气的食物。尤其是家长朋友要注意，因为现在的孩子学习是非常劳累的，而且压力很大，心理上的压力都会影响到孩子们的肺气，使肺气不足，而肺气不足又会让孩子们更容易患呼吸道一类的疾病，经常感冒、咳嗽，所以家长在仲秋时要特别注意给孩子们养肺、补气。

# 秋分：星沉、龙潜、人安

## 春夏养得好不好，从秋分开始会逐渐反映出来

秋分是一年收获的时节。春夏如果风调雨顺，人们按时耕作，秋分时能获得丰收。如果遇到灾害，或者误了农时，秋分时就可能歉收。

人体也是一样，春夏时身体养得好不好，有没有顺时调理，从秋分开始会逐渐反映出来。

每天早上醒来，可以不着急起床，慢慢地做几次深呼吸，体察一下由春夏的生长转为秋冬的收藏时，身体的细微变化。

春夏阳气足，人体有些问题不会马上显现出来。到了秋冬，阳气弱了，才会发病。所以每年秋冬生的病，很多时候我们可以从春夏的保养不当找到根源。

秋分

秋分

# 秋分：天下大丰收，开始进入收藏阶段

## ❋ 四季的天象给我们什么启示？

《周易》乾卦第一爻"初九，潜龙，勿用"，对应的就是秋分。

"龙"指的是天上的龙星。二月二龙抬头的时候，我们一起观测过龙星。龙并不是一个真实的动物，而是古人夜观天象看到的天上二十八星宿中，有七个星宿在东方，它们组成了一条龙的形状。古人就把这个形状命名为龙。跟西方的龙不一样，它是天上的星象。

汉代许慎在《说文解字》里解释："龙，鳞虫之长，能幽能明，能细能巨，能短能长，春分而登天，秋分而潜渊。"

这其实是两千年前古人所看到的天象。根据龙星在天上的变化，可以确定四季。

春天，黄昏后当龙星从地平线上升起的时候就是二月二，这就是古人在《周易》乾卦里讲的"见龙在田"。

到了春分的时候，龙星从地平线全部升起，对应的卦象是乾卦的"或跃在渊"，这就是"春分而登天"。

立夏时，龙星横镇在南中天，这个天象就是乾卦的"飞龙在天"。

到了夏至的时候，龙星已经过了中天，开始向西垂下去了，这就是"亢龙有悔"，象征着上盛而下绝（阳气盛，阴气绝），盛极必衰。

立秋时，龙星的头部向下沉入地平线，这个天象对应的是乾卦的"群龙无首"。

到了秋分的时候，龙星就渐渐地隐没在地平线之下，这就是"秋分而潜渊"。古人在《周易》里给它对应的卦象，是乾卦的"潜龙勿用。"

## *"秋分而潜渊"：收敛神气，精神内守

马王堆帛书《易之义》解释说："潜龙勿用者，匿也。"春分时龙星"登天"，秋分时龙星沉到地平线以下，所以称为"潜龙"。

对于两千年前的古人，这个非常重要，因为他们是通过看天象来了解一年的农时何时开始、何时结束的。

看到龙星"潜渊"，就知道秋分到了，天下大丰收，一年的农时结束。

到了秋分，我们也要开始进入养生的收藏阶段。

您看，连天上的龙星都开始潜伏了，我们也要把自己的心定下来，静下来，安心地享受秋冬。

正如《黄帝内经》所说的，秋季养生要"收敛神气"，"使志安宁"，也就是精神内守，多关注身体的内在。一些外在的、多余的事情，我们就不必多做了。

# 秋分：阴阳相争，注意换季病

秋分是一年中一个重要的转折点，我们如果不善加调养，及时跟上大自然的节奏，就容易产生换季病，甚至给身体埋下健康隐患。

## ﹡ 秋分之时，阴和阳平分秋色

古人夜观天象，将秋分之前节气的天象记录在《周易》乾卦中，将秋分之后节气的天象记录在《周易》坤卦中。

这是为什么呢？因为乾为阳，坤为阴。秋分之前，天地之间阳气强；秋分之后，阴气就要占上风了。

而春分、秋分这两个节点，是阴阳相半的节点，阴气和阳气各占一半，势均力敌。

所以一年中唯独春分和秋分，在乾卦和坤卦中都占了一席之地。

## ﹡ 龙战于野，春夏的生长之气要转变为秋冬的肃杀之气

乾卦记录的是日落后所观测到的天上的星象，坤卦记录的是日出前所观测到的天上的星象。

秋分时节，日落后的夜晚，龙星的头沉入地平线看不见了，这是"潜龙勿用"。

日出前再次观测，会看到龙星一半在天上，一半在地平线以下。古人就用这个天象来象征自然界也到了阴阳相半的时节，并在坤卦中将它记录为："龙战于野，其血玄黄。"

为什么还有争战，还会见血呢？因为阴阳相半，不是平稳过渡到下一个阶段，会有一番争战。节气节气，是有一个节点，一个"坎"的，更何况是春分、秋分这样阴阳此消彼长的节气。

所以古人就用战斗来比喻秋分时节自然界的阴气战胜阳气的这样一个过程，也就是春夏的生长之气要转变为秋冬的肃杀之气。

在此阴阳相争之时，人体也容易出现换季病。

## ❋ 秋分节气开始，养生要加强补阴

秋分节气所带来的阴阳消长的转折，会在两个方面影响到我们：一是起居，二是饮食。

春夏的时候，养生的重点是养阳、排毒；从秋分开始，养生的重点是进补、封藏，并且是阴阳双补，既要补阳，又要补阴。

补阴具体落实在两个方面：

第一，要滋阴，补充人体的水液。

第二，要补血，因为血也是阴的一部分。

这也是到了秋冬的时候，我强调大家要吃银耳、枸杞、莲子的原因，它们是帮助人体来滋补收藏的。

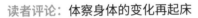

**读者评论：体察身体的变化再起床**

一丹 _k：秋分而潜渊，星沉，龙潜，人安！现在每天醒来都先呼吸，体察身体的变化再起床，发现原来真的会有细微的变化。

秋
分

# 金气秋分，一年的养生要大转弯了

秋分的"分"字是非常有讲究的，古人说是金气秋分，因为秋天是属金的。

金气秋分，一个"分"字有好几重含义，意味着昼夜平分、寒暑交替、阴阳消长、一年农事结束。

一年的养生之旅，到秋分时也要来一个大转弯了。

从春天开始，我们一直以养阳为主，接下来该阴阳双补了，特别是要偏重于滋阴和补血。

在起居方面，早上可以不用起那么早了，天亮再起。

喜欢剧烈运动的朋友们，现在开始要收着点儿了。

秋分时，天上的龙星都"潜伏"了，我们也不妨定下心来，安享秋天丰收的物产，静观秋日的好风光。

## 秋分的第一个"分"：分昼夜

\* 秋分节气醒得太早，说明夏天没有养好

秋分，这个"分"字首先意味着昼夜平分——一天分成两半，昼夜时间是相等的，也就是说不像夏天那样白天比较长，夜晚比

较短，早上日出的时间也渐渐地推迟了。在秋分之前，我们习惯于每天早起，然后出门去看看日出。从秋分开始，就要稍微调整自己的作息，早上起得要晚一点了。

秋分节气时，如果您每天很早就醒来睡不着，说明夏天没有养好，伤气伤阴了。这个秋冬季要多吃银耳、莲子、墨鱼干、枸杞等滋阴补气的食物给身体补回来。

## ﹡秋分之后，要适当地晚起，起床时"必待日光"

有些老年朋友早上不太睡得着，习惯于很早起来。我建议您在秋分之后也要适当晚起，最好是看到天有点蒙蒙亮，也就是在日出之前大约半小时，您再起床都不迟。

如果您实在睡不着，现在开始可以多吃一些宁心安神的食物，如莲子，它对调理失眠，特别是老年人的这种心肾不交型的失眠很有帮助。

如果早上醒过来了，但天还没有亮，这时候怎么办呢？您不妨躺在床上做一做养生的按摩运动，比如，可以摩一摩腹、转一转眼，总之不要急于起床。

古人告诫我们，秋冬的时候我们早上什么时间起床合适呢？能够看到太阳的光了，才可以起床，这叫必待日光。

这就是秋分的"分"的第一层含义，它是把昼夜给平分了。从秋分之后，我们的夜晚就"绵绵自此长"，睡眠时间也要比以前增加了。

秋分  145

# 秋分的第二个"分"：分寒暑

古人说秋分为"秋向此时分"。秋分把秋天分成了两半，前一半温，后一半凉。秋天的秋燥，在秋分之前是温燥，秋分之后就是凉燥了。

凉燥一般表现在三个方面：皮肤、呼吸道和肠道。而这三样，都是肺在主管。燥邪伤人，肺是首当其冲的。

肺怕燥，一燥就容易产生各种问题——皮肤、鼻子和咽喉干燥，缺乏滋润，病毒就容易长驱直入呼吸道。

## * 如何防燥

润肺防燥，不在于喝水，而是要吃银耳、百合这些清润的食物。每天吃一点，皮肤会比较滋润，嘴唇、鼻腔也不会干燥难受了。

特别是秋天易咳嗽的人，要加强防燥，可以用银耳配百合，既润肺又补肾阴，预防咳嗽和气管炎。

百合偏凉，脾胃虚寒的人，可以再加点桂圆，做成桂圆百合银耳羹，这样还能增强补血养心的功效。

## * 从秋分开始的进补，可以一直吃到立春

从春分到秋分，我们是以防热为主。从秋分开始到来年的春

分，我们是以防寒为主。秋分之后，才能真正感觉到秋天的凉意，以及人体缺乏水液滋润的那种燥。

秋分这个转折点，把一年分成了寒暑两半。所以其他节气的食方通常是吃半个月到一个月，而秋分进补的食物，整个秋冬季都要吃。我建议大家从秋分开始吃的银耳羹，要一直吃到立春，就是这个原因。

# 秋分的第三个"分"：分年

\* *最早的"年"不是在大年三十，而是在秋分*

秋分把秋天分成了两半，也把一年分成了两半。不仅是"秋向此时分"，也可以说是"年向此时分"。

秋分的"分"，第三个含义就是"分年"。年怎么在此时来分呢？在上古时代，一年是在秋分时结束。

古人所说的岁和年，其实是不一样的。什么叫作年呢？庄稼收获一次就定为一年，这是以农业为中心来定的。秋分一到，就是农作物普遍丰收的时候，到此，一年的农事就圆满结束了，这就是古人认为的一年。因此，在古老的历法中，一年的年底，并不是现在的大年三十，而是秋分。

现在我们把秋分定为"丰收节"，是很有道理的。古人怎么知道秋分到了呢？就是看到龙星"潜渊"了，龙星沉到了地平线下，"潜龙勿用"，那这就是一年的结束。

这对我们现在人来说，还有没有意义呢？

在我看来，它仍然非常有意义。对应到我们的身体，就是到这个时候也应该是丰收的季节。经过了春生夏长，到我们收获的时候了。

如果我们在春天、夏天的时候养生养得好，那现在我们应该感觉到身体气血充盈，很舒服。此时就可以把人体的精气、气血往回收，把它们收藏起来，来充实我们的内在，这就是我们人体的丰收。

秋分对于古人来说是一年农事的结束，而对于现代人来说，就是一年身体的生长季节的结束，我们要开始收藏了，让人体的精气就像天上的龙星"潜渊"一样深藏体内不外泄，以待来春。

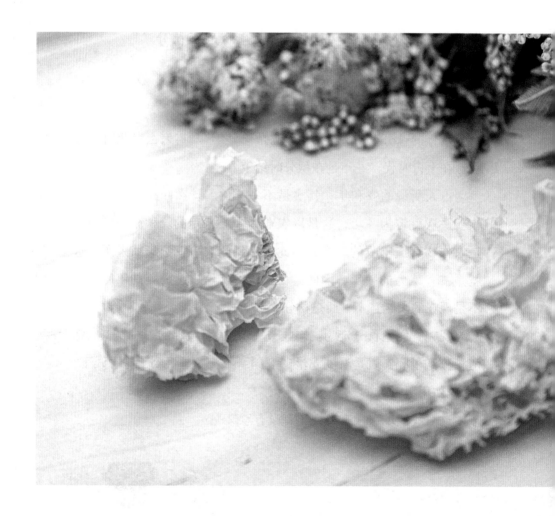

# 中秋时节，月亮对人体的影响

## "月乃水之精，秋乃金之气"

* 为什么月亮到了秋天会格外明亮？

中秋节是农历八月十五，为什么会变成一个节日呢？其实一年之中，每个月都有十五，每个月都有一次月圆，但中国人为什么特别看重农历八月十五的中秋之月呢？

古人说"月乃水之精，秋乃金之气"，认为月亮是水的精，就是水神，它最能体现水的精髓。而秋天的属性，在五行中为金。

在中医所说的五行相生相克的关系中，金是生水的，所以水得到金的帮助，它就更加旺盛。而属性为水的月亮，到了秋天得到了金的帮助，金生水了，月亮就会格外地明亮。

其实，这是古人通过观察天象的变化而得出的一个规律。他们发现在秋天，秋高气爽，能见度也特别好，仰望夜空，就会觉得月亮好像特别亮。这是古人观察天地之气和时令互相感应的结果。

那这种感应对人体有什么影响呢？

秋分

## ✳ 月亮的引力，也会引起人体内"海水"的潮涨潮落

中秋的前后，也就是仲秋这一个月，月亮对我们人体的影响是最大的。

我们都知道，月亮的引力会引起地球上海水的潮涨潮落。中国有一个号称是天下奇观的钱塘潮，是世界三大涌潮之一（三大涌潮分别是印度的恒河潮、巴西的亚马孙潮、中国的钱塘潮）。

钱塘潮从古到今都非常有名，每年的农历八月十八有观潮节。因为钱塘潮在每年农历八月的时候最为壮观，尤其是中秋节之后的八月十六到八月十八。钱塘潮高起来能达到十多米，而在古代的时候，它的威力更是惊人，能从入海口溯江而上，冲击杭州、绍兴，甚至苏州。这些就是我们能看得见的月亮对地球上海水的影响。

其实，人体内也有"海水"，它就是人体内的水液和血液。

据科学家研究，人体血液的成分跟地球上早期原始海水的成分极为相似。当月亮的引力引起地球上海水运动的时候，它也同样会引起人体内的水液和血液的波动。

因此，在中秋节前后，也就是仲秋的这一个月里，我们人体的水液调节是最容易出现不均衡的，身体内有地方很湿，有的地方很燥。

这也是之前我一直强调在仲秋之月，既要给身体祛湿，又要给身体润燥的原因。

中秋养生，奥秘就在这一个"水"字。要给人体润燥，就要补充"好水"；要补充"好水"，就需要排出"浊水"，也就是各种湿。

经过一个夏天，还有一些湿热赖在人体内，这就是一种"浊

水"。湿热会先影响人体的脾胃，继而逐渐影响人体的下焦，也就是肾和膀胱系统。

# 仲秋之月，我们调理的重点要落在"水"上

\* 为什么有的女孩子大腿特别粗，怎么都减不掉？

如果每年的仲秋之月，都没有注意水液的调节问题，那么长此以往，人体的水液就会不均衡。比如，有的女孩子会觉得自己的大腿特别粗，很胖，怎么运动、节食都不容易减掉。

其实，这种肥胖跟湿气重有很大的关系。要想减肥是需要先祛湿的，但这些朋友往往会觉得自己经常口干，每次去运动的时候，都要带上一瓶水，运动一会儿就喝一口，运动一会儿就喝一口。

我观察到很多年轻女孩子都有一边运动一边喝水的习惯，实际上，这是人体水液调节失常的表现。一边运动一边喝水，最后使身体的下焦湿气更重，大腿上的肥肉就更难减掉了，而口干舌燥的毛病也始终调理不好。

\* 有上燥下湿问题的，喝银耳莲子羹；湿气特别重的，继续用荷叶

仲秋之月，我们调理的重点要落在"水"上。

如果您感觉自己有上燥下湿的问题，那么轻者就喝银耳莲子

羹；如果感觉湿气特别重，那么夏天的荷叶粥您还要继续喝一段时间；假如这种湿气里还夹杂有热气，您还可以用到冬瓜皮。

在人类生活的地球上，约70%的表面都被海水覆盖，而人体也有一个同样的数字，就是人体内约70%都是水分。因此，在仲秋之月，当月亮对地球上的海水产生巨大影响的时候，我们也要重视月亮对人体内的水分产生的影响，以便及时地调理。

---

**读者评论：吃了银耳莲子羹以后不便溏了**

ping：谢谢老师的大爱分享，我吃了银耳莲子羹以后不便溏了。

张慧：喝银耳莲子羹感觉很舒服，以前只知其一不知其二，看了陈老师的养生书终于明白了。感恩陈老师！

馨S海：孕后期吃了银耳，生出来的女儿白白嫩嫩的，很漂亮。

一丹_k：陈老师，前两天试着把燕窝和银耳一起炖，感觉吃起来很舒服。

得月湖主：每次煮银耳莲子羹都放红莲，每次我都会把红莲吃完。这两天晚上九十点钟就开始想睡了，以前都是到了十一二点还经常睡不着，这大概是红莲的功效吧。

**允斌解惑：银耳莲子羹用蜂蜜比较好**

格桑花：银耳莲子羹能用红糖吗？
允斌：用蜂蜜比较好。

天空：能用有心莲子熬银耳莲子羹吗？
允斌：可以的。便秘的人可以用去心莲子，其他的人两种都可以用。

吧啦吧啦：银耳莲子羹里可以放红枣吗？我湿气重、便溏、脾胃虚。
允斌：湿气重的人不要放红枣，要多放莲子。

---

# 中秋节，怎样健康吃月饼？

## 为什么中秋节要吃月饼？

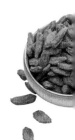

现在的月饼花样繁多，什么馅儿的都有，但是这样的月饼，我们在中秋节的时候稍微尝一尝，应个景就可以了。

为什么在中秋节的时候要吃月饼呢？事实上，传统的月饼是非常有养生讲究的，这里面的奥妙就在于月饼里面的馅儿，馅儿是非常有讲究的。

那传统的月饼是用什么样的馅儿呢？我们都知道，传统的月饼中有两种是非常经典的。

### ❋ 五仁月饼

五仁月饼曾经有一段时间好像很不受大家待见，觉得五仁月饼不好吃，还编了很多关于它的段子。

事实上，这是因为后来的五仁月饼在加工的时候真的太不精细，有点粗糙。如果我们好好地加工五仁月饼，它还是非常好吃的。而且，它还特别有养生的讲究。因为五仁月饼里面的几种仁，都是滋补我们身体的，不仅可以补到人体的五脏，也可以补到肺气。

蛋黄莲蓉月饼是非常经典的月饼。它的口味非常好，所以经久不衰。它也是非常补益的，因为蛋黄是补血的；莲蓉是用去皮、去心之后的白莲子制成的，这样的莲蓉跟无心的白莲子的功效是非常近似的，它主要补的就是我们的脾肺之气，也很适合脾虚、气虚的人日常保健来吃。

红莲子养血的作用比较好，白莲子补气的作用比较好。白莲子加工成莲蓉，放在月饼里面，主要就是补益肺气。

事实上，把植物的种子加工成非常精细的粉末，然后拌上蜂蜜做成月饼馅儿，补益肺气是非常好的。这也是在中秋节吃月饼的养生意义。

如果我们能记住古人的这一番苦心，在吃月饼的时候，我们就自然知道哪些月饼要少吃，哪些月饼可以适当地多吃了。

# 为什么秋季养生要养肺？

＊肺喜湿厌燥，我们要好好地滋润它

秋天的时候，由于早晚的温差很大，风特别容易伤人体的肺脏系统，所以秋天养生一定要注意养肺。

秋风会带来燥气，而在秋天，肺最害怕的就是燥气。因为人体的肺是一个非常娇嫩的脏腑，我把它称为人身体的"公主"。它最怕干燥，喜欢湿润。所以到了秋天，我们要好好地滋润它。

## *"忧"这种情绪最伤肺

除了秋天的燥气，人的情绪反应过度也是会伤肺的。比如，喜、怒、忧、思、悲、恐、惊中的忧最伤肺。

古人讲"伤春悲秋"，因为到了秋天，天气渐冷，树上的叶子都落了下来。这时候，人容易产生悲秋的情绪，也叫忧思。

而平时心思比较细腻、敏感的人，他们见到秋叶飘落就会顿生人生无常之感，忧思万重。有些漂泊在远方的游子，到了中秋，看到月亮又会生起思乡之情。这些忧思是很容易伤肺的，伤肺后会让人肺虚，特别是感觉到肺气虚。

## *当一个人肺气虚的时候，就会精神不振，容易疲劳

肺是统管人的一身之气的，所以当一个人肺气虚的时候，就会感觉到精神不振，容易疲劳，也就是秋乏。

因为肺主皮毛，肺虚后，人的皮肤就会松弛。另外，人年纪越大，眼皮就越是下垂，这就是肺气虚导致的。还有一些朋友，逐渐会产生双下巴，这也是肺气虚的表现。

# 中秋吃月饼，如何不升糖？

## *三个"无糖月饼"，让血糖升了三倍

传统月饼的馅料，用秋天收获的种仁制作，用纯天然的蜂蜜

拌和，可以补益肺气。

但是现代月饼，有些已经变味儿了，只求色香味，添加的东西也不尽是天然。

每年中秋节前后，医院会收治一些因为吃月饼来就医的病人。

2015年，我去河北卫视录中秋节目，主持人就给我讲述了这么一段新闻：

武汉一位60多岁的胡阿姨，因为月饼差点把命给搭上。她是糖尿病病人，平时不能吃糖，不能解馋，突然收到了无糖月饼，便一口气吃了三个。结果过了十分钟，老人就感觉不舒服，血糖比平时上升了三倍。赶快上医院一看，糖尿病酮症酸中毒。前后急救了两个多小时，才终于脱险。

## * 有些"无糖月饼"，其实并非真的无糖

糖尿病人要注意，有些"无糖月饼"，其实并非真的无糖。

糖有两类：一类是蔗糖、果糖、麦芽糖等甜味糖；一类是多糖，我们最常吃的淀粉，就属于多糖。

一个无糖月饼，外面有面粉，里面又有各种含淀粉的馅料，这些都是糖，只是没有额外加蔗糖而已。因为不额外加糖，为了让口感好，有的还会加一些添加剂。

这样的"现代月饼"不仅是糖尿病人不能多吃，普通人吃多了也不是太好，有些人还会引发胆囊炎。

## ✳ 吃了月饼，用什么代替主食

是不是糖尿病人就一点月饼都不能吃了呢？其实，如果血糖稳定的情况下，是可以吃一点的。吃了月饼，要把平时吃的主食相应减少，保证吃进去的淀粉类和糖的总量不增加。

家里有血糖高的人，中秋期间吃了月饼，会多摄入淀粉类、糖类，这个时候可以用麦麸来代替主食。

几年前一位朋友的父亲因血糖突然升高住院，几天不降。我就建议她用麦麸给她父亲每天代替主食来吃。煮麦麸时，什么都不用加，只需要加水，煮到稠稠的就可以了。这样吃，对于降血糖很有帮助。

麦麸不仅有助于稳定血糖，还能调理产后虚汗。

血糖不高的人，吃麦麸也有好处。喝粥时放一把麦麸一起煮，它可以给人体补充 B 族维生素，对皮肤和神经系统有营养作用。

千古名方甘麦大枣汤里面有一味浮小麦，正是利用了麦麸的功效，可以安定心神、缓解焦虑、促进睡眠。

秋分

# 过好中秋节，就做好了仲秋的养生功课

## 中秋节要做的五件事

中秋节的养生，实际上就是仲秋的养生，主要是指在秋分之后的一个月，我们应该做的事情。

现在过中秋节，好像主要就是全家人在一起吃个月饼。而按照传统民俗来说，中秋节的内容就非常丰富了。

它主要是做以下五件事情：

第一，拜月神。

第二，分月饼。

第三，品螃蟹。

第四，赏桂花。

第五，偷冬瓜。

## 为什么中秋节要拜月神？

为什么我们要拜月神呢？其实从养生角度来说，拜月神的时候供奉的供品才是重点。因为拜完月神之后，这些祭拜所用的供品是被我们吃掉的，借此机会让人们吃一些秋冬季节养生的食物。

虽然各地民间拜月神的习俗都不相同，但是通常来说，除了螃蟹，祭祀的供品里头有几样是非常常见的，那就是月饼、冬瓜、柚子、芋头和栗子。中秋节的时候，如果全家人一起吃饭，可能会喝一点酒，这时候就会用桂花做的醒酒汤来给大家醒酒，解酒毒。

这几样实际上都是秋冬季节养生使用的食材。

冬瓜是为了清热祛湿；柚子是为了消积止咳；栗子在整个秋冬季都很适合多吃，它是补肾壮骨的；螃蟹是为了滋肝养胃；而桂花在紧接着的寒露节气，是可以养肺调肝的。

其实，传统的民俗，基本上都有其养生的道理在里面，后来经过时光的风化，人们就只知其一，不知其二了，一来二去就把月饼变成了中秋节的主角。

秋分

# 为什么要"偷冬瓜"？

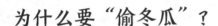

\* 多吃冬瓜能让人的皮肤变好，还能促进人的生育

在中秋节的民俗中，最有趣的就是偷冬瓜。

偷冬瓜事实上是一个趣味游戏，并不是真的去偷。在中秋节的时候，邻里之间互相帮助，摘取对方地里的冬瓜，然后把它煲汤来喝。

大家认为，这样吃了冬瓜以后，身上就不长包、不长疮了，皮肤还会特别好。还有的地方讲究偷了冬瓜后，要送给没有孩子的人家，叫作送子。认为谁家不生孩子，吃了这个冬瓜以后就会有孩子了。

虽然这是民间的美好传说，但事实上也是有养生道理的。偷冬瓜游戏无非是鼓励大家在中秋的时候，把夏天的老冬瓜再吃一些。因为多吃冬瓜真的会让人皮肤变好，更能促进人的生育能力。

虽然叫作冬瓜，但事实上它是夏天成熟的瓜，适合在夏天来吃。只是因为它表面上有一层白霜，像冬天的霜雪一样，就把它称为冬瓜了。

冬天不宜多吃冬瓜，但是在中秋节这段时间，如果您感到自己身体的湿气还很重，特别是在仲秋这一个月，觉得身体的水液代谢极不平衡，可以适当地吃一点冬瓜。

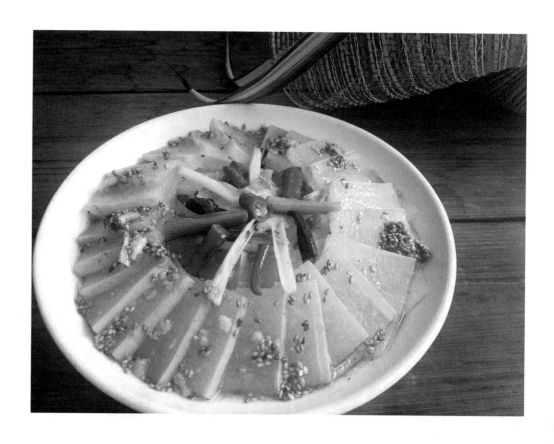

## ✳ 湿热最伤肾系统和膀胱系统，吃冬瓜就能防

经过一个夏天的炎热后，如果您在初秋祛湿的工作没做好，或者是身体里的湿气由于长年累月地积累比较重，那么，湿和热就会结合在一起，变成湿热积聚在体内。

如果我们不及时把湿热排掉，它们就会逐步地往下走，走到人体的下焦——肾系统和膀胱系统。

湿热就像一汪浊水会污染肾系统和膀胱系统，引起各种各样的炎症，比如，膀胱炎、尿道炎、肾盂肾炎，以及女性的阴道炎、男性的前列腺炎等。

有时候，浊水是看得见的。比如，下焦有湿热，我们的小便会发黄，甚至有的人小便时还会痛；女性白带增多、发黄，有异味；这种浊水有时候也会往上影响我们的面部，导致下巴长痘痘，会有脓等。

而更多的时候，我们看不到这些湿热的浊水，因为它们隐藏在我们的肾和膀胱内作怪。有时候它引起的炎症并不会让我们有多大感觉，但是，身体会用各种信号来提醒我们。比如，一个人长期有生殖系统的炎症，就会觉得腰酸，或者小腹有隐痛；而有的朋友皮肤容易出问题，会在腰间、面部长湿疹；更严重的是在生育上会很困难。

以上种种，都是身体给我们的信号，告诉我们身体内有浊水了，有湿热了。

这时候可以适当地吃一点冬瓜。

冬瓜能帮助人体排出浊水，清热解毒，防止湿气在人体内继续潜伏到冬天。

当我们的下焦没有浊水了，生殖系统的炎症好了，自然就能生育了，这也是民俗说吃冬瓜送子的一个深层次原因。

而当我们把身体的湿热祛除后，皮肤也会变好，不容易长包、长疮、长痘了。

## * 秋天湿热重的人，可以连皮一起煮冬瓜

吃冬瓜的时候要注意，冬瓜的皮和肉是有区别的。冬瓜皮偏凉一些，祛湿的作用比较好。因此，湿热重的人，就要带皮一起来煮；如果湿热不是特别重，就可以去掉皮。

冬瓜其实还有润肺、化痰、止咳的功效。如果您有咳嗽、痰黄的情况，煲冬瓜汤时就要注意留下冬瓜皮，效果会更好。

# 中秋时节，来煲一道送子蟹汤

每年一到中秋，也就是我们要吃螃蟹的时候了，不仅这会儿螃蟹最为肥美，而且在这个时节人体需要养阴，需要滋阴，而螃蟹正是滋阴的。

现在一说到吃螃蟹，人们想的都是大闸蟹，其实在市场上，一些小螃蟹也是可以吃的，不需要像吃大闸蟹那样慢慢地剥开吃，我们可以把小螃蟹做成蟹汤来喝。

比如，小河蟹，或者海蟹里的花蟹，它们都比较小，肉比较少，壳相对较大。这种小螃蟹您要直接吃会觉得食之无味，而煲汤就成了一个好选择，而且适合吃的人更多。因为相较于很寒的大闸蟹，普通的小螃蟹是没有那么寒凉的。

送子蟹汤，很适合用小螃蟹来做。特别是和冬瓜放在一起，它们真是一对好搭档，用中医的话来说，叫同气相求。

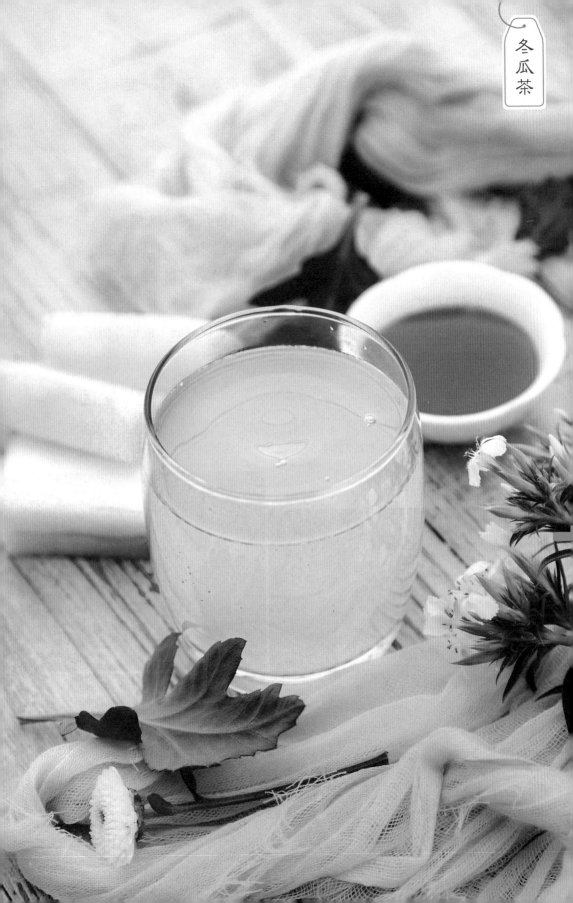

冬瓜茶

吃螃蟹有时候容易让人过敏，如果把冬瓜和螃蟹一起来煲汤，是能解除螃蟹的这种发性了。

\* **送子蟹汤可以每周喝一次，一直喝到立冬节气**

有的朋友觉得这道汤效果这么好，问是不是要天天喝。

其实，真的不要天天喝，因为这道汤太补了。我说过它相当于六味地黄丸的效果，所以一个星期喝一次就可以了，一直喝到立冬的时候。

如果遇到感冒、咳嗽痰多、拉肚子、大便稀溏不成形等情况，就暂时别喝。

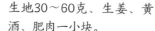

原料：螃蟹250克、冬瓜250克、生地30～60克、生姜、黄酒、肥肉一小块。

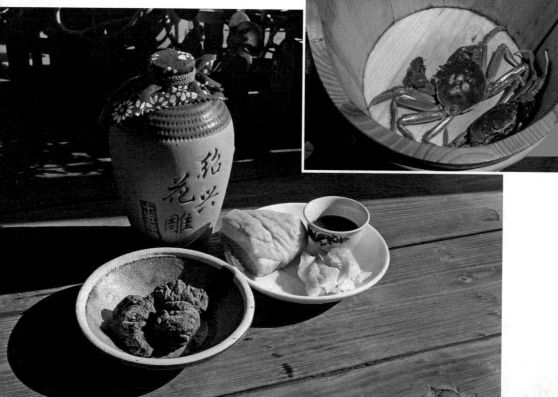

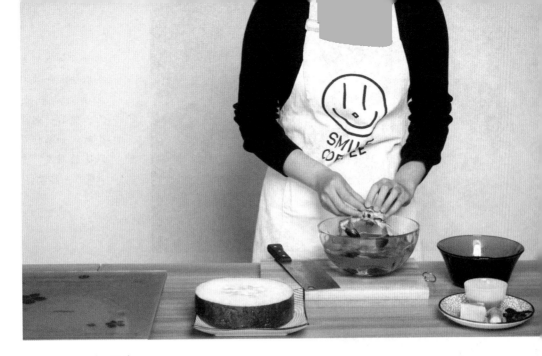

做法:

1. 先把螃蟹泡在水里头,给它换几次水,以吐净脏的东西,然后再用醋水泡上半小时,之后再用加了醋的热水给它冲洗一下,要冲洗得干干净净的。之后去掉螃蟹的鳃和内脏,切成块状。

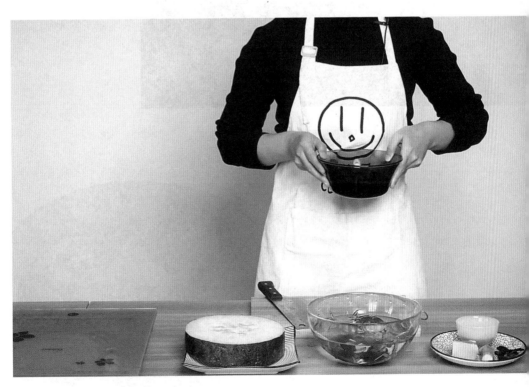

2. 把生地用清水泡一泡,因为干品的生地比较硬。然后连泡的水一起下锅,再放入一小块肥肉,一起熬半小时,让生地充分地出味儿。

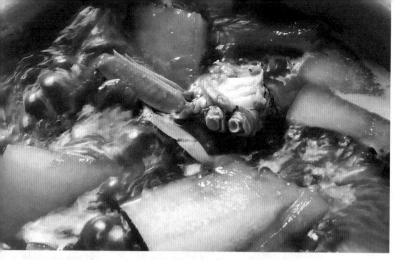

3. 水开后放入螃蟹块、冬瓜块和一块拍扁的生姜，放一点点黄酒，然后一起煮上半小时。如果您是不怕寒凉的朋友，冬瓜可以带皮一起煮。

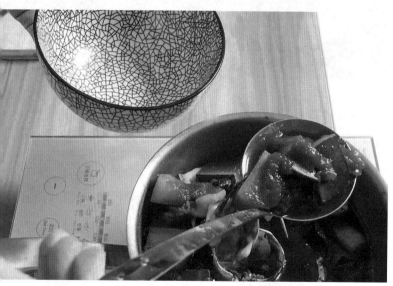

4. 起锅之前，放一丁点盐来调味，如果您不喜欢咸味也可以不放。这里面的冬瓜和螃蟹都是可以吃的，而生地就不需要吃了。

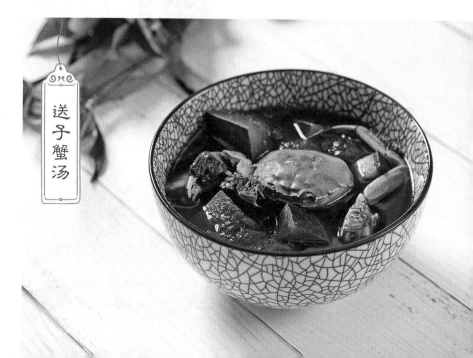

送子蟹汤

## ❋ 送子蟹汤，滋阴补肾的功能很强

送子蟹汤的滋补作用是偏于滋阴的。

螃蟹非常滋阴，冬瓜是清热祛湿的，而生地也是滋阴的，它们合在一起，就有一个补肾阴的功效。

## ❋ 正在备孕的人，可以在秋季喝这道汤

如果您是正在备孕的朋友，建议秋季可以经常喝一喝这道汤。有朋友曾经给我反馈，说她喝了送子蟹汤后，很快就怀孕了，当时她特别开心。

当然，这道汤并没有让人马上怀孕的功效，它只是把人的肾脏给调理好了，祛除了湿热和炎症，那么身体自然就给怀孕创造了非常好的环境。

不准备怀孕的朋友，可不可以喝这道汤呢？也是可以的。

因为这道汤是滋阴调肝肾的，如果您觉得自己阴虚，容易有虚热，或者是觉得肝肾不足，都可以喝这道汤。

有的朋友容易发作有热毒的那种皮肤病，如长疮，那么也可以喝这道汤。

## ❋ 送子蟹汤，全家老小都可以喝

其实，这道送子蟹汤全家老小都可以喝，虽然我把它比作六味地黄丸，但是它并没有药物的那种局限性，也不会吃出不良反应，所以您可以放心地给孩子喝，给孩子清热解毒；也可以放心地给老年人喝，因为老年人通常都会有一点阴虚，有一点肾虚的。

中秋时节，您不妨在全家人一起吃饭的时候煲上这么一道滋味鲜美的汤给大家品尝。

---

**读者评论：喝了送子蟹汤，困扰我多年的妇科病竟然好了**

田：喝了送子蟹汤，困扰我多年的妇科病竟然好了，而且至今没有复发。腰腿也有力了，整个人精神状态特别好。

一丹_k：国庆假期喝了冬瓜送子蟹汤，感觉很舒服。

**允斌解惑：送子蟹汤可以用大的海蟹**

我是 Irene：陈老师，我现在住在加拿大，但我很喜欢你推荐的食方，这道送子蟹汤可以用大的海蟹吗？

允斌：可以的。

佳泽：送子蟹汤吃不完，能放冰箱第二天吃吗？

允斌：可以的。

贵玲：送子蟹汤只适合秋季吗？如果想要宝宝，可不可以不分季节喝送子蟹汤？

允斌：夏天喝姜枣茶暖宫较好。

周周：送子蟹汤出锅前是否可以加点盐调味？

允斌：当然可以。

---

# 中秋节全家团圆饭吃什么？

中秋节，团圆家宴可以给家人准备哪些饮食呢？银耳莲子羹、传统馅料的月饼、送子蟹汤、桂香醒酒汤，都是不错的选择。

首先，从仲秋这个月开始必吃银耳和莲子。其次，中秋节吃月饼，要吃养生的月饼，也就是以补肺气的原料为馅料的月饼，比如蛋黄莲蓉月饼、五仁月饼等等。

在中秋家宴的时候，全家人还可以一起吃螃蟹。因为螃蟹不仅鲜美，还有非常好的食疗功效。它可以滋补肝阴，滋养胃液，活血化瘀，养筋接骨。对于肾阴虚的人来说，也是一道很适合的补品。如果是全家老小一起吃，那最适合的就是煲一道送子蟹汤。

节日期间，还可以多吃一些应时的养生瓜果，比如，冬瓜、莲藕、芋头、栗子、莲子、葡萄、柚子等等。

最后，还要准备桂花，因为在中秋的家宴上，如果喝酒了，那么桂香醒酒汤就可以帮助大家来解酒。

## ＊ 中秋要赏桂花

中秋节赏桂花是一件非常赏心悦目的雅事。

我到现在还记得，很多年以前，有一次我去杭州，经过了一

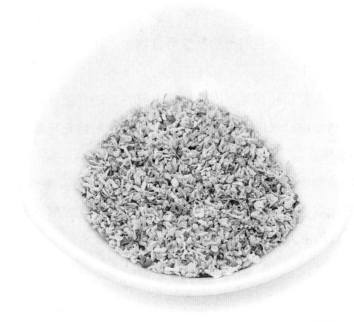

个叫满觉陇的风景区，它是一个山谷。山谷中的道路两边全都是桂花树，漫步其中，花香就像下雨一样落在人的身上，所以这道风景也叫作满陇桂雨。这种感受真的非常美妙。

### 1. 桂花可以开窍、解郁

其实，在任何时候闻到桂花的香气，都会让人非常舒心。古人把桂花的香气称为天香，就好像是天上下来的神仙带来的香味。

桂香对我们的身体也是有很多好处的。

闻桂花的香气可以开窍，可以解郁，让我们的口腔、鼻腔都非常畅通，人的心情也会变得舒畅。

特别是秋天气温下降后，如果人体受寒了，觉得鼻子好像有点不通，就可以闻闻桂花的香气。它能马上疏通我们的鼻子，这是见效非常快的一种调理方法。

### 2. 桂花能暖胃、健胃

桂花是要品的，什么叫"品"呢？就是品尝。

传统上，如果我们想给糕点等食物添加花香的话，最常用的选择就是桂花。

为什么要用桂花呢？因为桂花不仅香，还有暖胃和健胃的作用。特别是由肝气的影响造成的脾胃问题，用桂花来暖脾胃，是最为合适的。

在长假游玩的时候，如果经过桂花林，一定要多停留一下，充分地吸收它的香味。同时，家里也要准备好桂香醒酒汤，随时随地可以给家人解酒。

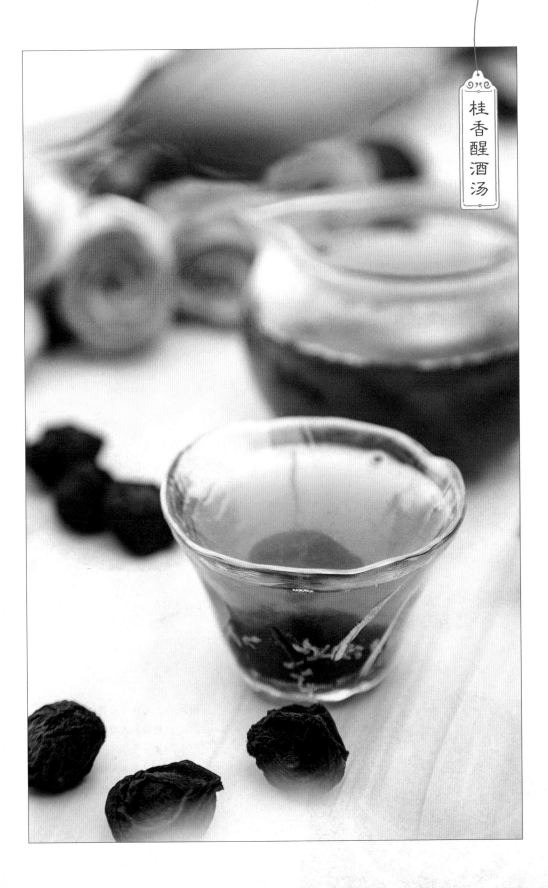

桂香醒酒汤

　　桂花，我们可以去超市买干品，或者采摘新鲜的用，但您要注意，刚摘的桂花要放上一两个小时，让里面的腻虫全部爬出来，再用淡盐水泡洗之后，才可以使用。如果买不到干桂花，也可以去买那种瓶装的糖桂花，当然糖尿病患者最好用干的桂花茶。

　　这道汤不仅可以用来醒酒，在中秋节大家吃饭，吃油腻了，肠胃不舒服，也是可以喝的，小孩子也可以喝。

## 桂香醒酒汤

原料：桂花3克、冰糖3粒、乌梅6个。

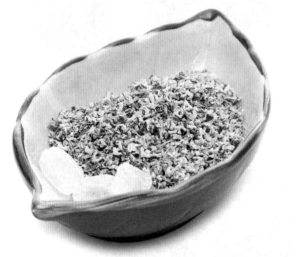
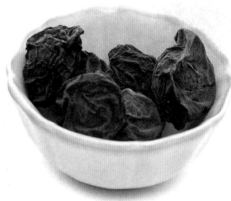

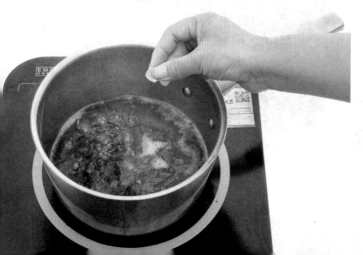

做法：把乌梅放入锅中，煮成乌梅汤。然后加入冰糖，再煮一会儿。等起锅的时候，再撒入桂花。这样不会破坏桂花的香气。

# 秋分到立春，吃银耳的黄金一百天

从秋分节气开始，一年一度的吃银耳的黄金一百天就来了，要吃到什么时候呢？一直吃到来年立春之前。

我的这个方法，从 2007 年开始分享给读者朋友们。那时候节气还没有现在这么受关注，很多人连什么时候是什么节气都不清楚。为了方便大家记住，一开始第一篇文章我就没有写秋分，而是写中秋，因为秋分和中秋总是接踵而至的，所以我就告诉大家从中秋节开始吃银耳羹进补。

十多年过去了，现在大家对于节气很熟悉，节气养生也很普及了。一到秋分，读者朋友们就会互相提醒，又到了我们要多吃银耳羹来补身体的时节了。

很多人感受到了它的好处，不仅热心地向身边亲友推荐，还给我写了好多的留言反馈效果。每年秋冬季，反馈银耳效果的留言真是多到看不完。

的确，在秋冬季的所有补品中，既有显著效果，而又老少咸宜的，第一个就是银耳了。

## 一年四季全家都可以吃银耳

银耳有一个特别宝贵的地方，就是它可以入人体的五脏六腑，有各种各样的补益作用，又非常平和。总结起来就是：润而不寒，甘而不腻，补而不滞。

润而不寒是什么意思？银耳是非常滋润的，是滋阴的，但这种滋润是凉润，它并不寒，即便是体质虚寒的人，也可以吃它。我们只有在风寒感冒严重的时候，可以稍稍地停一下，平时吃是没有问题的。

甘而不腻是什么意思？银耳属于一种甘味食物，有补脾的功效，但是它又不会让我们腻住，就是它不会补得让我们的胃口不好。黄芪也是一种甘味的食物，但黄芪吃得过多的话，就会让人胃口不好，吃不下东西，这就是有点偏腻了。

因此，银耳可以说是"久服无弊"，也就是补而不滞，长期吃也不会有不良反应。

一家人不论男女老幼，都可以常常吃。一年中不论春夏秋冬，都可以吃。


## 秋分到立春，银耳要排在每日进补的第一位

为什么我说从秋分到立春是吃银耳的黄金时间呢？

不是因为银耳只适合这段时间吃，而是因为这段时间我们的身体最需要银耳来滋补。

一年中，我们要吃的各种健康饮食也不少。如果您在其他时节感觉吃不过来，银耳可以少吃点，让位于其他当季更需要的食方。而到了从秋分到立春这一百多天，银耳就是我们每天要吃的滋补食方中的第一位了。

有些年份秋燥来得早，吃银耳的时间还可以再提前一些。如果您在秋分之前感到干燥比较明显，就可以开始吃银耳了。因为每一年的气候都有其特殊性，所以在白露节气时就可以开始准备银耳了。

# 平民的燕窝——银耳

※ 银耳可以滋润、保护皮肤，让皮肤变得更健康

一到秋天，不少人会感觉到皮肤干燥，也会觉得更敏感、更脆弱了，有的朋友可能会很容易被太阳晒伤、晒黑，有的人则可能会过敏。

为了预防这些症状发生，就要提前给皮肤补好水、增加保护层，最好在秋分之前，我们就开始吃银耳。

银耳可以很好地滋润、保护皮肤，它的营养能够达到皮肤，让皮肤变得更健康。同时，由于它给皮肤提供了很好的营养，会使皮肤的代谢功能得到增强。

银耳之所以能养颜，不仅因为它能滋润皮肤，给皮肤保湿，还因为它能给皮肤美白、淡斑。

我喜欢把银耳称为平民的燕窝，因为它和燕窝比较相似，都有使人皮肤滋润、美白的作用，但比燕窝便宜很多。

## * 银耳不光养颜，更补虚

有些朋友把银耳的功效理解得比较窄，就认为银耳是养颜的。养颜固然是银耳一个非常突出的功效，但是从银耳对我们身体健康的保护角度来说，养颜可能是其中最不重要的一个了。银耳其实还有更重要的功效，那就是给身体补虚，调理我们的慢性病。

# 什么是上燥下湿？

很多朋友有一个顾虑：自己身体里的湿气还没有完全排除干净的情况下，能吃银耳吗？

如果觉得自己的身体有燥又有湿，不知如何是好的时候，那您可以吃银耳莲子羹。

之前讲过，到了秋天的时候，身体容易出现上燥下湿的现象——上半身很干燥，但是下半身却积聚了很多湿气。

有的朋友分不清楚什么叫作上燥下湿。其实，有一个很简单的检验方法：如果您觉得自己的皮肤或者鼻腔、口腔很干燥，或者是觉得自己的眼睛很干燥，双目干涩，甚至有的朋友流鼻血，等等，这些症状大多发生在人体的头面部位，这就叫作上燥。

上燥也发生在我们的呼吸道，如果您觉得嗓子经常干哑，或者虽然有一点痰，但却非常黏，颜色很深，有点发黑，而且就是早上起来有那么一点点，这种情况除了下焦有湿气，也跟上燥有关系。

那什么是下湿呢？在人体的下焦——肾系统和膀胱系统，也就是生殖系统和泌尿系统有湿气，这就是下湿。

下湿的症状有很多，比如，女性的白带比较多、宫寒不孕、小腹经常有一种痛感，男性患有前列腺炎，这些都是下焦有湿气的表现。还有大腿比较粗胖，而且很难减下去，这种人在下焦也有湿气。

下焦有湿气，也不只表现在下焦这一个地方，它可能是全身的。比如，经常过敏有湿疹、早上起来嗓子眼里总有一小口痰、下巴周围长痘痘的朋友，下焦都有湿气。

如果您想特别简单地判断自己是否上燥下湿，那就看自己的下湿是否表现为大便的问题：如果常年大便不成形，还有一点粘马桶，那么身体就有下湿。

不论是否便秘，只要大便粘马桶，都是有湿气的表现。特别是秋天，通常很多朋友的大便不成形，好像只是脾虚，事实上，它是夹杂有湿气的。

## ＊ 上燥下湿，吃银耳可以配莲子

脾虚、便溏、大便黏腻有湿气的人，进补可以吃一些莲子。

如果上燥下湿，可以吃银耳莲子羹。

当您用银耳莲子羹这个食方的时候，要注意莲子的选择。

如果您觉得自己的湿气偏重，就要选择带皮、带心的莲子，也就是带心的红莲。如果您的湿气不重，觉得自己脾虚的现象比较明显，那您可以选择去皮、去心的莲子，也就是无心的白莲。

大便长期不成形的人，可以吃去心莲子。便秘的人可以吃带心莲子。莲子带心一起吃，可以使我们的心肾相交，对睡眠比较好。

秋分

秋分　　　177

银耳莲子羹是古人经常用的一个经典食方。如果您不知道自己吃银耳的时候应该搭配什么好，那么就不妨尝试一下这个搭配，还可以再加上一些枸杞。这种吃法基本上什么人都适合。

如果您想给自己的身体补水、润燥，又担心体内可能有残余湿气的话，银耳莲子羹就是一个比较保险的食方，你不妨尝试一下。

## 什么样的情况要多吃银耳？

从现在开始，整个秋冬季，全家人都可以每天用银耳来进补。

实际上，秋冬季的时间那么长，人的身体难免会发生感冒、咳嗽等各种状况，一家人有老有小，哪些人适合多吃银耳，哪些情况下可以暂时不吃银耳呢？银耳是一种非常平和的补品，基本上男女老幼可以长期吃，是一种多吃也不容易产生不良反应的食材。如果您的身体没有很特殊的情况，那您可以放心地吃银耳。

哪些情况下我们可以多吃银耳呢？

以下几种身体状况都是适合多吃银耳的，如果您自查符合其中的任何一条，那么您都可以长年吃银耳。

如果这几种身体状况您都没有或者不明显，那么，您只需在整个秋冬季每天用银耳来进补就可以了。

### * 皮肤特别干燥

皮肤特别干燥、嘴唇干燥脱皮，这种情况下您可以多吃银耳。

有些朋友一到秋冬季就不断地涂润唇膏，不然的话嘴唇就容易干燥干裂。这些朋友可以每天坚持吃银耳，大约一个月时间，嘴唇会变得滋润很多，就不需要涂润唇膏了。

## ＊ 咳嗽（风寒咳嗽除外）

如果只是干咳、长期地咳，或者有一点痰，带一点血丝，这些咳嗽是适合在饮食中加入银耳来调理的。

有些朋友一到秋冬换季的时候就容易咳嗽，建议您最好提前吃银耳，可以起到一个预防的作用。

哪种咳嗽我们暂时不能吃银耳呢？就是风寒感冒引起的咳嗽，如果痰特别多，又很清稀，这种情况下您就暂停几天，等风寒感冒好转以后就可以吃了。

我以前也反复强调过，风寒感冒是可能转化为风热感冒的，所以当我们咳嗽的时候，它也是会转化的。有些朋友一咳嗽起来，由于调理不得法，咳嗽的时间非常长，一开始可能是寒咳，咳着咳着可能就变成以炎症为主的热咳了。

当您在咳嗽初期的时候，如果发现是寒咳，您就先祛风寒，用葱姜陈皮水及时调理，小孩子用蒜水及时调理，之后咳嗽就会好转。如果调理不得法，还一直咳，咳到后来就会变成长期的咳嗽，嗓子总是干痒，总想咳，痰又不太多，这时候您可以适当地吃一点银耳润肺。

## ＊ 有胃病

如果您的胃病已经发展成为慢性胃炎，并且经常有烧心（胃灼热）的感觉，口气还特别重，那您可以经常用银耳来养养胃，因为银耳是滋养胃阴的。

## ⁂ 刷牙的时候牙龈经常出血

牙龈经常出血，其实跟脾虚很有关系。银耳是补脾的，主要是益气和血，对脾虚造成的各种出血症有调理的作用，比如，牙龈出血、咯血、小孩子经常性地流鼻血、女性月经过多、有痔疮的朋友出现大便带血，等等。

如果您经常有这些症状，那您是可以四季都吃银耳的。

特别要提醒一下牙龈经常出血的朋友，长期牙龈出血容易导致牙龈萎缩，继而容易牙齿脱落。因此，当您发现自己刷牙时牙龈经常出血，建议您长年服用银耳来调理。

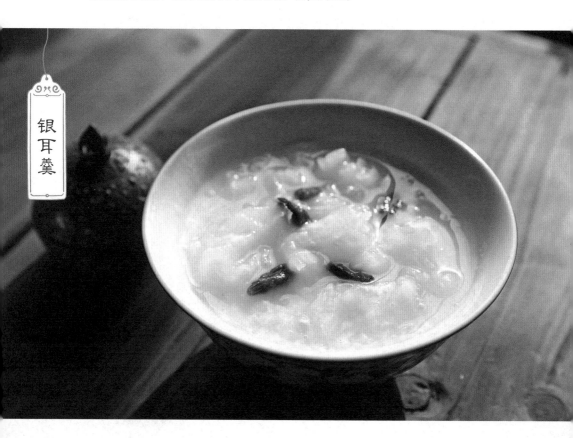

银耳羹

## ❋ 便秘

银耳能入大肠经，是润肠化燥的，对于大便干燥秘结的朋友非常有帮助。现在很多老年人都有大便干燥秘结的毛病，很痛苦，但老年人又不适合用清热下火的通便药物。

我建议老年人每天要喝一点银耳羹来调理肠道，因为老年人的便秘，更多是因为肠道缺乏润滑造成的，而银耳可以滋阴润燥。

## ❋ 心悸、失眠

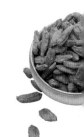

我建议中老年人一定要多吃银耳。因为银耳是补心肾的，它既能补肾，又能强心，对于老年人经常会出现的心悸、失眠是很有帮助的。

如果您在秋冬季睡眠不太好，特别是睡到半夜会醒过来，而且感觉到一阵发热，好像还出了一点汗，这是有一点阴虚了，那就更要多吃银耳来补阴。

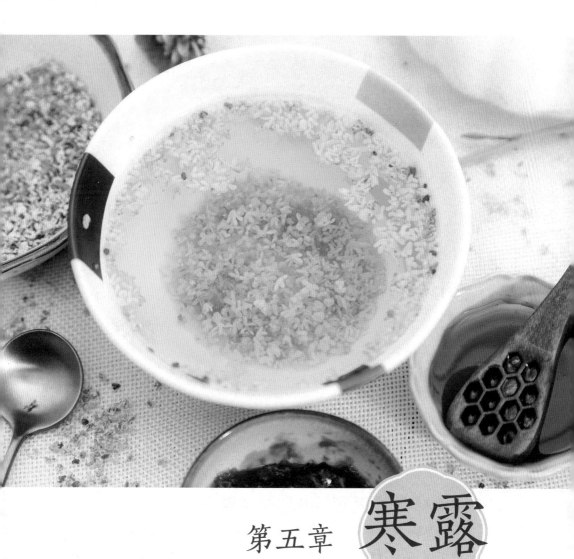

第五章 **寒露**

*Cold Dew*

10 月 8 日或 9 日—10 月 23 日或 24 日

秋天的第三个月，有些朋友晚上有时睡不着了，

或者睡着了，在半夜时分又会醒来，之后翻来覆去再难入睡，

等到天快亮了，才又昏昏沉沉地睡去。

如果您不只是在交寒露节气的一两天出现这种状况，

而是连续地出现，那就说明您肝血亏虚了，需要尽快调养。

# 深秋，养肝血的关键期

## 一到深秋，我们为什么睡不着？

* 寒露节气的失眠，多因秋气伤肝血所致

到了深秋，也就是秋天的第三个月，有些朋友晚上有时就睡不着了，或者睡着了，在半夜时分又会醒来，之后翻来覆去再难入睡，等到天快亮了，才又昏昏沉沉地睡去。

这就是深秋寒露节气身体失常的表现。

从寒露节气开始进入深秋，离冬天只有一个月，这时候，一片秋风肃杀的景象。我们讲秋气主杀，属金，而半夜时分睡不着的现象，就是秋气伤肝的具体表现，也就是我们通常所说的"金克木"。

如果您不只是在交寒露节气的一两天出现这种状况，而是连续出现，那就说明您肝血亏虚了，需要尽快调养。

秋天的第三个月，我们除了继续秋季养肺滋阴的主题之外，还要增加一个养肝血的养生重点。

肝是属木的，秋天是属金的，秋风就像刀剑一样，所以有"秋风肃杀"一词。一阵秋风吹过，树叶就会应声而落，这是自然界的金克木。对人来说，秋风吹过，我们人体的"树叶"也会掉落，人体的"树叶"是什么？就是头发。头发脱落得特别多，这也是金克木的结果，就是因为人体的肝血被伤到了。

秋天，脱发多、夜里睡不好，这都是肝血亏虚的表现。

## 血虚有两种：心血虚和肝血虚

当一个人血虚去体检，查指标却没有到贫血的程度，但是从传统养生的角度来说，血虚是身体提前发出的信号，就是在身体体检指标还没到有疾病的程度时，身体已经提前告诉了你。

根据身体发出的血虚的信号，我们可以顺藤摸瓜去定位，看它影响的是五脏六腑的哪一脏，是心，还是肝。

人体的血虚分心血虚和肝血虚两种，只有把它区分好了，才能有目的地去补血。

很多朋友补血都非常盲目，只要一听说什么食物补血就去吃，但最后发现效果并不佳。这就是没有先搞清楚自己的血虚属于哪一种，只有把它分清楚了才能真正地补到血。

寒露

# 心血虚时，身体会出现哪些报警信号？

## ＊ 心跳不安

会感觉心在咚咚咚地跳，有一种很不安的感觉，这叫作心跳不安。

## ＊ 睡眠质量不好

不容易入睡，晚上睡觉时必须把窗帘拉好，一点光线也不能有，一点声音也不能有。如果是换了一张床，换了一个房间，或者是换了一个地方就睡不好。另外，做梦比较多，但醒来以后什么也记不住。

## ＊ 很容易头晕

心血虚的人是很容易头晕的，因为心是主人思考的，所以心血虚的人就会经常头晕，还会犯糊涂，记忆力也会减退。假如您觉得自己的记性越来越不好，要警惕心血虚。

# 肝血虚时，身体会出现哪些报警信号？

您可以对照下面说的，检查一下自己有没有肝血虚。很多人即便平时没有血虚的表现，也可能在寒露节气发现，这个时节多少也有一些肝血虚的表现。

## ＊ 视力容易减退

肝血虚表现在眼睛上，就是视力容易减退。有些朋友年纪还不是很大，眼睛已经老花了，还容易干涩，患有干眼症，这就是肝血虚的表现。

## ＊ 指甲变薄、易折、出现竖向的棱纹

肝血虚表现在指甲上，就是指甲变薄，很容易劈，很容易折，有的朋友指甲上还会出现一些竖向的棱纹。

## ＊ 手脚发麻

肝血虚的中老年女性容易出现手脚发麻，甚至有些朋友的腿脚会不由自主地抽动。

## ＊ 脱发

如果在秋天的时候头发大量脱落，这是肝血不足的表现。其实，如果一个人的发量不多的话，也说明肝血有点不足。

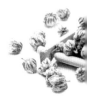

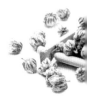寒露

# 调理肝血虚，喝桂子暖香茶和桂花银耳羹

在深秋的这个月，我们如何来养肝血呢？可以把深秋分成两半，前半个月，也就是寒露节气这十五天，主要是以理血、活血为主；后半个月，也就是霜降节气这十五天，主要是以暖血、补

# 桂子暖香茶

原料：干桂花3克，枸杞子1把。

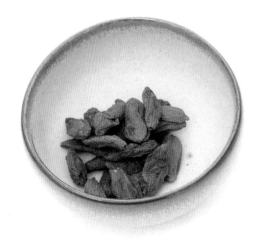
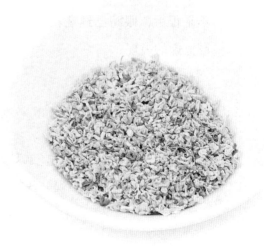

做法：把干桂花、枸杞子放在一起，用沸水冲泡即可。

血为主。

深秋的这一个月是我们调养肝血的关键时期，希望您不要错过。

调理肝血虚，可以喝桂子暖香茶和桂花银耳羹。

桂子暖香茶泡好以后，不用着急喝，先闻一闻它的香气。这个香气，不仅对鼻子有一点点疏通的作用，人体吸入以后，还可以疏肝理气。您闻过桂花的香气，再来喝这道茶饮时，效果会更好。

有一些朋友由于肝气不疏，嘴里的味道不是很好，那么，喝了这道茶饮，也有助于清新口气。

## ❋ 自制桂花银耳羹

如果您白天没有时间做桂子暖香茶，那有一个简化的方法，就是在炖银耳羹的时候可以加一把枸杞子在里面。无论您炖的是银耳莲子羹，还是银耳百合羹，都是可以加一把枸杞子的。起锅的时候再撒一把桂花，就成一道桂花银耳羹了。它不仅有桂子暖香茶的作用，还有银耳羹的作用，用它来调理肝血虚也是很不错的。

之前说过，在深秋时节，人体很容易出现肝血虚的症状。比如，有些朋友一年四季可能眼睛都比较干涩，指甲比较薄，有时候手脚发麻，甚至还会不由自主地抽动。女性朋友还容易发生月经量少，甚至闭经等情况。

在寒露时节，喝桂子暖香茶或桂花银耳羹，都是可以起到很好的调理作用的。


## ❋ 如何找到和保存好的桂花？

关于桂花，有的朋友不知道怎么找到好的，其实超市或者卖花草茶的商店，都有干品的桂花。买的时候要注意两点：

第一，要买新鲜的干桂花，不要买陈年的旧货，因为存放时间久的桂花，香气比较淡薄。

第二，要买没有熏硫的。桂花熏硫，色泽会更鲜亮好看，还能掩饰原料本身的变色、不新鲜和没有彻底干透等质量问题。

有些朋友可能有条件采摘到新鲜的桂花，要特别注意以下两点：

第一，刚摘的桂花里边可能会有腻虫，您要把它放上一两小时，等里边的小虫子爬出来以后，再用淡盐水泡洗，才可以用。

第二，容易拉肚子的朋友不要食用新鲜桂花，因为桂花有一个通的作用，不仅能活血，也能通便。新鲜桂花通便作用更强。

干桂花其实也是有通便作用的，但相比新鲜的桂花，它不太会

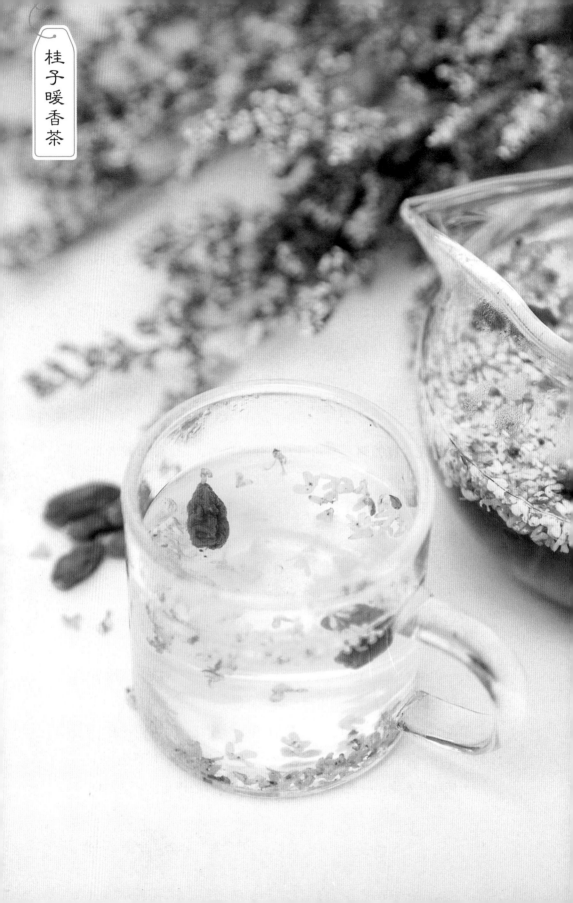

桂子暖香茶

引起突然的腹泻。肠胃不好的人，喝桂花可以配甘草陈皮梅子汤。这样一碗飘着桂花香的酸梅汤，既有传统风味，又有很好的功效。

如果您受了点寒，有一点咳喘，喝桂子暖香茶时可以去掉枸杞，用桂花、陈皮一起泡茶来喝，化痰止咳的作用会更好。

新鲜的桂花怎么保存呢？要用很干净的玻璃瓶子，最好是无菌无油的玻璃罐来存放，一层桂花一层盐，放满后盖紧盖子。特别要注意的是，不要在下过雨以后去采摘桂花，因为桂花是很怕雨的，雨一打它就会落，不容易晾干，还容易发霉。

### ＊ 自制糖桂花最简单的方法

除了用盐存放桂花，还可以用糖或蜂蜜来腌制桂花，注意事项跟用盐来保存是差不多的。

另外，在超市里我们也可以买到瓶装的糖桂花。

用它来给银耳羹、葛根粉或梅子汤调味特别好。做好的银耳羹盛到碗里以后，加一把枸杞，再放一勺糖桂花。这样呢，你也不必再放糖了，同样可以起到桂子暖香茶的作用。

糖桂花，最好是买没有添加防腐剂的。

如果想自制糖桂花，用桂花干品也是可以的。我有一个最简单的方法：取一瓶蜂蜜，把干桂花直接拌进去，放置几天就可以用了。

### ＊ 吃甜食放桂花，能助消化，祛口气

桂子暖香茶和桂花银耳羹，小孩子都是可以喝的，小孩子喝了还有一个促进消化的作用。

以前，传统的点心里面经常会放一点桂花，这不仅是为了增

寒露

加它的甜味、香味，还因为桂花能帮助我们消化甜食，有一个暖胃、健胃的作用。

同时，还能祛除口气——当胃里有积食的时候，人就会有口气。

所以，如果您怕孩子吃甜食不容易消化，可以在食物里给他加一点桂花。

---

**读者评论：喝桂子暖香茶，感觉肤色好了很多**

阿君：喝桂子暖香茶，感觉整个人特别舒服。

张丽芳：这几天一直和孩子一起喝桂子暖香茶，感觉肤色好了很多。小女儿以前睡觉不踏实，这几天也好多了，感谢老师。

方圆：我月经量很少，基本上两天就没了，冬天也特别怕冷，睡眠也不好，喝桂子暖香茶后好多了，眼睛也不干涩了，感谢陈老师。

太阳伞：国庆期间，断断续续喝了几次桂子暖香茶，现在一到饭点就感觉饿，吃饭也觉得香了。以前最爱姜枣茶，现在又爱上了桂子暖香茶。

随缘：这道茶饮确实好，喝了桂子暖香茶，冬天不那么怕冷了，起夜的次数也比以前少了，月经也顺畅了。

人生如梦：我就是像老师说的那样，嗓子疼、干，鼻子也干，昨天喝了一天桂子暖香茶，嗓子好了很多。

**允斌解惑：桂子暖香茶有祛斑的效果**

戴丹：白天喝桂子暖香茶，晚上喝桂圆莲子茶，可以吗？
允斌：可以。

茶语：陈老师，我脸上的斑淡多了，桂子暖香茶还要继续喝吗？
允斌：继续喝，以巩固祛斑的效果。

向日葵（年年有余）：这几个月我要备孕，桂子暖香茶还可以喝吗？
允斌：可以喝的。

吕嘉（lang～蘭兒）：女性经期可以喝桂子暖香茶吗？
允斌：如果月经不畅就可以喝。

---

# 寒露时节，小心秋风带来的凉燥

## 深秋之风是怎么伤人的？

### ＊ 深秋之风，主要伤人的头部和上半身

深秋已到，可能每个地方降温的时间有先后，但都是在一夜之间，气温就会降下来，有的地方可能白天还在穿短袖，到了夜里就需要盖厚被子了。

深秋的秋风伤人，一般会伤在人的头部和上半身。

现在是寒露节气，为什么有个"寒"字呢？我们看一年二十四个节气，有三个带有寒字，除了寒露，还有冬天最后一个月的小寒和大寒节气，而寒露节气是在秋天的最后一个月。

深冬之寒和深秋之寒有什么区别呢？

冬天最后一个月的小寒和大寒，是寒在人的下半身，寒从脚下起，那个时候要防的是下半身的寒；而寒露的寒是从秋风而来，主要伤在人的头部和上半身，深秋我们要防的是上半身的寒。

我曾经说过，"春捂秋冻"是有讲究的。"秋冻"，冻的是下而不是上。因此，无论气温高低，到了秋天早晚出门的时候，最好是多穿一件外套，防止秋风伤到上半身。

寒露  **193**

深秋之时，当人体受了寒以后，并不一定马上表现出风寒感冒的症状。因为人们经过一个春天和一个夏天阳气的滋养，正常人应该是阳气很足的，所以秋风一吹只是有点冷，一般来说不容易感冒，当然身体比较弱的人例外。

当秋风伤到人体之后，不同体质的人会有不同的表现。那么，我们如何来应对呢？

### 1. 风寒感冒、脾胃性感冒

如果被秋风一吹，您就流清鼻涕了，咳嗽了，甚至感冒了，这说明您在夏天没有把身体养好，导致阳气不足，抵抗力差了。

还有一种人呢，被秋风一吹，不仅感冒，而且还上吐下泻，感觉恶心，这也是因为在夏天没有把身体养好，被湿气所伤了。这种湿气很可能是由于在夏天吃了过多寒湿之物造成的。

如果您是风寒感冒，可以用葱姜陈皮水这个方子；如果症状很轻微，那您用一点姜汤就可以了。

如果您出现了上吐下泻这种脾胃性的感冒，可以用香菜、生姜、葱一起熬的水来调理，或者服用藿香正气水。

### 2. 总拉肚子

如果您没有明显的感冒症状，就只是拉肚子，那可以喝姜枣茶或者姜丝绿茶。记住煮姜丝绿茶的时候，姜要带皮，而绿茶要泡得浓一点，这样才能起到消炎杀菌的作用。

而如果表现出明显感冒症状的朋友，姜就不要带皮了，因为姜皮是止汗的，会影响姜的发散功能。

以上两种情况其实不是我们在深秋时受寒所应该出现的正常现象，这都说明您的身体在春天和夏天没有养好，抵抗力特别差。

# 深秋时节，正常人受寒会上火

## ＊ 正常人受寒后上的火是虚火

在深秋时节，正常人受寒应该产生什么现象呢？会产生上火的现象。

当秋风吹袭人体，人体在春、夏所积累的阳气可以与它对抗，这时候身体内的一点虚火就会往上跑，有的朋友会觉得口干舌燥、嗓子发痒，甚至咽喉肿痛、牙痛、牙龈肿痛、头痛。此外，这些各种各样的痛，还伴随着一种很燥的感觉，比如，皮肤觉得很干，嗓子觉得很干，嘴里觉得很干。有人会觉得自己上火了，用一些清热的药去火，这就用错药了。

因为这种火其实是虚火，如果虚火很明显，比如，受凉之后造成了牙痛，可以用胡椒粉来引火归原。如果这种虚火不明显，它仅仅是造成一种很干很燥的感觉，微微的嗓子有一点痒，有一点痛，这时候就可以用到桂花了。

寒露

## ＊ 桂花可以预防深秋的凉燥

桂花对于我们预防深秋之寒（凉燥）是很有帮助的，最好不要等到秋风伤人了再用，而是在深秋这一个月，每天都用一点桂花来预防，因为秋风是突然而起的，我们很难知道什么时候降温，所以很容易中招。

## 1. 桂花的温热可以散掉人身上的寒气

桂花茶是润肺养肺的，而且是温养，一般来说，花都是比较寒凉的，但桂花和玫瑰花却是偏温的，这种温还不会让人上火，反而能清掉肺里的虚火。因此，身上燥热、嗓子干痒或微微的痛都可以用到桂花。

桂花还可以帮助我们散掉身上的寒气，比如受寒之后，有时候鼻子不通，这时候您哪怕是闻一下桂花的香气，都会让您的鼻子通畅。

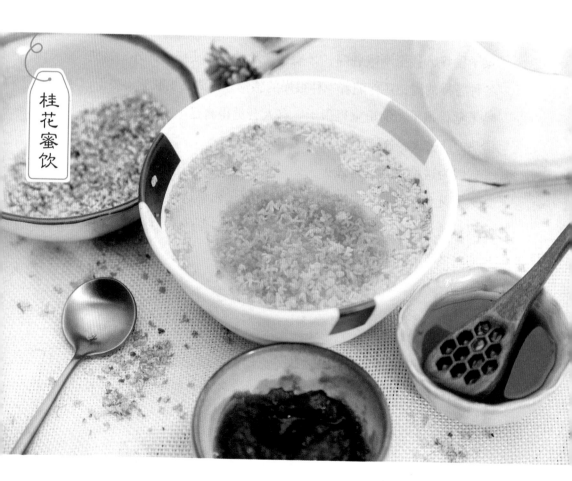

桂花蜜饮

## 2. 桂花既可以疏肝理气，又可以通瘀

桂花对于女性来说是特别有帮助的，因为它能疏肝通瘀，既可以疏散郁结的肝气，又可以疏通瘀滞。经常喝一点桂花茶，能预防女性面部出现色斑。

有些女性由于肝气不疏引起了月经量少、闭经，经常喝一点桂花茶也是有帮助的。因为桂花茶通的效果很明显，所以女性在经期不要随意饮用，如果痛经或者月经不通畅，可以喝一点来通一通，正常情况下，经期不要喝桂花茶。

我们要记住，虽然寒露时节并没有冬天那么冷，但是它的这种寒反而会被我们忽视，更容易让我们中招。因此，要防止深秋寒意伤人，就多喝一点桂子暖香茶吧。

**读者评论：喝桂花茶，睡眠好了很多**
幸福：喝桂花茶，最大的反应就是睡眠好了很多，谢谢陈老师。

**允斌解惑：哺乳期可以喝桂花茶**
香水柠檬：哺乳期可以喝桂花茶吗？
允斌：可以喝，但要注意桂花一定不能是熏过硫的。

寒露

寒露  197

# 从寒露开始的秋冬季，是保养眼睛的关键期

## 眼睛的保养第一是"保"，第二是"养"

眼睛的保养其实是一个很大的话题，它包括两个部分，第一是"保"，第二就是"养"。

保和养有什么区别呢？

保就是保护，保护我们的眼睛不受到外来的伤害，比如注意防范手机、电脑、电视等发出的蓝光；养就是滋养，给我们的眼睛提供充足的营养，让它的功能不要过早地减退。

我们的眼睛要想做到既能保也能养，就需要把饮食的调养和外部的调养结合在一起。

### ❋ 眼睛是靠肝血来滋养的

从秋天的寒露节气到整个冬天，是我们保养眼睛的关键时期。因为眼睛最重要的就是靠肝血来滋养，"肝开窍于目"，肝血是滋养眼睛的。如果一个人肝血不足，就容易双目干涩。眼睛感到很干，泪液分泌不足，也容易视力减退，提前变成老花眼。

现在有很多人到四十几岁眼睛就已经老花了，而且眼睛的老花是不可逆转的。所以在秋冬时节，我们要好好地滋养肝血，让它能够好好地滋养我们的眼睛。

※ 哪些食物可以养眼睛呢？

### 1. 枸杞

在养肝血的食物中，枸杞是明目的好材料，所以古人把枸杞称为明目子。也就是说，多吃枸杞可以让人眼睛明亮、视力好，因为枸杞很能滋养肝血，而且滋养肝血之后，它的营养成分可以直达眼睛。

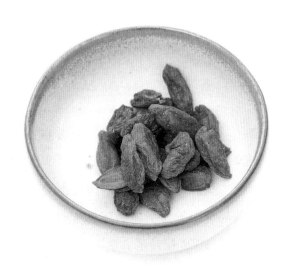

### 2. 大枣

大枣也能滋养肝血，进而滋养我们的眼睛。

枸杞和大枣滋养眼睛有一点点区别。如果您是双目干涩，有干眼症，那您就多吃枸杞；如果您的眼睛容易迎风

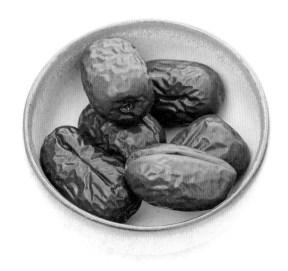

流泪，那您就多吃大枣。

有的朋友早上起床后眼屎特别多，虽然眼屎也属于眼睛分泌物，但它里面是有湿热的。因此，您要先祛湿热再补。这时候可以喝几天鱼腥草茶，等湿热清除掉以后，眼屎就会变少了。

## 外养眼睛法

### ＊ 用自制双花茶的热气熏蒸双眼

当我们的眼睛缺乏肝血滋养的时候，还可以用外养法来辅助调理。

我们可以把几味中药放在眼罩里面，加热后热敷眼睛，让眼睛局部的气血加速循环，从而排出毒素，这也是一个非常好的从外部来保养眼睛的方法。

双花茶

原料：金银花10克、
　　　菊花10克。

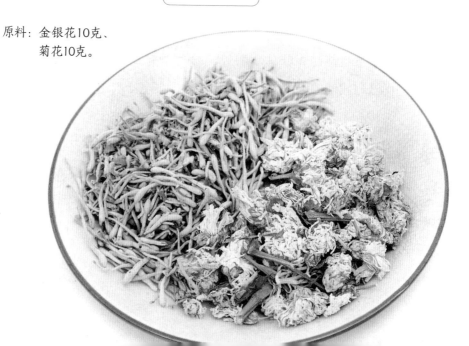

做法：

1. 把金银花、菊花放入一个玻璃杯子里，用沸水冲泡。

2. 泡1分钟左右，不要盖杯盖，等水温稍微降下来一点，用手在杯口上面感受一下水蒸气，如果不是很烫，就拿起杯子，让水蒸气对准眼睛进行熏蒸。

3. 熏蒸3～5分钟，如果觉得很舒服，还可以再多蒸一会儿。

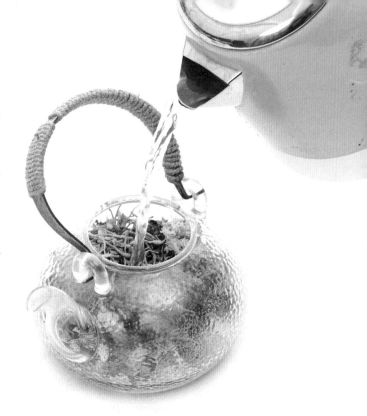

**允斌叮嘱：**

注意调节距离的远近，因为水的温度有高有低，每个人皮肤的承受能力也是不一样的，不要烫伤皮肤。

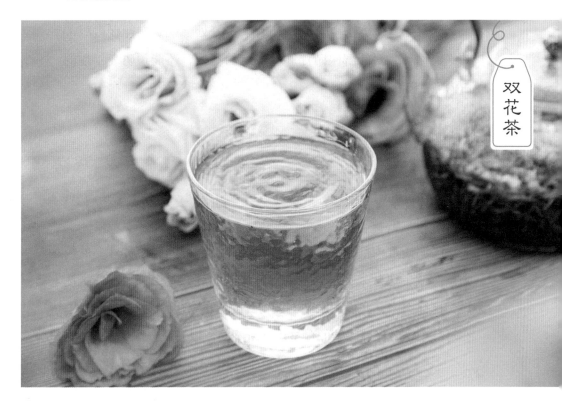

双花茶

## ✳ 双花茶对眼睛的好处

平时眼睛比较干涩或者是用眼过度，觉得眼睛很疲劳的人，当对眼睛进行熏蒸的时候，那种感受是非常舒服的。因为熏蒸是通过热让气血循环起来，血液循环加快，这样可以缓解眼睛局部的疲劳，再加上金银花和菊花的药性的渗透，就可以让我们的眼睛得到滋养。

等到茶变得温凉了，没有什么水蒸气了，您还可以喝一点这个茶，让金银花和菊花的药性从内部来滋养我们的眼睛。

如果您打算喝这道茶，也不妨在一开始泡的时候就把枸杞放进去，最后还可以吃这个枸杞，发挥枸杞滋养肝血的作用。

这个方子里面，金银花是清热解毒的；菊花也可以清热解毒，并且它是专门调理眼睛问题的，菊花明目的功效也是非常好的。如果您平时经常用眼、眼睛容易疲劳，可以用这个方法来熏一熏自己的眼睛。

经常用这个方法熏蒸眼睛还有一个好处，就是它能促进眼部的气血循环，对缓解眼睛浮肿有一定的作用，还能预防老年性的白内障。

## ✳ 内调是补血，外养是活血

前面讲的眼睛内调和外养的方法看似不同，却有一个共同点，那就是调养血。

内调通过内部来滋补肝血进而滋养眼睛；外调通过外部的药物熏蒸或者热敷来促进眼睛局部气血的循环。一个补血，一个活血，这样一来，我们的眼睛就能得到充分的滋养和保护了。当然，在每一个季节保养眼睛的食材还有所不同，以后我再跟大家分享。

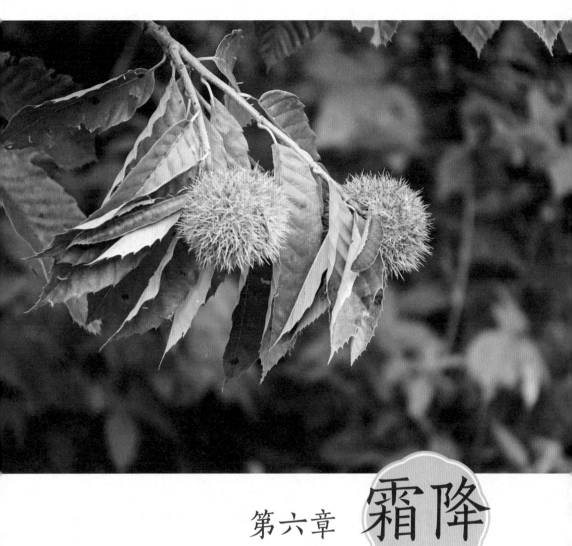

# 第六章 霜降

Frost's Descent

10 月 23 日或 24 日—11 月 7 日或 8 日

过完这个节气就渐渐过渡到了冬天的萧瑟景象，
昆虫都"闭关"了，河水干枯，
人体内就表现为缺乏水液滋养，特别是血液。
在这段时间，我们要注意滋养肝血，
可以喝一道双莲墨鱼汤。

# 霜降时节，身体何以将息？

## "履霜，坚冰至"，从现在开始避寒就温

《周易》坤卦的卦辞"履霜，坚冰至"，对应的就是从霜降开始的秋末和整个冬季。

秋分之后，自然界以阴气为主，所以秋分之后的节气，古人观测到的天象，记录在坤卦中。

古人看到了什么星就知道霜降节气到了呢？

"驷见而陨霜"，在日出之前，看到天驷出现在天空，就是落霜的时节。

天驷其实是天上龙星的一部分。龙星是由七个星宿组成，其中位于龙星腹部的房宿，就是天驷。

天驷是由排成一列的四颗星组成，就像同驾一辆车的四匹马。成语"驷马难追"，就是指这个"驷"。

天驷的四颗星，都是属于天蝎座。在西方的星相学中，每年10月下旬到11月下旬出生的人，太阳星座属于天蝎座。这个起始日期，就是在霜降节气。

"履霜，坚冰至"，就是指从结霜开始到结坚冰这段时间。

什么时候结坚冰呢？就是大寒的第三候"水泽腹坚"。

从霜降开始到大寒节气，寒气主宰，我们要开始认真地避寒就温了。这几个月，如果寒气入体，即使当时不发病，也会给春天埋下隐患。

霜降的食方，也是可以延续到冬天的，一直到大寒节气，都适合经常吃。

## 深秋肝血易亏虚，喝双莲墨鱼汤

\* 自制双莲墨鱼汤

霜降节气是秋天的最后一个节气了，在这段时间，要注意滋养肝血，我们可以喝一道双莲墨鱼汤。

### 双莲墨鱼汤

原料：墨鱼干1~2只，肥猪肉1小块，莲藕250克，莲子20粒，枸杞20粒，陈皮半个，带皮生姜3片。

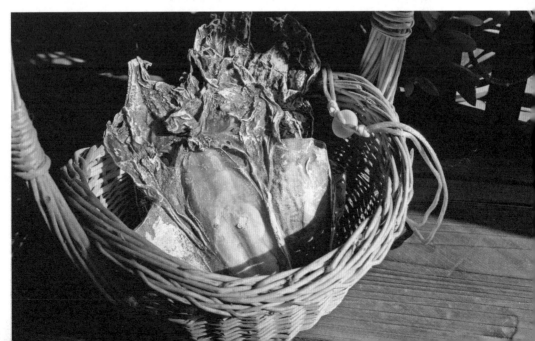

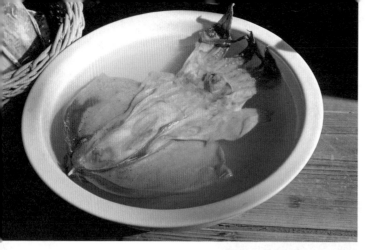

做法：

1. 用冷水泡发墨鱼干和莲子。莲子如果是当年新鲜的莲子干品，则不用提前泡发。墨鱼干如果是当年淡晒的，也不用泡发；如果是盐晒的，就要反复多泡几次去掉盐分。记住，墨鱼干要连骨一起炖煮。

2. 把莲藕切成段，和其他原料一起入锅，加冷水，用大火烧开，再转小火，炖上40分钟到1小时就可以了。关火起锅前加入少许的盐。

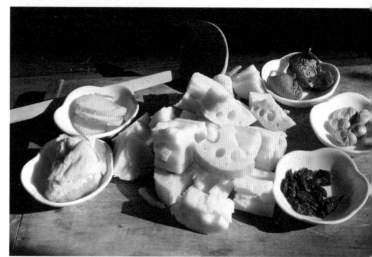

**允斌叮嘱：**

1. 墨鱼干可以用小只的，巴掌大小就可以，不需要很大只。

2. 加肥肉是为了增加汤的油性，炖墨鱼要用荤油才好吃。如果您不喜欢猪肉，可以用其他动物油来代替。

3. 如果您希望增加滋补的功效，用带心的白莲子、红莲子都可以。如果怕莲子心的苦味，也可以把心去掉。

4. 如果是从药店买的那种切成丝的陈皮，需要10～20克，因为切成丝的陈皮会混有一些杂品、伪品。

5. 生姜不要去皮。

6. 墨鱼炖软烂以后，肉和骨会自动分离。记住，墨鱼骨不要扔掉，把它晾干，可以做一个外用的药来使用。比如，您不小心把手指割破了，马上把墨鱼骨取出来，用刀刮一点骨粉撒在伤口上，可以止血。

另外，如果牙齿有黄垢、色素的堆积，比如说经常抽烟、喝茶的人，也可以用它来擦牙齿，让牙齿变白。

这道汤喝起来很清甜，很鲜。您也不要担心里面的一点点肥肉，因为墨鱼一定要用肥肉或者动物油，炖出来才不会发苦。如果您不喜欢猪肉，也可以用鸡肉代替，或者是往汤里加一小块黄油。


## ＊双莲墨鱼汤可以一直喝到开春

霜降期间，双莲墨鱼汤可以每天喝，隔一两天喝一次也行，基本上喝半个月，您就会发现效果很明显。

这道汤有什么功效呢？主要就是养肝血、补心脾、滋阴润燥。

这个汤里面，莲子补气，对于脾虚引起的大便不成形有好处；而莲藕正相反，它是活血的，能很好地调理血虚引起的便秘。

把莲子和莲藕搭配起来，会使这道汤比较平和，全家老小都可以喝。

莲藕熟吃活血、生吃凉血，它能帮身体止住好血，排出恶血。比如，有的小孩子经常流鼻血，家长可以多给他吃生莲藕。而在生理期的女性，不要吃生莲藕，可以喝莲藕汤，汤煮的时间要久一点，再加一点生姜。

陈皮可以理气、化痰、健脾胃，用在这道汤里还能解油腻。而枸杞在这道汤里是滋补我们肝肾的。

双莲墨鱼汤，如果您喝了很舒服，觉得它很适合您的体质，那么，整个冬天都可以继续喝下去。

双莲墨鱼汤的主料是墨鱼干，墨鱼干我之前讲过，它是非常好的补血食材，也是女性的良药。

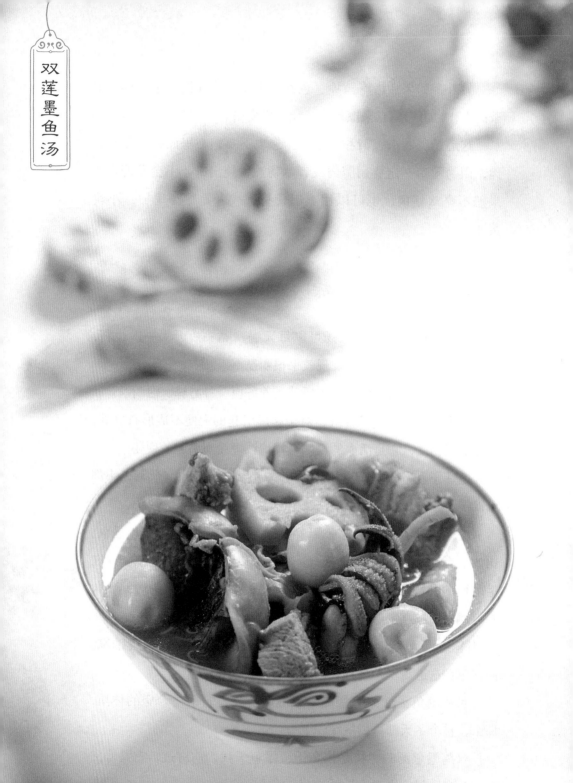

双莲墨鱼汤

在秋冬季节，如果我们想要补心血，就用桂圆；如果要好好补肝血，就用墨鱼干；如果您两样都想补，在双莲墨鱼汤里面加一些桂圆就可以了。

**读者评论：喝了双莲墨鱼汤就好像充了电一样**

高山流水长：喝完双莲墨鱼汤真的很舒服。喝一碗热乎乎的双莲墨鱼汤，连主食都不用吃了。

wy 桂树：喝了三天双莲墨鱼汤，几年来早晨刷牙出血的现象就没了，太神奇了，由衷地感谢陈老师！

玉竹：双莲墨鱼汤真好，喝完一觉睡到大天亮！

咩咩：我发现这段时间右手食指和中指有了小月牙，看到读者的经验分享后才知道，原来是喝了双莲墨鱼汤的效果，好开心呀。

艳阳高照：喝了双莲墨鱼汤，掉头发少了，食指也开始长月牙了，每天晚上到了十点也能很快入睡了。

静听花开：从秋分开始，每天喝双莲墨鱼汤，眼睛红、干涩的毛病没有了，腿爱抽筋、指甲爱折的现象也没了，整个人很舒服，精气神足。

艳阳：连续喝了几天双莲墨鱼汤后，大便成形了。谢谢老师，我会继续喝的！

冬日夏云：霜降开始煲双莲墨鱼汤，效果真的是太明显了。哺乳期天天熬夜，又不能吃药，喝了双莲墨鱼汤后，晚上睡得特别香，而且超级下奶，宝宝这两天也特别能吃。我和宝宝太有福气了，谢谢陈老师。

刘林林：双莲墨鱼汤实在是太好喝了，清淡美味，喝了它就好像充了电一样，立刻有精神头了。

紫气东来：我有便秘的毛病，一般是五六天大便一次。我的便秘属于寒秘，开始大便秘结，到最后都是稀便。自从喝了双莲墨鱼汤，现在两三天大便一次，并且都是"香蕉便"，再没有便稀，每次都利利索索。

宁静致远：自从喝了双莲墨鱼汤，更年期潮热的毛病就没有了。我现在每周坚持喝两次双莲墨鱼汤。

霜降

**允斌解惑：双莲墨鱼汤四季都可以喝**

刘小艳：请问煲双莲墨鱼汤是用炖锅好，还是用隔水的炖盅好？

允斌：都可以呀。

幸运草：冬天可以喝双莲墨鱼汤吗？

允斌：双莲墨鱼汤四季都可以喝。

红：墨鱼黑色的皮要剥掉吗？

允斌：要保留。

圈圈：不知道什么原因，双莲墨鱼汤炖了两次都发苦，希望老师解答一下。

允斌：两个可能的原因，1. 墨鱼干不好；2. 陈皮有问题。

大豌豆：双莲墨鱼汤中的莲子要带心，是不是针对没有便溏的人的？如果是便溏明显的人，是不是可以用去心莲子？

允斌：对。

玲子：双莲墨鱼汤里的莲子是带心，还是要去心？

允斌：根据自己体质来选，一般用带心莲子。

林氏穴位推拿：一天内能既喝双莲墨鱼汤又喝银耳汤吗？

允斌：可以的。

# 重阳节，宜亲近茱萸、登高望远、饮菊花

## 重阳节，"宜于长久"

一年里，我们中国人有两个保健的节日：一个是五月初五的端午节；一个是九月初九的重阳节。

这两个节日都是非常有讲究的，两个"五"重叠在一起，叫作重五，是端午节的别名；而两个"九"重叠在一起，就叫作重九，也是重阳节的别名。

端午节，我把它称为"卫生节"，注重的是防五毒；而重阳节，我把它称为"长生节"，讲究的就是长寿养老，现在把它定为老年节，这与传统文化是一脉相承的。为什么重五、重九这样的日子中国人非常重视呢？因为它们都是阳数。

### ＊ 阳数成双，是吉祥的好日子

古人认为一、三、五、七、九这五个奇数是阳数，当两个相同的阳数重叠，必为节日。

正月初一：元旦节

霜降

211

三月初三：上巳节

五月初五：端午节

七月初七：七夕节

九月初九：重阳节

九是数字里面最大的，是至阳的数字。两个至阳的数字重叠，而且日、月都是九，这叫日月并应，当然更不一般，因此古人十分重视重阳节。

## ＊ 重阳节要做三件事

九月初九，九也代表"久"，古人说是"宜于长久"——长生久视，长寿养老。我们现在把它定为老年节，是很有道理的。

其实，古人过重阳节必备的茱萸与菊花，就是孝养老人的养生方。

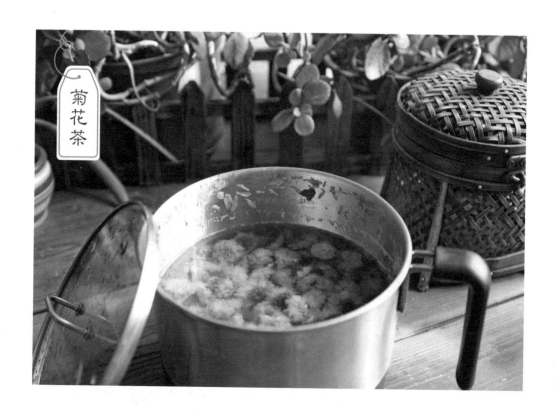

菊花茶

重阳节，有三件事我们要做：

一、佩戴茱萸。

二、登高望远。

三、饮菊花。饮菊花，辅体延年。

## 重阳节，皇帝为什么送来一束菊花？

把九月初九称为"重阳"，这个名词历史很久远。但民间是从什么时候把它作为一个节日来庆祝呢？有一封历史上有名的书信，可能是现存的最早记载。

这封信是三国时魏文帝曹丕写给太傅钟繇（yáo）的。这两个人都是大名人。

曹丕是曹操的儿子，魏国的皇帝。他很有文才。他的弟弟曹植，做《洛神赋》《七步诗》，文采风流。曹丕的文才也不比曹植差，只不过做了皇帝，倒把他的才名掩盖了。

钟繇是魏国的四朝重臣，也是大书法家。我们现在使用的楷书就是钟繇定的，王羲之的书法也是向他学习的。

这两个人的关系好得不一般，曹丕在重阳日给钟繇送了一束菊花，还写了这么一封信：

岁往月来，忽复九月九日。九为阳数，而日月并应，俗嘉其名，以为宜于长久，故以享宴高会。

是月律中无射（yì），言群木庶草，无有射地而生。至于芳菊，纷然独荣。非夫含乾坤之纯和，体芬芳之淑气，孰能如此？

故屈平悲冉冉之将老，思飧（sūn，晚餐）秋菊之落英，辅体延年，莫斯之贵。谨奉一束，以助彭祖之术。

霜降

翻译成白话文就是：

时间过得真快，转眼又到了九月九日。九是阳数，日、月都是九，人们认为是好日子，象征长长久久，所以大家要欢聚宴饮。

这个月对应的音律是无射，意思是各种草木没有再生长的了。只有菊花开得繁茂芳香，如果不是它蕴含天地的纯和芬芳之气，怎能如此？

屈原有感于年华将老，想要服食秋菊的花朵。可见使人延年益寿的药，没有比菊花更珍贵的了。所以特意送上一束，帮助您实践彭祖的养生之术。

## 冉冉之将老，餐秋菊之落英

重阳节，曹丕派人送给钟繇一束菊花，有祈寿之意。因为它"含乾坤之纯和，体芬芳之淑气"，可以延年益寿。

在信里面讲的食菊花的典故，来自屈原的《离骚》："老冉冉其将至兮，恐修名之不立。朝饮木兰之坠露兮，夕餐秋菊之落英。"

屈原感到老之将至，便吃菊花来保健身心。魏文帝于重阳日送菊花给太傅，以助养生。这不是皇帝和诗人的浪漫想法，而是古人实践得来的经验。古代有不少通过服食菊花来延年益寿的例子。

很多人以为菊花的作用只是清肝明目，其实它还有一个重要作用——通利血脉，对预防心血管疾病有好处，也能降压，因此它对老年人确实有保健作用。

古人重阳时一定会赏菊花，因为这个时候正是菊花开得最好的时节。从重阳到霜降，采摘的菊花药性也最佳。

# 每日亲近茱萸，可祛寒湿

茱萸这个名字我们非常熟悉，因为唐代大诗人王维写过一首《九月九日忆山东兄弟》："独在异乡为异客，每逢佳节倍思亲。遥知兄弟登高处，遍插茱萸少一人。"多亏了这首诗，让我们到现在还记着在重阳节，中国人是要佩戴茱萸的。

茱萸对重阳节来说，就像艾叶之于端午节是一样重要的。

过重阳节，如果没有茱萸，那真的不能算过节了。

茱萸有三种，古人在重阳节时佩戴的茱萸叫作吴茱萸，它是一味常用的中药。

## ⁎ 吴茱萸防风防寒，可以避免感冒、头痛

古人在重阳节的时候"遍插茱萸"，佩戴的是吴茱萸的枝叶。还有一种茱萸囊，是把茱萸缝在布囊中，系在手臂上，这是为了避病邪。因为在重阳节，古人都要去登山，而深秋的凉风这时候已开始伤人了，到了山上被风一吹，容易引起感冒、头痛，这时闻一下吴茱萸，是可以防寒、防风，避免感冒、头痛的。

现在，我们可以效仿古人在重阳节的时候佩戴茱萸，可以去中药店买一点吴茱萸把它装到香囊里面随身佩戴。不仅在重阳节，整个秋冬外出的时候都可以佩戴茱萸香囊，时不时地闻一下，能帮我们对抗秋冬的感冒。

重阳节的香囊跟端午节的香囊有什么区别呢？

端午节的香囊是帮我们抗病毒、抗流感的；重阳节的香囊是帮我们抗风寒的，还能防治风寒引起的头痛。

霜降

## ＊ 吴茱萸祛湿的作用特别强

现在，我们用的吴茱萸中药都是吴茱萸的种子，也是吴茱萸身上药性最强的部分。它的气味是比较浓烈的，而您闻过之后会有好像气都通了的感觉。因为吴茱萸是一味专入肝经的药，能温暖肝经，散风寒，助阳气。

医圣张仲景有一个名方：吴茱萸汤。这个方子专门治肝胃虚寒症，对于慢性胃炎、孕期呕吐、神经性头痛、手脚冰凉等都有奇效。

对现代人来说，吴茱萸特别好的一点是祛湿的作用非常强，其实说祛湿都把它的功效说小了，它实际上是燥湿——可以让湿气变干燥。

但是要注意：您不能因为吴茱萸燥湿的作用很强，就随便地口服。它不是药食同源的，必须要医生给您配方，您才可以口服。平时用的话，就是外用。

## ＊ 吴茱萸都有哪些用法？

**吴茱萸怎么外用呢？**

第一，可以做一个茱萸香囊，时不时地闻一下来散寒。

第二，可以用它煮水泡脚，对于失眠症，特别是老年人的虚性失眠症，治疗效果很好，泡完以后会睡得很香。

第三，可以用它来敷脚心。

吴茱萸不仅燥湿，还有引火下行的作用，用它敷脚心，不仅有助于祛湿气，还可以把头部的火往下引。这样既能降血压，又能促进睡眠。

还有一个特别好的作用：调理口腔的炎症。不管是口腔溃疡、舌头长疮，还是牙龈肿痛，只要是口腔里边有炎症，都可以用吴茱萸来敷脚心。

## ﹡怎样用吴茱萸祛湿、助眠？

身体有寒湿，有时候还上虚火的人，或者觉得自己上热下寒的人，可以常用吴茱萸敷脚心来祛湿。

睡眠不好的人，也可以用这个方法来助眠。

**吴茱萸贴足**

做法一：

先把吴茱萸打成粉末，再用醋调和一下，然后敷在左右两脚脚心的涌泉穴上，用胶布贴牢，第二天早上揭掉。

注意：涌泉穴并不是在脚掌的正中间，它其实是在前脚掌人字纹的交叉点上，也就是脚心靠前脚掌一点点的地方。

功效：

1.祛除湿气，调理口腔溃疡、青春痘、皮肤湿疹。

2.引火下行，调理慢性咽炎、高血压、牙龈肿痛、男性虚劳。

做法二：

敷在脚内侧边缘的公孙穴上，两只脚都贴。

这个方法适合于儿童咳嗽有痰时，用来辅助调理。

用吴茱萸贴足以后，很多人会觉得睡眠变好了。有的人身体局部有慢性湿疹，总不见好，贴几天一般能有所缓解。

霜降

有口腔溃疡的人会发现口腔的炎症缓解了，口腔溃疡也没那么疼了。

最好是连贴几天。如果您是口腔溃疡反复发作的那种类型，我建议您可以连贴两周，这样口腔溃疡以后就不太容易发作了。

秋冬季节，即便我们身体没有上火的症状，如果您愿意用吴茱萸来敷脚心作为保健也是可以的。因为它可以让身体达到头凉脚热的效果，这也是我们传统上所讲究的身体健康的最佳状态。

吴茱萸贴足部的注意事项：吴茱萸粉既可以用醋来调，也可以用香油来调。最重要的是您所选的醋和香油的品质要好。因为我们是利用醋和香油的渗透性，让皮肤更好地吸收吴茱萸的药性。如果您用的是勾兑醋，那么，醋里面不好的成分有可能会影响吴茱萸的药性。

有一位读者曾经留言说，她以前每次在生理期之前都会失眠、上火，她就用吴茱萸来敷脚心，一开始她是调醋敷的，后来又改用香油来敷，发现不仅改善了她的腰痛、上火的症状，最重要的是一直困扰她的失眠也好多了，再也不会半夜惊醒，几小时都睡不着了。

这位朋友很细致，她把调的是醋还是香油的效果，有什么区别都认真地去感受。如果您用一种材料效果不好，也可以像这样换一种来试试。用醋和香油主要起一个帮助渗透的作用，只要您能保证它们的品质，就会有效果的。

# 重阳节为什么要登高望远？

＊ 重阳节，最重要的一件事是登山

在重阳节的时候，我们吃什么做什么，都是有讲究的。其中，特别重要的一件事就是去登山。

古人非常讲究季节性，每一个季节出去玩的地方都不一样。比如，春天一定要到水边去，而秋天就一定要到山上去。这里面都是有很多说道的，也有养生的道理在里面。

一年里其实有两个很重要的郊游节：一个是三月初三的上巳节；一个是九月初九的重阳节。这两个节日正好相隔半年。

三月初三是上巳节，也叫迎青节——迎接春天到来时青青的绿色。因为这时候天气暖和了，人们要到水边去戏水、洗浴，把冬天的病气洗掉。

九月初九是重阳节，也叫辞青节，就是辞别绿色的意思。因为这时候马上要进入冬天了，草木凋零，到了辞别满眼绿色风景的时间了。

为什么重阳节要登山呢？因为秋天的时候，天气很清明，能见度非常好，到了山上可以看到很远的地方，这才能够好好地来辞青。

重阳节登山的时候，您一定要选树木多的山，最好山里还有水，有瀑布更好，这样的山充满着木气，也就是树木的气息的。树木会散发出芳香，这种芳香里含有很多有益身体的物质，人吸入以后对身体有保健，甚至是治病的作用。

霜降

## ✳ 登高望远，畅吸空气负离子

要登山，就要登一座有水又有树的山，因为山中的空气里富含非常有益身体健康的负离子。

负离子是净化空气的，所以您看，凡是森林密布的山里，空气都非常干净，干净到几乎没有细菌。

为什么？就是因为负离子有净化的作用，也有抗菌的作用。打一个比方，负离子就是空气维生素，人体如果吸入了负离子，就相当于吃了维生素。

## ✳ 负离子对人有哪些好处？

概括地来说，负离子对身体有五大好处。

### 1. 能增强身体的抗菌能力

在负离子多的山里，养病都能好得快，特别是各种炎症和皮肤病能够更好痊愈。

### 2. 可以增强人体的肺功能

在山里，我们每一次呼吸的时候，可以吸入更多的氧气，同时也可以吐出更多的浊气，这一点对于有哮喘的人来说是有缓解作用的。

### 3. 帮助消化

当我们在森林里，通常都会感觉到比平时更容易饿，吃饭也会很香，所以您看孩子们在野餐的时候总是吃得很香，就是因为好的空气是可以帮助消化的。

### 4. 可以镇定神经，缓解失眠

到山里面玩一天，晚上如果您在山里过夜，会发现自己睡得很香。

### 5. 促进血液中乳酸的代谢

当我们运动或者劳动之后，就会感觉到身体有些部位酸痛，这是乳酸的堆积导致的。如果空气中负离子含量丰富，乳酸就能很快代谢，人的疲劳感就会很容易消除。特别是容易秋乏的一些朋友，如果您到负离子多的山里走一走，就可以很好地抵抗秋乏，白天头脑会更清醒，不会觉得疲乏，而晚上又能睡得更香。

## ※ 顺应天时、地利，就是养生

大自然给我们的这些东西，都是具有双向调节作用的，既可以让我们清醒，又可以让我们安睡。这就是天然的好处，它不会矫枉过正，不管人体往哪边偏，它都能调回来。

当然，重阳节登高这个传统已经有很多年了，古人肯定不知道什么叫作负离子，但他们知道重阳节到山里去对身体有好处，这是他们从实践中得来的经验。

因为我们的祖先与大自然非常亲近，他们能非常细致入微地观察一年四季，以及环境对人的影响，所以他们能做到顺应天时，顺应地利。

在什么时间应该做什么事情，到哪里去做，古人都是有讲究的。这也是重阳节为我们养生带来的启发。

霜降

# 顺时养生，遇到闰月怎么办?

## 当我们跟随时节的转换来顺时生活，最准的是节气

按传统习俗，每年端午是采艾的时节。2020 年，因为闰四月，有一位善于思考的读者就来问我了:

老师，今年因为闰四月，采艾草应该像往年一样，在端午节前后，还是后四月呢?

这个问题问得很好。

我回答她:今年采艾可以在闰四月，也就是小满、芒种期间就开始采，不必等到端午。

这是为什么呢?

当我们跟随时节的转换来顺时生活，最准的是节气。农历的节日会受闰年影响，而节气不会。这个就是中国古人的高明之处，用节气来指导农时，就不会受到闰年闰月的影响。

古人说端午节采的艾好，是因为这个节日与小满节气很接近。小满，物至于此，小得盈满，是采药的好时节。所以在《吃法决定活法》书里，我写了"从小满日起到端午节前后，是采药的好

时机。春天早发的植物，已积蓄了丰富的营养，许多都到了药性最好的时候。"

而当遇到闰年有两个四月时，端午节就推迟到夏至节气了。因此，采艾不需要等到端午，按节气来采更准确。

## 为什么农历要设置闰月呢？

农历每十九年有七个闰年。每到闰年，会多一个月。这是根据节气来设置的。

二十四节气包含十二个节气和十二个中气（月初为节气，月末为中气）。农历的每个月，必须包含一个节气和一个中气。

如果一个月没有中气，则置为闰月，这叫"无中置闰法"。

这体现了中国历法的准确性，既反映月球的运动变化，又反映太阳的运动变化。

## 未来十年的闰月对养生的影响是什么？

在未来的十年之内，会有三个闰年，我们在养生方面，可以注意以下这些事情。

2023年闰二月：在网络版的万年历中，将2023年闰二月初二也标注为龙头节，这其实是不对的。只有前一个二月初二才是龙头节。这一年真正被影响到的是上巳节。由于农历有两个二月，要等到公历4月22日才是农历三月初三上巳节，是在谷雨节气。

霜降

而我们养生需要的上巳菜（荠菜），则在当年的清明节气就可以开始采摘和存储，以备一年之用了。

2025 年闰六月：这一年由于有两个农历六月，中秋节就推迟到公历 10 月 6 日了，接近寒露节气。中秋节，秋天的中点，跟秋分节气的关系最紧密。所以中秋节前后的养生，从秋分开始就可以了。

2028 年闰五月：网络版万年历将这一年的闰五月初五标注为端午节，这也是不对的。只有前一个五月初五才过节。由于有两个农历五月，中秋节在公历 10 月 3 日，虽然接近寒露，也还是在秋分节气期间，所以中秋养生还是从秋分开始。

# 您会外养吗?

## 选择最简单、最容易坚持的外养方法

中国传统的养生讲究内调外养，通过内服食物来调理身体，通过外养来养护身体，两个加在一起效果就更好。

在我们讲究如何让自己的身体吃到更好的食物的时候，也要意识到用在皮肤上的任何东西，也相当于是在给皮肤喂食，在给它吃东西。这样的东西是否有益于身体，这是我们需要研究的。

我们可以把对于饮食养生的讲究，都用在接触我们皮肤的任何日用品和外治的工具中。因此，怎样去挑选、使用它们是非常重要的。

外养的方法是非常多的，那我们选择什么样的外养方法来用呢?

我的理念是选择那种最简单、最容易坚持的外养方法，就像在饮食疗法中，我选择简易的，并在一日三餐和茶饮中来完成，而不是去特意煲一个什么药膳，做一个什么保健品来吃。

只有最容易坚持的方法才最容易出效果。如果我们在一日三餐中顺便完成了养生的工作，那是最有效率的。同样，外养法也是如此。

霜降

# 最主要的外养方法有哪些？

在日常生活中，最简单、最不占用额外时间的外养方法有哪些呢？最主要的有三个：吸入法、敷贴法、浸泡法。

## ＊ 吸入法

吸入法其实就是通过鼻子来吸入。有三种方法可以借鉴。

第一，药枕法。

把中药装在枕头里面，每天枕着它睡觉。这样可以通过后脑勺的皮肤吸收药性。

人体的头部是诸阳之会，有很多的穴位，也有眼部的反射区。每天晚上通过后脑勺跟枕头的八小时接触，让药性缓慢地渗透，效果是相当好的。

同时，药的芳香气味也能通过鼻子进入人体，从而加强了药性的吸收。事实上，药枕法对于调理神经衰弱、失眠、血压高、鼻炎等慢性病，都有很好的效果。

第二，通过香包吸入。

第三，香包可以随身携带，也可以挂在床头或者挂在车里。

当鼻子吸入香包的香气，鼻黏膜就会产生抗体，帮助我们抵抗病毒。同时，香包的香气也有芳香开窍的作用。我们在泡药茶的时候，其实也是可以吸的。

不少药茶是具有疏肝理气作用的，我们在喝之前不妨先用鼻子吸一下，先吸吸药茶的水蒸气，让药性通过鼻腔起作用。

这对于一些呼吸道有问题、肝气不舒的朋友是一个很好的方法。

## ✳ 敷贴法

其实，敷贴法可以部分取代针灸、拔罐和艾灸的作用。因为它比这三种方法要简单许多，也适合在家里自己来做。

比如，脚心是一个很常用的贴敷部位。我曾经说过用吴茱萸的粉末调上醋，敷在脚心，可以引火下行，对高血压、复发性口腔溃疡、口舌生疮都有帮助。对于头面部有热的朋友，也是一个很好的保健方法。

现在市面上有很多贴脚的足贴可以选择，但是您要注意它里面的成分。

如果晚上贴了足贴，第二天揭下来后是黑乎乎的，甚至有的还出油，不要以为这是在排毒，这只不过是足贴里面采用了竹醋、木醋的成分，它们遇到水以后产生的反应而已，跟身体排毒没有丝毫关系，这个也可以说是一种障眼法。因此，我们不要相信在身体上贴了东西撕下来以后，上面黑乎乎的东西是身体排出的毒素。如果身体真的通过皮肤排出了黑黑的油，那说明我们的身体已经产生了重大疾病，是一种极其可怕的现象。

我们要记住，保健养生的外养法，它的作用是润物细无声的，并不是贴完之后撕下来就能看到有反应的。比如，用吴茱萸的粉末敷贴脚心，对高血压有一定的调理作用，对缓解高血压引起的头晕有帮助。但是，贴敷并不会把人体头面部的热引到足贴上去，形成有形的物质。

因此，当用外养法的时候，也要像对待饮食疗法一样，要坚持科学的态度，不要相信世界上有一蹴而就的东西。

除了可以贴脚心来保健之外，我们还可以贴肚脐。有些朋友的肚子比较虚寒，有时候容易腹泻，您可以贴一贴肚脐。小孩子

霜降

腹泻如果变成慢性的，也可以贴肚脐。

肚脐下面有关元穴、气海穴，在这两个穴位贴一些补肾阳的药物，对身体是很有好处的。

女性小腿上的三阴交穴，以及脾胃虚弱朋友的足三里穴，有关心肺问题的膻中穴、内关穴、劳宫穴，后背、后腰，都是可以用敷贴疗法的，而且还不费什么时间。

注意，当您选敷贴材料的时候，要知道人体的皮肤也是会吸收的。因此，对于材料的选择要非常的谨慎。如果使用含有荧光剂、甲醛、重金属等辅料，会极大地影响敷贴的效果，甚至起到反作用。


\* 浸泡法

浸泡法非常简单，就是泡澡和泡脚。

泡脚是最简单的方法，我建议读者朋友们，在秋冬季每天坚持泡脚。我自己是一年四季每天晚上睡觉前都会泡脚的。泡脚是古人认为最简单的长寿方法。

当我们泡完脚之后，全身放松，睡觉也会特别香。

在泡脚的时候，您可以根据自己的身体情况加一些材料，常用的有艾叶、花椒、生姜，它们都是帮助身体通阳、通经络和祛湿气的好材料。

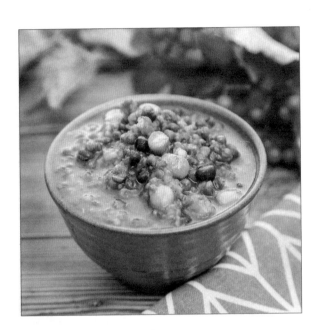

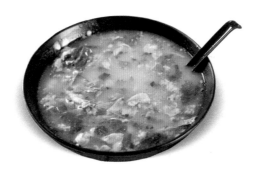

陈允斌

陈允斌 著

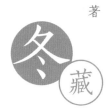

二十四節氣 顺时饮食法

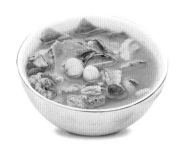

科学技术文献出版社
SCIENTIFIC AND TECHNICAL DOCUMENTATION PRESS
·北京·

**图书在版编目（CIP）数据**

陈允斌二十四节气顺时饮食法：全四册 / 陈允斌著 . — 北京：
科学技术文献出版社，2021.1（2023.3 重印）

ISBN 978-7-5189-7072-8

Ⅰ . ①陈… Ⅱ . ①陈… Ⅲ . ①食物养生 Ⅳ . ① R247.1

中国版本图书馆 CIP 数据核字（2020）第 162302 号

## 陈允斌二十四节气顺时饮食法·冬藏

策划编辑：王黛君　责任编辑：王黛君　宋嘉婧　责任校对：文　浩
责任出版：张志平

出 版 者　科学技术文献出版社
地　　址　北京市复兴路 15 号　邮编 100038
编 务 部　（010）58882938，58882087（传真）
发 行 部　（010）58882868，58882870（传真）
邮 购 部　（010）58882873
官方网址　www.stdp.com.cn
发 行 者　科学技术文献出版社发行　全国各地新华书店经销
印 刷 者　艺堂印刷（天津）有限公司
版　　次　2021 年 1 月第 1 版　2023 年 3 月第 3 次印刷
开　　本　710×1000　1/16
字　　数　729 千
印　　张　71.5
书　　号　ISBN 978-7-5189-7072-8
定　　价　299.00 元（全四册）

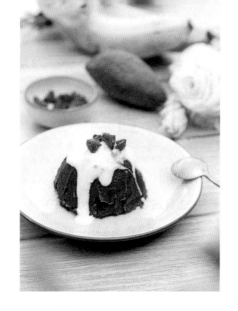

# 目 录

第一章 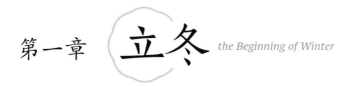 立冬 *the Beginning of Winter*

**立冬之后，应该这么补肾** _ 002

立冬了，想一想这一年有没有亏待过自己的身体 _ 002

吃羊肉补肾阳，一定要放胡椒粉 _ 002

吃素的朋友怎么补肾阳呢？吃茴香菜，喝红香茶 _ 004

喝白果墨鱼汤就能补肾阴，让自己舒舒服服地过冬 _ 010

**冬天如何防治感冒？** _ 018

冬天如何不得感冒？ _ 018

发热后，急于退热可能产生不良后果 _ 022

我家几代人都在用的退高热食方——蚕沙竹茹陈皮水 _ 028

第二章 小雪 *Slight Snow*

小雪节气，阴阳不通、天地闭藏的日子开始 _ 044

　　每年的 11 月 22 日或 23 日，进入小雪节气 _ 044

　　冬天闭藏，要喝补肾养藏汤 _ 045

冬季，每天都应该吃一点红薯 _ 051

　　不要把红薯变成最熟悉的陌生食物 _ 051

　　红薯：粮食中的蔬菜，蔬菜中的粮食 _ 062

　　吃红薯比吃蔬菜、水果好在哪？ _ 067

　　红薯一定要带皮吃 _ 072

　　紫薯富含花青素，您可能误会了它 _ 075

第三章 大雪 *Great Snow*

从大雪开始，身体进入最需要补养的时候 _ 086

　　冬天的第二个月，一定要封藏好精神和身体 _ 086

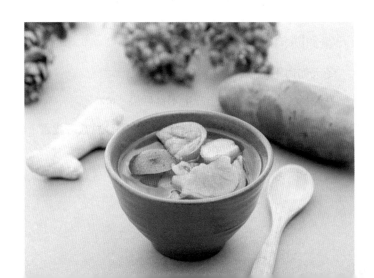

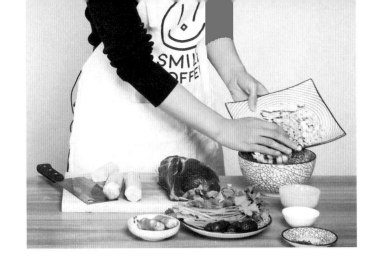

仲冬（冬天的第二个月），一年中最适合大补 _ 086

## 仲冬，五脏要同补，重点是大补心和肾 _ 090

仲冬前半个月要补肾精，后半个月要养心阳 _ 090

针对冬天不同症状的大补养藏汤搭配法 _ 093

## 大雪节气，有没有雪都要补养 _ 097

节气的补养重点、防病方法，不分南北对大部分中国人可以通用 _ 097

大雪之日，鹖（hé）鸟不鸣 _ 098

大雪不下雪，同样要按节气来养生 _ 099

## 大雪时节，"风"病肆虐 _ 100

"虎始交"时，从感冒到中风频繁暴发 _ 100

## 祛风祛湿的伟大古方 _ 103

青龙汤、乌龙汤、白龙汤、伏龙汤、龙化丹、白虎汤、虎潜丸有什么用？ _ 103

虎潜丸，又叫健步强身丸 _ 105

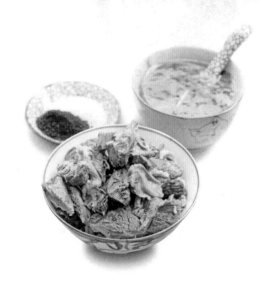

**仲冬时节，喝大补养藏汤有何好处？** _ 108

喝大补养藏汤，不爱起夜了 _ 108

家里老年人爱起夜，可以在大补养藏汤里加上糯米粉一起煮 _ 109

脚后跟死皮多、冬天裂血口子、走路时脚后跟会痛，喝大补养藏汤 _ 111

如何调配大补养藏汤的味道？ _ 111

**冬天的第二月，警惕突发心肌梗死和上消化道出血** _ 113

仲冬这个月，正是心脏功能最为脆弱的时候 _ 113

大雪节气，小心上消化道出血 _ 117

第四章 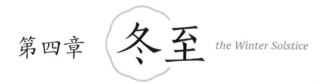 冬至 *the Winter Solstice*

**善养生者，必养冬至** _ 126

冬至前三天，应该提前做好哪些事？ _ 126

"冬至前后，君子安身静体"_129

冬至进补，有平时三倍的功效 _ 135

冬至节气，我们要特别预防肺心病 _ 144

冬至期间，出现睡眠差、腰膝酸软等情况怎么办？ _ 149

冬至后七日，一阳来复 _ 151

# 第五章 小寒 *Slight Cold*

## 腊八粥您喝对了吗？ _ 154

腊八粥，整个腊月都可以喝 _ 154

腊八节，感恩天地、祖先、父母的节日 _ 162

## 感恩腊八蒜 _ 166

想年过七十后还能健步如飞，每天早姜晚蒜 _ 166

做美味腊八蒜的讲究 _ 167

## 小寒节气的食方——糯米红豆饭 _ 172

米类中最补的就是糯米了 _ 172

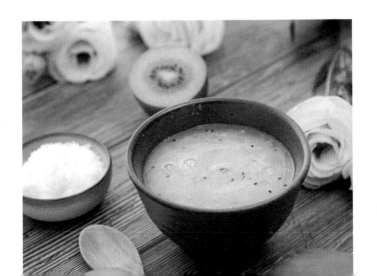

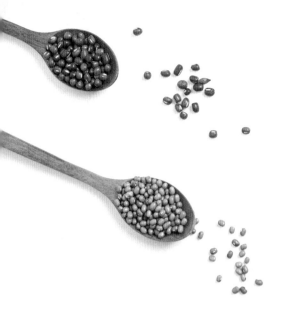

如何做出美味补人的糯米红豆饭？ _ 173

**冬天最后一个月，既要进补又要排毒 _ 177**

如何平安过残冬？ _ 177

残冬，我们主要防下半身的寒湿 _ 179

**专门为孩子准备的补脑、减压食方 _ 181**

孩子备考期间、考试期间的饮食如何安排？ _ 181

我家给孩子补脑的一道菜：赛蟹黄 _ 185

备考期间，如何给孩子减压？ _ 188

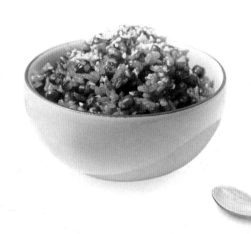

# 第六章 大寒 *Great Cold*

**一年中的最后一个节气如何补？** _ 194

大寒，最后一次进补机会 _ 194

吃消寒糯米饭需要注意什么？ _ 201

**大寒节气，如何防范急性脑梗死？** _ 206

大寒节气，是一年中急性脑梗死最高发的时段 _ 206

脑梗死发作前的预兆 _ 211

**年夜饭吃什么对身体好？** _ 213

适合年夜饭的饮料：千岁饮 _ 213

年夜饭里，不妨做一道茴香豆腐馅的"回乡饺子" _ 217

年年有余，吃"鲤鱼跳龙门" _ 219

年夜饭，老人和小孩的专属食方 _ 220

年夜饭的尾声：什果银耳羹 _ 224

过年时吃撑了怎么办？ _ 225

**后记：顺天之命，顺时生活** _ 229

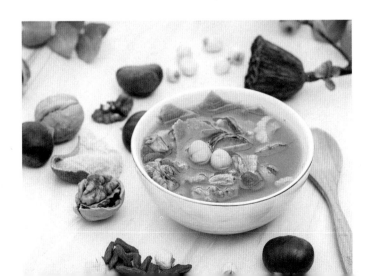

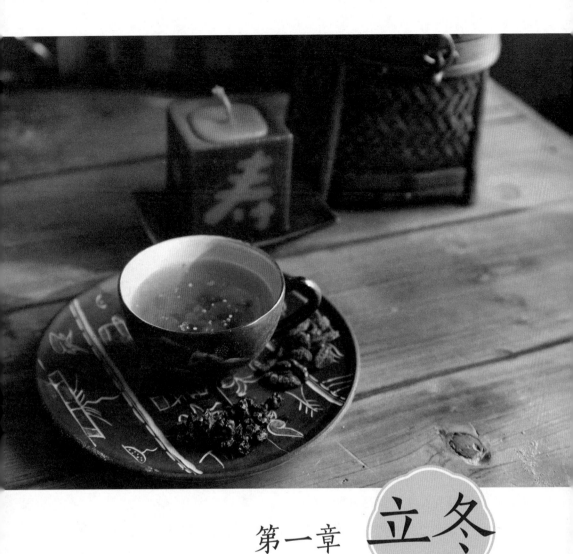

# 第一章 立冬

*the Beginning of Winter*

立冬之后进补，叫作补冬，因为天气马上就转冷了，
得给身体添把火。在立冬这天，南方人讲究吃羊肉汤锅，
北方人一般吃羊肉馅儿的饺子，当然这两种吃羊肉的方法都很不错。
但是我们要记住一点，不管怎么吃羊肉，一定要放胡椒粉。

# 立冬之后，应该这么补肾

## 立冬了，想一想这一年有没有亏待过自己的身体

立冬是冬天的开始。"冬"这个字很有意思，它的本义是终，表示终止的意思——"天地不通，闭而成冬"。

冬天是一年总结性的阶段，我们在这个阶段要反思一下，这一年有没有好好地保养自己的身体。假如您一年到头都忙忙碌碌的，亏待了自己的身体，那就要在冬天这个阶段来弥补一下，怎么弥补呢？主要就是补肾。

立冬之后进补，叫作补冬，因为天气马上就转冷了，得给身体添把火。

## 吃羊肉补肾阳，一定要放胡椒粉

立冬之后的进补吃什么呢？首选就是羊肉。

在一年里边有两次吃羊肉的大日子，一次是冬至，一次就是立冬。在这两天吃羊肉，补肾的效果特别好。

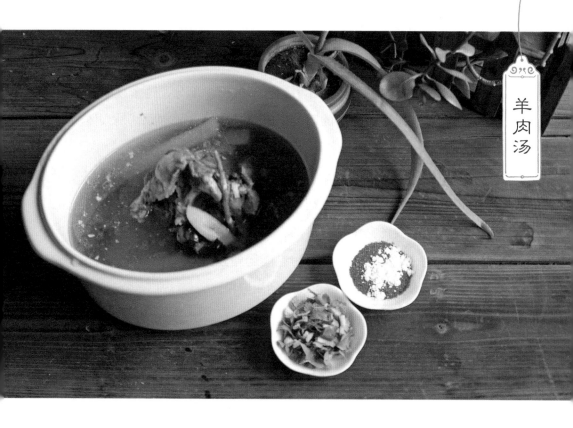

羊肉汤

羊肉要怎么吃才能加强它补肾的效果呢？

在立冬这天，南方人讲究吃羊肉汤锅，北方人一般吃羊肉馅儿的饺子，当然这两种吃羊肉的方法都很不错。但是，我们要记住一点，不管怎么吃羊肉，一定要放胡椒粉。

每次讲到这儿，很多人都很惊讶：胡椒不是热性的吗？吃羊肉放胡椒粉难道不是火上加火吗？其实，我们对胡椒都有一点儿误解——如果我们喝羊肉汤不放胡椒粉，反而更容易上火。原因是什么呢？胡椒这种调料，虽然它也是辛辣、热性的，但是它跟葱、姜、蒜有一点不同，胡椒的热性是往下走的，它不往人体的上半部分走。

我们人体在什么时候是一个比较健康的状态呢？最好就是下半身暖暖的，而头部是清凉的，这样人就会很舒服。现在很多人都是上边有火，下边有寒，所以就很难受。

胡椒能把食物的热性导引到人体的下半部分，这个就叫作引火归原。它让人体宝贵的阳火回归到了本原，而本原就是人体的先天之本——肾脏系统。

如果您是身体比较虚寒的人，特别是一些畏寒的女性朋友，建议您煲汤时可以放一些胡椒粉，既能补肾，又能暖胃。特别是做一些偏凉的汤品（如萝卜汤、鱼汤）时，甚至一年四季都要在做汤时搁一点儿胡椒粉，因为它能起到温热的作用。所以，您不管是做凉汤还是热汤，都可以用到胡椒粉。

**读者评论：喝羊肉汤后，大便开始成形了**

幸福_pit：几年了，每年立冬以后吃羊肉都放胡椒粉，全家人都很受益。

辉儿_12：我坚持喝羊肉汤，以前溏便，这两天大便开始成形了，放屁也不臭了。

# 吃素的朋友怎么补肾阳呢？吃茴香菜，喝红香茶

## ＊ 吃茴香菜的补肾阳效果比吃韭菜强

吃素的朋友怎么样来补肾呢？我介绍一道凉菜和一道茶饮。

假如您是吃素的朋友，或者是您实在不喜欢吃羊肉，那怎么样来滋补肾阳呢？在绿色的蔬菜中，茴香菜温补肾阳的作用是很

强的，比韭菜还要厉害。

茴香菜，北方的朋友一般是把它拿来做馅儿了，这样您就吃不太多。平时，我们把它当成蔬菜来直接食用也很不错。特别是在冬天的早上，用茴香菜来搭配粥吃，不仅补肾，还能开胃、散寒，可以预防初冬时受寒引起的感冒。

茴香菜的做法非常简单，1分钟就可以完成。

这道菜的功效是什么呢？可以补肾阳，可以暖脾胃，可以散风寒，还能够预防感冒。

## ＊ 补肾可以喝红香茶

再讲一道补肾的茶饮——红香茶，里边有一样重要的原料就是小茴香。小茴香是茴香菜的种子，它温热的作用比茴香的叶子还要强一些。

小茴香是我们厨房里很常用的调料，也叫小茴香籽，它长得有些像孜然。现在我们觉得它很稀松平常，只是一种调料，但在古代，它却是一种珍贵的香料，所以古人把它叫作"怀香"。顾名思义，就是怀里揣着它，随身佩戴它，让衣服散发香气。有时候，人们还把它放进嘴里嚼一嚼来消除口气。

红香茶可以反复冲泡，直到泡到没味儿为止。

红香茶的功效是专门治寒，不论胃寒、子宫寒、小腹冷痛、手脚冰凉，喝这道茶都管用。平时比较怕冷的人，我特别推荐您

# 凉拌茴香菜

原料：
茴香菜、植物油、豆瓣酱
（如果您怕辣可以换成黄
豆酱）。

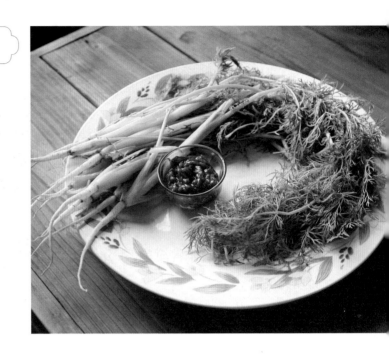

做法：
1.取新鲜的茴香菜，把嫩的部分切碎、装盘。

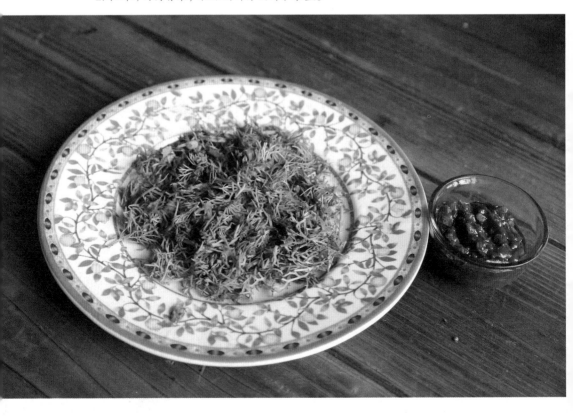

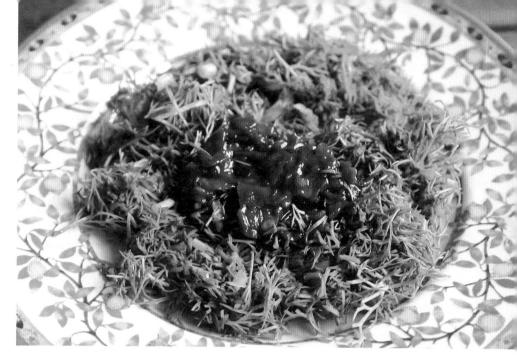

2. 舀一小勺豆瓣酱，淋在切碎的茴香菜上。

3. 把加热好的少许热油浇在豆瓣酱上，然后用筷子快速搅拌均匀，这样就可以吃了。

**允斌叮嘱：**

一般我们在超市买的都是精炼过的熟油，稍微加热一下即可。如果是生菜籽油或茶籽油，那您就要多加热一会儿。

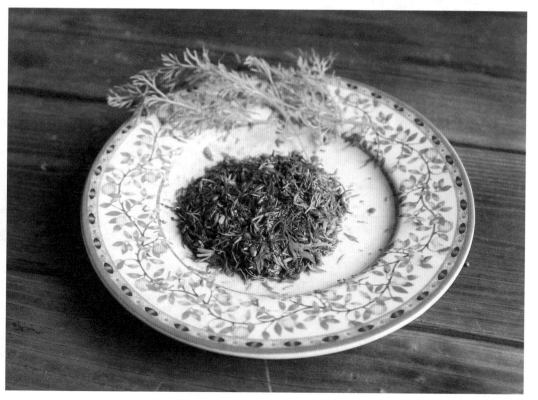

# 红香茶

原料：小茴香9克，生山楂30克，
甘草6克（这是一人一天的量）。

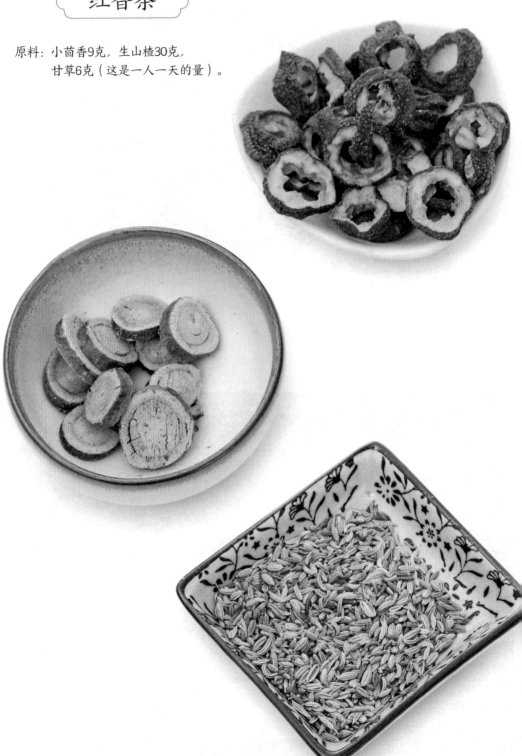

做法：

1. 首先把小茴香放到一口铁锅里头，锅里别沾油，用小火炒上1~2分钟，等炒至焦黄出香味后马上关火。您可以一次炒出10~20天的量（90~180克），放到瓶子里，每天取一点儿出来用。

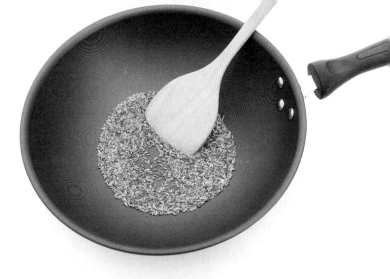

2. 把炒过的小茴香和生山楂、甘草用沸水冲泡，闷20分钟代茶饮。

**允斌叮嘱：**

1. 生山楂只是一种中药名称，它其实是干的山楂，而不是新鲜的山楂，新鲜的山楂不太容易将药效泡出来。

2. 小茴香您在超市调料柜台可以买到，生山楂和甘草在药店和一些超市都能买到。

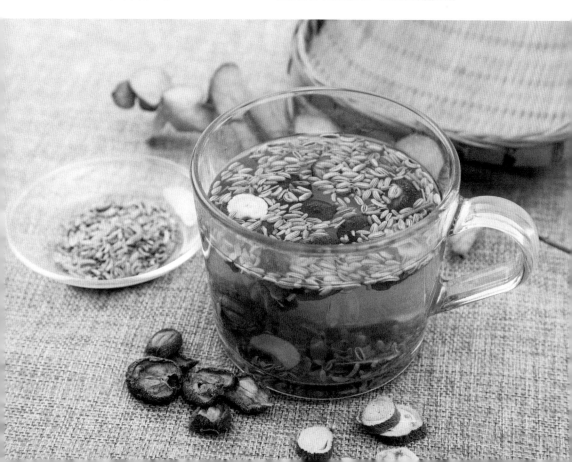

喝这道红香茶。有一些血脂高的老年人，也可以喝这个茶。

哪些人不太适合用小茴香呢？

记住：平时特别怕热的人、爱上火的人，比如，有口干、口苦、口舌生疮、牙龈肿痛、小便特别黄、大便干结的这些人，您暂时不要用。特别爱出汗的人也要少饮用红香茶。

还有一些朋友，虽然有胃病，但不是胃寒，而是胃热，这样的朋友也要少用小茴香。

---

**读者评论：红香茶治胃寒，效果很好**

小团圆：您的红香茶治胃寒，效果很好！后来，我往红香茶里加了颗冰糖，发现挺好喝的，很香，谢谢您。

**允斌点评：** 加糖可以调和山楂的酸味，也更保护胃。有寒的人加红糖更佳。

**延伸阅读：胃寒和胃热怎么鉴别呢？**

在胃病发作的时候，如果吐出来的是清水，这是胃寒；如果吐出来的是酸水，那是胃热。另外，胃热的人还特别容易饿，虽然吃得很多，但身体吸收不到多少营养。

---

# 喝白果墨鱼汤就能补肾阴，让自己舒舒服服地过冬

## * 为什么在冬天更要做好补肾阴的工作？

讲了补肾阳的汤，再给大家介绍一道补肾阴的汤，这道汤同样是全家老小都能喝的。

冬天是阴气盛的季节，我们要顺应天时来补阴。尤其是阴虚、爱上火的朋友，补阴的效果会很明显。

阴是什么？阴其实就是营养物质。而越是营养丰富的食物，越能养阴。如果我们想要达到持久养阴的效果，就要靠食物来养。

白果墨鱼汤就是一道很平和的养阴好物，虽然是大补，但一家老少都能喝。

假如您喝这道汤觉得很舒服，整个冬天都可以时常做一些来喝。

特别是经常熬夜的人，一定要多喝墨鱼汤。

熬夜其实是非常伤阴的。古人说："一日熬夜，百日不复。"就是说，您熬了一个通宵，一百天都恢复不过来的。所以，我们熬夜之后，最好马上喝墨鱼汤弥补一下亏虚。

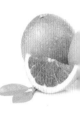

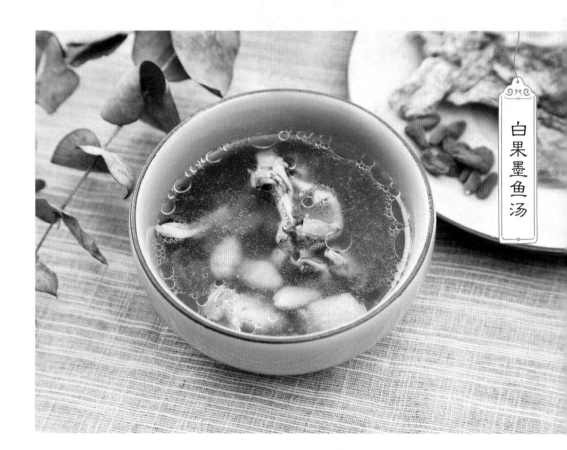

白果墨鱼汤

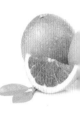
立冬

# 白果墨鱼汤

原料：白果7粒，墨鱼干
1只，肥肉50克，
枸杞20粒，陈皮
1个，生姜3片。

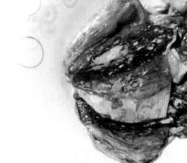

做法：

1. 把墨鱼和白果提前一两小时用冷水泡发。

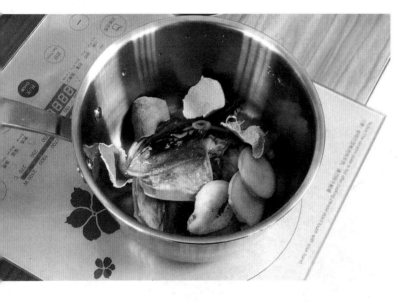

2. 将泡发后的墨鱼和白果放入锅中，再放入其他配料和适量冷水，炖上一小时就可以喝了。

功效：

养血，滋阴，养胃，补气。

**允斌叮嘱：**

1. 白果养心，建议大家要经常吃，因为它有小毒，所以一个成年人一天可吃的量不要超过7粒，小孩子要减半，而且久炖比较好。

2. 墨鱼干不需要用太大的，如巴掌大小的墨鱼干，一个人一天吃1~2只正好。

3. 墨鱼要用荤油炖出来才香，所以要放一块肥肉，猪肉、鸡肉、羊肉等都可以。

## ❋ 如何制作白果墨鱼汤？

很多朋友怕吃肥肉，其实肥肉是好东西，它能滋阴润燥。如果您想要皮肤好，那就要吃肥肉。其实所有的食物都是好的，全看我们会不会吃。

在汤中加一点肥肉，汤味才会鲜甜。当然，您也可以用鸡肉、羊肉，这都没问题，但有一点得记住，汤里一定得要有一点油气，这样墨鱼吃起来才不会发苦。

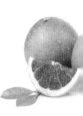

至于枸杞、陈皮和生姜，您不需要根据家里的人数来严格地加倍。枸杞抓一大把都是可以的。煲汤用的生姜一定是要带皮的。

陈皮要注意一下，如果是自家用红橘剥皮晾晒的川陈皮，放一个就足够了；如果是在药店买的陈皮（一般是切成丝的），建议多放一些保证效果，大约要放十几克。由于各种陈皮品质不一，最好先取一些煮水尝尝味道怎么样，避免影响墨鱼汤的口感。

虽然这道汤很适合全家老小来喝，但是如果您家里有谁正在感冒，痰多、咳嗽，或者有其他什么急性病，请先不要喝。因为人有急性病时都不要忙着进补，而是要先排毒。还有，女性经期的时候注意不要喝得太多。

## ❋ 喝墨鱼汤有什么宜忌？

对女性来说，墨鱼是妇科的一味良药。古人说它最宜妇人，是女性的好朋友。所以，我特别推荐女性朋友经常喝墨鱼汤，它对孕妇、产妇来说，更是一个好东西。

孕妇贫血是不能够随便补的，补多了会造成血热，所以孕妇补血最好是凉补，墨鱼汤就是首选。

产妇由于生产时失血过多会造成血虚，甚至阴虚。这个时候用墨鱼汤滋阴、养血也很合适，而且还有催奶的效果。

当然，墨鱼干是海鲜，但凡海鲜都有点儿发，如果在湿疹急性期，或者在其他过敏症的急性期，又或者有痛风的朋友，您吃墨鱼肉要谨慎。

但这里边有一个小窍门：在煲汤的时候，不要把墨鱼骨去掉，要把整个墨鱼直接下锅去炖。墨鱼骨是一味中药，也叫海螵蛸，有预防过敏的作用，它和墨鱼肉正好是互补的——墨鱼肉是通的，但墨鱼骨是收的，把两个炖在一起才能平衡。

等汤炖好了，墨鱼的肉和骨头也就分离了，起锅的时候，您把骨头给挑出来就行了。挑出来的墨鱼骨不要扔掉，留下来洗干净，晾干，可以当一种应急的外伤药用，以前的老年人都这么做——如果切菜时不小心把手指给切伤了，马上用小刀刮一点儿墨鱼骨粉，撒在伤口上就可以止血。用墨鱼骨粉来调理皮肤上的伤口，尤其是那种久不愈合、总是流黄水的伤口，效果是很好的。

墨鱼骨还能给牙齿美白。用墨鱼骨在牙齿上摩擦，可以清除牙齿表面的污垢。

**读者评论：吃完白果墨鱼汤后，晚上睡得特别香**

周小清：以前冬天只知道喝羊肉汤，听了陈老师的课后，立马买了白果、墨鱼来炖。汤喝起来鲜甜，喝了两天后气色就好了很多，真的很有用，感谢陈老师的分享！

水晶：今天煮了墨鱼汤，就是清煮的，汤非常好喝，墨鱼肉很嫩。不过墨鱼肉稍微有一点点苦，总的来说很好吃。

李玲：收到墨鱼干立刻炖了起来，汤非常香，肉也很好吃。

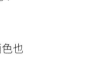

Donna：墨鱼干补肝血的效果真的好！去年这时候，眼睛痒得一直抠，太难受了。从霜降到立春前一天，每天一只墨鱼干，当时并没有全好，但是心无旁骛，每天坚持，今年效果出来了，杠杠的。

古文化之路：年年必吃的墨鱼，拯救干眼症的良药。

天使之爱：我喝白果墨鱼汤感觉非常好。原来入睡困难，半夜总醒，现在睡眠变得特好，早上有时闹铃都听不到。继续喝墨鱼汤！

大耳朵图图：我这两年到秋冬季节就喝墨鱼汤，月经不调、熬夜后的身体不适等都有了很好的改善。

风入画：十几年了手指甲没有月牙，今年冬天一周喝两次墨鱼汤，两拇指长出月牙了。惊喜啊！

Linda：养生小白一个，半信半疑第一次吃墨鱼干。这两周下班回家，断断续续吃了七次，最大的感受是吃完后晚上睡得特别香，很容易入睡。手指上的月牙也更多了，眼睛也没有那么干涩了。

A yuling：白果墨鱼汤，熬夜后喝真的十分管用。每天一碗墨鱼汤，不用担心熬夜导致的眼睛干涩、身体疲惫了，太好了。

静待花开：月经第一次没有提前，一直找不到原因，原来是因为喝了墨鱼汤，开心！

在路上：我也在喝白果墨鱼汤，身体比以前好了许多，感觉气不虚了。

Jessie 易林：真的很管用！只喝了两次白果墨鱼汤，明显觉得不那么疲劳了，面色也红润多了。

Janice：连续几天睡不着，真的有效果，一觉睡到天亮，后脚跟也不痒了。

lian：我用清水炖墨鱼干隔一天吃一次，有时隔两天，最近我的老花眼好一些了。

路路宝妈：墨鱼汤一直在喝，已经吃了三袋墨鱼干了。这个冬季我没觉得冷过，这是之前从来没有过的。

## 允斌解惑：喝了白果墨鱼汤会生热吗？

静心感悟：湿热体质的人喝了白果墨鱼汤会生热吗？

允斌：不会，墨鱼是滋阴的。

芊芊：白果墨鱼汤加一块鸡肉特别好喝！请问可以再加一块花胶进去吗？

允斌：可以的。

SU：墨鱼身上那层黑色的薄膜要不要撕掉？谢谢！

允斌：不要撕掉，留着。

黑子娘：立春后还能喝墨鱼汤吗？

允斌：可以喝，但不是春季饮食重点，可以在熬夜后喝。

紫藤：哺乳期可以喝白果墨鱼汤吗？

允斌：墨鱼是通乳汁的，可以多吃。

思小妍：孕妇可以喝白果墨鱼汤吗？墨鱼汤补气血的效果真的非常好，喝了几次，手指上的小月牙都有明显变大。

允斌：可以吃，而且很适合吃。

## ＊ 羊肉汤、茴香菜、红香茶、白果墨鱼汤，到底吃哪样最好？

关于立冬之后吃什么补肾，我讲了胡椒羊肉汤、茴香菜、红香茶和白果墨鱼汤。有的朋友可能会纠结，那我阴阳都想补该喝什么汤呢？

您不妨把两道汤交替着来喝，比如，今天喝胡椒羊肉汤，明天喝白果墨鱼汤。您也可以把羊肉和墨鱼一起来炖，阴阳平衡也是不错的。一般来说，在立冬节气，大多数人是适合两样都补的。

有的朋友可能分不清到底自己是需要补肾阳还是补肾阴。那怎么办呢？我教您一个小窍门：阳虚的人往往怕冷，而阴虚的人往往怕热，特别是在晚上，会觉得手脚心发热，这种热不是吹空调就能解决的，而是从身体里面透出来的热。

如果您是一个平时怕冷的人，就多喝一些补肾阳的汤；如果您是一个平时怕热或者容易上虚火的人，可以多喝一些补肾阴的

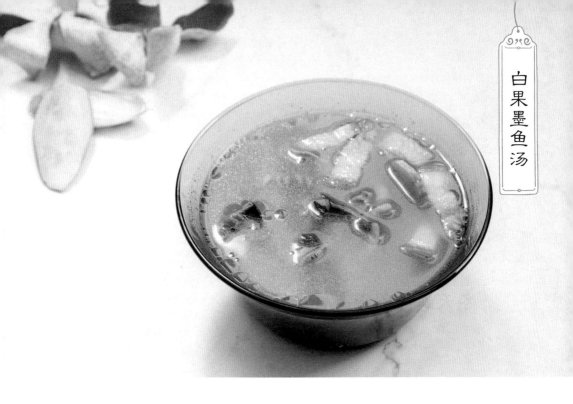

白果墨鱼汤

汤。但不管您是偏阳虚，还是偏阴虚，在立冬节气的十五天当中，最好是把阴阳都补到。因为"孤阴不生，独阳不长"，单独补阴或者单独补阳，补肾的效果都是不够好的。

古代的医家特别给我们留下一句话，叫作"善补阳者，必于阴中求阳，则阳得阴助而生化无穷；善补阴者，必于阳中求阴，则阴得阳升而泉源不竭"。所以，我们在用饮食补肾的时候，也要注意阴阳双补，这样才能达到阴生阳长的境界。

**读者评论：天天都有好吃好喝的，不亦乐乎**
鲜丰大冷面护心肉锅：感谢老师带给我们这么多美味又健康的食方！昨天羊肉汤、茴香饺子、红香茶！今天墨鱼白果汤、陈皮荷叶茶，每天都有好喝的，不亦乐乎。

# 冬天如何防治感冒？

## 冬天如何不得感冒？

※ 在冬天，老年人、孩子出门一定要戴上帽子

在冬天，刮风的天气是最容易让人感冒的了。那怎么应对呢？

首先，在刮大风的天气里，老年人或者是比较小的孩子出门，一定要让他们戴上帽子。有的家长怕小孩子着凉，就给他穿得厚厚的，这样反而容易捂出一头汗，更容易感冒或者上火。

有些小婴儿不会说话，您给他捂得厚了，他就用哭闹来表达，有的家长以为孩子爱哭，实际是您给他穿多了，让他很不舒服。孩子平时穿衣服要比大人少穿一件，这样才合适。

其实，我们要重点保护的是他的头部。因为只要小孩儿一活动，他的额头就会微微出汗，如果再一吹风，孩子就很容易感冒。

我儿子小的时候，我给他买的外套都是带兜帽的，如果刮起风来，随时随地都可以把兜帽翻上来护住头部，孩子就不容易感冒了。

老年人在大风天出门没戴帽子，特别是血压高的老年人，回家以后很容易觉得头晕，甚至是晕得天旋地转的，起不了床。这时候，您千万不要把这种情况跟感冒症状混淆在一起，最好是去医院检查一下老年人是不是属于中风的高危人群。如果排除了中风的危险，那么可以用一个小方子——桂圆壳煮水来调理。

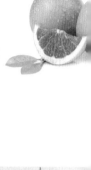

### ❋ 冬天如何预防各种感冒？喝生姜红薯汤

预防感冒，防风防汗是被动防御，我们还需要主动防御，就是提高身体的抵抗力。一年四季预防感冒的方法都不一样，当然预防感冒的饮食方子也不一样。

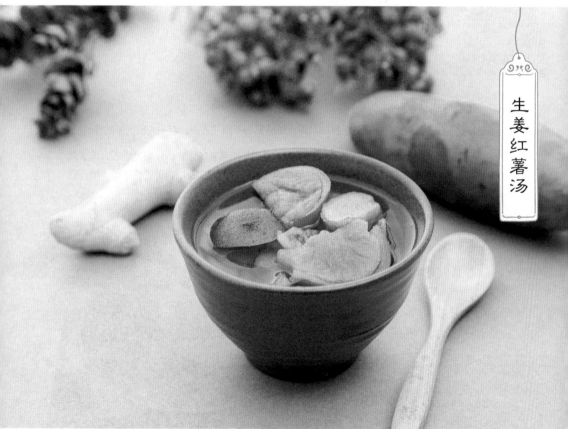

生姜红薯汤

# 生姜红薯汤

原料：红薯250克，生姜3片。

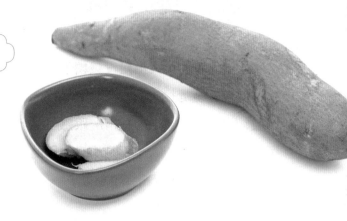

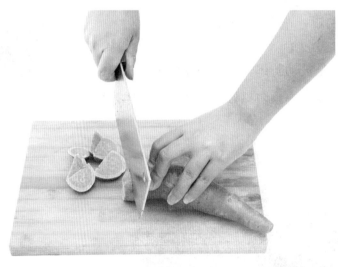

做法：
1. 把红薯切成小块儿，然后冷水下锅煮开。

**允斌叮嘱：**

1. 姜不要去皮。姜去皮是治感冒的，而预防感冒则不需要去皮，避免人出太多的汗。

2. 煮的时间要长一点儿。生姜煮的时间短，是用于治感冒的，它的作用是走表，偏于发汗。而生姜煮的时间长一点儿的作用是走里，偏于暖胃。所以，脾胃虚寒的人喝这道汤，还可以再稍微多放一点儿生姜，这样调理脾胃的作用就会更强。

2. 把生姜放进去，一起再煮20分钟起锅。

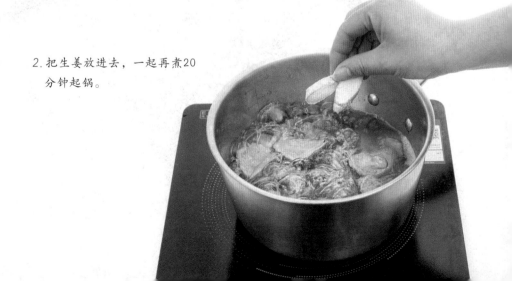

冬天如何预防感冒？有一道很简单但是很有效的食方推荐给大家，就是生姜红薯汤。它可以补气血、润肠胃，让人的全身都暖起来。

每年立夏，我都会推荐大家喝两个月的姜枣茶，它可以暖脾胃、排毒，预防夏天的常见病。

有人问我，能不能在冬天也喝姜枣茶。其实，在冬天您不如喝生姜红薯汤，它相当于一道温和版的姜枣茶。而且，在冬天如果不搭配其他食材，单独地喝姜枣茶，有些人会上火。这是因为人体的脏腑在夏天和冬天是不一样的：夏天人体的血液都在体表，而内里的脏腑一片虚寒，脾胃处于缺血的状态；冬天恰好相反，血液都回流到了内里，所以冬天如果饮食不当，我们的肠胃容易积存内热。

煮姜枣茶，我建议大家是只喝水，不吃枣肉。为什么呢？因为枣皮和枣肉不一样，枣肉吃多了可能生湿热。

在冬天预防感冒，您可以给全家人做生姜红薯汤，既可以温补，又不容易上火，对孩子更是适合。因为小孩儿吃对了红薯，比吃红枣的效果还要好。

红薯是一种非常滋补的食物，它的营养跟红枣非常类似，都能健脾胃、补气血。但红枣吃多了会生湿热，而红薯不会。

这道生姜红薯汤就像立夏时喝的姜枣茶一样，您可以从立冬开始喝两个月，这样不仅能温补脾胃，预防风寒感冒，还不容易上火。对于已经感冒的人，也是一道很好的"病号汤"。

所以，无论是在风寒感冒之前，还是在风寒感冒之后，我们都是可以来喝这一道汤的。

# 发热后，急于退热可能产生不良后果

## ＊ 从不发热的人容易得大病吗？

关于发热，有一种说法流传很广，就是一个人应该隔一两年发一次烧，这样才能杀灭体内的病毒，不会得大病。

这种说法其实是有点问题的，发热的确是人体的一种自我保护功能。当我们体内有病邪的时候就会发热，如果体内没有病邪，人就不会发热。所以，没必要为了杀灭体内的所谓"病毒"而人为地去制造发热。

有人认为，从不发热的人容易得大病，这是不确切的。我们应该这样来理解，一个人得了感冒，又不怎么发热，这说明他的身体抵抗能力比较弱，对病邪的反应比较迟钝，不能调集身体的免疫力对抗病毒。这种情况在老年人身上比较明显。

您会发现，小婴儿非常容易发高热，动不动体温就到40℃。而老年人极少发高热，如果老年人发高热了，那是非常可怕的事情。

## ﹡ 退热方式不恰当，会给身体留下咳嗽、心肌炎、中耳炎、风湿性关节炎等后遗症

对于发热，可以打这样一个比方，发热就像是人体调兵遣将消灭敌人的过程，敌人就是病毒。

两军交战，我们应该帮哪一方呢？当然应该是帮助身体的军队去对抗病毒的军队。但在现实生活中，很多人往往帮错了对象，一发热就慌了，急于去退热，这种行为就相当于帮助病毒的军队去消灭身体的军队。实际上，我们应该帮助身体的军队去对抗病毒的军队，把病毒驱赶出去。

消灭敌人（病毒）的战场就在自己的身体里面，所以我们要在赶走敌人的同时，注意保护好自己的家园。如果退热方式不恰当，就会留下一片狼藉的战场，影响消化系统、肺和心脏的功能。最常见的后遗症就是退热后会一直咳嗽，半个月都不见好。

更严重的后遗症是心肌炎、中耳炎、风湿性关节炎。对于小孩儿和年轻人来说，这些后遗症可能要在十几二十年以后才显现。对于年龄特别大的人来说，不恰当的退热，很可能就是一道鬼门关。

退热不当还容易引发病毒性心肌炎，所有年龄段的人都有可能中招，而且非常危险，有可能致命。

所以，选择退热的方法，不能只看退热的效果和速度，还要看

是否能够帮助身体尽快恢复机能，不留下后遗症。

## *感冒引起的发热分低热、高热两个阶段，要对症调理

感冒引起的发热有两个阶段，要用不同的方法来调理。

第一个阶段是低热，往往是在感冒初起，只出现了上呼吸道感染的症状。这时候，我们不要急于退热，只按风寒感冒或者风热感冒来辨证调理就可以。

第二个阶段是高热，到这个程度，已经不是单纯的外感了。在外感阶段，也就是第一阶段，病毒的军队是在边疆侵扰，而发高热的时候，也就是第二阶段，病毒的军队已经侵入身体的"中原地带"——脾胃了。这就是您在发高热的时候，一般都感觉没有胃口，觉得胃里很不舒服，甚至恶心、呕吐的原因。

假如病毒的军队在"中原地带"没有被消灭，而是潜伏了下来，就会危害心脏的安全。当战火烧到心脏的时候，人就会出现神志昏迷，甚至抽搐的情况。这一点在小孩子发高热的时候很明显。

很多家长一看孩子发高热就慌了，生怕孩子的脑子被烧坏了（其实只有脑膜炎才会伤害到大脑，而感冒发热是烧不坏脑子的）。这时候，如果您着急用冰敷或者贴退热贴等物理降温的方法来给孩子退热，就相当于把身体内对抗病毒的军队给撤走了。表面上战火是平息了，但病毒并没有被消灭，却长期潜伏在体内，这会侵害到孩子的鼻子、耳朵、心脏和消化功能，留下一个长期的损伤。

有些孩子抵抗力强，身体会再组织一次反攻，那么孩子就会再次发热。家长就会很困惑，为什么孩子热了又退，退了又热？实际上，这是孩子的身体在一次又一次地试图杀灭病毒。这样反

复折腾以后，会对孩子的身体造成长期的伤害，有一些伤害要等到他长大成人之后才会变得明显，而有一些伤害在儿童期就会很清楚地看到，特别是对消化系统的伤害。

每次我现场讲座的时候，都会有很多家长带着孩子来，希望我给孩子看一看，为什么孩子营养不良，吸收能力很差，或者是胃口不好，不爱吃饭，脾胃功能虚弱？

其实，我只要仔细问一问就会发现，这些孩子都有一个共同的特点——感冒发热的时候，家长盲目地给孩子退热，使得孩子的脾胃被退热药给伤害了。

一定要记住，发热是身体在调兵遣将对抗入侵的病邪。这个时候您千万不要盲目退热或者胡乱用药，以免"杀敌一千，自损八百"。还有就是您在发热期间所吃的每一口食物，所喝的每一口药茶，都应该是为自己身体的军队添把火、助把力，同时还能够修复我们脏腑的机能。

## *如果连续几天低热不退，用什么食疗法或中成药？

在感冒发热的两个阶段，不同年龄段的人发热的过程是不一样的。

小孩子发热，很容易从低热迅速过渡到高热；年轻人发热，一开始低热，慢慢地体温越来越高；中年人和老年人有时候不发热，严重了就低热，很少有高热的。如果连续几天低热不退，说明病已经深入到脾胃了。

### 1. 低热没有合并扁桃腺炎，可以喝葱姜陈皮香菜水调理

如果您感冒发热好几天了，但一直体温不高，也没有合并扁

桃腺炎，那您就可以在治疗重感冒的葱姜陈皮水里，加一把香菜进去，一起煮水来喝，这样就可以退热了。

因为香菜能帮助脾胃驱赶病毒，恢复脾胃的功能。这个方子对感冒后轻微发热，并伴有恶心、呕吐症状的人特别见效。

### 2. 藿香正气水滴肚脐，可以给孩子退低热

如果您没有用陈皮、香菜这些东西来食疗，那您可以去药店买一盒藿香正气水来救急。

关于藿香正气水，很多人以为它是解暑的，这是不对的。包括我去一些药店看，冬天他们都不卖藿香正气水，以为只有夏天才能用得上。这是一个很大的误解。

藿香正气水是治疗暑湿型感冒的，同时它也治疗由感冒引起的脾胃症状，如恶心、呕吐、拉肚子。所以，一年四季都有可能用得上它，并不仅仅是在夏天才用。

其实，藿香正气水还有很多的妙用，比如，小孩子在体温不是非常高的情况下，给他灌药又灌不下去时，您也可以用藿香正气水滴肚脐来给他退热。

这个方法，有的家长用了觉得效果很好，有的家长认为效果没那么好。仔细一问，才发现他们用的时候有一些偏差。有些家长把藿香正气水滴在棉球上，然后再往孩子的肚脐里塞，这样一来，大部分藿香正气水都被棉球吸收了，而孩子肚脐吸收的药量很有限。

怎么做才正确呢？

首先您让孩子在床上躺平，然后把藿香正气水直接滴在他的肚脐里，滴到快要溢出来（差不多一两滴也就够了），这样药量才

够。然后让孩子不要动，也不要翻身，慢慢地等着药被吸收掉。

这个方法之所以有效，是因为肚脐是人体很重要的一个穴位——神阙穴。通过这里，药性能够被很好地吸收，可以直接作用于脾胃系统，让孩子很快退热。

### 3. 感冒引起的扁桃体发炎、咽喉肿痛，可以用双黄连口服液；扁桃体肿痛，可以用中成药板蓝根

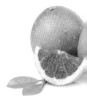

如果感冒引起了扁桃体发炎、咽喉肿痛，这个时候发热了，我们不用藿香正气水，而是用双黄连口服液来退热。对于扁桃体肿痛，您可以用中成药——板蓝根来解决，也可以用牛蒡来食疗。

---

**读者评论：藿香正气水滴肚脐，给孩子退热最简便**

蜜糖果：藿香正气水滴肚脐，给孩子退热最简便、最便宜的方法。一支没用完，孩子就好了，大爱中医！

棒棒猫 _aw：昨天喉咙痛、流鼻涕、打喷嚏，低热 37.7℃，时冷时热。喝了一瓶藿香正气水，昨晚又喝了双黄连口服液，今早起来热就退了，感恩老师。

**允斌解惑：有过敏性湿疹加脾虚，用藿香正气水擦**

枫叶：我家孩子腿和胳膊上经常痒，红一大片，还有痂痂，医生说孩子脾虚。有过敏性湿疹加脾虚，可以用藿香正气水擦吗？

允斌：可以。

---

# 我家几代人都在用的退高热食方——蚕沙竹茹陈皮水

感冒发热如果体温很高，并且高热不退，这说明病毒已经深入到脾胃，而且隐隐地对心脏也有威胁了。

心火在烧，体温就特别高。这个时候，人体的心、肺、肝、胆、胃都有了火，简直是一片硝烟弥漫的战场。

这时候，咳出来的痰一定是黄色的，因为有肺火；嘴里没有味道，感觉发苦，是因为肝、胆有火；有的人会呕吐，因为有胃火；有的人会头昏昏的，甚至说胡话，因为心火太重。

面对体内到处燃烧的战火，如果我们只是冰敷前额、用发汗的退热药，那么对五脏六腑来说，真的是太不够了。这个时候，如果您用抗生素，也只能是杀灭细菌，对五脏六腑没有修复作用。所以，我们要用一个方法，让它既能帮助五脏六腑排出病毒，又能修复它们的机能，平息战火。如果您是我的老读者，一定已经猜到了，我讲的是我家几代人都在用的一个退热小秘方——蚕沙竹茹陈皮水。

十几年前，我公布这个方子之后，很多读者都给我留言，分享他们的使用经验和心得，以及点赞方子好用。

有一位著名的绘本画家，他的笔名叫速写本子，他的女儿木朵有一次高热，他到处求助，然后他的好几位朋友竟然不约而同地向他推荐了这个退热小秘方。他马上去药店把这几样原料买了回来，做好后，试着给孩子喝了下去。结果孩子喝下后，睡了一个午觉，起来后就退热了。这位爸爸非常欣喜，觉得这效果也太

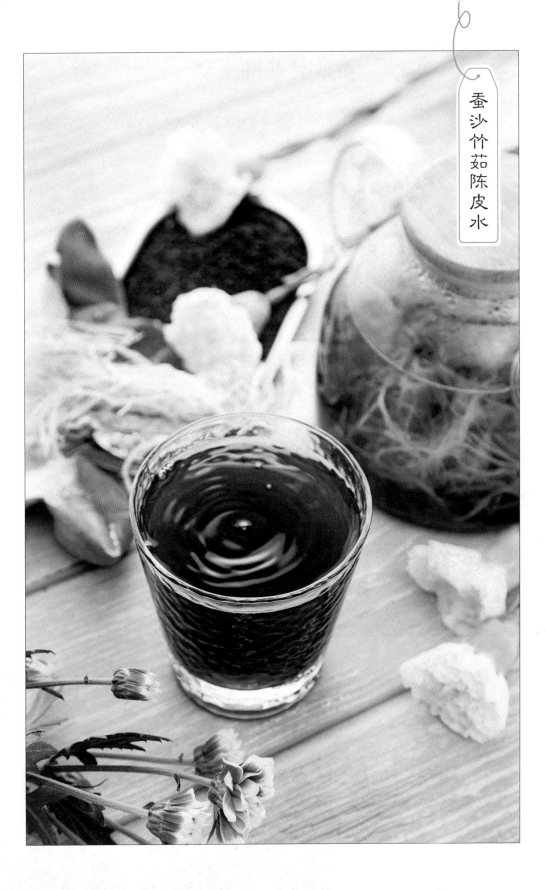

蚕沙竹茹陈皮水

# 蚕沙竹茹陈皮水

原料：蚕沙、竹茹、陈皮各30克，小孩儿可以减半，小婴儿可以减成三分之一（10克）。

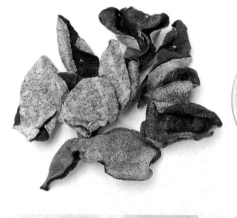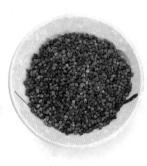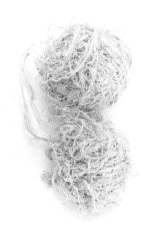

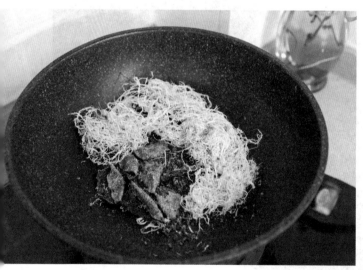

做法：
1. 把陈皮洗干净，和蚕沙、竹茹一起放入锅中。

2. 加冷水，开火，水开以后煮3~5分钟就可以了。
  （这个水您可以煮两遍，把第一遍煮好的水滤出来，然后再加入冷水，煮一遍，原料不用换。）

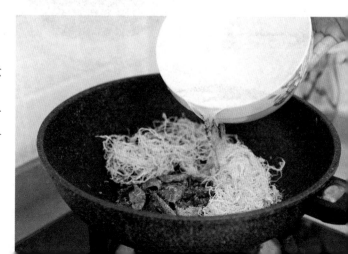

**允斌叮嘱：**

1. 一般的人喝一次就可以退热，如果比较严重的可以喝2～3次。

2. 烧退以后就不要再喝了。

3. 此方子只适用于大人发热超过38.5℃，儿童发热超过39℃以上的高热。如果您体温没有到这个程度，用前面讲过的调理低热的方子就行。不能随便用这个退热的方子，因为高热和低热是病的两种不同程度，所以用的方法也会不同。

不可思议了，于是他就把女儿生病到治愈的整个过程画成了漫画，发表在微博上。之后，由我的读者分享给了我，我才知道了这件事。

我一看他这个漫画画得真是好，把这个秘方的材料、用法、用量，还有孩子喝下去之后的效果，都很生动地描绘出来了。

这个秘方最早是公布在我的《回家吃饭的智慧》这本书上的，这本书修订再版的时候，征得了"速写本子"的同意，我把他画的漫画附在了书里。

假如家里的孩子发热，如果他觉得这款退热药茶不是那么好喝，您不妨先给孩子看一看漫画，让他知道其中的退热原理，说不定他就乐意喝了。我也想借此机会感谢"速写本子"，虽然我和他迄今为止没有见过面，也没有通过电话，但是我非常感谢他，还有所有热心传播这个秘方的读者。因为有你们的传播，使得更多人受益。

* **蚕沙竹茹陈皮水这个方子，我家用了一百多年**

十几年前，我公布了这个退热秘方，结果有无数的人给我留言，说给孩子用了这个方子，第二天早上烧就退了，上学了，他们就到处分享这个方子。有的朋友还把这个方子抄下来，贴在办公桌上，只要是同事的小孩儿一发热，就来找这个配方……

这个方子是我的曾外祖父，也就是我外婆的父亲传下来的，在他之前又传了几代，我们现在已经不知道了。从曾外祖父到现在是四代人，这个方子我家用了一百多年。

这个方子还真是一个秘方，过去家里一直是秘不示人的，只是用来给家人治病。我在读过的古代医书中，也没有看到过关于这个方子的记载。我使用互联网检索，在古今的医书中也没有检索到这个方子。

这件事让我很感慨。一方面是很感谢家里的前辈，能够一代又一代地把这个独一无二的秘方给传承下来；另一方面是觉得中国古代的医学这么博大精深，不知道有多少秘方，在战乱中或在家族的离散中失传了，真的是非常的可惜。

几经思考，我把家里的老人请到了一起，征求他们的意见，希望他们能够同意我把家里的一些秘方给公布出来，让大家都能够受益。我觉得这才是对这个秘方最好的传承方式。另外，通过更多的实践，或许能够对这些方子做进一步的改进，或者是拓展它的使用范围，这就是传承和发扬。

在这里，我要感谢家里的几位长辈——我的两位姨妈、舅舅，还有我的母亲，他们不仅同意公开这些秘方，而且还分享了他们在使用秘方过程中，采用不同品种的材料测试和对比出来的效果，从他们的实践经验中，我可以看出使用道地材料的重要性。所以有些小方子，虽然看起来很简单，但是材料很讲究，如果您用得对，那一剂就见效；如果您用得不对，那就有可能拖延一段时间。

### ✳ 蚕沙竹茹陈皮水的好处

蚕沙竹茹陈皮水这个秘方，它最大的好处就是一剂见效，高热严重的服用也没有超过三剂的，比起一般的退热药效果好得多。

第二大好处就是非常平和、安全，下到 8 个月大的婴儿，上到 80 岁的老年人都可以使用。

第三大好处就是非常方便家庭使用。它不像一般的方子需要精确到克，您急用的时候，抓一把都可以。以前我家里准备这个方子的原料，每一种原料都是一麻袋，急用的时候各抓一把。

有些人问我，用这个方子来退热，需不需要区分风寒感冒和风热感冒——不需要。因为身体低热期间，风寒和风热还是停留在外感阶段，所以感冒初期的时候，会有风寒感冒、风热感冒之分。多数人往往都是风寒感冒起头，然后转变为风热感冒。再进一步，病毒深入到脏腑，这就不是单纯的外感了，因此也就不再需要区分风寒感冒和风热感冒了。

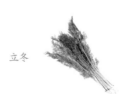

玫瑰花：这个方子我亲自用过，真的很管用，谢谢老师的分享。老师用的都是最简单、最有效的食材，遇见老师是我们的福气。

中国结：这个方子太神奇了，现在我家里无论大人、小孩发热都用这个方子。

茄子 Helen：小婴儿不爱喝药，用这个方子给他煮水泡澡，也好用。

进无止境 _ex：这个退热方子确实好用。我之前高热 38.5℃，浑身痛，我就去药店买了蚕沙、竹茹、陈皮，回家煮水喝。前半夜还浑身痛，后半夜就不痛了，早上起来一量体温正常了。

相逢 _e1：感谢允斌老师家的家传秘方。我给孩子用了一剂就见效了。一觉醒来，孩子头上凉凉的，而且胃口大开，直喊饿，娘俩别提多高兴了。这个方子可以煮两遍。

笑素颜朝天 _h8：确实很神奇，家里常备药，比吃那些退热药不知强多少倍，对身体还没有伤害，老师棒棒的。

## ＊ 蚕沙竹茹陈皮水喝下去后多久能退热？

如果一种退热药，您吃了之后很快退热，那是有点可怕，因为可能会伤及心脏。

蚕沙竹茹陈皮水非常平和，它是通过调理脏腑的功能，让人体自己退热，因此有一个过程。

一般来说，您在晚上睡前喝一碗，早上起来热应该就退了，整个人会感觉到神清气爽，这个时候基本就没什么问题了。如果是较严重的高热，您可以喝 2~3 次，热一退就不要再喝了。

如果是小婴儿，他一次喝不了太多水，您在制作过程中最好是少放一点儿水，煮得浓一些，然后分成几次喂给孩子（每 3 小时一次），直到烧热为止。

其实，只要您所用的三种原料没问题，对一般人来说退高热是不会超过三剂的。再进一步说，如果您用的原料道地，对于感冒合并肺炎所引起的高热也是有退热效果的。

## * 蚕沙竹茹陈皮水的原料神奇在哪里？

在读者的反馈中，我发现有一些朋友对原料不太了解，导致在使用中出现了一点偏差，退热的速度变慢了，或者是烧退了，却留了一个小尾巴——咳嗽。

### 1. 蚕沙有什么用？如何选择？

蚕沙虽然是一味中药，但日常生活中也能用到。它可以做成蚕沙枕头，枕着睡觉可以清肝、明目。

蚕沙其实是很干净的，养过蚕的人都知道，蚕的一生都待在养蚕的竹匾里，只吃新鲜的桑叶，完全不沾人间尘土。其实，蚕沙就是桑叶的残留物，是结合了动物和植物的精华的，没什么异味。

蚕沙入肝经，祛风、活血；入脾经，燥湿、止泻；入胃经，和胃、化浊，这些作用综合起来就不得了。所以，在这个方子中，用蚕沙能退热、止吐，还能解除由于感冒发热引起的头痛和全身疼痛。

蚕沙，最好是用晚蚕沙，它的效果会更好。

## 2. 竹茹有什么用？如何选择？

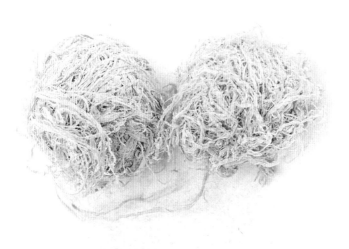

竹茹是竹子的中间层，把竹子最外面一层绿色的外皮刮掉，露出里面青白色的部分，一条一条地刮下来，这就是竹茹。

竹茹的作用是清火，而且主要是清人体上焦的火，如心火、肺火、肝火、胃火。

感冒高热，心、肺、肝、胃都会有火，而竹茹对这几个地方的火都有清除作用。竹茹既可以加强退热的作用，还可以止吐、化痰。

曾经有读者给我留言，说他去买竹茹，人家告诉他竹茹是大寒之物，吓得他不敢买了。其实，这是把竹茹和竹沥给混淆了。竹沥是用火烤竹子的时候流出来的汁液，那是寒的。但是竹茹很平和，它安全到孕妇和小孩儿都可以用，所以您不用担心。

竹茹有品种和等级的区别。上好的竹茹的标准：颜色是淡淡的黄绿色，闻起来有竹香。

如果您买回来的竹茹闻起来不仅没有竹香，反而还有一种奇怪的霉味，那很可能是用加工竹工艺品时剩下的废竹丝制成的。因为在加工竹工艺品前，往往要先把竹子在水里浸泡一段时间。这样刮下来的竹丝，因为含有水分，又积压在一起，晾干后往往会有一种霉味。

还有一种不好的竹茹，虽然没有霉味，但颜色发白，这很可能是内层皮做的，这样的竹茹也可以用，当然，它比不上好竹茹的保健效果。

如果您想确保退热、化痰、止咳的效果更佳，可以选择顶级的竹茹。

《中国药典》规定，入药用的竹茹，必须由淡竹、大头典竹、青竿竹的竹丝制成。但实际上，现在市面上很多竹茹是用毛竹的竹丝制成的。因为毛竹是种植面积最大的品种，也是做竹工艺品时用得最多的竹子。

根据我的经验，这些毛竹做成的竹茹，也不是全都不可以用，有一些也有一点效果，但不够好，不符合《中国药典》的要求。

入药来讲，竹茹还是以淡竹为佳。顶级的竹茹，应该选择生长期一年的嫩竹，在冬天的时候采下来，只取刮掉外皮之后的头一层青皮。再往里刮，品级就要次一等了。

我在山里边指导工人做过竹茹。它不太好用机器加工，得用手一点一点削皮刨丝。一个人花费一天的时间，耗用5千克的竹竿，才能有不到500克的新鲜竹茹，晾干以后分量就更轻了。

这样做出来的顶级竹茹，您捧起来一闻，那种竹香真是沁人心脾，泡水来喝，也是淡淡的黄绿色，很香。这个跟我们平时买的竹茹真的是太不一样了。

### 3. 陈皮有什么用？如何选择？

陈皮的作用非常广泛。在这个方子里，它的主要作用是散寒、化痰、止咳，调理上呼吸道感染，而且还能温胃、止呕吐，缓解消化不良。

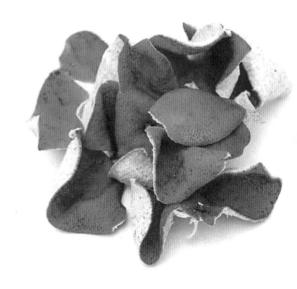

很多读者用了这个方子以后，感觉效果很神奇，不仅能很快退热，咳嗽也好了，胃口也开了。

也有一部分读者反馈，他们觉得喝一次蚕沙竹茹陈皮水还不能退热，需要多喝几次。咳嗽也不能马上止住，得过一阵子才能好。

原因是什么呢？我发现是原料的问题，而且主要是陈皮。

我在全国很多的电视台录制过节目，大家都喜欢我讲的一些关于陈皮的内容。每一次我用陈皮做道具时，发现工作人员从药店买回来的陈皮基本上都是伪品和次品，如蜜橘皮、橙子皮、柑皮，好不容易挑出几片真正的陈皮，存放的年份还不够。后来我干脆从自己家里拿陈皮去做道具。

自从我自带陈皮做道具后，陈皮成了香饽饽，每次节目录完后大家都争着抢着要拿回家去。用上好的川红橘制成的陈皮，习惯上称为川陈皮，这是陈皮的道地药材。如果您买不到这种陈皮，也可以去买广陈皮来代替。

广陈皮是茶枝柑的皮，产于广东。而陈皮这个药名，以前是

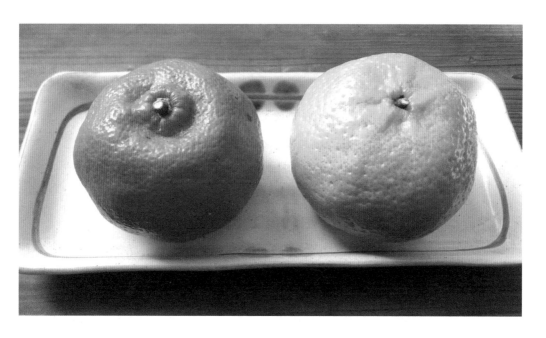

专属于用红橘制成的陈皮。

不管是川陈皮，还是广陈皮，用在这个方子里效果都很好。但假如说您买回来的陈皮掺有伪品，比如，混有蜜橘皮、橙子皮、柑子皮，这就不行了。因为蜜橘、橙子、柑子的皮是不可以制成陈皮的。

陈皮之所以是一味中药，是因为它含有非常重要的黄酮类活性成分，其中有两种：一种是川陈皮素，一种是红橘素。这两种活性成分可以抗氧化、抗菌、抗肿瘤，它们的含量决定了陈皮的品质和药效。

您从这两种成分的名字上也可以看出来，为什么陈皮要用川红橘制成。

用川红橘制成的陈皮，川陈皮素和红橘素的含量是最高的，其中川陈皮素的含量高于其他柑橘类水果的 10 倍以上，而红橘素的含量可以达到其他柑橘类水果的 5 倍以上。

如果您担心买不到好的陈皮怎么办呢？很简单，冬天红橘上市的时候，您买些红橘回来，自己剥皮、晾干，保存 1 年以上就是上好的陈皮了。

陈皮有一个特点，就是越陈越好，正所谓"百年陈皮，千年人参"。陈皮越陈越值钱，所以您不妨在家多保存一些。

其实，我家这个小方子所用的三种原料都是比较耐储存的，您可以在家多准备一些。我曾经试过，三种原料都用透气性好的麻袋盛放，过个七八年，拿出来煮水，还是有效果的。

经过多年的实践，我发现原料的品质、真伪，对方子的使用效果有影响，而原料存放时间的长短，对方子的使用效果没有影响。所以，您稍微花点心思去寻找道地的原料是值得的。

**读者评论：家里要常备，确实很神奇**

Erin- 玲：昨天喝了一次蚕沙竹茹陈皮水，体温从 39℃降到 38℃，但是喉咙那里还是很痛，几小时后又煮了罗汉果和牛蒡，喝了以后感觉喉咙舒服多了，夜里基本没有咳嗽。早上起来，基本上退热了。

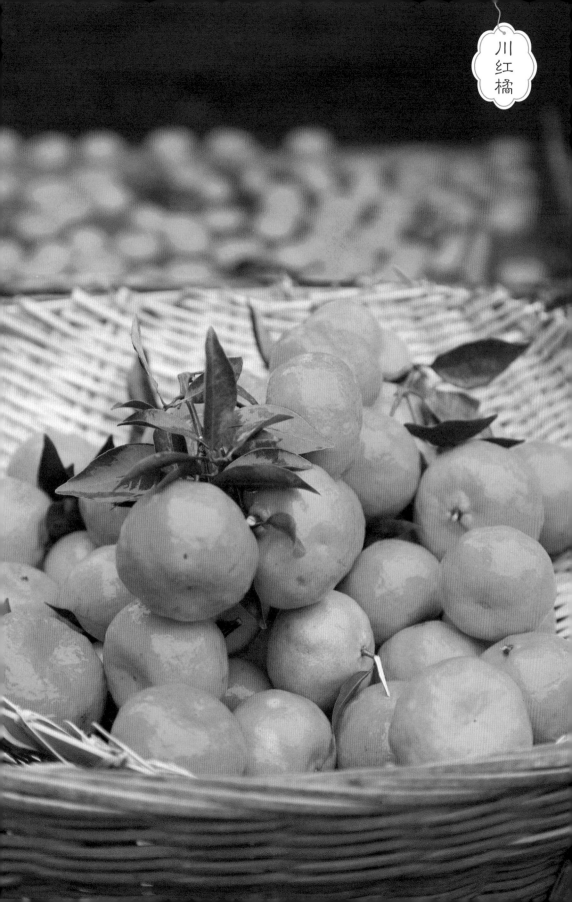

川红橘

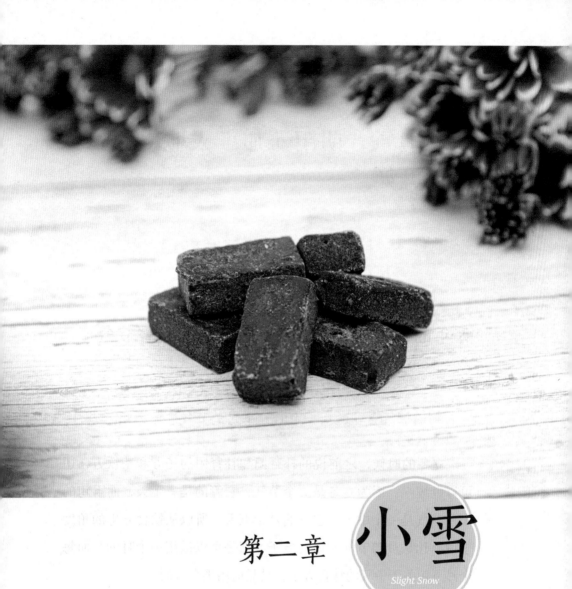

第二章 小雪

Slight Snow

11 月 22 日或 23 日—12 月 6 日或 7 日

到了小雪节气，天地之气就完全分开了，
这叫作阴阳不通、天地闭藏，也就是说，
大自然已经完成了一年的春生夏长秋收的工作，
要进入冬藏了，要休息了。

# 小雪节气，阴阳不通、天地闭藏的日子开始

## 每年的 11 月 22 日或 23 日，进入小雪节气

\* 月初的节气食方适用一个月，下旬的节气食方适用半个月

立冬的时候，之前说的补肾阳和补肾阴的汤方和茶饮方，还可以继续吃。因为立冬是一个节气，它管的是三十天，而下旬的小雪节气是一个中气，它管的是十五天。所以从饮食养生的角度来说，凡是月初节气的饮食方子，都是可以适用一个月的。而每个月下旬关于中气的饮食方子，是只适用半个月的。

当然，如果所有这些方子，您喝了后觉得很舒服，而且也适合您的体质，不妨一直喝下去，这是没有问题的。

"小雪而物咸成"，小雪节气，为什么定名叫小雪呢？其实，每年立冬以后，往往会经历一个小阳春，也就是天气会回暖几天，但等到一场冬雪过后，就会马上体会到冬天到了。而小雪节气，就是应该下雪的时候。

现在北方的天气是越来越暖和了，往往是到了小雪不见雪，这是反常的，会对身体产生不好的影响。

秋天开始，天气往上升，地气往下降，人在这时候会感觉到天朗气清，古人叫秋高气爽。这个"高"实际上就是天气往上高升的意思。而到了小雪节气，天地之气就完全分开了，这叫作阴阳不通、天地闭藏。"小雪而物咸成"，大自然已经完成了一年的春生夏长秋收的工作，要进入冬藏了，要休息了。小雪节气就是阴阳不通、天地闭藏的开始。

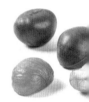

# 冬天闭藏，要喝补肾养藏汤

## ﹡ 小雪节气，人体开始进入了养藏阶段

闭藏不是一个很玄乎的概念，闭，就是关闭；藏，就是藏起来，意思就是关闭大门，把自己藏起来，保存生存的温度。

天地是怎样闭藏的？北方四季比较分明，冬天一到，水面就会结冰，土地就会上冻，这就是天地的闭藏。

水面结冰以后，水面下的温度会保持在零度以上，鱼就能过冬。而地表上冻以后，地表下面就是保温层，农民会在地表上冻

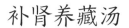

# 补肾养藏汤

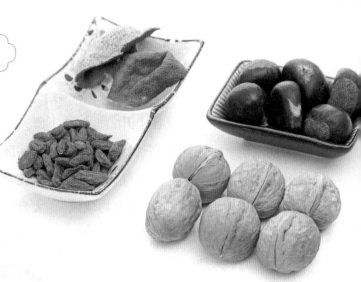

原料：生栗子6个，生核桃6
　　　个，枸杞1小把，陈皮
　　　1/4～1/2个。

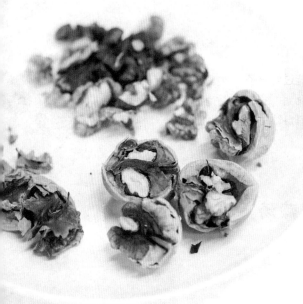

做法：

1. 先把栗子剥开，去外面的硬
   壳，不要去掉内皮，切成两半
   备用；生核桃去壳，核桃仁的
   皮要留下；陈皮如果是在药店
   买的，用几克就可以了，如果
   是自己晾晒的，可根据陈皮的
   大小用1/4～1/2个。

2. 把这三种原料加上枸杞一起同
   冷水下锅，水开后再煮20～40分
   钟起锅。起锅后，栗子的毛茸茸
   的内皮会与栗子仁分离，我们可
   以轻轻地用筷子把它捞出来，扔
   掉就可以了，这个皮不用吃。

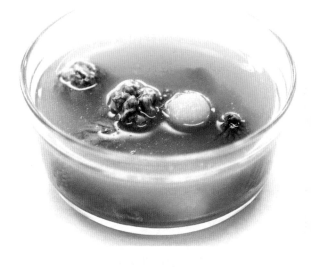

1. 补肾养藏汤所用原料的量，是一个人的参考用量。您可以根据家里的人数酌量增加。如果想要汤的味道不那么苦，可以多放一点儿枸杞，少放一点核桃仁、栗子，这样汤不会发苦，而且吃了好消化。有一些脾胃虚弱的人想多补补肾，多放了些核桃仁、栗子，结果吃了以后肚子胀气。

2. 因为栗子和核桃仁都带着皮，汤里放多了会有一点苦涩，所以要把握好这个量。关键一点是要把栗子切成两半，不然不容易煮出味来。

3. 有些人可能会有疑问，为什么栗子要带着内皮煮呢？因为栗子是一种很补的东西，一旦吃多了，人就会消化不良、腹胀、气滞，没有胃口，带着内皮煮就可以预防这些问题。

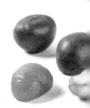

小雪

之前挖好地窖，把白菜、红薯、土豆等存到地窖，这样就不会被冻坏。

其实，人和天地是一样的，在冬天的时候，人要用秋天收获的粮食、果实来帮助身体封藏精气，这样人体的精气才不会泄漏。

人体的精气保存在哪儿呢？保存在我们的肾系统。冬天闭藏，需要先补肾，而且是全面地补肾，对它进行加固。就像在冬天，为了防止屋内的热气泄漏出去，我们会对门窗进行加固、维修一样。同样，补肾就可以防止精气外泄，同时也给我们的身体保暖。

小雪节气，我们可以喝一道补肾养藏汤。这道汤不仅适合小雪节气喝，在整个冬天，您都可以经常喝。

补肾养藏汤是温补的，可以补肾、润肺、健脾，还能滋阴、补气、补阳。

我的一些读者喝了这道汤后，原本怕冷的人一下觉得后腰暖暖的，冬天也不怕冷了。还有一些朋友喝了之后，觉得自己秋、冬季不容易掉头发了。甚至有一些朋友喝了之后，头发的色泽更亮了。

如果汤里的陈皮是从药店买的，煮出来的汤会有一点发苦，给小孩子喝这道汤，您可以往汤里加少量的糖，最好是红糖，因为红糖既有增强补血的作用，又可以补充矿物质。加麦芽糖也是可以的。

喝汤时，可以把栗子、核桃仁和枸杞吃掉。

老年人长期喝补肾养藏汤，会有强筋壮骨的功效。有骨质疏松症的人，建议可以经常喝这道汤，时间上不限于冬天，平时也可以喝。

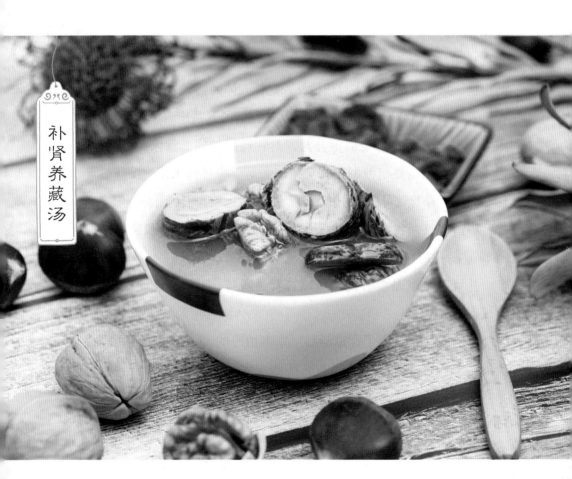

补肾养藏汤

## ＊ 根据不同情况，补肾养藏汤的原料配比也有变化

补肾养藏汤是比较偏于温补的，如果您是一个体质偏弱、特别容易上火的人，可以减少核桃仁的用量而多放一点儿枸杞。有的人觉得放陈皮后汤味特别苦，这可能是陈皮的质量问题。

如果您想用新鲜的红橘皮来代替陈皮也可以，前提是您这几天正好便秘。因为新鲜的橘皮能刺激肠胃，起到通便的作用。如果您这几天正好腹泻，最好不要用新鲜的红橘皮来代替陈皮，因为这会加重腹泻。

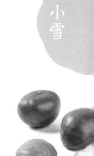

补肾养藏汤中，栗子补的是肾气，核桃仁补的是肾阳，枸杞补的是肾阴，加一点儿陈皮，可以健脾理气，帮助消化，防止补得太过。补肾养藏汤很平和，适合全家老少一起来喝。

给孕妇喝也没问题，只是要注意，如果在孕早期（三个月以内），我们要把核桃仁的皮去掉。

## ＊ 小雪不见雪，补肾养藏汤加山楂

北方四季分明，小雪节气应该见到下雪才好。可现在，甚至到了大雪节气，冬天的第一场雪也可能见不到。这种天气特别容易引发传染病，如流感，甚至有些年还引发了禽流感。

在北方的朋友，如果小雪节气没有下雪，您可以在做补肾养藏汤的时候，加五六个干山楂（新鲜的山楂也可以）一起来煮，再加一点儿红糖调味，这样更利于提高身体的抗病能力。

在南方的朋友，如果在小雪节气，气温还没有降至往年的温度，您也可以加山楂一起来煮，从而提高身体的抗病能力。

对于整个冬天来说，小雪节气是一个很特殊、能打好身体基础的阶段，希望大家一定要重视。

**读者评论：** 喝补肾养藏汤，皮肤有了光泽，头发又亮又黑，也不怕冷了

**开心果果的麻麻：** 煮了一锅补肾养藏汤，一家人都喝了，晚上感觉全身热乎乎的，尤其是脚，感觉要冒汗。我妈妈也说喝了不怕冷了。

**米朵儿_04：** 补肾养藏汤喝完后全身暖暖的，身体有明显好转。腰不那么疼了，做家务轻松了很多；牙齿不怕凉了，以前都要用热水刷牙，现在终于不用了。发自内心地感谢陈老师！

**一根葱_3s：** 我喝了一段时间补肾养藏汤，到了经期，就没再喝了。神奇的是这次经期身体没什么异常反应，以前常有的腰酸背痛都没有了，谢谢老师。

**快乐吟吟：** 喝了三次补肾养藏汤后，发现后腰暖暖的，以前有点蛋白尿，现在基本上没有了。

**云南云：** 喝了几天补肾养藏汤，手指上的半月痕多了，精神状态好了。

**香蕉奶昔派：** 我们家每天都喝补肾养藏汤，我感觉身体越来越好，皮肤有了光泽，头发又亮又黑，也不怕冷了，整个人都很精神。

# 冬季，每天都应该吃一点红薯

## 不要把红薯变成最熟悉的陌生食物

在冬季，每天都应该吃一点红薯，如果您家里有小孩子，更要每天坚持给他吃红薯。

现在大家都知道红薯是健康食品，但对它的重视程度，我觉得还是不够，并没有把它列为每天要吃的必需品。比如，很多女孩子觉得水果是一天中不可缺少的，认为可以美容养颜；很多家长也觉得孩子必须每天吃水果。其实，水果是一个补充，并不见得每天非要吃。如果您每天一定要给孩子吃一样健康食物，那么在冬季，这个健康食物就是红薯。

不管您是否喜欢吃红薯，我都建议您仔细阅读一下本节内容，因为哪怕是平时不怎么吃红薯的朋友，您的身体状况也可能跟红薯息息相关。红薯是公认的健康食品，

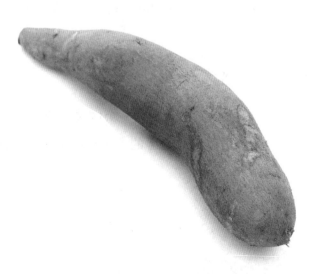

有关它的科普文章也特别多，但是很多人不求甚解。一个错误的知识，一百个人都去抄，最后就变成一个公认的"常识"。

红薯是平常之物，人人都熟悉它，却也容易忽略它、误解它，从而产生一些对它的错误认识，变成最熟悉的陌生食物，使它的好处淹没在各种错误的知识中间，反而不被大家所熟知了。

## ※《本草纲目》讲的甘薯不是红薯

很多科普文章，甚至很多人在写专业论文的时候，当叙述到红薯时，都喜欢引用《本草纲目》中的一句话——"海中之人多寿，亦由不食五谷，而食甘藷故也"——来证明红薯的功效。这句话是什么意思呢？翻译成大白话就是说，海上的人很长寿，是由于他们平时不吃五谷等粮食，而经常吃甘薯。

这里的"海中之人"，指的是在海南岛上生活的人。很多人把这句话作为红薯功效的一个强有力的证明，实际上这里的甘薯并非现在的红薯。《本草纲目》上记载的这段话是李时珍从《南方草木状》中引用的。《南方草木状》也很有名，它成书于晋代，可是在晋代的时候，中原地区还没有红薯呢。

《南方草木状》里所说的甘薯，其实是一种类似于山药的植物。后来人们所说的甘薯，才是现在的红薯。

## ※ 红薯的正式名称是番薯

其实，红薯也是一个区域性的名字，华北地区的人一般喜欢叫红薯；东北地区的人习惯叫地瓜；西南地区的人喜欢叫红苕；

而东南沿海地区，如浙江、福建、广东，一般把它叫作番薯；但在北京，人们喜欢叫它白薯；在上海，人们则叫它山芋。现在红薯的正式名称，就是番薯（《中国植物志》把番薯这个名字，作为了红薯的正名）。

为什么红薯的正式名称是番薯？因为它是从国外引进的，不是中国原生的品种。其实，凡是从国外引进的东西，在命名的时候，古人都会加一个"番"或者"胡"字，如番茄、胡萝卜等，红薯得自外国，故曰番薯。

红薯传入中国的时间非常晚，是在明代末期。所以在明末之前，中国是没有红薯的。如果您在之前的古书中读到了红薯这个名称，比如，北宋的苏轼写的诗里头提到过红薯，还有《南方草木状》里记载的甘薯，都不是现在所吃的红薯，而是另外的植物。

虽然红薯很晚才传入中国，但它对中国的影响却非常大，可以说红薯的传入，改变了中国的历史。就拿福建省来说，明朝开国之初，福建全省有将近 392 万人。到了万历年间，过了 200 多年以后，福建全省人口不仅没有增加，反而减少了很多，只剩下近 174 万人，不到原来的一半。主要原因就是连年的灾荒，很多人没有饭吃，饿死了。

又过了 200 多年，到了清道光十四年的时候，福建省的人口猛增到 1500 多万人，也就是说，比 200 年以前增长了将近 10 倍。其实，后面这 200 年间，福建省依然灾荒不断，但人口为什么能如此迅速地增长呢？这里面一个非常重要的原因就是引进了红薯，并且人们大量地食用红薯。

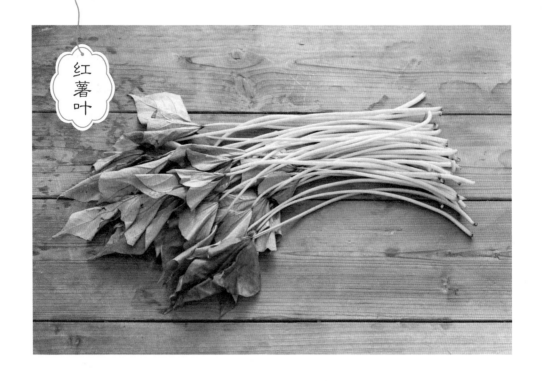

红薯叶

## ﹡ 感恩红薯的恩泽

红薯起源于南美洲。哥伦布发现了新大陆，也发现了红薯，他把红薯带回欧洲，献给了西班牙女王。西班牙的水手又把红薯带到了现在的菲律宾和越南。红薯从这两个国家，分三条路线传入中国。

明万历十年（1582 年），广东商人陈益从越南把红薯引种到了现在的广东东莞。这个年份非常值得纪念，因为自此以后，红薯就提高了中国的粮食产量，改变了中国农作物的分布和结构，最重要的是它改变了中国人的饮食结构。

到今天为止，红薯传入中国已经有 438 年，有十几二十代的人，都享受到了它的恩泽。我们今天能够把红薯这种健康有益的食物当成家常便饭来吃，回望过去，我们真的要感谢两个人：一个叫陈振龙，另一个人叫徐光启。

陈振龙是福建人，他在菲律宾做生意的时候，看到西班牙人在当地推广种植红薯，产量很高。他想到家乡福建山多田少，而且土地很贫瘠，粮食产量不高，就想把红薯引种到中国。那时候，西班牙人不允许红薯出境，陈振龙就把红薯藤编到汲水的绳子里面，并在绳子表面抹上污泥，就这样躲过了西班牙人的出境检查，然后在海上航行了7天，到了福建的厦门。这是在明万历二十一年（1593年），也就是陈益引进红薯的11年之后。

陈振龙不是第一个把红薯引进中国的人，但是他和他的子孙后代，对于红薯在国内的传播，真的做出了巨大的贡献。他们首先在福建传播，之后，陈振龙的四世孙和五世孙，只要到哪里去做生意，就把红薯传播到哪里，先是传播到了浙江，然后又传播到了河南、河北、山东，甚至整个华北地区。这是一件很了不得的事，因为红薯原本是在南美洲的热带地区生长，没想到经过中国人的努力，能够在华北这些温带地区生长。

其间，他们也经历了困难、挫折，后来才逐渐地学会了留种、在冬天储藏等方法。这也是中国人对于红薯种植的一个很大的贡献。

徐光启则为了大规模推广种植红薯，还专门写了一篇《甘薯疏》，系统地总结了试种红薯的经验和教训，书中介绍了食用红薯的好处和十余种储藏红薯的具体方法。

现在，不管是在南方还是在北方，我们都可以吃到本地种的红薯，这真的是要感谢那些积极引进、传播红薯的先行者。

回顾红薯传入中国的历史，以及它由一种热带的农作物，变成了从热带、亚热带到温带都可以种植的农作物这样一个过程，不仅是为了饮水思源，感谢前辈的付出，更重要的一点是，希望大家能够了解红薯的适应性到底有多强，以及这种良好的适应性带来的补益效果。

## ＊ 凡是生命力特别顽强的作物，也特别补益人体

前面说过，红薯并不是中国原产的作物，而是到明代晚期才传入中国的，虽然在外来物种里面，它传入的时间算是非常晚的了，但它传播的速度却非常惊人，传播的范围也特别广。这是因为红薯的适应性很强。

而红薯这种非常强的适应性，对于人体有哪些帮助呢？可以这样说，凡是生命力特别顽强的作物，对人体往往也有特别的补益作用，红薯就是这样一种作物。

红薯原本是南美洲的农作物，引种到同是热带地区的东南亚（菲律宾）没有问题，引种到我国的广东、福建也没有问题，引种到属于温带地区的华北地区竟然也没有问题。

从热带到温带，红薯都可以生长，这种适应性真的非常强。不管在什么样的土壤中，它都能成活，广东、福建的红土地可以，华北地区的黄土地也可以。不管是在山坡、丘陵还是平地栽种，它都能生长，而且产量还特别高。

当时的土地被分为上、中、下三等，一亩良田能产500斤粮食，但如果这一亩土地用来种红薯，则能产1万斤，20倍的差距。

陈振龙把红薯引进到福建的第二年，福建遭遇大旱，颗粒无收，饥民遍野。当时的福建巡抚金学曾马上让各县大面积种植红薯，才过了几个月，红薯就大丰收了，然后饥民都可以吃饱饭了。

从此以后，福建省再遇到荒年，就不会大批地饿死人了。

之后的200年，福建的人口数量增长了9倍以上，红薯功不可没。当时实际增长的人数，应该远远超过注册的数字。因为在200年间，有大批的移民涌入内地，这就是历史上著名的移民事件——"湖广填四川"。实际上，不仅是湖南、湖北、广东地区，全国十多个省份的人都涌入了四川，而广东、福建人在移民到四川的过程中，也把红薯带了过去。

1733年，红薯传到了四川；2年之后，传到了云南；19年之后，传到了贵州。从此以后，我国从东到西，从南到北，红薯被广泛种植。到现在，中国红薯的种植面积和产量已经居世界第一。

## ❋ 红薯对人有什么恩泽？

### 1. 吃红薯，能增强人体吸收营养的能力，增强脾胃功能

从南到北，从东到西，红薯被广泛种植，这说明红薯这种农作物的适应性非常强，它非常善于吸收土壤中的营养，哪怕在特别贫瘠的土地上，它都可以吸收到足够的营养，使其能够高产。

基于红薯的高强适应性，如果我们多吃红薯，也能增强人体吸收营养的能力，增强脾胃的功能。所以我们最好是每天都吃一点红薯，特别是小孩子，更建议您给他多吃红薯。虽然红薯是杂粮，但是小孩子吃红薯，他的身体会长得更棒，对营养的吸收也会更好。

### 2. 红薯生吃、熟吃的不同功效

在前面，我提到过红薯在传入、传播的过程中，应该特别感谢两位古人。一位是把红薯从菲律宾引进到福建，并且推广到全国的陈振龙；另一位是明代非常杰出的科学家徐光启，他写的《甘薯疏》系统总结了红薯的栽种技术。

其中，徐光启总结了红薯的种植技术，并以此写了一本书——《甘薯疏》。《甘薯疏》是我国第一部专门讲红薯的书。在书中，徐光启总结了红薯的十三胜，也就是红薯的十三大优势。比如，除了讲红薯的高产、便于繁殖、不怕杂草、不怕蝗虫等，还讲了它的功效。

其中一点是，红薯的保健功效跟山药类似，可以健脾胃、补益人体，还没有山药那么滋腻，适合多吃。另外，红薯还可以生吃，徐光启觉得这一点特别好。

其实，红薯生吃和熟吃，会有不同的功效，这是他当时没有写出来的。

生的红薯可以祛血毒，熟的红薯可以补血，而且生红薯还可以外用。

### 3. 主食结构是不能轻易改变的，否则身体就会出问题

在中国的大地上，红薯被遍地栽种，它物美价廉，产量又高。在很多地方，灾年时人们一日三餐都把它当成主食来吃。

现在我们一说起主食，就认为南方人吃米饭，北方人吃面食。这两样主食，我们一天也离不了，一顿不吃好像都不行。但我们渐渐忘记了，在之前的 400 年间，很多人家里的餐桌上，是不可能每天都看得见米饭和面食的，红薯反而是主食，是一日三餐要吃的主食。

我说这些不是在忆苦思甜，而是想让您知道一条非常重要的饮食原则——人的脾胃得于父母、祖父母的遗传，我们的祖祖辈辈、世世代代在吃什么样的食物，我们的脾胃就适应什么样的食物，也需要这些食物。

现在为什么患高血压、高血脂、高血糖的人那么多？亚健康的人那么多？为什么医学界把一些慢性病称为富贵病？就是因为我们现在吃的一些食物，跟我们祖辈吃的食物有非常大的不同。当然，这一点是跟现代文明的变化、进步有关系的。

所以，我一直在呼吁和提倡这样一条饮食原则——每天的餐桌上，一定要有我们祖辈所吃的那些食物，这些食物对我们的脾胃来说，是相对安全的。

经过了 400 年以红薯为主食的日子，我们的脾胃对于红薯可以说是完全地适应了，而且特别需要它，特别是在红薯被大量种植的地区。由于遗传的关系，这些地方的人的脾胃对于红薯更加需要，所以如果您的家乡盛产红薯，那您就要更多地吃红薯。

过去的人是为了生存把红薯当主食来吃，现在的人为了健康，也可以把红薯当主食来吃。

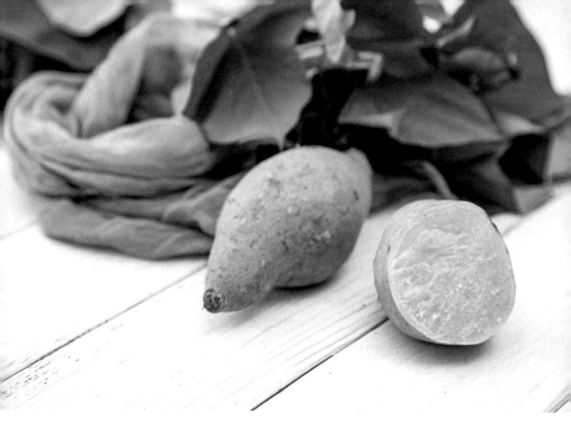

如果在日常的饮食中，红薯吃得不够，脾胃就会觉得不太适应。这就像习惯吃面食的北方人迁到南方居住，每天吃大米觉得不舒服是一个道理。反过来也一样，习惯于吃大米的南方人迁移到北方居住，如果天天吃面食，一年下来，有的人身体就会急剧发胖。

主食结构是不能轻易改变的，否则我们的身体就会适应不了。

在过去的 400 年间，凡是种植红薯的土地上，大部分的人都曾经以红薯为主食，所以脾胃对于红薯有特别的亲近感。

现在的人觉得米和面是每天生活中不可缺少的，假如我们能够像吃米和面那样吃红薯，我们的体质真的能增强不少。

我们每天都要吃红薯，还有一个重要的原因，就是人体每天都需要摄入薯类食物所含的营养。在一年中，只要是红薯上市的季节，我在家每天都要吃红薯。

### 4. 得了糖尿病的人、怕得癌症的人，每天吃红薯最好

最新版的《中国居民膳食指南》里，建议一个人每天要吃50～400克主食（这个量很好记，换算过来就是半斤到八两，记住"半斤八两"就不会忘了），而且其中1/4，一定要是薯类食物。

最常见的薯类食物有两种，一种是红薯，一种是马铃薯（土豆）。

为什么政府发布的居民膳食指南推荐每天都要吃薯类食物呢？因为薯类食物对维持人体的健康太重要了。而红薯作为薯类食物中的主要品种，它对健康的作用真的是非常大。

红薯的适用范围特别广，就跟米和面一样，几乎什么人都可以吃。可能它的适用范围还超过米和面，因为有一些血糖高的人或有糖尿病的人还不能多吃米、面，而红薯甚至是糖尿病人都可以吃的很好的一种食物。

红薯含有一种抗性淀粉，跟普通淀粉不一样。普通淀粉吃下去以后，在小肠就会被分解、吸收，而抗性淀粉在小肠却不会被分解，它要到大肠才会被发酵分解。所以我们吃了红薯，血糖升得就特别慢，而且还能减少饥饿感，对糖尿病患者来说很适合。同时，红薯中含有的纤维素还能吸收一部分葡萄糖，对于预防糖尿病也有帮助。

抗性淀粉不仅能调节血糖，还能降血脂和胆固醇，对调理心血管疾病也有帮助。它在大肠里发酵，能抑制细菌生长，帮助肠道排毒，所以吃红薯可以预防便秘、盲肠炎、痔疮，甚至肠道癌。同时，抗性淀粉带来的饱腹感，也很适合想减肥的人。

红薯所含的纤维素再加上果胶，还有一种特殊的功效，就是防止糖分转化为脂肪，所以瘦弱的小孩儿吃红薯能长得壮实，而肥胖的人吃红薯能减肥。

---

**读者评论：红薯可以做很多好吃的东西**

果子 _h3j：我现在会做红薯姜汤、红薯粥、红薯馒头、红薯花卷面条、红薯饼、薯条、拔丝红薯、烤红薯、烤薯片、红薯丸子球、红薯饭，还可以用红薯面做饺子皮，一周都不带重样的，孩子非常喜欢。

侯麟 _pi：我老爸有糖尿病，虽然他也爱吃红薯，但不敢多吃。以前老爸吃红薯不带皮，吃多了"烧心"，听了您的课，现在我和我爸都是带皮吃红薯。

---

# 红薯：粮食中的蔬菜，蔬菜中的粮食

## ❋ 红薯跟其他粮食相比有何优势？

现在之所以把红薯作为主食来推广，是因为它同时兼有粮食和蔬菜的营养，而且不管是作为粮食还是蔬菜，它都有独到的优势。

第一，红薯作为粮食，跟精米、白面相比，对预防肥胖、糖尿病和高血压更有帮助。

第二，精米和白面几乎不含什么纤维素，但红薯含有大量的纤维素。而且它的纤维素跟其他的纤维素还不一样，比如，麸皮也含有大量的纤维素，但比较粗糙，而红薯含有的纤维素特别细腻，既不伤肠胃，又能加快肠道的蠕动。

所以患有便秘的朋友，我建议您每天早上多吃红薯。特别是一些小孩子，长期排便都不是很畅通，家长想尽各种办法，包括吃各种水果等都不太管用，实际上，您只需每天给孩子吃一点红薯，排便不畅通的情况就会好转。

有些人喜欢用清热降火的药来通便秘，其实这种药只适用于由胃热引起的大便干结，其他各种类型的便秘都不适用。特别要注意的是，不要随便给小孩儿和老年人用清热降火的药来通便秘。

长期食用红薯，您会发现，以前紊乱的肠道功能慢慢地趋于正常了。这是因为红薯所含的纤维素可以很好地清理肠道，缩短毒素在肠道中的停留时间，防止因为便秘毒素长时间滞留在肠道引起身体中毒。致癌物质减少了，预防肠道癌症的目的也就达到了。

红薯除了含有更多的纤维素，还含有大量的维生素，既有维生素 C，又有维生素 A、维生素 B、维生素 E，还有 β-胡萝卜素。红薯维生素 C 和胡萝卜素的含量比米、面高 121 倍；红薯还含有大量的 B 族维生素，是米、面的 2 倍，B 族维生素正是水稻、小麦经过精加工后损失掉的营养元素；红薯维生素 E 的含量是小麦的 10 倍。

红薯还富含十八种氨基酸，其中包括八种人体必需氨基酸，特别是赖氨酸的含量比其他的粮食都要高。赖氨酸是一种对人体非常重要的氨基酸，它能促进人体的生长发育，增强免疫力，还有促进中枢神经发育的功能。这对于小孩子的生长发育很重要。

我认为红薯就好比是粮食中的蔬菜，同时，它又是蔬菜中的粮食。

有时候忙起来，没时间做饭，我就煮一碗红薯汤，汤里唯一的主料就是红薯。它既有主食的营养，又有菜的营养，做起来还特别的方便、简单。

## ＊ 怎样把红薯的最大营养吃出来？

### 1. 把平时早饭吃的馒头、烙饼、面条、油条等换成红薯

吃红薯能同时得到粮食和蔬菜的营养，那么，如何吃红薯呢？

我建议您可以从每天的早餐开始，把平时早饭吃的馒头、烙饼、面条、油条等换成红薯。这样一来，就完成了《中国居民膳食指南》建议的每天最低限度的薯类食物的摄入量。《中国居民膳食指南》建议每人每天要吃 20 ~ 100 克的薯类食物。

### 2. 想减肥的朋友要多吃红薯代替其他主食

有些人想减肥，不敢多吃主食。其实，主食之所以被称为主食，就是因为它是身体需要的主要营养。如果您真想减肥，那就多吃红薯吧，同样是吃饱，吃红薯摄入的淀粉比吃米和面要少，因为红薯给人的饱腹感更强。

### 3. 孩子多吃红薯，增智力，长得高，不容易生病

对小孩子来说，红薯中的赖氨酸是一种非常重要的营养元素。如果小孩子在饮食中缺乏赖氨酸的摄入，生长发育就会变慢，甚至不长个儿，脸色也会不好看，变得青白，皮肤会变干，而且肌

肉没有弹性，免疫力降低，容易生病。如果严重缺乏赖氨酸，还会影响智力发育。

赖氨酸属于人体必需氨基酸。氨基酸是组成蛋白质的基本单位，蛋白质就是由各种不同的氨基酸组成的。

人体中的氨基酸有两种来源，一种是人体自己合成的，另一种是从食物中摄取的。其中，有八种氨基酸人体不能直接合成，必须从食物中摄取，这八种氨基酸就被称为必需氨基酸。

人体在摄取蛋白质的时候，蛋白质的质量好不好，其实就取决于其中必需氨基酸的种类是不是齐全，数量是不是充足，比例是不是适当。

其实，我们平时吃的粮食的蛋白质含量也是不低的，最高能达到15%。大米的蛋白质含量是7%，比牛奶高很多，牛奶的蛋白

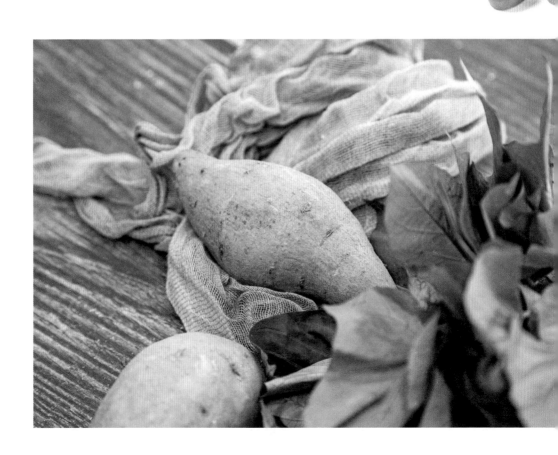

质含量是3%。但为什么从医药学上来说，认为这些粮食类的蛋白质的营养价值不如动物蛋白呢？原因就是粮食类的蛋白质里面赖氨酸含量严重不足，这就影响了人体对粮食里面其他氨基酸的吸收和利用，即使其他氨基酸的含量再多，也会被排出体外。

红薯中含有丰富的赖氨酸，人体必需的八种氨基酸一样都不少。

吃素的人因为不能摄取到动物蛋白质，建议您除了吃豆腐之外，要多以红薯作为主食。跟吃其他的主食相比，小孩子多吃红薯，能获取更多的赖氨酸，对他的生长发育（长个头、长智力）都更有好处。

### 4. 如何吃红薯能发挥最大功效？

其实，当我们把红薯当主食来吃的时候，再稍微讲究一点儿方法，效果就会好上加好。

假如您是为了调节便秘而吃红薯，可以吃烤红薯，并且连皮一起吃，这样不仅不烧心（胃灼热），缓解便秘的效果还会更好。

给小孩子吃红薯时，煮过红薯的水也让他一并喝掉，因为促进孩子生长发育的赖氨酸都溶解在了水里。

给糖尿病人吃红薯时，可以选择白皮白心的红薯，这样降糖效果会更好。

红薯的颜色不同，品种不同，烹调方法不同，吃法不同，都会产生不同的功效。

# 吃红薯比吃蔬菜、水果好在哪？

## ＊ 高血压、经常锻炼的人要多吃红薯

红薯作为蔬菜来吃，在营养方面和其他蔬菜相比也毫不逊色，特别是在预防高血压方面。红薯属于高钾低钠类食物，而钾能够很好地对抗钠的升血压作用。

红薯跟其他蔬菜水果相比，它的含钾量相当丰富。如果您家里的老人血压高，不妨让他把红薯当主食来吃，或当蔬菜来吃。

如果您是一位年轻人，且喜欢运动，经常在健身房挥汗如雨，又或者经常跑步，大量出汗，这会使您的身体缺钾，严重时会对心脏造成伤害。缺钾是很多心脏病猝死的原因。

我建议您早餐用红薯代替主食，就可以及时地补充钾，对缓解身体疲劳很有帮助。

我有一位长期居住在国外的朋友，他回国后依然保持着在国外的生活习惯——每天早上出去跑步。跑步结束后，他会吃一片纤维素药片，喝一瓶果汁，他觉得这样的方式特别健康。

我就问他："为什么不直接吃一个水果呢？这样纤维素有了，果汁的营养也有了，还更全面。"

他说："吃水果太麻烦了，喝果汁多方便啊。"但他又怕只喝果汁摄取不到纤维素，所以又补充一片纤维素药片。

其实，果汁加纤维素药片不能完全替代水果，因为新鲜的水果含有很多活性成分，而且纤维素也不是像这位朋友理解的那样，就是一些渣渣呀、蔬菜的筋什么的。

## * 不爱吃、不敢多吃、不能吃水果的人，要多吃红薯

有些男性嫌吃水果麻烦，或者压根儿不爱吃水果；有些女性，因为脾胃虚寒，不敢多吃水果；有些老年人，因为牙齿不好，不能多吃水果。

像这样的人，如果害怕缺乏纤维素怎么办呢？除了多吃蔬菜外，还可以多吃红薯。

红薯口感很细腻，根本感觉不到它有多少纤维，这就是红薯所含的膳食纤维的特点——非常细腻，组成结构还特别合理，能帮助人体吸收人造食品里的色素、铝、添加剂等有害成分。

红薯之所以能预防肠道疾病，就是因为它有这种功能，能阻止肠道吸收有害的毒素，还可以预防其他的肿瘤和癌症。

## * 红薯中的 DHEA（脱氢表雄酮，被誉为激素之母）能抗结肠癌、乳腺癌

其实，红薯含有的抗癌成分不止一种，其中有一种重要的抗癌成分叫作 DHEA，是科学家前些年才从红薯中发现的。

红薯不仅能对抗结肠癌，还能对抗乳腺癌，其中，DHEA 就起

到了非常重要的作用。

DHEA 听起来很陌生，其实，它有一个更好听的名字，叫作激素之母。

因为它是人体合成多种激素的前体物质，就是说人体内的很多激素是通过 DHEA 来转化的。

更神奇的是，它可以向两个方向转化，既可以转化为雄性激素，又可以转化为雌性激素。

男性体内一般意义上的雄性激素，都是由 DHEA 转化而成的，女性体内这个转化的比例更高，可以说大部分的雌性激素都是由 DHEA 转化而成的，特别是更年期以后的女性，体内 90% 以上的雌性激素都是由 DHEA 转化的。

有些女性，觉得自己身体这儿不舒服，那儿也不舒服，减肥也减不下来，脸上又长斑，月经也不正常，情绪波动还很大，到医院检查，有时候会被医生说是内分泌失调。

什么是内分泌失调呢？其实就是身体内的激素有的分泌不足，有的分泌过度。内分泌失调并不分男女，男性也可能有这个问题。

人体内有些激素是不可以过度分泌的，如果过度分泌，就会引起各种毛病，导致人体衰老，甚至死亡。所以，科学家把一些激素称为死亡激素，而 DHEA 能对抗这些死亡激素，也就是说它有抗衰老的作用。

说到死亡激素，并不是它们不好，而是说它们的过度分泌会导致身体出现各种问题。

## ❊ 如果您想保持青春，减缓衰老，就每天吃一点红薯吧

不要随便补充外源性的激素，如口服激素药，虽然会收到一时的效果，但就长期来说，不良反应可能更大，甚至会引发一些后遗症，得不偿失。

最安全的补充方式是通过食物摄取营养物质，让人体把这些营养物质转化成激素。

红薯中的DHEA、大豆中的大豆异黄酮，这些都是合成激素的前体物质，人体会根据需要，决定把这些营养物质转化成多少量的激素。您要做的，只是给身体提供充足的营养物质，其他的事情就交给身体自己来完成。

如果您想保持青春，对抗衰老，促进激素分泌，那就每天多吃一点红薯吧。

## ❊ 红薯中的 DHEA 对人有七大好处

前面谈到了红薯中含有的DHEA对人体的一些好处，其实，DHEA对人的好处还有很多，归纳下来，一共有七大好处。

### 1. 延缓衰老

人体内有些激素是不能过度分泌的，如果过度分泌会加速人体的衰老，而DHEA能对抗激素的过度分泌，延缓人体的衰老。

### 2. 抗癌症

DHEA有一个特点，就是在癌症化疗的时候，它能对身体起

到保护作用，同时又有助于疗效的发挥。

### 3. 减肥

DHEA 可以改善人体内脂肪的分布，让脂肪到该去的地方，而不是堆积在不该堆积的地方，所以瘦人也不用担心它会让您变得更瘦。

### 4. 能增强人体内分泌系统的活性，调节人体的激素水平

对于人体某些激素的不足，它能够补充，而对于某些激素分泌过多，它能对抗。比如，它能对抗人体皮质醇水平的过高，对于治疗一些皮质疾病有很大的作用。

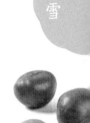

### 5. 能恢复人体的免疫反应

如果由于衰老或者其他原因损伤了人体免疫功能，DHEA 有恢复作用。

### 6. 降血糖

DHEA 能够改善人体的糖耐量，提高胰岛素水平，对于调节血糖很有帮助。红薯之所以是适合糖尿病人吃的主食，就是因为它里面含有包括 DHEA、纤维素等在内的多种调节血糖的营养素。

### 7. 预防骨质疏松症

有些老年朋友告诉我，因为年轻的时候经历了困难年代，天天顿顿吃红薯，好像把这辈子该吃的红薯都吃光了，现在不是那么乐意吃红薯了。

但是我想提醒您，如果您想预防骨质疏松症，还是可以考虑每天吃一些红薯。不同于以前，现在做红薯的时候有油，有调料，而且大家肚子里的油水也多了。如果变着花样吃红薯，红薯还是可以做得很美味的。

其实，不仅是老年人，很多人到中年就已经骨质疏松了，而很多小孩子也有缺钙的问题。

如果我们经常吃红薯，对于吸收钙，改善骨质代谢，提高骨密度水平，都有很好的帮助。

# 红薯一定要带皮吃

* 红薯皮所含的 DHEA，是红薯肉的 8 倍

我们怎样吃红薯才能获取更多的 DHEA 呢？这里面有一个小窍门，就是红薯一定要带皮吃。

在红薯的不同部位里面，DHEA 的含量很不一样，红薯肉所含的 DHEA 是红薯叶的 3 倍多，而红薯皮所含的 DHEA 又是红薯肉的 8 倍。

人年轻的时候，体内 DHEA 的含量还比较高，30 岁以后就走下坡路了。到 70 岁的时候，DHEA 的含量已经只有年轻时候的 1/4 了。而对更年期的女性来说，几乎已经没有什么 DHEA 了。所以，及时补充 DHEA 是延缓我们衰老的一项重要任务。

如果您在家自己做红薯，最好是把红薯洗得干干净净的，做

好后连皮一起吃。

其实，把红薯洗干净并不难，先用刷子把上面大块的泥巴刷掉，再盛一盆清水，放一小把面粉进去，把红薯也放进去，来回搅动，让面粉溶解，再泡一泡，就可以把红薯洗干净了。

一些老读者可能很熟悉我以前教过的用面粉水清洗蔬菜瓜果的方法。面粉不仅能像洗涤灵一样起到表面活性剂的作用，去除污垢，而且还能在一定程度上去除农药残留。

事实上，红薯跟其他蔬菜相比，因它的果实在土壤中，病虫害要少得多，所以基本上是不打农药的。

## ※ 红薯皮、红薯肉是阴阳互补的关系

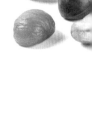

植物果实的皮和肉是一种阴阳互补的关系。红薯也不例外。红薯肉属阳，是补的；红薯皮属阴，是泄的。

红薯肉补什么呢？

第一，它补脾胃，而红薯皮正好是帮助脾胃消化的。

第二，它补气，而红薯皮正好是通气的，所以带皮吃红薯肚子不会胀气。

第三，红薯肉是偏酸性的，而红薯皮是偏碱性的。有的人吃了红薯肉后会觉得烧心（胃灼热），这是刺激到胃酸的分泌了，如果带着皮吃就不会烧心了。

当然，如果您看到红薯皮上有黑斑，或者是褐色的斑点，就不能吃了。不仅不能吃皮，整个红薯都不能吃了，因为红薯发霉、变黑以后会产生毒素。

## ❋ 红薯皮不可貌相

古人说："人不可貌相。"红薯皮也是这样。

现在的人造食品虽然看起来很精美、很干净，其实，它里面暗含着各种对身体不利的添加剂、香精、色素。而红薯皮看起来脏脏的，丑丑的，但它含有对身体特别好的各种营养物质。我们在吃红薯的时候，却随随便便地把红薯皮给扔掉了，这不是把宝贝都给扔掉了吗？

天然的食物再怎么脏，也脏不过人造食品的添加剂。有时候我们就像捧着金碗在要饭，明明老天爷给了很好的养生宝贝，我们却把它弃之一旁。

**读者评论：** 一直是带皮吃红薯，吃得脸色都有了光亮

安静 _tnf：我以前看过老师的书，所以一直是带皮吃红薯的。我最近换着各种做法给家里人吃，熬粥吃、蒸着吃、烤着吃、生着吃……连我公公的脸色都有了光亮。

红：以前吃红薯都把皮去掉了，吃完会呕气，现在连皮吃就没有这种现象了。我每天中午都会蒸红薯或烤红薯吃，现在真心喜欢上吃红薯了。

**允斌解惑：** 吃红薯会反酸的朋友怎么办？

夏日晴空：吃红薯会反酸的朋友，如果是煮红薯糖水喝，可以加姜；如果是吃蒸红薯的话，可以带皮一起吃。

允斌：正解！

# 紫薯富含花青素，您可能误会了它

## ✻ 红薯颜色不同，其营养、功效也会有差别

平时，我们所说的红薯只是一个俗称，细分一下，会有红肉的红薯，白肉的红薯，黄肉的红薯。只有紫色的，我们不把它叫红薯，而叫作紫薯。

其实，不管是什么颜色的红薯，严格地说，它们都叫作甘薯，就是甜的薯类。所以白肉的红薯，应该叫白肉甘薯；黄肉的红薯，叫黄肉甘薯；红肉的红薯，叫红肉甘薯；而紫薯，其实就是紫肉甘薯。

它们之所以有不同的颜色，是因为色素含量不一样。白皮白肉的红薯，几乎不含什么色素；黄肉的红薯含有类胡萝卜素；而紫薯含有花青素。

红薯颜色不同，其营养成分也不同，从而功效上也会有差别。

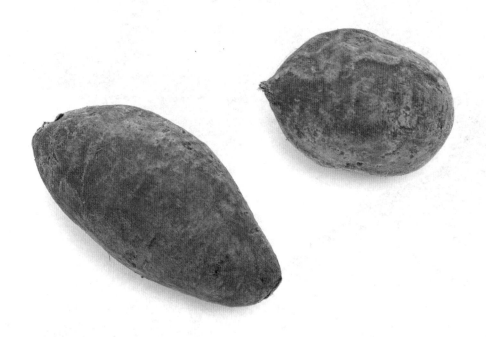

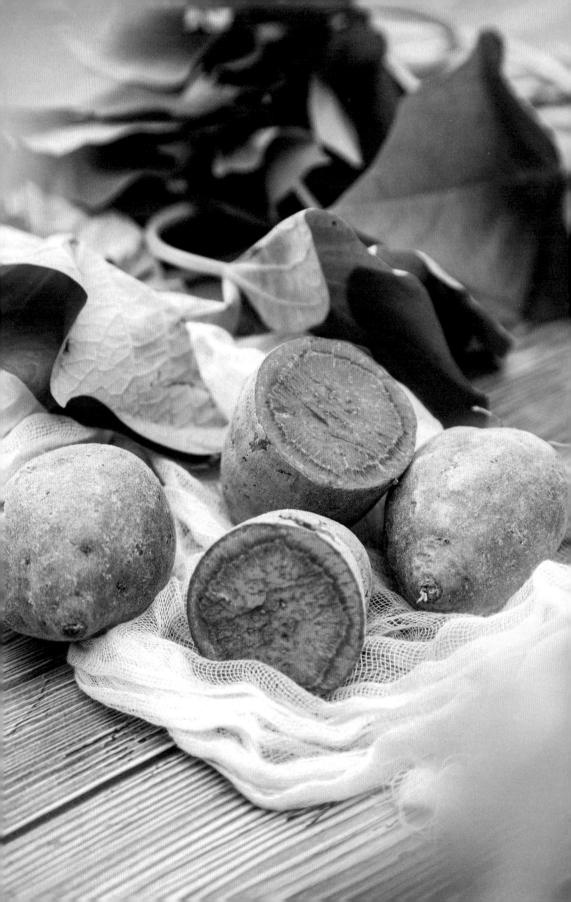

## ✳ 紫薯不是转基因作物，它的紫色来源于色素

关于紫薯，很多人对它不够了解，有一些误会，甚至相信一些谣传，比如有段时间说紫薯是转基因而来的。其实，紫薯这个品种由来已久。

紫薯的紫色是天然生成的，自然界有野生的紫薯，以前也有人栽培，但是数量太稀少了，所以很多人小时候都没有见过紫薯。我手头有份资料——1984年出版的《全国甘薯品种资源目录》，里面收集、鉴定了全国红薯品种1094种，其中只有6种是紫薯，这是80年代以前的状况。

到了20世纪90年代，从日本引进了培育的紫薯品种，那时候紫薯还是比较贵的。从2004年开始，直到我国有了自己培育的紫薯品种，并且大力推广栽种，紫薯才走入了寻常百姓家。

另外一个谣言就是认为紫薯是染了色的。其实，紫薯的紫色属于天然的花青素，这种色素很容易溶于水中，所以我们把紫薯泡在水里，水就会变紫。如果把紫薯用来煮稀饭，稀饭也会是紫色，这都是正常的。

紫薯所含的花青素的染色能力是很强的，所以紫薯在食品工业中常被用来提取天然色素，现在我们喝的饮料，吃的点心、糖果中的紫色，很多都来源于从紫薯中提取的花青素。所以，很多紫薯并没有被送到餐桌上，而是被送到了工厂提取紫色色素。

这种天然的色素经精炼提取以后，卖到欧洲，可以卖到一吨70万元，也就是1千克700块钱。

我曾经买过一小包紫薯色素回来研究，发现它的染色能力真的非常强。现在很多女性喜欢在家里做月饼、蛋糕等点心，您不

妨买一点紫薯色素回来，装饰点心，既好看又天然，而且只要买10克就可以用很久。

有的人可能会想，紫薯色素就是花青素，那么用紫薯色素是不是就能获得花青素的营养呢？

当然不是。因为紫薯色素是经过提炼出来的，成分单一，而任何一种营养素，想要获得它的全部好处，最好是跟其他的营养成分一起吃，这样它们才能起到协同作用。

花青素也是如此，花青素如果没有红薯中其他活性成分的帮助，它也不能发挥最大作用。

\* 紫薯的花青素可以抗氧化，保护孩子视力，增强大脑的学习能力和记忆能力，增加肠道内的益生菌……

花青素有很强的抗氧化作用，而紫薯的花青素的抗氧化能力，比维生素 C 还强。

很多家长都愿意给孩子吃蓝莓，因为蓝莓富含花青素，其实紫薯中的花青素，跟蓝莓的花青素的抗氧化效果是差不多的。

紫薯跟蓝莓一样，同样有保护视力的作用，给小孩、老年人吃紫薯，对他们的视力会有帮助。

最新研究发现，紫薯的花青素还可以增强大脑的学习能力和记忆力。另外，它对肠道也有一个特别的好处，就是可以增加肠道内的益生菌。

有些人喜欢补充益生菌，比如双歧杆菌、乳酸杆菌，但如果只是补充益生菌，而没有在肠道内创造出一个有利于它们生长的环境也无济于事。紫薯的花青素能给肠道创造一个好的环境，有利于益生菌的生长。

其实，紫薯的功效还不止这些，它还有更让人惊奇的功效。

## ＊ 不要因为紫薯口感不好就抛弃它的高营养价值

有些朋友跟我说，紫薯真的没有红薯好吃，口感不太好，也不太甜，而且吃完之后还有点噎的感觉，有点不太好消化。

紫薯有不同的品种，那怎么来评价紫薯的营养品质呢？就是看它的颜色，颜色越深、越紫，花青素的含量就越高，营养品质也越好。但是有一点，颜色更深、更紫的紫薯吃起来口感会更差。这跟紫薯所含的花青素有关系。

还有一个原因，就是有些人吃紫薯的时候，头脑中想象的是红薯的口感，就会觉得紫薯没有那么甜，没有那么好吃。如果把紫薯拿来跟山药、土豆、芋头相比，您就会觉得它吃起来还是不错的。

当然，吃紫薯还得讲究做法，只要您做得好，口感差是可以弥补的。有人给我留言说："我本来不爱吃红薯，听了您说的红薯营养价值高，富含 DHEA，现在也爱吃红薯了。"

如果您以前因为紫薯的口感差而嫌弃过它，那么从现在起，希望您对紫薯能够喜欢起来。

之前讲过，甘薯跟粮食（大米、白面、玉米）相比，赖氨酸的含量比较高。

赖氨酸是人体必需氨基酸，而氨基酸又是构成蛋白质的基本单位，如果把食物中所含的蛋白质比作一个装满水的木桶，那么必需氨基酸就是木桶的木片，不管缺了哪一片木片都没法装水。

缺少赖氨酸是粮食类的一个短板，而甘薯正好含有丰富的赖氨酸，其中以紫薯为冠军，它所含的赖氨酸比白薯和红薯要高出 3~6 倍。

赖氨酸是一种人体必需氨基酸，它能促进小孩的生长发育，我建议妈妈们开动脑筋，多做出几种紫薯的花样来，让孩子们喜欢上吃紫薯。

紫薯含的微量元素也比红薯和白薯多，如铜、锌、钾，这些微量元素的含量都是普通红薯、白薯的几倍。

**读者评论：每天吃紫薯，感觉便便顺畅了**

陈怡均：这段时间每天早上吃紫薯。我的感受是便便顺畅了，小腹平坦了，皮肤变好了，人瘦了，太多好处了。之前看了不少有关紫薯的伪知识，一直以为紫薯是转基因食物，不敢吃。以后跟着允斌老师学养生，用的食材物美价廉纯天然，太棒啦。

**允斌解惑：可以把紫薯放到银耳莲子羹里煮吗？**

玉兔：可以把紫薯放到银耳莲子羹里煮吗？因为紫薯太干了，孩子吃起来有点噎。
允斌：可以。

## ﹡ 怎么制作紫薯才好吃、容易消化呢？

紫薯的质地比较紧实，淀粉膨胀度和溶解度比其他薯类要低一些，而且它含有的营养物质比较多，所以紫薯相对来说比较难消化。

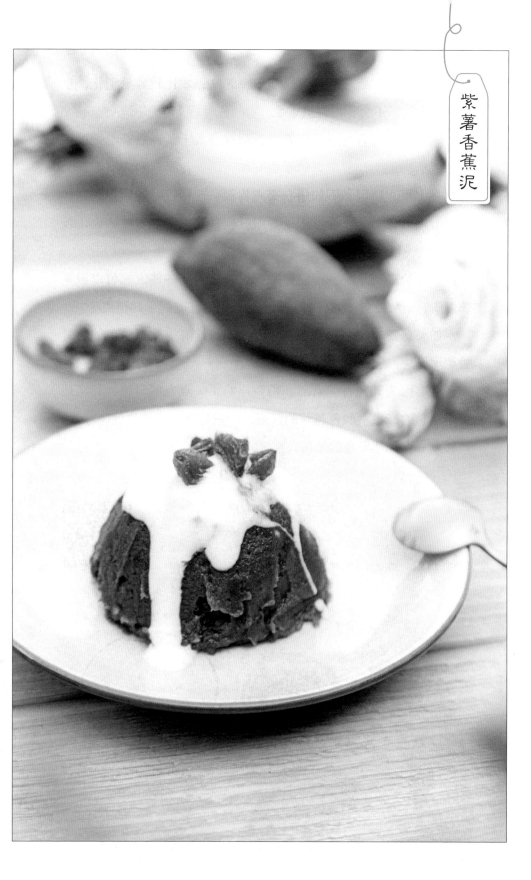

紫薯香蕉泥

我们平常吃紫薯时，可以连皮一起吃，才比较容易消化，也不容易胀气，不会觉得胃里难受。

紫薯如果烤着吃或是蒸着吃，都有点太干了，煮着吃是可以的，但您一定要把煮紫薯的水也喝掉，因为花青素和赖氨酸都会溶解在水里。所以，不如用它来煮稀饭，连稀饭一起喝掉，这样就不会损失营养了。而且把紫薯跟其他食物一起混着吃，也比较好消化。

如果给小孩子吃，可以把紫薯做得更美味一些，您可以做紫薯馒头、紫薯花卷、紫薯饼、紫薯蛋糕，这些吃起来都很美味。

如果您没有时间做这些怎么办呢？我这有一款很简单的紫薯香蕉泥做法，您可以试一试。

紫薯因为其独特的营养，稍微影响了一点它的口感，其实还影响了它的产量。颜色越紫的紫薯，产量越低，当然也就越珍贵，口感差一点，其实真的无伤大雅。

## 紫薯香蕉泥

原料：紫薯、香蕉（1~2根）。

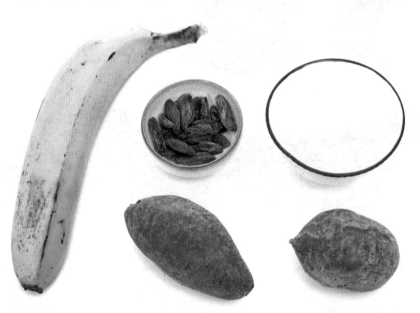

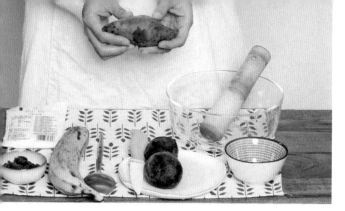

做法：
1. 把紫薯蒸熟，不要煮，因为煮会让赖氨酸和花青素溶解到水里。

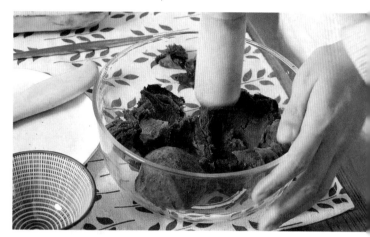

2. 把蒸熟的紫薯放到一个瓷盆里，用擀面杖捣成泥。捣的过程会破坏紫薯淀粉的细胞壁，这样处理过的紫薯就比较容易消化了。

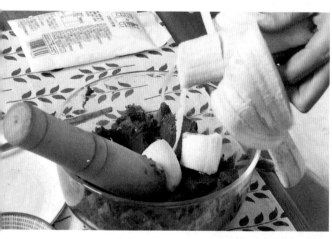

3. 捣成泥之后，您再放1~2根香蕉进去，把它们捣烂。我们平时觉得紫薯的口感不太好，就是因为它比较干，比较沙，也不太甜，我们放香蕉进去，它就没那么干了，比较润滑，而且也增加了甜度。如果您想再软一点，还可以加一点点水或者牛奶进去。

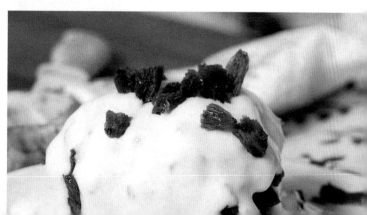

4. 捣好之后，把它倒扣在盘子上，呈半圆形。您再给它装饰一下，上面浇一点酸奶，撒几粒果干，枸杞、葡萄干、樱桃干、蔓越莓干……都可以，又好看又好吃，相信小孩子会喜欢的。

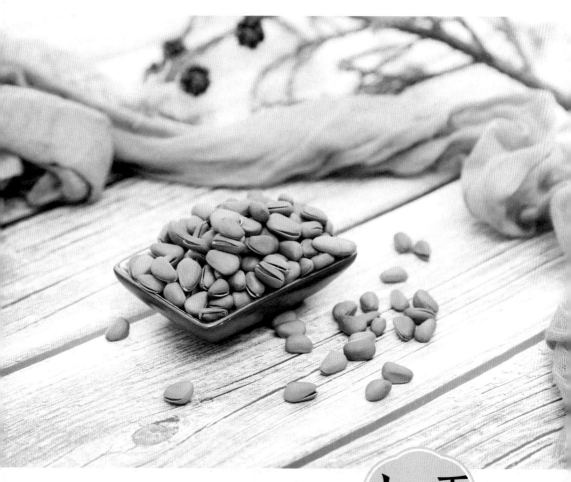

第三章 大雪
*Great Snow*

12 月 7 日或 8 日—12 月 20、21 或 22 日

从大雪节气开始，我们就进入一年中最适合大补的一个月，古人也把这个月叫作畅月。这个月天地间的万物都在收藏，要把精华充实于自己的内部。人也是一样，要通过大补来充实自己的身体。

# 从大雪开始，身体进入最需要补养的时候

## 冬天的第二个月，一定要封藏好精神和身体

从大雪开始，进入冬天的第二个月，也就是仲冬，包括大雪节气和冬至节气，是一年中我们最需要注意防病的阶段，也是最需要给身体补养的阶段。

一年中，这个月最应该防大病重病，掉以轻心会生死攸关。最好是安心静养，注意呼吸系统的问题，减少操劳，特别是不要给心脏增加负担。

一年中，这个月也最适合大补，顺时进补会事半功倍。主要是大补心、肾，同时还要做好封藏，避免精气外泄。

这个月阳气最弱。阳气不足的人，可以坚持泡脚、艾灸、中药贴敷等传统外治养生法，祛除寒气，活血通络。

## 仲冬（冬天的第二个月），一年中最适合大补

从大雪节气开始，就进入冬天的第二个月，也就是仲冬。（古

人是以孟、仲、叔、季来排次序的，冬天的第一个月叫作孟冬，而第二个月叫作仲冬。）

从这个月开始，我们就进入一年中最适合大补的一个月，古人也把这个月叫作畅月，就是充实之月的意思。也就是说，这个月天地间的万物都在收藏，都在汲取，要把精华充实于自己的内部。人也是一样，要通过大补来充实自己的身体。

## ＊ 大补，不仅包括进补，还包括封藏

我一直强调，进补是不能乱补的，特别是补品不能随便吃，因为补不是锦上添花，而是雪中送炭，补漏洞，补薄弱环节，身体哪里薄弱了才去补，补在应该补的地方，在应该补的时间补。

如果补在了不应该补的地方，就会适得其反。打一个比方，补就像是到了冬天，要把门窗都关严。过去，北方人一到冬天就用报纸把窗户缝都给糊上，一丝风也不让透进来，这样屋里才暖和，这就如《黄帝内经》中所说的"虚邪贼风，避之有时"。

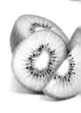

假如在天气很热的时候，也把窗户缝给糊上，人就会憋闷、难受。那夏天要不要进补呢？要，但夏天进补讲究一个清补，而冬天要大补。

很多老年朋友，在面对子女孝敬的很多昂贵的补品时，往往不知道应该怎么吃，也不敢随便吃，那么在仲冬，您是最有机会把它们都给吃掉的。

还有些朋友不知道自己适不适合吃人参、鹿茸等大补的补品，这时候，您可以拿出来尝试一下，假如您在这个月吃了以后觉得不舒服、有问题、上火了，那说明您可能不适合吃这些补品，以后还是用家常便饭来补吧。

## * 仲冬之月，不宜劳累，不要剧烈运动，不要让身体大量出汗

其实大补，不仅包括进补，还包括自我补。

进补只是往里吃，是大补的一个阶段。

那什么叫自我补呢？就是封藏，也就是《黄帝内经》中说的养藏。封藏的意思就是避免人体的精气外泄，保留住身体的精华。所以，仲冬之月是不宜过于劳累的。如果您喜欢锻炼，那这个月请不要再剧烈地运动，也不要让身体大量出汗。

有些年轻人平时喜欢泡在健身房，骑单车、跑步等，建议您这个月尽量地注意运动的强度比其他月份小一些，尽量少出汗。还有些人喜欢去做汗蒸，我也建议您，假如您不是因为身体某个部位有寒气导致的疼痛，比如，关节的疼痛，那么请您不要在仲冬之月去做汗蒸，不要让自己大汗淋漓，否则是非常伤血的。

## * 仲冬之月，不宜劳神，不宜急躁，不宜动气

古人很善于养生，对于在仲冬之月的静养非常讲究，甚至上升为国家制度。每到仲冬，是不允许大兴土木的，因为这时候不能劳民伤财。而且在上古时代，没有用的官员在这个时候要统统免职，让他们回家去，同时，没有用的东西也统统都要丢掉。为什么呢？就是为了要创造一个很安静的气场，不干扰天、地、人这三者的封藏。

假如您想效仿古人仲冬养生，应该怎么做呢？

应该安静。仲冬之月不宜急躁，也不宜动气，可以在家中读读书，清理一下家里的杂物。家里的环境清静了，心也就更容易感到清静。老年人可以在这时候打一打太极拳，做一下舒缓的运动，也可以写写书法，作作画，这也是一种练气。

特别重要的两点就是：

第一，不要劳神，不要思虑过多，让情绪保持安定，这样不会伤肝，也不会伤胃。

第二，不要劳身，不要让身体运动过度、劳累，不要让心脏负担太重。

为什么我要强调这两点呢？因为在大雪节气，急性心肌梗死、上消化道出血这两种疾病在仲冬到达了一个顶峰，也就是说，大雪节气是这两种病的高发期，严重起来是会危及生命的。

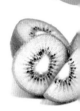

# 仲冬，五脏要同补，重点是大补心和肾

## 仲冬前半个月要补肾精，后半个月要养心阳

大雪节气养生的第二个原则——大补。所谓大补，是要五脏同补，但是有侧重，重点是要大补心和肾，因为心和肾在五脏六腑中是最能受补的。有的脏腑，您不能随意给它大补，怕补过头了，比如，肝补过头了，就会伤肝。但是心和肾能经得起大补。

如果把大雪节气所管的这一个月再细分一下，前半个月主要是大补肾，重点是补肾精；后半个月，也就是冬至节气，主要是大补心，重点是养心阳。

所以大补养藏汤，您可以喝整整一个月，特别是前半个月，您可以天天喝它。

自从我公布了大补养藏汤的配方之后，这些年很多朋友一到大雪节气都会做大补养藏汤来喝。他们都很积极，每年都会早早地把原料给备好。大雪节气的大补养藏汤，是小雪节气的补肾养藏汤的升级版。为什么叫大补养藏汤？因为到了大雪节气，我们就可以全面地大补了。

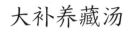

# 大补养藏汤

原料：栗子6个，核桃6个，莲子6个，枸杞1把，葡萄干1把，陈皮1/4 ~ 1/2（根据大小来定）。

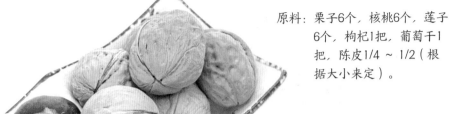

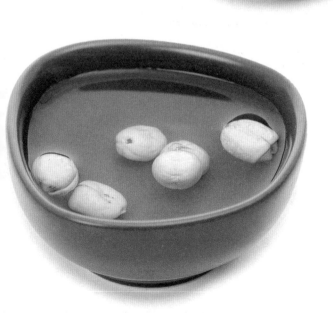

做法：

1. 把莲子提前一两小时用水泡上。栗子剥去外壳，要留下它那毛茸茸的内皮，最好是切成两半，便于入味。

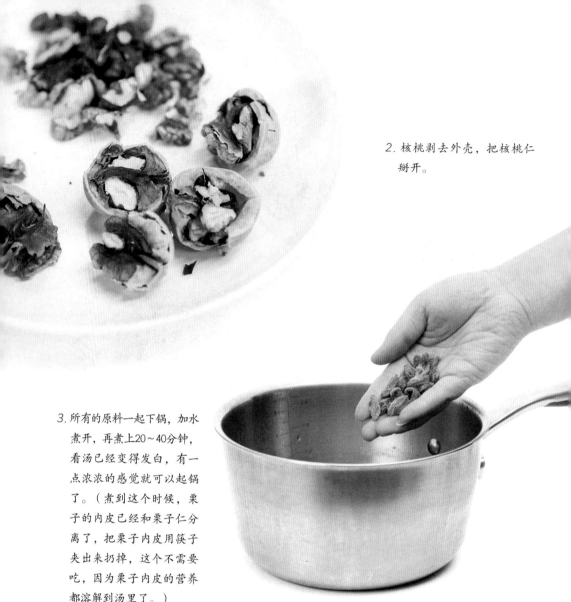

2. 核桃剥去外壳，把核桃仁
   掰开。

3. 所有的原料一起下锅，加水
   煮开，再煮上20~40分钟，
   看汤已经变得发白，有一
   点浓浓的感觉就可以起锅
   了。（煮到这个时候，栗
   子的内皮已经和果子仁分
   离了，把果子内皮用筷子
   夹出来扔掉，这个不需要
   吃，因为果子内皮的营养
   都溶解到汤里了。）

功效：
这道汤可以补五脏，心、肝、脾、肺、肾都能补到。特别是补肾，它补得非常全面，
既补肾气，又补肾精，同时还补肾阴和肾阳。男女老少都可以喝。

允斌叮嘱：

1. 如果小孩子喝这道汤，他可能会觉得有一点涩，您可以加一点点糖来调味，最好加麦芽
   糖。因为麦芽糖是最补小孩子的糖，小孩子吃了麦芽糖后，既健脾开胃，还可以防止
   蛀牙。

2. 汤里所有的汤料都是可以吃掉的。有的人可能会觉得陈皮有一些苦辣，那您可以不吃。

### ✳ 孕妇、女性生理期能不能喝大补养藏汤？

孕妇（怀孕三个月以内）也可以喝大补养藏汤。因为核桃仁有一点活血的作用，您可以少放一点儿，同时还要把核桃仁的皮去掉，这样比较保险。

女性生理期喝这道汤，可以把枸杞去掉。如果您是血特别瘀那种类型的人，要把栗子的内皮也去掉，再多放点核桃仁，这样能避免痛经。

### ✳ 感冒、咳嗽了能不能喝大补养藏汤？

首先，要分一下是小孩儿还是大人。

如果是小孩儿感冒、咳嗽，一般都是由积食引起的，暂时先不给他进补，不要喝这道汤，其他的补汤也都不要喝。

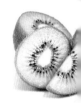

如果是大人感冒，在咳嗽、痰多的情况下也不要喝，因为这时候进补，痰会更多，如果只是干咳，那是可以喝的。不过，最好是在汤里再多加一点儿陈皮，因为陈皮有止咳、化痰的效果。

# 针对冬天不同症状的大补养藏汤搭配法

### ✳ 大补养藏汤里加点大米或小米都可以

有位读者问我，能不能在大补养藏汤里加点大米熬成粥来喝？

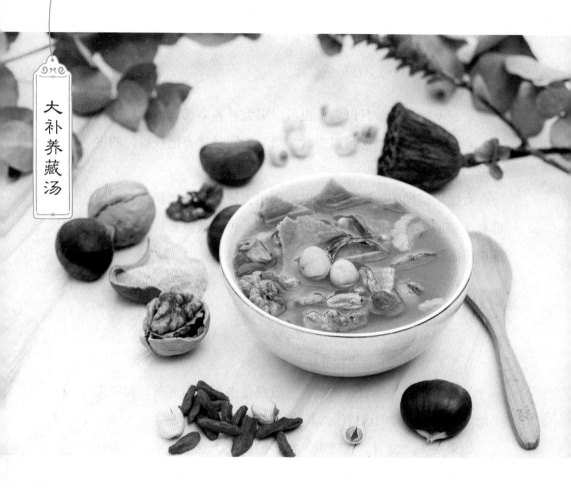

大补养藏汤

其实，在这道汤中加大米或者小米来煮粥都是可以的，只是它们的功效有一点点区别，大米是补气的，补的是脾胃之气；小米是养阴的，养的主要是胃阴和肾阴。所以，您可以根据自己身体的需要，来选择加哪一种米。或者将各种应时的杂粮搭配一起煮，功效更全面一些。

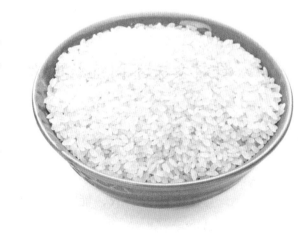

## ❋ 大补养藏汤里加点葡萄干也很好

在这道汤里加葡萄干也是可以的，因为葡萄干也是补肾的，还可以补气血，调理筋骨的疼痛。另外，葡萄干还有健脾、开胃的作用，小孩消化不良、老年人脾胃虚弱，都可以吃一点儿葡萄干。

吃葡萄干跟吃葡萄又有一点不同，葡萄皮含有白藜芦醇，它有抗衰老的作用，但人在吃葡萄的时候，一般都是选择吃果肉，而不吃葡萄皮。可葡萄干不是这样，它带着皮，吃起来酸酸甜甜的，非常好吃。如果汤里放葡萄干，就可以利用葡萄的完整功效，不仅补肾，还可以消肿。

如果家里有慢性肾炎的朋友，我建议平时可以多吃一点葡萄干，对于慢性肾炎引起的水肿是很有帮助的。

孕妇吃葡萄干也很好，可以安胎养血，还能缓解孕吐，所以这道汤对于孕妇来说也很适合。怀孕三个月以内的女性，因胎象可能还不是很稳定，谨慎起见，您可以把方子中的核桃去掉，或者是咨询一下医生。这个方子中的原料都是常见的食材，都很安全，所以您在喝的时候，完全可以根据自己的体质和自己的身体状况来进行加减搭配。

一年中，我们的身体最经得起补的就是仲冬这一个月，如果这一个月补好了，到了明年开春的时候，您整个人就会感到焕然一新。

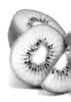

**读者评论：喝了五天大补养藏汤，发现头发掉得少了**

以学愈愚：大补养藏汤坚持喝了五天，发现头发掉得少了，腰和肚子都热热的，面色好了，身材也好了。

木子梨1：我喝了几天大补养藏汤，意外发现舌头上的齿痕少了很多，基本看不见了，晚上也不怎么起夜了。真心感谢美女老师。

相逢_e1：从小雪节气的补肾养藏汤到大雪节气的大补养藏汤，我一直在喝，最近惊喜地发现头发掉得少了，太高兴了，陈老师的方子真是简单又实用。

姚真_kj：我煮大补养藏汤时陈皮放多了，是我自己晒的陈皮，孩子和爱人不太爱喝，我都喝了，脚后跟疼痛症状明显减轻了，太谢谢老师啦！

春媛_s3：老师，我天天喝大补养藏汤，发现手上的冻疮好了，早上起来手也变得灵活了。

小鹿：从上个月中旬开始，整个人都很燥，加上熬夜工作，每天早晨起来都有好多痰，喝了大补养藏汤竟然很舒服，感觉五脏六腑都被安抚了，整个人平静了很多。

安心一笑：进入小寒节气后，我和五岁的儿子吃了三次红豆糯米饭、两次大补养藏汤之后，儿子在写作业时，我听到他咕咚咕咚地往下咽口水。睡觉时，我发现自己嘴里的津液也多了。这个汤效果真的是很好。

**允斌解惑：晚上喝大补养藏汤好不好？**

海儿：晚上喝了大补养藏汤，一晚上都没怎么睡，不时醒来。我好像每到节气转换的时候，晚上都睡不好，请问陈老师这是怎么回事呢？

允斌：晚上喝大补的汤容易影响睡眠，换白天喝试一试。

宝儿2014：我们全家都按照老师的提示养生。夏天贴三伏贴，喝黄芪粥；冬天喝大补养藏汤。现在妈妈不那么怕冷了，爸爸的老慢支（慢性支气管炎）也好多了。感恩老师！请问我爸爸脾胃虚弱、痰多，现在每天吃茯苓粉，您有什么更好的方子健脾祛湿吗？

允斌：别忘了陈皮，它是化痰的经典食材。

# 大雪节气，有没有雪都要补养

## 节气的补养重点、防病方法，不分南北对大部分中国人可以通用

特别要提醒南方的朋友们，大雪节气并不是跟您没什么关系，因为每到冬天，我每次一发布补方，就会有南方的朋友给我留言："老师，我住在广东。""老师，我住在福建。""老师，我住在海南岛。"……

确实，到了大雪节气，这些地方还很热，人们还穿着短袖，那我们是不是就不用按照大雪节气的养生要点来养生了呢？

其实，不是这样。只要您生活在中国的土地上，甚至您不是生活在中国的土地上，只要您是炎黄子孙，我都建议您按照二十四节气来顺时生活、养生。因为我们的祖先几千年乃至上万年以来，都是生活在跟二十四节气比较相符的气候环境中的，即使是南方的朋友，大多数人的祖先也都是来自中原地区，因为历史上有过几次中原地区的人向南迁徙的经历，所以整个中华民族是一个大混血。可以说，炎黄子孙是和二十四节气紧密相关的，节气实际上是复刻在中华民族的基因里面代代相传的。

这些并不仅仅是理论，它是经过现代医学实证检验过的。从

最北边的黑龙江，到东部的浙江，再到南边的福建，气候条件相差非常大，但是有一种病却在大雪节气同时高发，其他的病也有这样的趋势。所以在中国的土地上，您按照节气来生活、养生，真的是有百益而无一害的事。

统计发现，每当交节气的这一天，有一些病的发病率会达到其他普通日子的好几倍。比如，同一种病在一些节气里，发病率有时候会达到70%，这是一个非常惊人的数字，说明这绝不仅仅是一个偶然的现象。

大雪节气的补养重点跟大雪节气的防病方法一样，也是不分南北可以通用的。当然，如果我们具体到每天的饮食，吃的每一种食物上，是可以按照地域养生的原则做一些精细调整的。

总之，大雪节气不管您是在下大雪的东北，还是在穿短袖的广东、福建，养生的基本食方是可以通用的。

# 大雪之日，鹖（hé）鸟不鸣

大雪节气是什么物候呢？《太平御览》卷二六引《礼记·月令》记载："大雪之日，鹖鸟不鸣。"鹖鸟是一种很珍贵的野鸡，生性勇敢、善斗，在古代，它的羽毛常被用来装饰武将头上的冠——鹖冠。传说，黄帝在和炎帝争夺天下的时候，就把鹖鸟的图案绣在战旗上，激励士兵像鹖鸟那样勇敢战斗。

现在，鹖鸟变得非常珍稀了，很少听到鹖鸟鸣叫。以前，夏天农忙的时候，鹖鸟会一直在农民的耳边叫个不停，催人去耕种。到了大雪节气，它就再也不叫了。这是以前人跟自然很亲近的时候才会观察到的现象，而我们现在完全观察不到了。

## 大雪不下雪，同样要按节气来养生

但我们不能因为现在鹖鸟少了，听不到鸣叫了，就认为不会进入大雪节气。大雪这个名称也是一样。不要看到这个节气的名称叫大雪，就认为只有在下大雪的地方，才能按照这个节气的养生原则来养生。

大雪是几千年前的古人根据当时的气候制定的一个节气，从那以后到现在，全国的气候经过了多次的变迁，有时候湿润，有时候干旱，有时候寒冷，有时候温暖。但气候变化并不影响太阳的运动，太阳始终是在视线所在的范围上做周年运动，二十四节气就是根据太阳的周年运动来制定的。因此，只要太阳和地球之间的相对运动没有改变，那么二十四节气对养生的指导意义就不会改变。所以，我们一定不要望文生义，死抠字眼儿，认为到了大雪节气就必须得下大雪。

我们一定要记住，只要生活在中国的土地上，按二十四节气养生是没有错的。

大雪节气，对于从北到南、从东到西的中国人来说，养生的意义都同样重要。

有的朋友说："那我生活在国外怎么办呢？"假如您生活在北回归线以北，也就是亚洲的大部分地区，还有欧洲、北美洲这些地方，那么二十四节气对您来说还是有参考意义的，您还是可以参考节气的通用养生原则来做；假如您生活在南半球，那么可能就要反过来，因为南半球的季节跟北回归线以北地区是相反的；假如您生活在赤道或者热带地区，虽然这些地区季节很不分明，但也有其专门的养生方法。

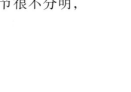

# 大雪时节，"风"病肆虐

## "虎始交"时，从感冒到中风频繁暴发

大雪节气的第六天到第十天，是大雪节气的第二候。一个节气分为三候，每五天为一候，也就是每隔五天气候会有一个变化，自然界的动物、植物和人体的内部，也相应地会有变化。

大雪节气第一候对应的物候是"鹖鸟不鸣"，第二候对应的物候是"虎始交"。意思就是老虎开始繁殖下一代了。按古人的说法，虎是阴物，所以仲冬十一月交配，到七月生，怀孕八个月。这两句话出自《礼记·月令》，都是有象征意义的。

古人所定的物候是为了让我们更加形象地了解自然界天气的变化，从而调整农业生产和饮食生活起居。

老虎象征什么呢？象征风。《易经》里记载："云从龙，风从虎"，所以说龙吟云起，虎啸风生。虎啸就是老虎的叫声，它是可以传得很远的，特别是在大雪节气，老虎开始进入交配期，它的叫声就更响亮了，能够传到四五里外远。

古人在听到老虎响亮的叫声后，就知道大雪节气进入第二候了，往后西北风就会刮得更猛烈了。

## 为什么《黄帝内经》把西北风叫"折风"？

风之伤人，是各种各样的病都可能得的。而立冬之后到冬至之前这段时间刮的风的特点和危害，在《黄帝内经》里有专门的描述。

《黄帝内经》认为，大雪节气刮的风是西北风，还给它取了一个名字叫作"折风"。说这个风就像刀一样，可以把东西给斩断。

《黄帝内经》里记载："风从西北方来，名曰折风，其伤人也，内舍于小肠，外在于手太阳脉，脉绝则溢，脉闭则结不通，善暴死。"这句话非常经典，讲得也非常精辟。

第一，"内舍于小肠"。也就是说，风往内会伤害我们的小肠，导致十二指肠溃疡出血、上消化道出血。

第二，"脉绝则溢"。就是人体的脉，如果绝了它就会溢出，"溢出"其实就是出血症。

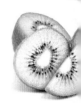

第三，"脉闭则结不通"。脉如果闭塞了，它就会梗结或不通，这在我看来，描述的就是急性心肌梗死，所以它说，"脉绝则溢，脉闭则结不通，善暴死"，暴死就是突然地死亡。

古人一再强调要治未病，就是先预防，这真的是非常有道理的。


## 人要是被风所伤，得的病真是五花八门

风会带来什么呢？"风者，百病之长也。"这是《黄帝内经》里的原话。风是各种病的诱发因素，人要是被风所伤，得的病可真是五花八门。

您看，光是以风命名的病就有七八种之多——风热感冒、风

寒感冒、热伤风、痛风、风湿性关节炎、产后风、中风（脑卒中）等。从最轻的感冒到可以置人于死地的中风，以风命名的病名五花八门。还有更多的病虽然没有以风字命名，但也是因风得的，所有这些因风而导致的病，可以把医院所有的科室都包括进来。

《黄帝内经》里记载："风之伤人也，或为寒热，或为热中，或为寒中，或为疠风，或为偏枯，或为风也，其病各异，其名不同，或内至五脏六腑。"

可以说，五脏六腑中，哪个脏腑比较虚弱就容易被风所伤。古人还给取了名字，有心风、肝风、肺风、脾风、肾风。

## ＊冬天，人最容易得肾风病——痛风、关节炎、脸上长黑斑

冬天，人最容易得的就是肾风病，表现出来的各种病症有痛风、肾炎、关节炎。还有一些是您可能意想不到的，就是脸上长黑斑、面部水肿，还有就是后脑勺痛，脚后跟起死皮、开裂。

风伤五脏，它专门找身体的薄弱环节来伤害，所以，肾如果不虚，就不会被风所伤。

在冬天，怎样预防肾风引起的各种病症呢？就是充实肾脏系统，对它进行大补，所以大雪节气的大补养藏汤还要继续坚持喝。

# 祛风祛湿的伟大古方

## 青龙汤、乌龙汤、白龙汤、伏龙汤、龙化丹、白虎汤、虎潜丸有什么用？

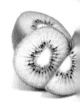

\* 中成药吃了没什么效果，可能是服用的方法不恰当

　　古人给我们留下了大量的经典名方，这都是历朝历代不知道多少人亲身实践出来的，后来很多都制成了中成药。

　　因为古人给这些经典名方取的名字都比较文雅和含蓄，而且是有讲究在里面的，所以对于现代人来说，有时候就看不懂，不知道这个药到底是治什么病的，买回去也不了解药的服用方法，比如，有的说明书写得很简单，就是什么开水送服。

　　其实，中成药要发挥一个完整的功效，有时候需要淡盐水送服，有时候需要黄酒送服，有时候甚至需要肉汤来送服。

　　您觉得中成药吃了半天没什么效果，原因可能就是服用的方法不那么恰当。

\* 冬天的风，伤害的是我们的肾脏系统，最容易在腰部、腿部发病

古人认为，春、夏、秋、冬四季的风不同，伤害的脏腑也不同，表现出来的发病部位也有侧重。

《黄帝内经》里记载："北风生于冬，病在肾，俞在腰股。""俞"（shù）是"捷径"的意思，现多写作"腧"。

什么意思呢？冬天的风，伤害的是我们的肾脏系统，而最容易发病的部位就是腰部和腿部。

在冬天的时候，腰痛、腿痛、关节炎等病都很容易发作，有时候甚至比天气预报还准。如果病人感觉到腰痛、腿痛，那就说明要刮大风了，这都跟人体外部的风和人体内部的风有关系。


\* 药方名带有"龙"字的，往往跟水有关系；药方名带有"虎"字的，往往跟风有关系

《易经》里有一句话，"云从龙，风从虎"。龙代表水，虎代表风。了解了这个，您再来看一些中药方子或者中成药的药名，就会觉得特别好理解。

药方名带有龙字的，往往跟水有关系；而药方名带有虎字的，往往跟风有关系。

像出自《伤寒论》里的青龙汤、白虎汤，都是非常有讲究的。青龙汤是发汗，治寒痰的。古方里还有乌龙汤，可以治疗糖尿病引起的蛋白尿；白龙汤，可以治疗男子遗精；伏龙汤，可以治疗孕妇咳嗽。

还有一个古方叫龙化丹，它是一种专门用来治疗小孩子耳朵

后面长湿疹的外用药，配方中有炉甘石，现在皮肤科一个常用的洗剂就是炉甘石洗剂。

湿疹是由湿气、湿毒引起的，严重的时候还会流水，所以"龙化丹"这个名字起得非常形象——可以化掉"龙"带来的水。


# 虎潜丸，又叫健步强身丸

*※ 虎潜丸，专调两腿酸软、走路没有力气、腰腿痛、关节痛*

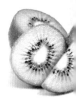

说到龙化丹，就不得不提一个常用的中成药——虎潜丸。老虎的虎，潜伏的潜，您看，龙化、虎潜，这名字起得多有文采啊！在古代，要是没点文化底子，都不好意思当医生。

虎潜丸这个方子，出自元代大名医朱丹溪之手，主要治疗中风后遗症、风湿性关节炎。

这个方子非常好用，所以一直沿用了下来，出了好几种中成药，比如，同仁堂原来有"健步虎潜丸"，现在改名叫"健步强身丸"。这个您去药店就可以买到，它的盒子上画着一只老虎。

这个药用来干吗呢？比如，老年人的风湿性关节炎，由于肝、肾阴虚引起的四肢无力，特别是两腿酸软、发麻，走路没有力气，站都站不住的这种症状，它都可以治疗。对于腰腿痛，关节痛，手脚、四肢的痛，还有头痛，也都可以治疗。有一些大病也会用到它，如瘫痪、肌无力、强直性脊柱炎。

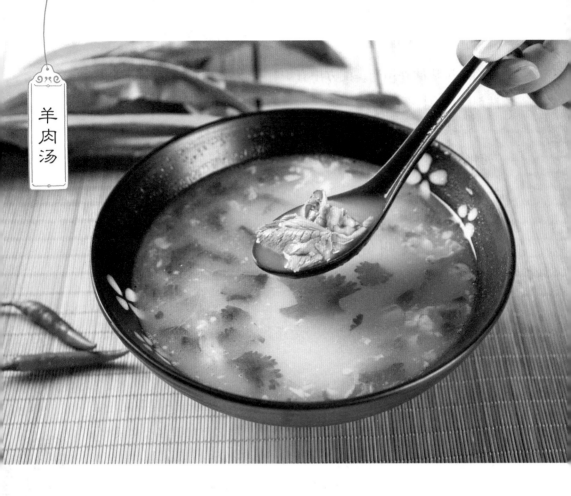

羊肉汤

## ❋ 有骨质疏松症，服用虎潜丸

　　骨质疏松症是中老年人的常见病，特别是糖尿病人和处于更年期的朋友，很容易骨质疏松。所以，老年人半夜起夜，不小心摔了一跤后就容易骨折。

　　我们要想预防骨质疏松，真的要及早开始，最好是从年轻的时候就开始，而大雪节气喝的大补养藏汤，就是强筋壮骨的。

　　如果您家里有人得了严重的骨质疏松症，或者关节炎，或者刚做过腰椎间盘、膝关节等骨科手术，处在恢复期，医生给开了虎潜丸或者健步强身丸这些中成药，我建议您一定要注意其正确的吃法。

## ✳ 服用虎潜丸时，可以用羊肉汤来送服

其实，虎潜丸的原方是要做成羊肉丸子来吃的。把方子里的中药全部捣成粉末，然后把羊肉煮熟，再把羊肉跟这些药粉掺和在一起，做成丸子，用淡盐水来送服。

您要是吃这个中成药，可以煮一锅羊肉汤，放一点点盐，因为盐有引药入肾经的作用，然后用羊肉汤来送服。

如果病人气很虚，不想说话，那就在羊肉汤里放一点山药，效果会更好。

其实，药和食本来就是不分家的，您在吃药的时候，如果有恰当的饮食来配合，那效果就会如虎添翼。

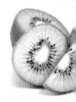

大雪

**读者评论：照老师讲的去做，小病小痛都不用上医院**

张平华：自从在"百科全说"栏目认识陈老师后，我们全家的小病小痛都按照老师讲的去做，都不用上医院。前段时间我妈腰痛，也是用了老师在"喜马拉雅"上讲的健步强身丸，吃了一瓶就好了。

# 仲冬时节，喝大补养藏汤有何好处?

## 喝大补养藏汤，不爱起夜了

"喝了六天的养藏汤，我的亲身体会有两个。第一个是之前爱起夜，现在晚上不起夜了，即使睡前喝一杯水，晚上也不会起来上厕所。第二个是之前脚掌和脚后跟总是有死皮，现在也改善了很多……"

每年大雪节气期间，我的微信公众号和微博都会收到类似的读者留言。

晚上总起夜和脚后跟起死皮、开裂等问题经常困扰着一些中老年人，很多人都不清楚这是什么原因造成的，往往导致治标不治本，比如，怕晚上总起夜就不喝水、觉得脚后跟有死皮就去修脚或者涂很多的润肤霜。

后来，有些人就在小雪节气和大雪节气开始喝养藏汤，慢慢地，他们发现身体比以前好多了，晚上不起夜，脚后跟也不裂口了。

有人可能会产生疑问，怎么喝个汤还能补到脚后跟上去呢?感觉很神奇。其实，一点都不神奇，因为一些中老年人晚上总起夜和脚后跟开裂都跟肾虚有关。

晚上频繁起夜是肾气不固的表现，而脚后跟裂口子，则是肾阴虚导致的。我曾推荐过一个专门针对中老年人肾气不固的方子——把糯米粉调成糯米糊糊，每天吃，这样可以固肾气，避免晚上总起夜。

老年人晚上起来上卫生间，很容易摔倒，严重时还会骨折，有时候甚至会引发心脏病，这是非常危险的。因此，对老年人晚上总起夜这件事情，一定要给予足够的重视。

# 家里老年人爱起夜，可以在大补养藏汤里加上糯米粉一起煮

如果老年人晚上爱起夜，我建议您在大补养藏汤里加上糯米粉一起煮，注意不是加糯米，是加糯米粉。

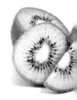

因为糯米对老年人来说是比较难消化的，所以我们就用糯米粉。莲子去心还是不去心也可视天气情况灵活掌握：暖冬喝大补养藏汤，您就可以不去心；冷冬喝大补养藏汤，可以把莲子心去掉。

睡眠不好的人，可以吃带心莲子。

另外，白带比较多的女性，适合在大补养藏汤里多放一点莲子，因为莲子有健脾祛湿的作用。

# 糯米粉大补养藏汤

原料：糯米粉、大补养藏汤。

做法：

1. 把糯米粉先用凉水调开。

2. 当煮好大补养藏汤后，把调好的糯米粉倒进锅里，然后迅速地搅拌。

3. 再煮两三分钟就可以煮成一锅糯米粉大补养藏汤了。

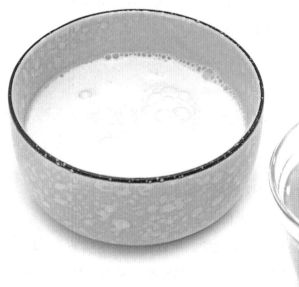
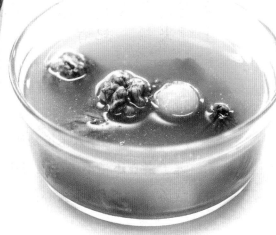

**允斌叮嘱：**

1. 对老年人小便频多、肾气不固很有帮助。

2. 如果老年人晚上总起夜，而且大便还不成形，就可以在汤里多放点去心的莲子。如果便秘，莲子就不去心。

---

**读者评论：大补养藏汤里加了大米熬成粥，味道很好**

文麒舒：我母亲今年 76 岁，平时尿频、双腿酸痛无力，时不时会流清鼻涕。坚持喝了一周大补养藏汤，上述症状明显减轻。我在汤里加了大米熬成粥，味道不那么苦涩，很好喝，里面还放了全桂圆。

# 脚后跟死皮多、冬天裂血口子、走路时脚后跟会痛，喝大补养藏汤

如果您脚后跟死皮多，或者脚后跟冬天裂血口子，或者走路的时候脚后跟会痛，那要请您注意了，这三种情况都是肾阴虚的一个预警信号——肾阴不足，就容易被冬天的风所伤，形成肾风病。

如果有以上情况的朋友，您在喝大补养藏汤的时候栗子就可以稍微多放几个，但也不要太多，因为栗子不那么好消化。

## 如何调配大补养藏汤的味道？

有的人给我留言说："大补养藏汤太好喝了，连家里一岁半的孩子都抢着要喝。"而有的人则给我留言说："这个汤怎么这么苦涩啊，我喝不下去。"

其实，这道汤的味道如何，完全取决于汤中原料的搭配比例。但我们不能光根据自己的口味来搭配，还要根据自己的身体来搭配。

如果汤味发苦，原因可能在于陈皮不对，您可以换一种陈皮来试试；如果汤味发涩，那是正常现象，我们要的就是这种涩味。

这道汤里的涩味来自核桃、栗子的内皮，主要是来自栗子的内皮，因为核桃、栗子的内皮的营养都溶解到汤里了，所以汤才会发涩。

核桃、栗子内皮的涩味，中医认为有固摄人体精气的作用。

从营养学上来说，涩味是来自核桃、栗子内皮含有的多酚类物质，这种物质有很强的抗氧化作用。

如果您细细地去品大补养藏汤的涩味，有没有觉得它跟茶水的那种涩味很相似呢？其实，这基本是一回事。

茶水为什么会有涩味呢？一个原因就是茶叶含有多酚类物质。多酚对人体健康有好处，核桃和栗子的内皮含有的多酚类物质也有同样的作用，但它们所含的多酚类物质又有点不尽相同，所以您最好几样都吃。

---

**读者评论：喝了大补养藏汤，脚后跟皮肤变好了**

高山流水：脚后跟越来越干，这两年一到冬天就干裂，抹多少油也不管用。去年，从小雪节气前一周开始喝补肾养藏汤，到大雪节气喝大补养藏汤，由于工作的关系没时间天天喝，只是隔三岔五煮一回。没想到一个月后，脚后跟的皮肤变好了，也不再裂口了，真是神奇！

**允斌解惑：大补养藏汤可以长期喝吗？**

曾莹：大雪节气的大补养藏汤，可以长期喝吗？我的脚后跟经常开裂，原以为是遗传，看了《吃法决定活法》一书后，才知道是肾虚引起的。

允斌：可以长期喝，也可以配合墨鱼一起喝。

---

# 冬天的第二月，警惕突发心肌梗死和上消化道出血

大雪节气在月初，它属于节，所以大雪节气的进补、养生、防病的所有方法和原则，在这一个月都适用。

仲冬这个月是一年当中最应该防范突发大病的一个月，如果这个月没有防范好，可能会有生命危险。

有两种大病，在大雪节气所管的这个月都达到了发病高峰，而且都是突发的，一种是急性心肌梗死（急性心梗），一种是上消化道出血。

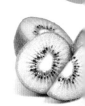

这两种病的发病都非常突然，事先没什么征兆。如果抢救不及时，后果非常可怕。而且，这两种病涉及的人群范围特别广，其中，急性心肌梗死被称为人类健康的"头号杀手"。

## 仲冬这个月，正是心脏功能最为脆弱的时候

\* 静养是很重要的封藏

之前讲到大雪节气的大补，一是进补，二是自我补（就是封藏），而封藏中很重要的就是静养。这个可真不是随便说说而已，

而是多少代人用生命换来的一个经验和教训。

大雪节气，如果您还像平时那样忙碌、操心、劳神，会让身体非常疲劳，给心脏、肝及整个消化系统带来巨大的伤害。可惜的是，很多人并不知道这种危害，这也是大雪节气的养生区别于其他节气的一个地方。

为什么每年的大雪节气因急性心肌梗死、上消化道出血而被送到医院进行紧急抢救的人特别多？这两种病都是可以迅速地置人于死地的病。它们的危险之处就在于，从二十几岁到八十几岁都可能中招，很多人平时看着好好的，觉得没什么毛病，但突然就发病了，送医院抢救都来不及，特别是急性心肌梗死。

平时我们总以为肿瘤、癌症是最可怕的"杀手"，其实，心梗早已取代癌症成为全世界的"头号杀手"，而且它杀人于无形，越是年轻的人心肌梗死发作之前越是没有征兆。每年都有这样的新闻报道，某某明星、某某公司董事长、某某平台的创始人等，因为急性心肌梗死发作而离开了人世。他们有的是在健身房跑步的时候发作，有的是在洗手间上厕所的时候发作，有的是在连续熬夜加班之后发作，都是非常突然，事先根本没人知道他们的心脏会出问题。


## ❋ 生命很脆弱，年轻也不一定是本钱

以前人们比较关注老年人心梗发作的问题，现在年轻人心梗发作的情况也越来越多。

我有一个朋友，他就连续遇到两起这样的事情。一起是他的一个朋友半夜加完班开车回家在路上心梗发作，车失控后直接撞

过护栏飞到了路外。另一起是他们请客户吃饭，他同事喝着喝着就一头倒在了桌子上。起初大家都以为是喝多了还跟他开玩笑，结果发现人怎么喊、怎么推都不动弹，这才慌了神，赶紧往医院送，但在去医院的路上，人就已经去世了。

这两个人都刚 30 岁出头，他们的朋友、同事也都是二三十岁的年轻人，这事儿对这些年轻人的震动是非常大的，原来这些人工作起来都是非常玩命的，现在他们才意识到，生命很脆弱，年轻也不一定是本钱。

在大雪节气这个月，我们真的要放慢工作的节奏，因为这个月是心脏功能最为脆弱的时候。

## * 警惕急性心肌梗死发作前的四种征兆：胃痛、肩膀痛、头痛、不痛

其实，急性心梗的发作也不是完全没有预兆的，在它发作前往往会出现一些迹象，只不过常常会被人误解为其他的疾病。比如，有的人并没感觉到心脏有什么不舒服，而是觉得胃痛、牙痛、脖子痛，甚至有人说鼻子痛等等。

下面是几种常见的、容易搞错的发作前的征兆，您一定要注意！

### 第一个是胃痛

如果您平时没有胃病，突然觉得胃很不舒服，还有烧心的感觉，而且不是因为吃东西引起的，可能是劳累了，或者是生气了，就觉得胃很难受，那您要留意一下自己是不是还有胸闷，是不是

左边的手臂麻木，假如这些症状都有，您就要赶快到医院看急诊，排除心梗的可能性。

### 第二个是肩膀痛

这里的肩膀痛跟肩周炎的肩膀痛有什么区别呢？肩周炎的肩膀痛，痛的时间比较长，会一直痛，而且胳膊的活动还会受到限制，有的人甚至扣扣子都觉得很难受、不方便，这是肩周炎的肩膀痛。

而心梗发作时的肩膀痛，它是一过性的，一会儿痛一会儿不痛，休息休息就可以得到缓解，这种痛吃止痛药没有任何作用。

有这种情况您就要非常警惕，要去医院查一查。这有可能不是肩膀在痛，而是心脏的问题，因为肩膀和心脏的疼痛都是通过胸椎前面的神经传导到大脑，有时候大脑分不清楚这种疼痛是来自身体什么部位，所以就会误认为是肩膀在痛。

### 第三个是头痛

特别是在劳累以后，头突然痛，这时要特别当心，因为心梗会让我们的大脑缺血而引发头痛。

### 第四个是不痛

不痛就是没有痛的感觉，如果您家里有高龄老年人，要特别注意这一点。老年人年纪比较大了，可能已感觉不到心梗的疼痛了。还有就是表现为不想吃东西，不想说话，根本就不跟人交流，处于一种非常麻木的状态。家里的高龄老年人如果突然是这样的状态，那您就要特别注意，一定要带到医院给他查一查。

记住以上这些征兆，我们就可以在关键时刻挽救自己和身边人的生命。

　　心梗是冠状动脉急性、持续性缺血引起的心肌坏死。心肌缺血超过30分钟以上，这种坏死就是不可逆转的，所以对于急性心梗，我们要争取的就是时间。

　　请您记住，大雪节气管的这一个月，如果我们过度劳累，对心脏造成的损伤要比其他的季节大得多。

　　在《黄帝内经》里，古人早就总结过，人怎么样能活到100岁，很重要的一条就是"不妄作劳"。每年到了大雪节气的这一个月，也就是仲冬，希望您能做到不劳心、不劳身、不劳神，这对心脏来说是最好的养护。

# 大雪节气，小心上消化道出血

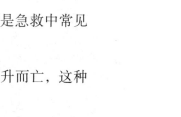

**\* 古人所谓"吐血三升而亡"，其实就是上消化道出血**

　　上消化道出血是大雪节气高发的大病之一，它是急救中常见的一个急症，致死率能达到百分之十几。

　　我们有时候在武侠小说里读到，某某人吐血三升而亡，这种吐血其实就是上消化道出血。

　　上消化道出血离我们的生活并不遥远，经常会有人因为上消化道大量出血而被送往医院抢救。还有一种比较危险的就是隐形的出血，我们可能看不出这个人出血了，但是他会有一个贫血、发热、头晕，甚至是有心脏病的感觉，这时候就很容易被误诊。

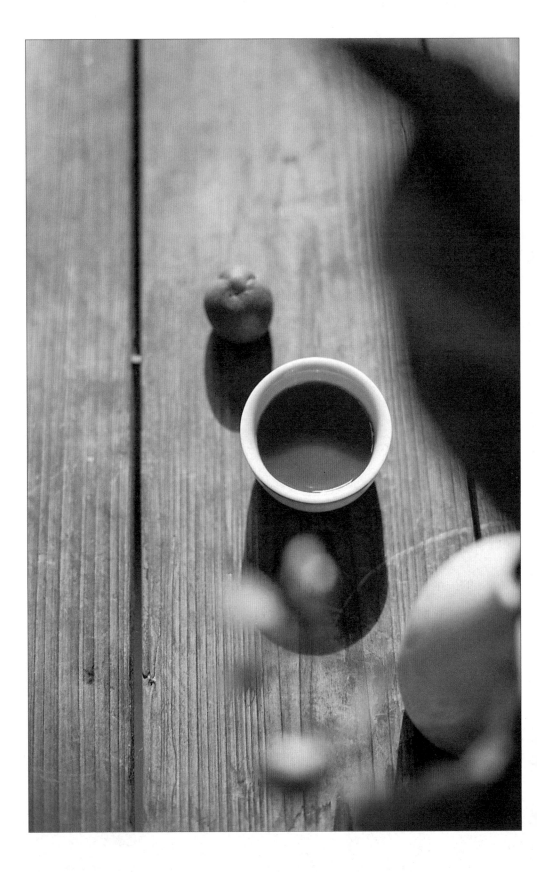

## \* 大雪节气，上消化道出血特别容易高发，从二十几岁到七八十岁的人都有

上消化道出血的患者年龄从二十几岁到七八十岁都有，发病的时间也特别集中，一般是在冬天和春天，尤其是大雪节气所在的仲冬之月。

一年中，冬天最冷的一段时间的发病率占整个一年的将近一半，而大雪节气期间的发病率又占到整个冬季的将近1/3。

因为之前特别强调南方的朋友在冬天也要注意保养，就举一个南方的例子。以福建省为例，到了大雪节气还很暖和，夜里穿单衣都会出汗，但这里一样受到节气的影响。

福建省的一家医院曾经统计过，过去10年间，有216位病人是因为上消化道出血住院的，住院的高峰日是12月15日（大雪节气期间）。

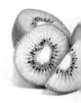

这并不是在福建省才有的现象，浙江省、黑龙江省也有，从南到北，都有医院做过类似的统计和分析，结果都是相同的：在上消化道出血住院的病人当中，大雪节气期间的住院人数是最多的。

在东北地区的朋友们更要注意一下，倒不是因为东北特别冷，而是因为东北的酒文化传统比较久远，喝酒的人比较多，因喝酒引起脾胃受伤而吐血的情况也会比较多。比如，黑龙江省的一个县城，人口不是很多，但3年间就有149人因上消化道出血而住院，有一半的人都是在冬天发病的，其中有21人是在大雪节气期间发病。

哪些朋友需要特别注意这些呢?

一、有肠胃疾病的人。

二、有肝病的人,比如,曾经患过乙肝,或者有肝硬化的人。

三、有胆道出血、胆囊结石或者是做过胆手术的人。

四、有胰腺疾病的人。

五、有动脉硬化的人。

六、做过大手术的人。

上消化道出血的典型症状是吐血和黑便。但这个病在出血量

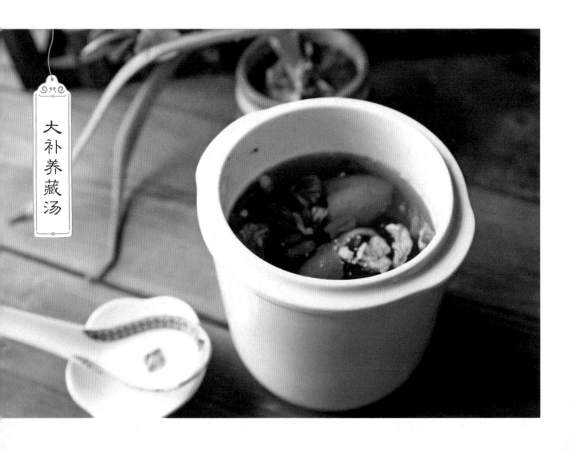

大补养藏汤

比较少的情况下，有可能是没有症状的，或者是出血量稍微多一点儿，在还不是太明显的情况下，只是有贫血、发热、头晕或者四肢冰冷，甚至有心脏病的感觉。这些情况很容易被人忽略，从而耽误急救的时机。

## ＊ 什么是上消化道？

有些朋友可能不太了解什么是上消化道。

人体的消化道分上下两个部分：上消化道从嘴巴开始，经过食管，然后到下面的胃和十二指肠；下消化道从空肠开始，经过回肠到大肠。

人体消化道，是从嘴巴到食管、胃、小肠再到大肠。其中的小肠被分成两半，上面的一半叫十二指肠，属于上消化道；而下面的一半就叫空肠和回肠，它们跟大肠一起构成了下消化道。

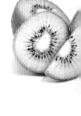

一般俗称的胃出血，其实在医学上还会被细分，到底是胃在出血，还是十二指肠在出血，这是不一样的，但它们都被统称为上消化道出血。

上消化道出血有时候并不表现为吐血，而是表现为黑便——排出的大便会像柏油一样黑而发亮。如果出现排黑便的情况，您要马上去医院挂急诊。

## ＊ 如何预防上消化道出血？

### 1. 少喝酒，保持情绪的稳定

上消化道出血，也就是俗称的胃出血，它跟肝病、胃病及长期饮酒有很大关系。现在的年轻人要特别注意这一点，即便您平时身体比较健康，也有可能会出现这个问题。

我有一个好朋友，他年轻的时候是一个唇红齿白的美男子，过了很多年再见到他的时候，我发现他变得非常憔悴，也非常消瘦。我就问他怎么啦，他说他有一次跟人家喝酒，喝得很猛，醉得不省人事，结果回到酒店的房间后就胃出血了。由于他是一个人在房间，等他的朋友发现时，他已经不省人事了，随即他被朋友送到了医院。从那以后他的身体始终都没能恢复过来。

上消化道出血跟情绪也非常有关系。古人经常会说某人生了大气之后就吐血而亡，现实生活中也有一些名人因为一件事大怒，然后引起急性的胃出血而去世的例子，媒体对这种事情时有报道。

我为什么特意强调大家在大雪节气期间一定要注意静养，注意保持自己情绪的稳定，就是因为在大雪节气期间保持情绪的稳定，保持心情的愉快，比在其他任何节气都更加重要。

### 2. 宜食用多加栗仁、核桃仁的大补养藏汤

预防上消化道出血，也可以从饮食上来着手，比如，适合在大雪节气喝的大补养藏汤。

有人嫌它有一种涩味，殊不知这种涩味来自栗仁皮、核桃仁皮、莲子含有的多酚类营养物质。这种涩味可以固摄人体的精气，还有止血的作用。所谓止血，并不是说它们会让人体的血液不通畅，而是说它们会止住人体好血的流失，不让其溢出血脉之外。

如果您平时有胃溃疡、十二指肠溃疡，建议您在煮大补养藏汤时，多放点带皮的核桃仁和带皮的栗仁，这对预防胃溃疡和十二指肠溃疡引起的上消化道出血是很有帮助的。

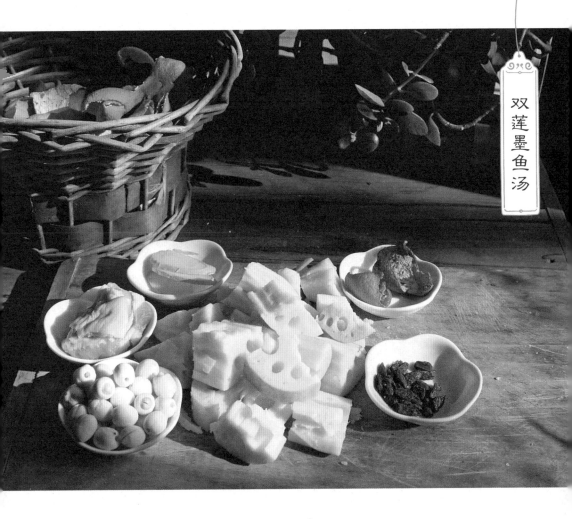

曾经有朋友给我留言说："陈老师，我的食管炎犯了怎么办，我可不可以喝大补养藏汤？"其实是可以喝的，记得带皮的栗仁和带皮的核桃仁要多放一点。

### 3. 喝美味的双莲墨鱼汤

如果您是在霜降节气的时候就开始喝双莲墨鱼汤了，那么到了大雪节气期间还可以继续喝，会对上消化道有一个更好的防护。

炖双莲墨鱼汤时要注意：必须把墨鱼肉和墨鱼骨放在一起炖，这样不仅滋阴补肾，对上消化道的溃疡和出血也有很好的防治作用。

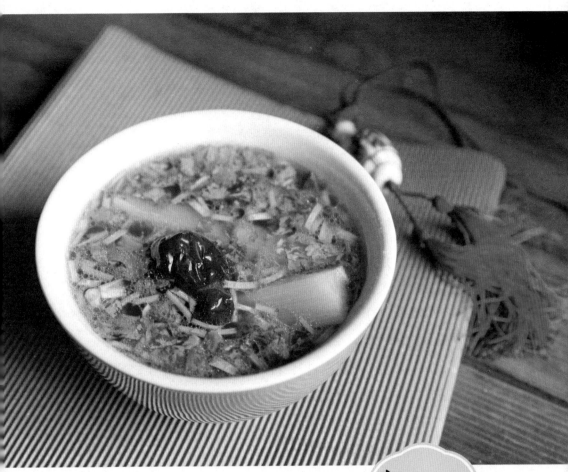

第四章 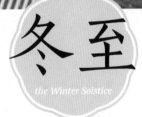 冬至

the Winter Soistice

冬至进补，有平时三倍的功效。

我们在冬至之前，最好着手做三件事情：

第一，每天注意观察自己身体的状况。

第二，准备补心养阳汤的材料。

第三，喝两天葱姜萝卜皮汤。

# 善养生者，必养冬至

## 冬至前三天，应该提前做好哪些事？

冬至进补，有平时三倍的功效，那我们在冬至之前，最好着手做三件事情：

第一，每天注意观察自己身体的状况。因为冬至之前阳气最弱，是我们查病的好时机，如果身体哪个地方功能比较虚弱，在冬至前后您的反应就会比平时明显。

第二，准备补心养阳汤的材料。

第三，喝两天葱姜萝卜皮汤。

### ✳ 冬至大补前，先喝两天葱姜萝卜皮汤散表寒

如果您觉得最近有点受风寒了，担心在喝补心养阳汤的时候会虚不受补，那么您可以先喝两天葱姜萝卜皮汤来散一散表寒。

这道汤适合什么人来喝呢？就是最近一段时间内比较奔波，导致身体受了点寒气，或者是有一点上火，或者是担心自己感冒咳嗽还没有好，完全不能进补的人。

如果这两天您家里在炖汤，也不妨把这三样原料放入正在煲

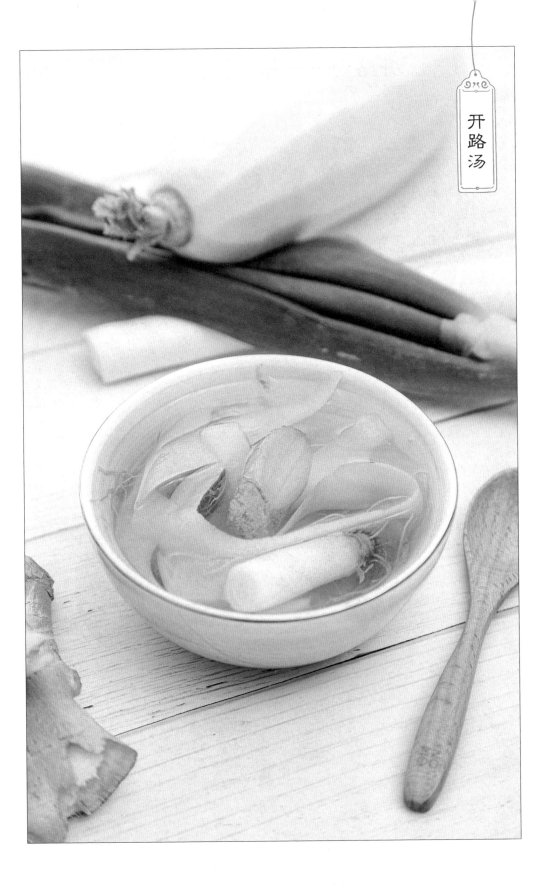

开路汤

# 开路汤——葱姜萝卜皮汤

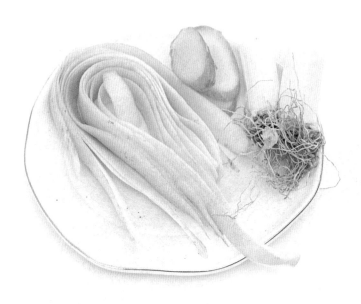

原料：葱白连须2根，带皮生姜3片，半个到一个萝卜的皮。

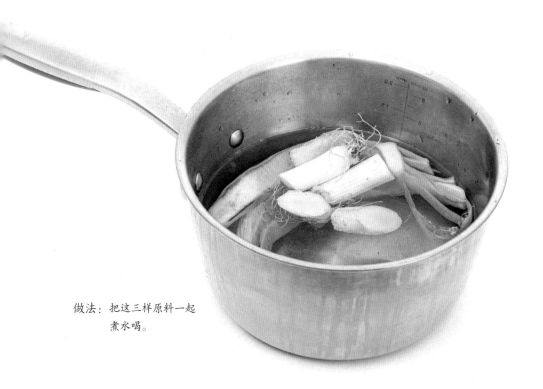

做法：把这三样原料一起煮水喝。

的汤里一起来炖。

　　喝葱姜萝卜皮汤可以散掉身体里的风寒，以及体内的痰湿，这样就可以以一个比较"干净"的身体来迎接冬至期间的大补。


# "冬至前后，君子安身静体"

　　《后汉书》记载："冬至前后，君子安身静体，百官绝事，不听政。"

　　这是古代国家的政策，冬至前后停止一切工作，以便所有人安心静养。

　　直到清朝，乾隆皇帝仍然会在冬至时斋戒闭关。乾隆是中国历史上年寿最高的皇帝。他养生有道，深谙冬至时节要抛开平时日理万机的忙碌，闭关静养的重要性。

　　冬至宜静养，此时劳累，最伤心脏。如果保养不好，可能影响来年一年的健康，甚至酿成大患。

　　心源性猝死在这个时节容易高发。老年人在这个时节最忌感冒，容易引发肺部感染、心力衰竭。

　　这是人体健康的紧要关口。此时如果养好生，则有三倍于平日的功效，给来年打下一个坚实的基础。

　　因此善养生者，必养冬至。冬至是我们应该全心全意照顾自己的时候。

# 补心养阳汤

原料：羊肉1~2斤（500~1 000克），黄芪100克，当归20克，甘蔗2~4节，带皮生姜2块，大枣8个。

调料：黄酒1两（50毫升），香菜1两（50克），胡椒粉、盐少许（喜欢吃辣的话，还可以准备一点辣椒粉）。

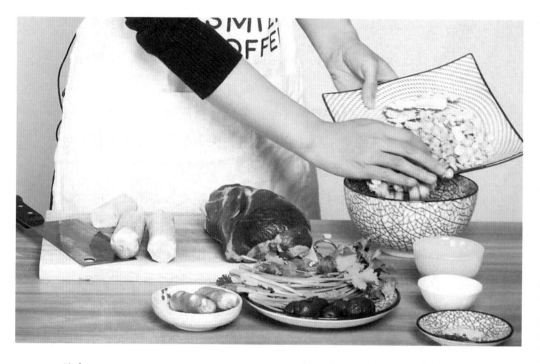

做法：

1. 先把黄芪和当归用清水泡上半小时。

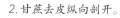

2. 甘蔗去皮纵向剖开。

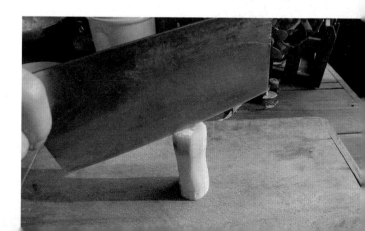

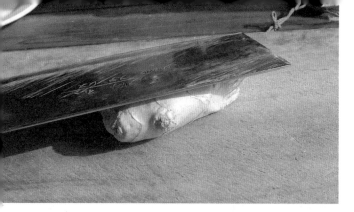

3. 生姜用刀拍扁。

4. 锅里放上水烧开，先把羊肉下锅，氽一下，把沫子撇掉，关火捞出羊肉把水倒掉，再把羊肉用水稍微冲洗一下，这样再炖时，羊肉就不会有膻气了。

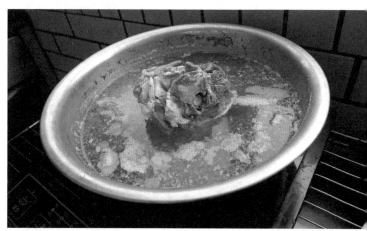

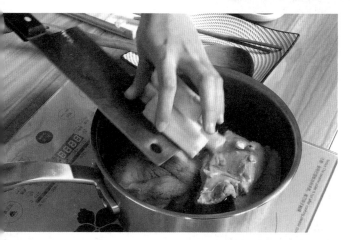

5. 锅里重新加水，把全部原料——羊肉、黄芪、当归、甘蔗、生姜、大枣一起下锅。

6. 大火煮开以后，放入黄酒，然后转中火，炖上一小时就可以了（如果想炖久一点也是可以的，这样羊肉会炖得比较烂，汤味也会比较浓）。在起锅之前，放一点点胡椒粉，这个非常关键，胡椒粉有引火归原的作用。

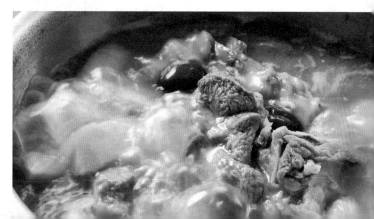

**允斌叮嘱：**

1. 羊肉、甘蔗、姜、大枣的量，您都可以加减，唯独黄芪和当归的比例不要改变，因为黄芪和当归以5:1来搭配，能够快速生血，效果是最好的。无论是古代的医家还是现代医学，都验证了这一点。注意：如果是一人份的量，黄芪不少于30克，当归则不少于6克。

2. 只要不是特别燥热的体质都可以喝，包括小孩子。

3. 感冒发热的人不要喝。

4. 更年期女性、阴虚火旺者不要喝。

5. 喜欢素食的朋友可以买一个榴梿，用榴梿壳里面那个白色的内瓤和榴梿核代替羊肉，来煲这道养心汤，其他的材料不变。

6. 这道汤里的当归，要用整的当归——全当归（把当归分开来看，有当归的头、当归的身和当归的尾，它们的功效各有不同。当归的头是止血的，当归的身是补血的，当归的尾是活血的，所以我们在使用的时候要对它们加以区别），这样汤的效果会比较均衡。
   孕早期（怀孕三个月内）的女性，可以去掉当归，这样比较保险，而月经量比较大的女性也不要用当归。

7. 如果您实在买不到甘蔗，可以用牛蒡来代替。有的朋友问可不可以用萝卜来代替甘蔗。不可以的，因为萝卜会影响黄芪的药效。如果您既买不到甘蔗也买不到牛蒡，可以用一点点白菜帮子来代替，也有一点作用。

---

## ✳ 喝补心养阳汤，为什么要放胡椒粉？

喝羊肉汤放胡椒粉可以把羊肉的热性往下引（胡椒有引火归原的作用）。在汤里加一点胡椒粉，不仅可以暖胃，还可以温暖肾脏系统，又不会使人燥热和上火。

我们平时炖别的汤，也可以利用胡椒粉的这个特性。比如，炖一些有鱼、萝卜这样清凉的汤时，最好是加一点胡椒粉，可以平衡汤的凉性，因为萝卜和鱼是凉性的。

我曾经介绍过一个治疗由虚火引起牙疼的方子，就是水加胡椒粉来煮鸡蛋。当我们有虚火牙痛的时候，在煮鸡蛋时放点胡椒粉，不仅不会增加牙痛，反而能让牙痛缓解或者消失，这就是利用了胡椒粉引火下行的作用。

有一点要注意：胡椒粉是在羊肉汤起锅前放的，放入胡椒粉后要马上关火；香菜是不放入锅中的，羊肉汤盛入碗中后撒一点碎香菜在上面就可以了；盐也是不要下锅的，您在喝的时候可以根据自己的口味，在碗中放一点点盐来调味。

这道羊肉汤，因为有黄芪、当归、大枣这些材料，会偏于一种中药的味道，还有一点点偏甜，甜中带有一点当归的苦味，所以汤味是比较浓郁的，不放盐是没有问题的。

这个锅里的羊肉也是一样，羊肉会吸收黄芪、当归和大枣的

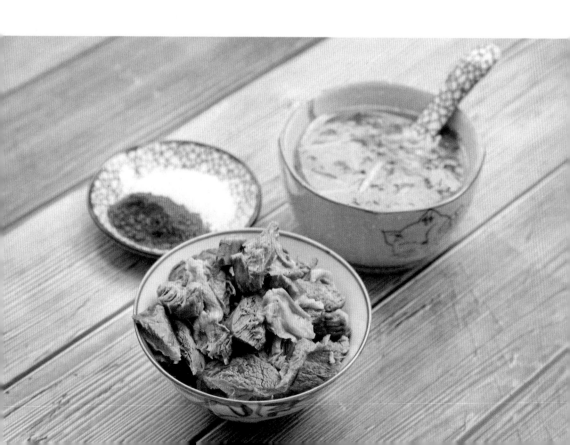

味道，所以它也会带有一种药香，您可以把它捞出来直接食用，或者把它切成块儿，然后配一个蘸料碟，放一点盐、辣椒粉调味。

补心养阳汤里的甘蔗也是很好吃的，而且它会吸收黄芪、当归的药性，所以您不妨把它吃掉，味道还是不错的。

这道汤有点偏甜，如果您不太喜欢，可以减少大枣的用量，但不要取消，因为生姜和大枣有调和脾胃的作用。大枣您可以事先掰开，核不要去掉，一起炖煮就可以了。

---

**读者评论：补心养阳汤很香，喝后全身暖暖的**

云：冬至前后，我的腰特别不舒服，按老师的指引坚持喝补心养阳汤，一个月后，腰部不适症状明显改善。虽然月经提前了，但经期前后的不适改善了很多。

佳龙电气：昨天早上喝了补心养阳汤，手脚暖暖的，感觉很舒服！

秋天：今天中午喝了补心养阳汤，夏天脚都不热，现在感觉全身都热了。

知行合一：谢谢老师的补心养阳汤，今年几乎每天都喝，早上起床感觉像换了一个人一样，精神得很！

小凤：去年冬至开始喝补心养阳汤，手脚暖和了，整个人精力充沛，气血充足，眼睛也变得格外明亮、有神。

**允斌解惑：补心养阳汤可以喝到立春前**

邓然：补心养阳汤可以喝到什么时候？
允斌：立春前都可以喝。

海伦：可以提前喝补心养阳汤吗？
允斌：可以。记得先喝开路汤。

蓝笑：甘蔗需要去皮吗？
允斌：甘蔗去皮方便食用。

---

# 冬至进补，有平时三倍的功效

* 为什么说冬至是一年中养生的起点？"否极泰来，一阳
  复始"

每年我写的《顺时生活》养生日历，第一天都从冬至开始。因为冬至日虽然在每年的 12 月，但它却是一年中养生的起点和原点。

为什么说它是起点和原点呢？因为古人认为"气自冬至始"，冬至的"至"不是到来的意思，而是到了顶点的意思，就是至高、至上、至大的"至"。

冬天到了极点，意味着也到了要转换的时候，虽然我们看到天地间一片萧瑟，但是阳气（天地之气）马上就要开始萌芽了。阳气从冬至开始生发。

冬至是天地之气、阴阳之气转换的一个非常关键性的节点。为什么我总是强调在冬至节气的时候进补，就是因为在冬至进补会有平时三倍的功效。特别是在交冬至节气这天，我们一定要好好补阳气。

其实，在交冬至这天是可以一天三顿都补的。南方的习俗是冬至早上要吃汤圆，这是靠糯米来补肾气；北方的习俗是冬至要吃饺子，这也是补。您也可以早上吃汤圆，中午喝补心养阳汤，晚上吃饺子。

补心养阳汤是可以连着喝几次的，早上喝、中午喝都可以，但我不太建议您晚上喝，因为汤里有黄芪，而黄芪是提气的，晚

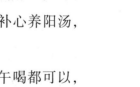

冬至

上喝的话，会让人特别精神，这样会影响入睡。晚上要喝补心养阳汤，我建议您可以再喝一点点酒，平时不要多喝酒，但交冬至节气这天是可以适当地喝一点点白酒或者黄酒的，因为它们有暖身活血的功效。

## ※ 冬至，阴气到了顶点，阳气到了零点

如果把一年看成一天的话，那么冬至就是一天的终点和起点，也就是一天的子夜十二点和零点。

一天中，子夜的时候阴气最强。一年之中，冬至节气前阴气最强。为什么说一年之中冬至节气前阴气最强？因为这一天太阳已经南移到了最南端——南回归线，是太阳离北半球最远的一天，所以阳气到了零点而阴气到了顶点。

冬至节气之后，太阳的直射点就会一天一天地往北回移，阳气也会一天一天地增长。所以冬至的重要意义，我们可以用八个字来形容——"否极泰来，一阳复始"。

"一阳复始"里的"复"，含义是非常深刻的。"复"有"返"的意思，就是返回，循环往复。也有"反"的意思，就是正反，物极必反。

《易经》里有一个卦叫作复卦，古人就是用这个卦来形容冬至的，即冬至的卦象就是复卦。

冬至的时候，虽然阴气到了极点，但同时也是阳气开始生发的时候，是阳气下一个循环的起点。"阳气复生于下"，冬至日开始，阳气开始慢慢地从下面往上生发，这时候它是非常虚弱的，我们一定要好好地保护它。

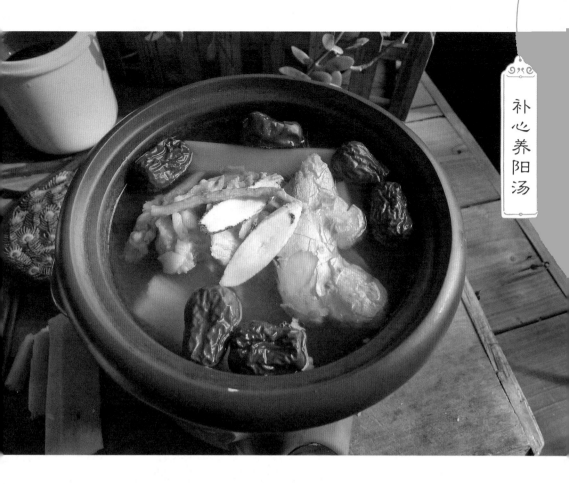

古人在冬至时，是要讲究闭关的。直到清代，皇帝在冬至日也要斋戒。

现在南方还保留着这样的风俗——冬至日这天，一家人都聚在一起"过冬"。

冬至日也是一年中最短的一天，天会黑得非常早，这一天，最好是全家人聚在一起，好好地吃一顿团圆饭，然后早早上床睡觉去体会阳气复生的过程，体会身体哪里有特殊的感受，哪里是身体的薄弱环节，这些就是您身体阳气最虚衰的地方。

## * 冬至节气，正是养心、养阳、察病和进补的好时机

冬至节气是察病的好时机，像身体一些亚健康的症状，平时表现得不明显，我们由于工作繁忙很容易忽视掉，但在冬至节气，它就水落石出了，所以真的要抓紧这十五天的机会，好好地来体察身体的变化。宋代的大儒邵雍写了一首《冬至吟》，其中有两句诗写得非常有意思："玄酒味方淡，大音声正希。""大音希声"出自老子的《道德经》。我们的身体正如老子所说的"大音希声"，它好像很沉默，其实它无时无刻不在给我们发信号，在提醒我们哪里有问题了，哪里阳气虚弱了，哪里有薄弱环节了。

如果您要想养护好身体，就要学会听清楚它每天在说什么。

冬至节气一共十五天，在这十五天之中，养心、养阳、察病和进补是我们一直要坚持做的功课。

冬至节气也是心源性猝死的高发期，如果您家里有高龄老年人，或者有患有心血管疾病的人，在这时候要特别注意让他们保重身体，避免劳累和感冒。这时候感冒对人的心脏来说是极大的负担，再加上冬至节气的雾霾，对于心脏功能较弱的人来说，是双重打击，所以在冬至一定要避免出现这种情况。

### 1. 冬至节气如果雾霾较严重，补心养阳汤里不要加黄芪

雾霾天喝补心养阳汤不要放黄芪，要多喝几天抗霾饮。因为黄芪会固表，防止病邪入侵。当身体外感邪毒需要往外发散的时候，就暂时不要用黄芪，等邪毒散掉之后再用。

有些朋友的身体比较敏感，在冬至到来的前三天，甚至前五天，就已经有各种不舒服的症状了，比如，失眠、腰酸、背痛，

或者觉得冷。他们喝补心养阳汤之后，都有了不同程度的改善。还有朋友说，他长期失眠，喝了补心养阳汤后晚上睡了八小时，觉得非常好。还有一些家里的老人喝了后，觉得身体好像更舒服了。还有一些朋友觉得这个汤比他们想象的要好喝一些。他们可能不爱吃羊肉，觉得羊肉膻，但加入一些中药材后发现羊肉一点都不膻，搭配得当发现这个汤是甜的，味道很不错，连从来不爱吃羊肉、不爱喝药的人，都喜欢喝这道汤。

### 2. 补心养阳汤可以连续喝

有的朋友工作很忙，在做补心养阳汤时就可以一次煮两天的量，煮好之后放在冰箱，第二天拿出来热一热，还是可以喝的。

### 3. 补心养阳汤里面的食材要不要吃？

有的朋友问："是不是只喝汤，里面的食材要不要吃？"是的，因为喝汤的效果已经很好了，食材只吃羊肉就好，不要吃黄芪（嚼不动），当归可吃可不吃，甘蔗可以给小孩子吃，因为甘蔗是很健脾胃的。

### 4. 感冒后能不能喝补心养阳汤？

感冒了能不能喝补心养阳汤呢？能，但前提是要去掉黄芪，起锅时还可以往汤里多加一点胡椒粉，对于感冒祛寒很有帮助。

有些朋友在冬至正好患上感冒，是不是就意味着错过了这次进补的机会呢？其实，在冬至之前喝葱姜陈皮水，或者葱姜萝卜皮水来开路，就可以预防感冒。

如果您在冬至这几天有点受寒了，那就吃一块橘子皮，最好是川红橘的皮，或者是把橘皮切成小粒用醪糟水来送服，马上就可以把寒气散出去。

### 5. 补心养阳汤喝完后上火怎么办?

有些朋友喝补心养阳汤，会有上火的症状，比如，嗓子痛、牙龈肿痛，这说明他们体内是有陈寒的。

其实，在春季的时候，我们就应该开始做排毒的功课了，不然，到了冬至节气喝补心养阳汤，有的人可能上火。

怎么排毒呢? 先用荠菜水散去陈寒，到了立夏的时候，再用姜枣茶排出湿毒。经过春、夏、秋的调养，到了冬至节气您的身体才能足以承受起补心养阳汤的大补。

养生要顺时而食，如果错过了其中的一个环节，那后面的环节就可能跟不上节奏了，它是环环相扣的。

## ❋ 生病的朋友如何喝补心养阳汤才好?

### 1. 糖尿病人能不能喝补心养阳汤?

其实，补心养阳汤对糖尿病人有特别的补益作用。长期患有糖尿病的人往往脾肾双虚，补心养阳汤既健脾又补肾，特别是其中的黄芪，对糖尿病人有特别的好处。我建议糖尿病人可以坚持喝这道汤。

您还可以把里面的原料稍微调整一下，用牛蒡代替甘蔗。牛蒡对糖尿病人来说是很好的保健食材，它可以缓解糖尿病人的口干舌燥。

### 2. 如果买不到甘蔗，能不能用萝卜代替？

记住，补心养阳汤里放了黄芪就不能再放萝卜，否则萝卜会抵消黄芪的药效。萝卜是下气的，它虽然也可以清内热，能对羊肉汤的热性进行平衡，但对于身体比较虚弱的人来说，这道汤里放萝卜，就没有那么大补的功效了。

如果您的身体非常壮实，又容易上火，是可以放一点萝卜的，但身体壮实的人喝汤一般是不需要放黄芪的。

如果有的地方买不到甘蔗，那就用牛蒡来代替。虽然达不到甘蔗滋补的效果，但它排毒的效果更好。特别是对患有胃热、便秘、咽喉肿痛的人来说，用牛蒡的效果会很好。

### 3. 没有黄酒，用一点点白酒也可以

如果没有黄酒，您就可以少放一点白酒，只要是纯粮食酿造的酒都可以。

### 4. 胡椒粉是用白胡椒粉还是黑胡椒粉？

有的朋友问，胡椒粉是用白胡椒粉还是黑胡椒粉？一般来说，调料用的胡椒粉是白胡椒粉。黑胡椒一般都是整粒的，是没有去皮的胡椒。在这道汤里，白胡椒或是黑胡椒的作用差不多。

### 5. 用高压锅或者电压力锅会不会影响补心养阳汤的功效？

黄芪和当归炖煮的时间要长一点才能出药性，如果用高压锅的话，黄芪和当归可以事先泡一泡再炖。

羊肉用高压锅炖是不会影响它的功效的。

### 6. 有卵巢囊肿的人能不能喝补心养阳汤?

网上说有卵巢囊肿的人不能吃羊肉,其实,卵巢囊肿跟吃羊肉没有关系,很多女性的卵巢囊肿,是因为子宫有寒造成的血瘀,吃羊肉反而有好的作用。

### 7. 补心养阳汤里的羊肉能不能用乌鸡来替代?

"羊肉能不能用乌鸡来替代?"有些不吃羊肉的朋友这样问道。

其实,羊肉和乌鸡的功效是相反的,羊肉是补阳的,而乌鸡是滋阴的,所以乌鸡是不能代替羊肉的。

在这里需要说明的是,每一种食物都有它独特的功效,没有什么东西能够完全替代另一种食物。如果您不能吃某些食材,那建议您选择其他的食养方子来进补。如果补心养阳汤里的羊肉被替换了,甘蔗被替换了,黄芪、当归也都被替换了,那它的效果就面目全非了。

如果您不是因为一些习俗或自己体质的关系,只是单纯地因为口味排斥一些食物的话,我建议您不妨先尝试一下,看看它进补的效果如何,再考虑是不是要替换掉它。

### 8. 早上和晚上什么时候喝这道汤比较好?

有些朋友可能有一点中医的常识,知道每一种脏腑在一天当令的时辰不同,所以就会说:"晚上的这个时候是肾经当令,是不是喝这道汤补肾的效果会更好呢?"

其实,我们不能这样机械地去理解。如果说冬季是补肾的时节,那这时候您喝补肾的汤品效果的确好,因为您的身体在当季,所以在这个节气中就可以吸收到营养。但在晚上肾经当令的时候来喝这道汤，等身体将吃下去的食物消化完毕，人体吸收到营养的时候，肾经当令的时辰早已经过去了。

因为这道汤里有黄芪，所以我建议您在早上和上午的时候喝，效果会更好。因为黄芪是补气的，在上午或者早上喝，它会让您这一天精神都很足，但在晚上喝，就会有点兴奋，反而会影响睡眠。

### 9. 女性在经期、坐月子能不能喝补心养阳汤？

女性在生理期喝这道汤一般是可以的，但女性生理期的情况是千差万别的，如果您是血瘀的女性，那是没有问题的。如果您是月经量过大的女性，则要少放红枣，当归尾不放，因为它有活血的作用。

另外，坐月子或者是产妇是可以喝的。

### 10. 怀孕了能不能喝补心养阳汤？

一般来说怀孕三个月之内，不建议您吃太多活血的东西，所以用当归煮汤时要把当归尾去掉。

其实，很多中医传统的安胎药方都是要用到当归的。但如果您是一个孕晚期（怀孕八个月以后）的女性，您在喝这道汤时，黄芪、当归都要减量。因为到了孕晚期是不能吃太多热性的补品的。对于产妇来说就很适合喝。一些产妇在产后出汗很多，喝这道汤还能止汗，效果是很好的。

补心养阳汤里的黄芪、当归，在古代都是药食同源的。如果您对这道汤没有把握的话，可以放少一点儿黄芪、当归，先喝喝看，觉得舒服，您再按正常的剂量来用。

对于一般人来说，冬至节气适合喝补心养阳汤，是因为这是阳气最为虚衰的时候，喝它可以补阳。

# 冬至节气，我们要特别预防肺心病

为什么一到冬至节气，我总强调要喝补心养阳汤呢？因为冬至节气我们的心阳最弱，这时候有一种心脏疾病容易高发，那就是肺心病。

仲冬之月是保养心脏的时期，在仲冬的前半个月——大雪节气，我们要预防的是急性心肌梗死，仲冬的后半个月——冬至节气，我们主要预防的就是肺心病。

肺心病和急性心肌梗死有一个区别：急性心肌梗死发作往往是毫无征兆的，而肺心病的发作是有征兆的，因为肺心病主要与长期、反复的肺部感染、呼吸道感染有关系。

## ＊ 肺心病——由肺的问题引发的心脏病

何谓肺心病呢？就是由肺的问题引起的心脏病。在古代又把它叫作肺胀，这个名字起得很形象。肺心病发作时，有一个很典型的症状——晚上睡觉的时候无法躺平。

如果您在冬至节气这天，一躺下来就想咳嗽，而且咳出的痰呈泡沫样，必须得垫一个高的枕头才能睡着，那您就要警惕自己是不是有肺心病的症状。

年轻人也可能发生这样的情况，特别是经常反复感冒，患有过敏性鼻炎、过敏性哮喘、咳嗽、痰多，大量输过抗生素的人。他们很容易由于一些肺部的问题而引起心脏的不适。

肺心病如果已经到了急性发作的时候，就会引起心力衰竭。

肺心病引起的心力衰竭通常是先发作在左心，其实就是肺循环瘀血，发作首先表现在肺部，而不是心脏，所以对于由肺部引起的咳嗽、气短、胸闷、呼吸困难等症状，我们要特别警惕。

心肺功能虚弱的人，平时自己也会有感觉，除了经常咳嗽、痰多、哮喘外，还有一个重要的表现——经常性浮肿。早上是脸部浮肿，到了下午是小腿浮肿。

有以上这些症状的朋友，特别是家里有心肺功能比较虚弱的老年人，在冬至节气，要特别注意观察他的睡眠和呼吸。因为肺心病引起心力衰竭有两个早期信号：一是睡觉的时候必须要垫高枕头，否则就会咳嗽不停；二是气短，呼吸困难。

如果有这两个信号，您最好马上带他去医院好好检查一下。

## ✳ 肺心病对气候因素更加敏感

急性心肌梗死跟人的劳累和情绪波动更加相关，而肺心病对气候因素更加敏感。

假如突然降温、刮大风，我们就要特别注意给家里心肺比较虚弱的人预防，特别是平时容易感冒的人。

因为容易感冒的人往往会肺气虚，而肺心病的发作首先是肺气虚，然后脾虚、肾虚，最后导致心肺功能虚弱，所以，一个人特别容易感冒，抵抗力比较差，那么我们从小就要开始预防。

肺心病的发展是一个非常漫长的过程，每一次感冒的不当调理、治疗，都是对心肺功能的一次伤害，日积月累，就会对我们的心肺功能造成不可逆转的伤害，最终留下肺心病的重大隐患。

如果您家里有高龄老年人，在冬至节气时感冒了，您要特别注意给他调理，最好不要大量输入抗生素，因为这时候大量输液对于心脏功能是一种严重的伤害。

其实，对肺心病的预防说难也难，说简单也简单。如果每一次的感冒、咳嗽，我们都能从小或者年轻的时候就注意，在感冒、咳嗽的早期，用饮食调理好，就不至于拖到非得用药物等方式来治疗。

对雾霾的防范，包括喝抗霾饮、清肺洗尘汤等，不仅仅是对我们的肺脏、血液的一种保护，也是对心脏的保护。

## * 冬至，宜喝薤（xiè）白粥

凡是在冬至节气晚上睡觉的时候想咳嗽，或者是躺不好，必须要垫个枕头才能舒服的朋友，最好在冬至节气喝薤白粥。

薤白是古代的五蔬之一，是古代人常吃的一种蔬菜，现在大多数地区的人都不怎么吃了，只在我国西南地区还保留有这种蔬菜，被当地人称为苦藠（jiào）。在北方，还有野生的，俗名称为"小根蒜"。

苦藠和藠头实际上是同一种蔬菜，藠头是经过人工选种培育的，比较大，味道也比较好；苦藠的个头跟藠头很像，但是非常小，只有指甲盖那么大，味道也有一点苦，很多人吃不惯，但这种苦味其实是入心的，所以苦藠对心肺系统来说是一种很好的保

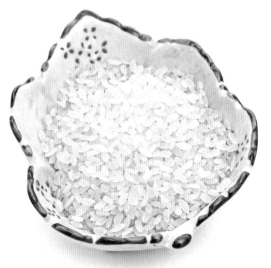

# 薤白粥

原料：薤白30克，大米适量。

做法：一起熬粥。

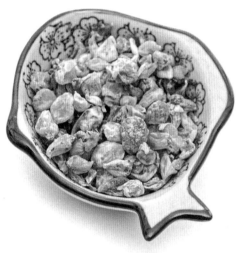

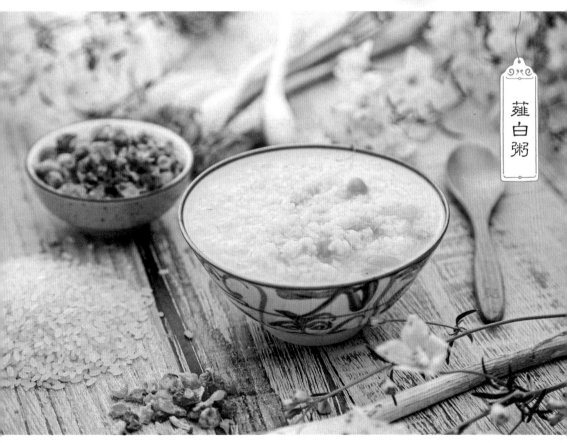

薤白粥

健蔬菜。

如果您买不到苦藠，那您就去药房买干品的苦藠，中药名叫作薤白。

## \* 薤白粥适合哪些人喝呢？

第一，有咳嗽、哮喘等慢性支气管炎的老年人。

第二，患有过敏性鼻炎、哮喘，长期咳嗽痰多的人。

第三，受雾霾天气侵害的人。

心肺功能比较虚弱的人，如果吸入了被污染的空气，容易诱发肺部的感染，所以在雾霾天气喝这道粥，能够很好地养护心肺系统。

冬至节气，是阳气的起点，我们要想从冬至节气开始养生，那就从心开始。保护心脏，就是保护我们身体的国王。

**允斌解惑：薤白是自制好，还是直接去中药房买？**

小小铭：薤白是自制，还是直接去中药房买？市场上的薤白掺假严重吗？如果老人消化不好，可以在薤白粥里加点什么呢？

允斌：自己买新鲜的薤白比较放心。消化不好加陈皮。

# 冬至期间，出现睡眠差、腰膝酸软等情况怎么办？

## ✳ 为什么冬至节气是察病的好时机？

冬至节气阴气最盛，阳气刚刚开始生发，这时候是察病的好时机。

如果您身体的某处功能比较虚弱，特别是某脏腑的阳气比较虚，那么冬至前后您身体上的反应会比平时明显，所以我一直建议大家在冬至的时候要把心放静，减少活动量，放松身体，这样自己才能更加敏锐地觉察到身体哪个地方不舒服。哪个地方不舒服，说明那个地方的阳气不足，比较虚弱。

## ✳ 冬至节气，人的睡眠容易不好

很多朋友平时不怎么失眠，但在冬至节气，忽然就感觉睡眠质量变差了，有的朋友会整夜失眠，有的朋友会整夜做梦，有的朋友会半夜醒来，有的朋友很早就醒来……这就是人体心阳虚衰了。

其实，人的睡眠是一个心神逐渐安定下来的过程。虽然失眠的类型有很多种，比如，痰湿型失眠、肝火型失眠，但归根结底还是阳不入阴，导致心神无法安定下来。

不管是哪一种类型的失眠，最终还是要好好调理心。因为心主管睡眠，如果我们的心得不到足够的滋养，就会难以入睡。

心是身体的君主之官，是主管我们全部脏腑的，从失眠的不同症状，我们也能看出来，除了心阳虚衰之外，其他脏腑也有问题。

如果您在冬至节气容易失眠的话，主要是心的问题。

如果您不失眠却总是在做梦，这是肝的问题，您要补心和肝，同时还要注意防上肝火和上心火，最好是清补。

如果您从霜降节气就开始坚持喝双莲墨鱼汤的话，会发现往年由肝火旺引起的失眠、多梦等情况，今年大有好转，您要坚持喝双莲墨鱼汤。

## ＊ 冬至节气，容易腰腿或者膝盖痛、发冷怎么办？

在冬至节气，有的人会感觉到腰腿或者膝盖痛；有的人觉得后腰特别凉；有的人后腰直不起来，感觉无力；有的人觉得膝盖发冷，这些都是肾阳虚的先兆。

那么，此时喝补心养阳汤就很适合，而且羊肉和胡椒粉您可以多放一些，这样可以起到祛寒、强筋、壮骨的作用。还有，补肾养藏汤中的板栗您也可以多放一些。

## ＊ 冬至节气，容易拉肚子或者是大便不成形怎么办？

有的朋友在冬至节气特别容易拉肚子，或者大便不成形，其实，这是脾阳虚的信号。有这种情况的朋友，我推荐您多吃点茯苓粉，也可在补心养阳汤里多放一点去心的莲子，它能健脾补阳，防止拉肚子和便溏。

# 冬至后七日，一阳来复

从冬至日开始，我们做好进补、艾灸、静养等养生功课，到第七天早上起来，您可以感觉一下自己的精神状态，有没有感觉神清气爽。如果是这样，说明您度过了冬至养生关。

因为冬至后七天，阳气复生，在这七天内好好养护阳气的人，会感觉到精气神一天比一天好。

这几天新生的阳气，会让我们从冬至日前后的阳虚状态恢复过来，这就是"一阳来复"的感觉。

如果感觉身体焕然一新，暖洋洋的，那么今年喝补心养阳汤，您已经完成任务了。因为冬至连喝七天的效果，超过平时喝三个星期。

如果您没有感觉到阳气的恢复，可能是阳虚较重，也可能是冬至没有养好。那么，补心养阳汤还要多喝一段时间。

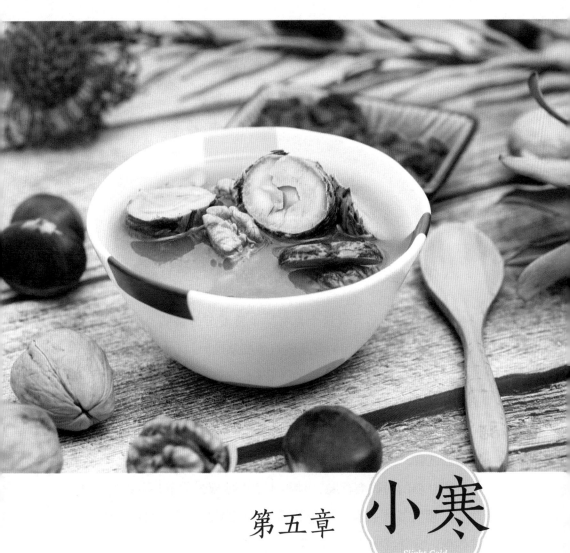

第五章 小寒

Slight Cold

1 月 5 日或 6 日—1 月 19 日或 20 日

从小寒节气开始进入残冬，

这一个月，我们防的主要是下半身的寒。

如果您出门，一定要穿特别保暖的鞋子，

以防寒气从脚下侵袭身体，导致我们体内寒湿夹杂。

# 腊八粥您喝对了吗？

## 腊八粥，整个腊月都可以喝

小寒节气在腊月，这个月有一个重要节日是腊八节，要喝腊八粥。小寒节气食方用的就是腊八粥的基础原料：糯米、红小豆。

它们都来源于古人常吃的"豆粥""豆饭"。腊八粥其实就是腊月的养生粥，是可以喝一个月的。

腊月我们要准备哪些食材呢？首先是腊八粥的原料。如果您要泡腊八蒜，还要准备大蒜、米醋和红糖。

买红糖的时候要注意，别买成了赤砂糖，它不是真正的红糖。购买红糖时要注意看一下包装袋上的配料表，看写的是甘蔗还是赤砂糖。甘蔗红糖才是真红糖。

腊八粥是腊八节必不可少的。喝腊八粥不仅是传统，它也蕴含着养生的意义。

腊八粥分两种，一种是甜味的，一种是咸味的。

甜味的腊八粥也被称为佛粥，可以用来供佛。另外一种是咸味的，里面有菜有肉的是肉粥，也被称为菜粥。

其实，不管是哪种味儿的腊八粥，一定要记得做腊八粥最重要的两样材料——红小豆、糯米。

腊八粥讲究五味——米之味、豆之味、谷之味、果之味、菜之味。如果您是身体比较虚弱，或者想要好好补一补的老年人，那您还要加一个药之味。

有些北方的朋友没有喝过咸味儿的菜粥，听我说了这个配方之后都觉得有点奇怪，但尝试着喝了后，发现味道还不错。

其实，咸味儿的腊八粥很适合在腊八节这天的中午或者晚上喝，因为中午或者晚上可能会吃一些炒菜，咸味儿的腊八粥跟炒

## 腊八粥（甜粥）

主料：可以选糯米、粳米、小米等。（粳米和籼米是大米的两个品种。北方粳米比较多，南方籼米比较多，自古以来，做药膳的时候一般都讲究用粳米，因为粳米的补益作用更强一些。）

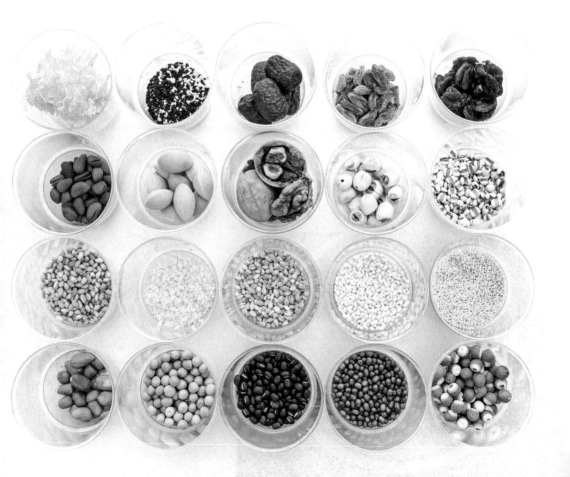

配料：

1. 豆类：可以选红豆、绿豆、豌豆等，也可以加一点黄豆和黑豆，但只放一点点就好，因为红豆、绿豆、豌豆都是小豆，好消化；而黄豆、黑豆则是大豆，相对来说不太容易消化。
2. 杂粮类：可以选薏米（孕妇不放）、芡实、大麦仁、小麦仁等。
3. 干果类：可以选莲子、花生、白果等，各放十几粒。
4. 果蔬类：可以选银耳（1朵）、桂圆肉、红枣等。
5. 粥果类：可以选松子、葡萄干、樱桃干等（适量）。

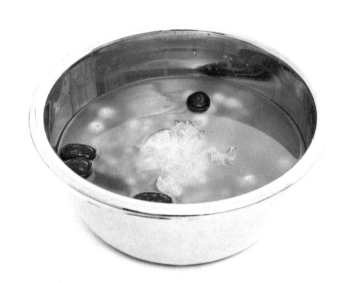

做法：

1. 把主料和配料用清水泡一晚。

**允斌叮嘱：**

1. 老年人喝的话，建议您在熬粥的时候放一些山茱萸，这样甜味之外会带微微的酸味，味道也是不错的。山茱萸是一味补药，补肝肾，可以固摄精气。

2. 因为这道粥本身就带有自然的甜味儿，所以我也把它称为甜粥。其实，您是可以不放糖的，当然，如果家里的小孩子喜欢吃甜，放一点糖也是可以的。

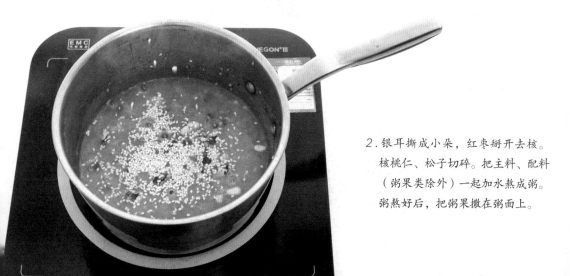

2. 银耳撕成小朵，红枣掰开去核。核桃仁、松子切碎。把主料、配料（粥果类除外）一起加水熬成粥。粥熬好后，把粥果撒在粥面上。

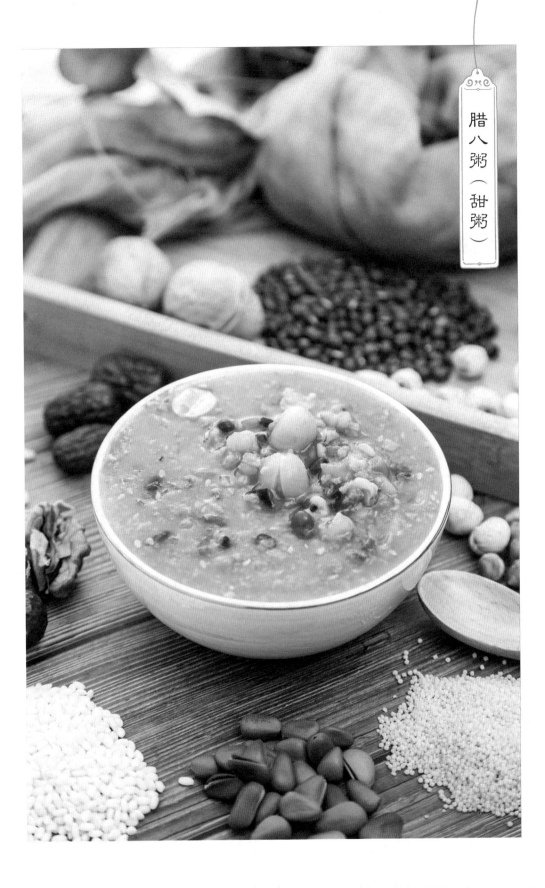

# 腊八粥（咸粥）

主料：可以选糯米、粳米、小米等。（您可以选两到三种，最好有糯米。）

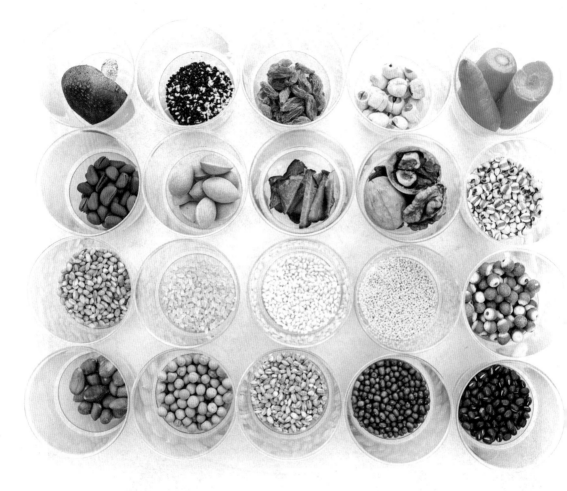

配料：

1.豆类：可以选红豆、绿豆、豌豆等。

2.杂粮类：可以选薏米（孕妇不放）、芡实、大麦仁、小麦仁等。

3.干果类：可以选莲子、花生、白果等，各放十几粒。

4.菜肉类：可以用胡萝卜1根，香菇3朵，腊肉1两（50克）。

5.粥果类：核桃仁、松子、芝麻（适量）。

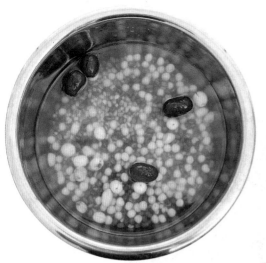

做法：

1. 把主料和配料用清水泡一晚。芝麻和菜肉类不用泡，香菇只需提前泡发一下就可以。

2. 把胡萝卜、香菇、腊肉切成丁（肥瘦相间的腊肉比较好切成丁），核桃仁、松子切碎，芝麻炒香备用。

3. 把主料、配料（粥果类除外）一起熬成粥。粥熬好后，把核桃仁、松子、芝麻一起撒在粥面上。

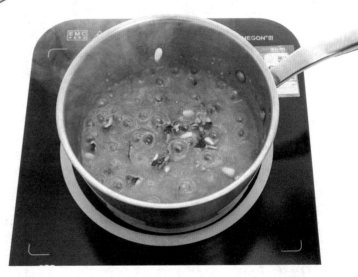

菜可能更搭配一些。而甜味儿的腊八粥，通常是在腊八节这天的早上喝，因为早餐的时候喝一点带有自然清甜味儿的粥，会让人的脾胃很舒服。

* **不管什么味儿的腊八粥，最好是五味俱全（米之味、豆之味、谷之味、果之味、菜之味）**

不管是甜味儿的腊八粥还是咸味儿的腊八粥，以上只是一个参

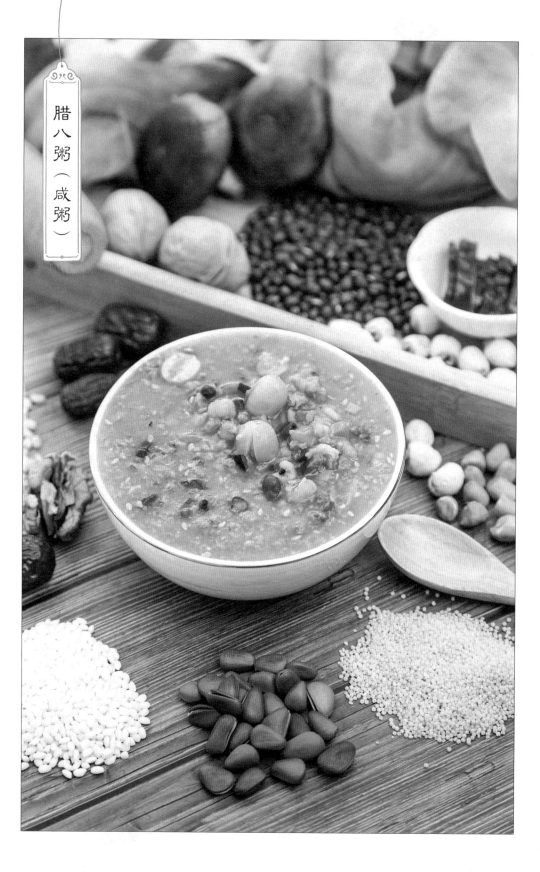

腊八粥（咸粥）

考配方，您也可以按照自己喜欢的原料来搭配，但最好是五味俱全。

所谓五味，也就是米之味、豆之味、谷之味、果之味和菜之味，五味俱全才是一锅营养均衡的腊八粥。

腊八粥是可以多喝一段时间的，因为它补得比较均衡。

但有一点您要注意，做腊八粥时，不管怎样来搭配，腊八粥的基础是红小豆和糯米，这两样是一对绝配，是不能随便去掉的。因为有了红小豆，腊八粥才会给腊八节增添一份红红的喜庆；有了糯米，腊八粥才有黏稠的口感。

当然最主要的还是它们搭配的功效——糯米是补肾的，但它容易生湿气，红小豆是祛湿的，它们搭配在一起有补有泻。

就算您没有时间熬腊八粥，只要把糯米和红小豆配在一起煮，就是一道简单的腊八粥，也有腊八节的意味。这样煮出来的粥不仅好看、好吃，对身体也特别有益。

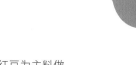

**读者评论：** **全家人吃了都感觉身体暖暖的**

清茶薄暮_gm：早上吃了一碗热乎乎的腊八甜粥，感觉身体舒服了很多。

果子_h3j：我熬腊八粥时放了山茱萸和栗子，感觉腊八粥像买的八宝粥一样，很好吃。

蓉蓉：腊八节煮了一锅腊八粥，全家人吃了都感觉身体暖暖的。一路有陈老师的陪伴真好，感恩！

**允斌解惑：** **黄米与糯米的作用是否一样？**

丰榕：老师好！我是内蒙古包头市人，我们这里的腊八粥是用黄米和红豆为主料做的，很好吃。黄米的黏度也很高，不知道与糯米的作用是否一样？

允斌：黏黄米也是糯的，与糯米的作用有相近之处，是可以的。

星语：老师，腊八粥里的红小豆是指圆粒的红豆，还是赤小豆？

允斌：两种都可以，赤小豆祛湿的效果更强，可以根据自己的喜好选择。

# 腊八节，感恩天地、祖先、父母的节日

## ﹡ 古代有两种感恩的仪式——腊祭、蜡（zhà）祭

腊八节，可以说是中国的感恩节，是感恩天地、感恩祖先、感恩父母的日子。

当然，这只是我以前写书时打的一个比方，前些年被网络传抄后，有些人误认为是传统文化常识并拿来传播。其实，腊八的历史、文化内涵远比西方的"感恩节"要深厚得多。现在，我们过腊八节觉得喝碗腊八粥就可以了，其实，腊八粥在这个节日里是非常有内涵的，绝不只是一碗粥那么简单。

腊八节在冬天的最后一个月，老话说："过了腊八就是年。"这个月，大自然完成了一年的工作，给了我们丰厚的收获，而先民为了感谢天地的赐予，就会举行仪式来祭拜祖先和神灵，感恩他们的庇佑，也祈祷来年的好收成。

腊八节的"八"字是非常有讲究的，现在我们是在腊月初八过这个节，但腊八并不只是腊月初八的简称，这个"八"还代表着八位神灵，代表着腊八之祭。

《礼记》记载："天子大蜡八，伊耆氏始为蜡。"伊耆氏是最早开始进行蜡八之祭的天子，蜡八之祭是腊八节的前身。

先秦时代，在举行蜡祭的时候要念诵一个歌谣——蜡祭的祈祷辞。这也是中国最古老且有文字记录的一首蜡辞——《伊耆氏蜡辞》。伊耆（qí）氏是上古时期的天子，据说就是神农氏——尝百草的神农，伊耆氏这个名字有长寿的意思。药食同源的黄芪的芪字，最早也是耆，黄芪的意思就是说人吃了黄芪之后能长寿。

蜡辞就是他在举行蜡祭的时候念的祷告语。

《伊耆氏蜡辞》中说道："土反其宅，水归其壑。昆虫毋作，草木归其泽。"这是什么意思呢？大概意思就是"土啊，你要回归田地！水啊，你要回流河沟！昆虫啊，你不要作害！草木啊，你要重生于湿地！"

古人认为万物有灵，所以在祭祀的时候，就祈祷土、水、昆虫、草木都能各归其位、各司其职，不要发生泥石流、洪水、蝗灾、大旱等天灾，祈祷来年风调雨顺，收成丰硕。

药食同源的黄芪的芪字，最早也是耆，黄芪的意思就是说人吃了黄芪之后能长寿。

《礼记》记载："天子大蜡八，伊耆氏始为蜡。"伊耆氏是最早开始进行蜡八之祭的天子，蜡八之祭是腊八节的前身。

在古代，腊月要进行两种感恩的仪式：一个是蜡（zhà）祭，一个是腊祭。蜡祭是感恩神灵的一种祭礼，腊祭是感恩祖先的一种祭礼。到了汉代的时候，它们就合二为一，蜡祭改称为腊祭了。

《史记》里也有关于腊祭的记载："十年，张仪相秦。魏纳上郡十五县。十一年，县义渠。归魏焦、曲沃。义渠君为臣。更名少梁曰夏阳。十二年，初腊。"讲的是秦惠文君（秦王嬴驷）腊祭的事。

秦王嬴驷拜张仪为相，攻占了义渠、魏焦等地方，在曲沃（今位于山西省中南部）仿效中原的礼俗举行了腊祭。

因为这是秦国历史上第一次腊祭，所以叫初腊。

为什么司马迁要把这一次祭礼写入《史记》中呢？因为这说明秦国已经从一个蛮荒的小国开始迈入大国的行列了。举行腊祭是一个文明大国的标志。在此之前，秦国只是在军事上强盛，文

小寒

小寒

163

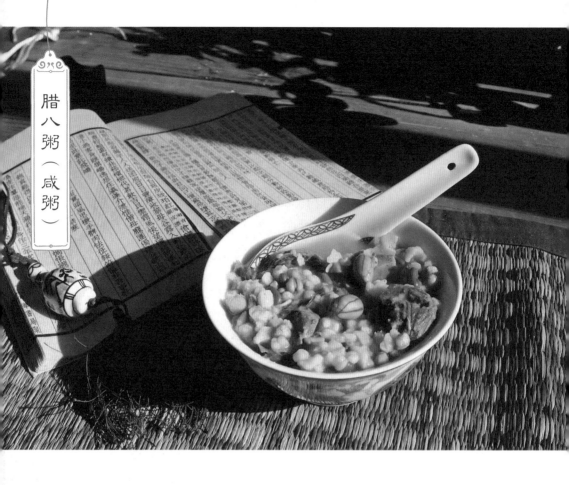

腊八粥（咸粥）

化上却是落后的。

　　秦王嬴驷真的是一位非常有智慧的君王，因为他已经明白一个道理——军队只能征服土地，只有文化和文明才能征服人心。他举行腊祭就是在宣示秦国已经开始进入文明大国的行列了，而且有了感恩之心。

* 腊八节的"八"代表哪八种神灵？

　　腊八节的"八"代表的八位神灵是：第一是神农；第二是后稷；第三是农神；第四是开垦田舍、田埂之人；第五是猫和老虎；

第六是堤防；第七是水沟；第八是虫神。

这八位神说起来都很平常，神农氏是上古的一个人而已，只是因为他尝了百草；后稷是上古农业的开拓者；而农神是跟农业有关的人；开田舍、开田埂的也都是普通的人；猫和老虎为什么会入选呢？因为猫能吃掉田里的老鼠，老虎能吃田里的野猪；堤防和水沟都是开垦田地时必需的，因为灌溉需要水沟来引水，田地需要堤坝来防止洪水泛滥；虫神是管虫子的，不让虫灾泛滥。

这些神都很平凡，但因为他们对农业有贡献，所以古人就给予了他们尊贵的地位，并进行供奉。可以说，这是中国文化里特别重要的一点——人要有感恩之心。"得人点水之恩，须当涌泉相报"，哪怕是对动物也要一视同仁，不忘记报答它们。

事实上，如果我们时时怀着感恩之心，就会觉得心里特别幸福、美好，也能远离中医所说的致病的七情了。

腊八节是感恩的节日，当您熬好了腊八粥以后，可以先盛一碗给父母，感恩他们对你的养育；再盛一碗给家人，感恩他们的陪伴。然后一家人坐在一起喝着热乎乎的腊八粥，幸福真的就是这么简单。

小寒

**读者评论：** **如果我们时时怀有感恩之心，就会觉得心里特别幸福、美好**

勿忘我 _UL：感恩父母给我生命；感恩老师让我懂得健康饮食；感恩……

行动派靖鑫："如果我们时时怀有感恩之心，就会觉得心里特别幸福、美好！"感恩陈老师，您的这些话不仅养生，还养心。

朗诗德：感恩天地，感恩父母，感恩陈老师。今年跟着老师养生，家里备了很多养生材料，今年腊八粥需要的材料随手拈来，日子过得美滋滋的。

# 感恩腊八蒜

## 想年过七十后还能健步如飞，每天早姜晚蒜

\* 大蒜抗癌、抗衰老，还能帮身体排毒

众所周知，大蒜是一种非常好的食物，只是因为吃了以后口腔有一点气味，加上大蒜本身有点辣，吃起来有点烧心，有些朋友就对它敬而远之，这是非常可惜的。

腊八节前后泡腊八蒜，泡好的腊八蒜能够减弱生蒜的热性，使它不那么辣，不那么刺激。

大蒜能消炎、抗癌、杀菌，对我们的肺和肠道也有很好的清洁作用。现在的空气、水源、食物都受到了不同程度的污染，吃点大蒜能帮身体排毒，还能抗癌、抗衰老。

我父亲的身体在全家人当中是最好的，他80岁了，看起来要比同龄人年轻很多，走路也非常快，年轻人都跟不上他的步伐节奏，各种常见的老年病跟他基本绝缘。

他的养生方法也非常简单，就是早姜晚蒜。他坚持了几十年，早上吃一点姜，晚上吃一点蒜。

如果您也想年过七十后还健步如飞，那就坚持早姜晚蒜，嫌大蒜辣的话，可以吃腊八蒜。腊八蒜吃起来非常可口，您可以随时随地捞出来吃。

其实，腊八蒜在什么时候都可以泡，不一定非得在腊八节这一天。但是，腊月初八前后这段时间泡腊八蒜，有一个特别的好处：到过年时，蒜正好泡熟，除夕的晚上，您可以就着腊八蒜吃饺子，这是很舒服的，既开胃又消食。

# 做美味腊八蒜的讲究

※ 泡腊八蒜的原料——大蒜、米醋、红糖要讲究

泡腊八蒜有一些讲究，它跟北方人常吃的糖蒜还是有一点点区别的。以前，泡腊八蒜讲究用紫皮蒜，因为紫皮蒜味道比较脆辣，泡出来口感很好。

现在紫皮蒜卖得比较少了，那您用普通的蒜也可以。

米醋是用米酿造的醋，是能入药的，如果您买不到米醋，普通粮食酿造的醋也是可以的。

记住，不要买那种勾兑的醋，特别是白醋，现在的白醋很多都是用醋精勾兑出来的。

您也可以用陈醋来泡，只是陈醋泡出来的蒜的颜色会有一点点发黄，而用米醋泡出来的蒜，颜色会比较好看。

红糖的选择很关键，不要选赤砂糖，因为赤砂糖不是红糖。赤砂糖是制糖过程中，经过多次脱色之后的红色糖渣，用它来制作腊八蒜，可能会含有一些化学添加剂的残留，而且赤砂糖也不具备红糖的营养。

采用传统方法熬制出来的红糖，会含有甘蔗的营养素，这样泡出来的腊八蒜口感更加脆硬一些，会更好吃，不会变软。

有些朋友问，家里没有红糖，用冰糖行不行呢？也是可以的，只是它没有红糖的味道、营养好。因为红糖含有很多的矿物质，而冰糖和白糖的成分只是蔗糖。

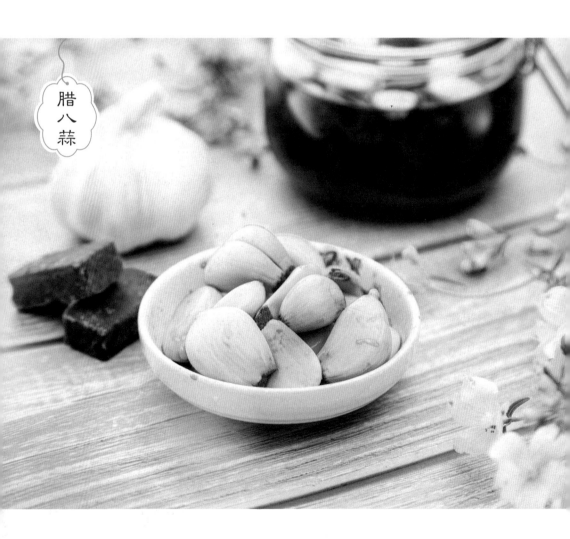

腊八蒜

## 腊八蒜

原料：大蒜、米醋、红糖（少许）。

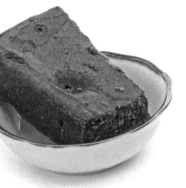
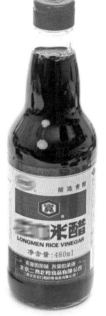

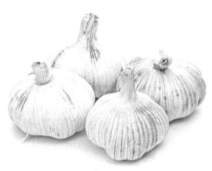

做法：

1. 大蒜剥去皮，用软布擦干净，记住，这个过程中不要沾水和油。

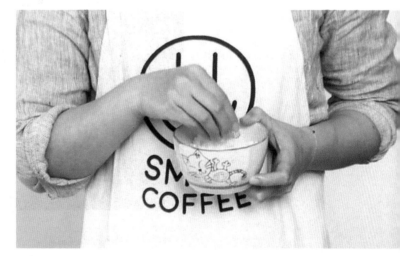

2. 把剥好的大蒜放入一个干净的广口玻璃瓶里，装到大约2/3的高度就可以了。

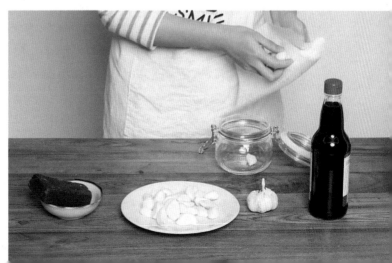

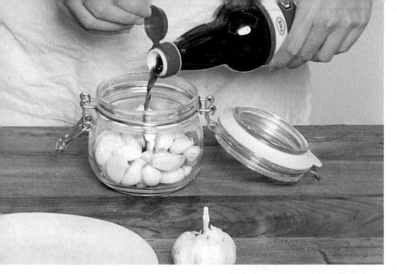

3. 倒入米醋，按自己的口味加入少许的红糖，盖好盖子，放置在阴凉处就可以了（不需要放冰箱）。

4. 泡上20天左右，等蒜瓣都变成了碧绿色，就可以取出来吃了。

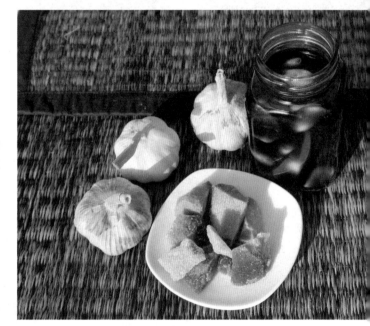

**允斌叮嘱：**

1. 泡好的腊八蒜是能放很久的，可以随吃随取。剩下的蒜就让它继续泡在里面，可以泡上一年半载。

2. 泡过蒜的醋也非常香，您可以用作伴餐的调味汁，或者蘸着吃饺子。

3. 腊八蒜里的红糖不用放很多。放红糖主要是为了促进发酵，使泡出来的蒜口感更醇厚，而不是要使蒜带有明显的甜味，这跟在做泡菜时，往坛子里放红糖的作用是一样的。

## ✳ 泡好的腊八蒜是碧绿碧绿的: 抗氧化、抗衰老

很多朋友不知道泡过的蒜为什么会变绿，有的年轻朋友还以为蒜泡坏了。其实，泡过的蒜变绿是好事儿，这是因为产生了蒜绿素。蒜绿素能提高蒜抗氧化的功效，还能排毒、抗衰老，比生蒜更有好处。

腊八蒜还有一个好处，就是它中和了蒜的热性。很多人不敢吃辣的东西，以为吃了会长痘痘，其实吃辣椒是不会长痘痘的，让我们长痘痘的辛辣之物是大蒜。

因为大蒜的热性是走皮肤的，如果您的皮肤有急性的炎症，或者正在长青春痘，最好不要吃生蒜。

生蒜吃多了还有三个问题：一是易引起胃热；二是伤眼睛；三是容易胃热。所以内热重的人不要多吃生蒜，腊八蒜倒是可以吃一点。

---

**读者评论：用生抽泡了再吃，口感大大地好**

青宁：泡好的腊八蒜太酸，切片，用生抽泡了再吃，口感大大地好。

人有精气神：大爱陈老师！去年泡的腊八蒜，碧绿碧绿的，太漂亮了，同时吃起来也很香。

**允斌解惑：孕妇可以吃腊八蒜吗？**

FF 健康频道：请问泡了一年的腊八蒜还可以吃吗？（去年泡好了放冰箱里，一直没吃）
允斌：可以吃。

智琳：陈老师，我按照您说的泡的腊八蒜，蒜的颜色一直是白色，泡多久都是白色，是什么原因呢？
允斌：可能是醋或者红糖的问题。

灵昕：老师您好，泡腊八蒜的醋是用黑醋吗？
允斌：用米醋更好看。

厉若忆彩绘：孕妇可以吃腊八蒜吗？
允斌：可以吃，不过孕晚期要少吃。

小寒

# 小寒节气的食方——糯米红豆饭

## 米类中最补的就是糯米了

* 腊八粥喝到什么时候？

这要看情况，如果您喝了腊八粥以后觉得身体很舒服，可以一直喝到春节之前。

如果您早上喝了腊八粥，到了中午就可以食用小寒节气的食补方——糯米红豆饭。

脾胃比较虚弱的人，或是容易积食的小孩子、老年人，腊八粥和糯米红豆饭选一样来吃就可以了。

* 腊八粥和糯米红豆饭有什么区别？

糯米红豆饭和腊八粥在原料上是有一点重合的，两个食方的主料都是糯米和红豆。可不可以用腊八粥来代替糯米红豆饭呢？是可以的，如果长时间吃，腊八粥里不要放太多糯米和黏腻难消化的配料。

糯米红豆饭跟腊八粥的基础配料是一样的，可是做法不一样。

它比直接吃糯米要好消化多了，适合吃糯米过多就觉得不舒服的朋友。

糯米跟其他的粮食不一样，它是固肾气的，可以说是米类中最补的，此外，糯米还能补脾、补肺、补虚寒。

## 如何做出美味补人的糯米红豆饭？

对于糯米红豆饭的做法，有一些朋友觉得匪夷所思，但尝试之后都觉得很香、很好吃，所以您不妨尝试一下。

**允斌叮嘱：**

1. 红小豆可以用红饭豆或赤小豆代替，动物油可以用猪油或者黄油，如果您是吃素的朋友，也可以用花生油来代替。

2. 糯米不要用水泡或用水煮，就把生的干糯米直接放到锅里用油炒。在炒的过程中，糯米中的淀粉会变性，这样焖好的糯米饭一点都不黏腻，吃起来跟普通的米饭一样，而且变得比较容易消化，很适合脾胃虚弱、吃糯米难受的人。

3. 糯米炒得有点煳了，您也不用担心。因为炒过的糯米，补肾的效果还在。炒煳的淀粉会形成煳化层，能给胃增添动力，帮助消化。

4. 有的朋友觉得这个饭很香，就是稍微有一点点硬，要慢慢地嚼。其实，糯米红豆饭的软硬跟红豆汤的水量多少有关系。如果您喜欢吃得硬一点儿，就少放一点水煮红豆；如果您喜欢吃得软一点儿，就多放一点水煮红豆。

5. 有些老年人牙口不好，做糯米红豆饭时，可以先用水把糯米泡上，然后沥干了水分再炒。泡过的糯米，一定要把水分沥干，不然在炒糯米的过程中，油会不断地溅起来，而且糯米还很容易粘连。您必须不断地快速翻炒，这样糯米表面的水分才能被炒干，粒粒分明，不会煳锅。

小寒

# 糯米红豆饭

原料：红小豆2两（100克），糯米2两（100克），动物油、盐、芝麻各少许。

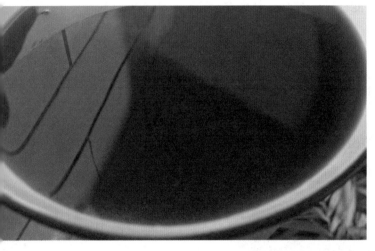

做法：

1. 把红小豆先用清水泡一下，下锅煮开，10分钟后关火（不需要煮到熟透或煮烂）。

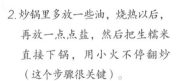

2. 炒锅里多放一些油，烧热以后，再放一点点盐，然后把生糯米直接下锅，用小火不停翻炒（这个步骤很关键）。

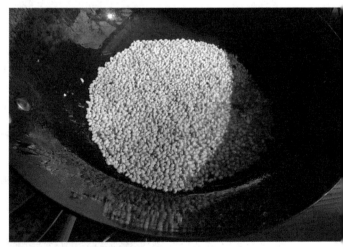

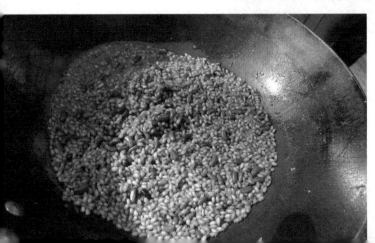

3. 炒到糯米微微有些发黄，散发出炒香的味道时，就可以把红豆连汤一起倒进去，盖上锅盖，用小火焖熟后就可以起锅了。

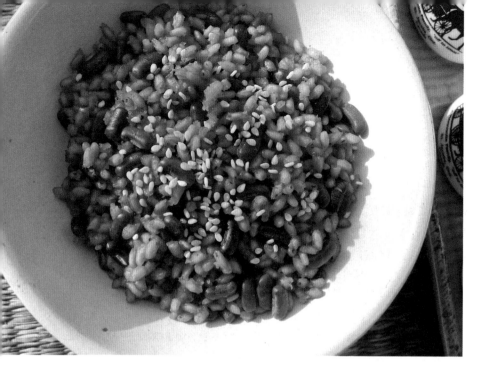

4. 炒锅里不要放油，放一点点芝麻炒香。在炒的过程中，要用铲子快速搅动，不然芝麻就煳了，炒个10多秒钟就可以了。把炒好的芝麻撒在糯米红豆饭上，一碗香喷喷的糯米红豆饭就做好了。

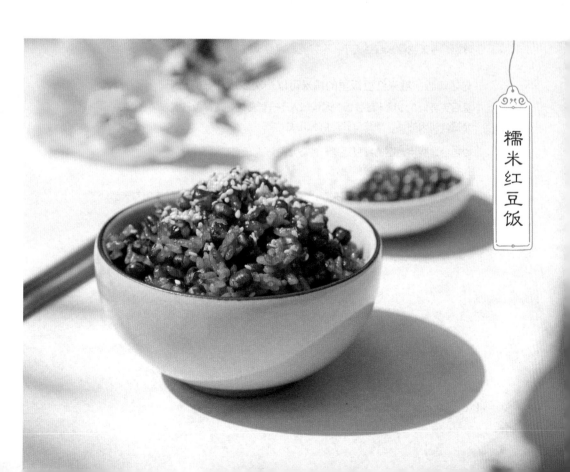

糯米红豆饭

**读者评论：小寒节气吃了糯米红豆饭，不起夜了**

窗下的风铃 72205：小寒节气吃了糯米红豆饭，不起夜了。

森之阳：每天下午肚子都会胀气，很难受。自从吃了糯米红豆饭，这种情况就好了很多，谢谢陈老师带来这样实用的食方，爱您。

燕子 _lep：糯米红豆饭非常香，平时不爱吃饭的孩子都喜欢吃，非常感谢允斌老师的分享！

惠子 Chelsea：我和妈妈都是陈老师的忠实粉丝。今天煮了糯米红豆饭，猪油是自己熬的，也太好吃了。疫情打乱了生活，打不乱节气和时间，谢谢老师教给我们的生活方式，让平淡的日子多了一种仪式感。

漂亮妈妈（吴海垠）：糯米红豆饭，我家已经吃了两年了。我家在东北，孩子吃了糯米红豆饭去上班，回来对我说，好像真的不那么冷了！让一个正在减肥的人接受糯米饭真的很不容易！关键是糯米红豆饭真的很好吃！

海阔天空：糯米红豆饭已吃了两年了，真的很少感冒了。

罗怡：糯米红豆饭真的很好吃，而且又养生，太感谢陈老师了！

燕子呢喃：糯米红豆饭太香了，吃了以后皮肤变得滋润了。能跟着陈老师顺时生活真好！

玲姐：今天吃糯米红豆饭了，很好吃，胃暖暖的。

**允斌解惑：糯米红豆饭里的糯米可以一次多炒几顿的量吗？**

皇后芙蓉：我做糯米红豆饭的时候加入了一些瘦肉，这样做祛湿效果会不会打折扣？
允斌：加肉的话，放陈皮就能解腻化湿。

岭吉他：要用圆圆的红豆还是长的赤小豆呢？还是二者皆可？
允斌：用赤小豆祛湿效果更好。

黄春疆：糯米红豆饭里的糯米可以一次炒几顿的量吗？这样我就不用每天都炒了。
允斌：可以的。

# 冬天最后一个月，既要进补又要排毒

## 如何平安过残冬？

### ＊ 残冬为什么又叫深冬？

冬天的最后一个月的养生重点有点特殊，这个月，我们的身体既要进补又要排毒。

冬天的最后一个月被称为残冬，也叫作深冬。这两个称谓其实有一点矛盾——残冬的意思是冬天已经残了，快要到春天了。为什么又叫深冬呢？因为虽然春天要来了，但现在是一年中最冷的时候，冬天已经进入到最深的阶段了，所以又把残冬称为深冬。

小寒

### ＊ 深冬当前，我们既要好好防寒，还要做好排毒准备

在冬天的最后一个月养生，要注意两个方面：

一是防寒，因为这是一年中最冷的时候，我们要好好地给身体保温。

二是要为冬天到春天的过渡打好基础，为春天的排毒做好准

备。不能再像初冬和仲冬那样全面大补，而要开始做一些排毒的准备工作了。

一边是防寒，一边是排毒。防寒是给身体固守正气，这是一个关门的动作；而排毒是一个开门的动作。

怎样做到既关门同时又开门呢？这好像有一点矛盾。

这时候，在饮食上我们就要巧妙搭配，多花一点心思了。

在这个月，我们要防的寒还真不是一般的寒，而是一年中最寒的寒。

老话说："大寒不冷，小寒冷。"一年里的最低气温不一定出现在大寒节气，往往会出现在小寒节气，特别是小寒节气的第二候和第三候。因为这时候正好是三九寒天。

我们都知道，交冬至节气这一天是数九的开始，从冬至开始，这个寒是层层递进的。

怎么个冷法呢？我们现在可以查到的文献上最早的数九歌，是出自敦煌的一个手抄卷，里面就写得很形象：

"一九冰须万叶枯，北天鸿雁过南湖"

"二九严凌彻骨寒，探人乡外觉衣单"

"三九飕流寒正交，朔风如箭雪难消"

……

真的是非常冷，而且这种冷是自下而上的，因为这是地气最寒的时候。虽然从冬至开始太阳北回，但地气要想被太阳晒暖会有些滞后。到了三九，大地进入最冷之际，寒从脚下起，也正是让人冷得最为难受的时候。

下湿的症状有很多，比如，女性的白带比较多、宫寒不孕、小腹经常有一种痛感，男性患有前列腺炎，这些都是下焦有湿气的表现。还有大腿比较粗胖，而且很难减下去，这种人在下焦也有湿气。

下焦有湿气，也不只表现在下焦这一个地方，它可能是全身的。比如，经常过敏有湿疹、早上起来嗓子眼里总有一小口痰、下巴周围长痘痘的朋友，下焦都有湿气。

如果您想特别简单地判断自己是否上燥下湿，那就看自己的下湿是否表现为大便的问题：如果常年大便不成形，还有一点粘马桶，那么身体就有下湿。

不论是否便秘，只要大便粘马桶，都是有湿气的表现。特别是秋天，通常很多朋友的大便不成形，好像只是脾虚，事实上，它是夹杂有湿气的。

## ﹡上燥下湿，吃银耳可以配莲子

脾虚、便溏、大便黏腻有湿气的人，进补可以吃一些莲子。

如果上燥下湿，可以吃银耳莲子羹。

当您用银耳莲子羹这个食方的时候，要注意莲子的选择。

如果您觉得自己的湿气偏重，就要选择带皮、带心的莲子，也就是带心的红莲。如果您的湿气不重，觉得自己脾虚的现象比较明显，那您可以选择去皮、去心的莲子，也就是无心的白莲。

大便长期不成形的人，可以吃去心莲子。便秘的人可以吃带心莲子。莲子带心一起吃，可以使我们的心肾相交，对睡眠比较好。

银耳莲子羹是古人经常用的一个经典食方。如果您不知道自己吃银耳的时候应该搭配什么好，那么就不妨尝试一下这个搭配，还可以再加上一些枸杞。这种吃法基本上什么人都适合。

如果您想给自己的身体补水、润燥，又担心体内可能有残余湿气的话，银耳莲子羹就是一个比较保险的食方，你不妨尝试一下。

## 什么样的情况要多吃银耳？

从现在开始，整个秋冬季，全家人都可以每天用银耳来进补。

实际上，秋冬季的时间那么长，人的身体难免会发生感冒、咳嗽等各种状况，一家人有老有小，哪些人适合多吃银耳，哪些情况下可以暂时不吃银耳呢？银耳是一种非常平和的补品，基本上男女老幼可以长期吃，是一种多吃也不容易产生不良反应的食材。如果您的身体没有很特殊的情况，那您可以放心地吃银耳。

哪些情况下我们可以多吃银耳呢？

以下几种身体状况都是适合多吃银耳的，如果您自查符合其中的任何一条，那么您都可以长年吃银耳。

如果这几种身体状况您都没有或者不明显，那么，您只需在整个秋冬季每天用银耳来进补就可以了。

### ＊ 皮肤特别干燥

皮肤特别干燥、嘴唇干燥脱皮，这种情况下您可以多吃银耳。

有些朋友一到秋冬季就不断地涂润唇膏，不然的话嘴唇就容易干燥干裂。这些朋友可以每天坚持吃银耳，大约一个月时间，嘴唇会变得滋润很多，就不需要涂润唇膏了。

## ＊ 咳嗽（风寒咳嗽除外）

如果只是干咳、长期地咳，或者有一点痰，带一点血丝，这些咳嗽是适合在饮食中加入银耳来调理的。

有些朋友一到秋冬换季的时候就容易咳嗽，建议您最好提前吃银耳，可以起到一个预防的作用。

哪种咳嗽我们暂时不能吃银耳呢？就是风寒感冒引起的咳嗽，如果痰特别多，又很清稀，这种情况下您就暂停几天，等风寒感冒好转以后就可以吃了。

我以前也反复强调过，风寒感冒是可能转化为风热感冒的，所以当我们咳嗽的时候，它也是会转化的。有些朋友一咳嗽起来，由于调理不得法，咳嗽的时间非常长，一开始可能是寒咳，咳着咳着可能就变成以炎症为主的热咳了。

当您在咳嗽初期的时候，如果发现是寒咳，您就先祛风寒，用葱姜陈皮水及时调理，小孩子用蒜水及时调理，之后咳嗽就会好转。如果调理不得法，还一直咳，咳到后来就会变成长期的咳嗽，嗓子总是干痒，总想咳，痰又不太多，这时候您可以适当地吃一点银耳润肺。

## ＊ 有胃病

如果您的胃病已经发展成为慢性胃炎，并且经常有烧心（胃灼热）的感觉，口气还特别重，那您可以经常用银耳来养养胃，因为银耳是滋养胃阴的。

## ✳ 刷牙的时候牙龈经常出血

牙龈经常出血，其实跟脾虚很有关系。银耳是补脾的，主要是益气和血，对脾虚造成的各种出血症有调理的作用，比如，牙龈出血、咯血、小孩子经常性地流鼻血、女性月经过多、有痔疮的朋友出现大便带血，等等。

如果您经常有这些症状，那您是可以四季都吃银耳的。

特别要提醒一下牙龈经常出血的朋友，长期牙龈出血容易导致牙龈萎缩，继而容易牙齿脱落。因此，当您发现自己刷牙时牙龈经常出血，建议您长年服用银耳来调理。

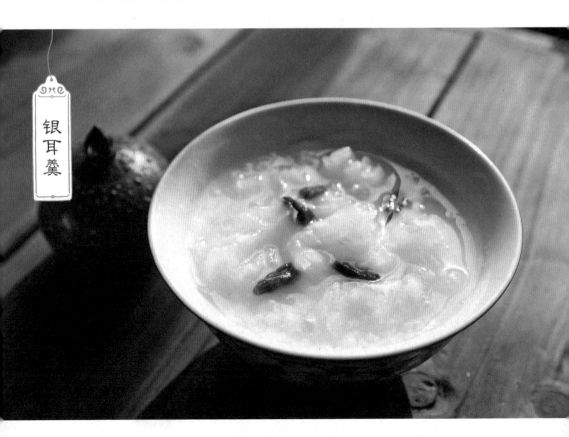

银耳羹

## ✳ 便秘

银耳能入大肠经，是润肠化燥的，对于大便干燥秘结的朋友非常有帮助。现在很多老年人都有大便干燥秘结的毛病，很痛苦，但老年人又不适合用清热下火的通便药物。

我建议老年人每天要喝一点银耳羹来调理肠道，因为老年人的便秘，更多是因为肠道缺乏润滑造成的，而银耳可以滋阴润燥。

## ✳ 心悸、失眠

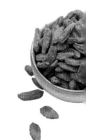

我建议中老年人一定要多吃银耳。因为银耳是补心肾的，它既能补肾，又能强心，对于老年人经常会出现的心悸、失眠是很有帮助的。

如果您在秋冬季睡眠不太好，特别是睡到半夜会醒过来，而且感觉到一阵发热，好像还出了一点汗，这是有一点阴虚了，那就更要多吃银耳来补阴。

秋分

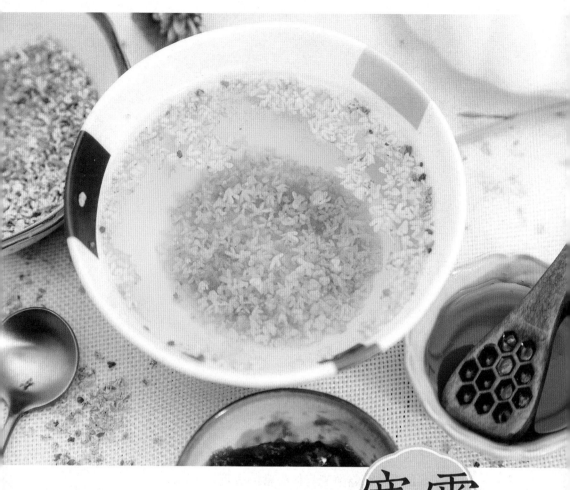

第五章　寒露

*Cold Dew*

10 月 8 日或 9 日—10 月 23 日或 24 日

秋天的第三个月，有些朋友晚上有时睡不着了，

或者睡着了，在半夜时分又会醒来，之后翻来覆去再难入睡，

等到天快亮了，才又昏昏沉沉地睡去。

如果您不只是在交寒露节气的一两天出现这种状况，

而是连续地出现，那就说明您肝血亏虚了，需要尽快调养。

# 深秋，养肝血的关键期

## 一到深秋，我们为什么睡不着？

\* 寒露节气的失眠，多因秋气伤肝血所致

到了深秋，也就是秋天的第三个月，有些朋友晚上有时就睡不着了，或者睡着了，在半夜时分又会醒来，之后翻来覆去再难入睡，等到天快亮了，才又昏昏沉沉地睡去。

这就是深秋寒露节气身体失常的表现。

从寒露节气开始进入深秋，离冬天只有一个月，这时候，一片秋风肃杀的景象。我们讲秋气主杀，属金，而半夜时分睡不着的现象，就是秋气伤肝的具体表现，也就是我们通常所说的"金克木"。

如果您不只是在交寒露节气的一两天出现这种状况，而是连续出现，那就说明您肝血亏虚了，需要尽快调养。

秋天的第三个月，我们除了继续秋季养肺滋阴的主题之外，还要增加一个养肝血的养生重点。

用赛蟹黄来补脑，是可以增强记忆力的，把鸡蛋和鸭蛋混合在一起，就起到了营养互补的作用。

中考、高考的时候已经是夏天了，考生光吃鸡蛋感觉有一点偏温性，用鸭蛋正好可以平衡这种温性，这样吃起来就不容易上火、积食。

有的考生在备考期间很紧张，加上孩子的年龄都不大，消化系统相对比较弱。有些家长怕孩子吃不好，就给他吃很多营养丰富的东西，这样往往就容易造成积食。而咸鸭蛋在此时就起到了消食的作用——既能滋补孩子的身体，又不会给孩子的肠胃造成负担。

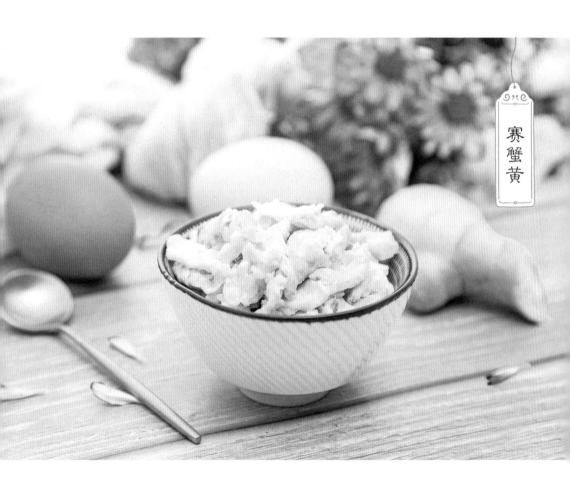

赛蟹黄

赛蟹黄里的姜和醋都是有作用的。在初夏的时候,姜真的是每天要吃的一样东西,而醋在这道菜里可以起到缓解压力的作用。

在孩子备考期间,家长不妨经常给孩子换换口味,有时候给孩子吃鸡蛋,有时候给孩子吃鸭蛋,有时候就把鸡蛋和生的咸鸭蛋混合在一起,给孩子做一道美美的赛蟹黄。

## 备考期间,如何给孩子减压?

备考期间的第二个饮食原则是减压。

首先是要减轻孩子脾胃的压力。在考试之前的这几个月,家长真的不要给孩子吃太多的鱼、肉这些过于滋补的东西。因为这时候孩子学习很紧张,他的脾胃功能没有平时那么好,如果吃太多滋补的东西,特别是蛋白质含量高的,很容易不消化,反而使孩子营养跟不上,体力变差、精神压力增大。

在备考期间,只要让孩子保持摄入优良、好吸收的蛋白质就可以了,比如,蛋类、银耳、酸奶、蔬菜等都含有易吸收的蛋白质,吃这些摄入的蛋白质也足够了。

其实,家长们不用担心孩子肉吃少了,营养不够。在备考期间,尤其是马上要到考试的时候,孩子最需要的不是大量的蛋白质,而是维生素、矿物质和糖类。

考试是需要用脑的,因此,消耗的维生素、矿物质和糖分比平时多得多。这时候要让孩子多吃蔬菜、水果、粮食,它们能给大脑提供充足的能量,又能缓解孩子的心理压力。

如果您实在担心孩子摄入的蛋白质不够,比如,有些孩子不

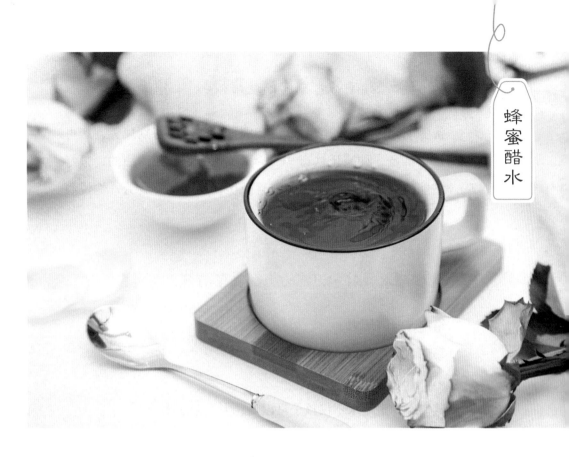

爱吃鸡蛋、鸭蛋，那您可以给孩子多喝一些酸奶。酸奶是比牛奶更健康的食物，而且它比大鱼大肉要好消化一些。

酸奶经过了发酵，奶中所含的各种营养成分更容易消化吸收，是除了母乳之外，最适合给孩子喝的奶了。

经过酸奶发酵过程中乳酸菌的作用，酸奶的蛋白质既优质又容易吸收，每天只要喝一杯酸奶，就相当于吃一个鸡蛋。

喝牛奶会产生"乳糖不耐"问题的人，喝酸奶基本就没有问题，不容易腹胀腹泻。

酸奶含有丰富的乳酸，它能促进人体的消化吸收能力。

喝酸奶补钙也特别好，酸奶中的钙是人体吸收率最高的一种。

喝酸奶还有助于帮孩子抵抗肠道传染病。

## ﹡ 蜂蜜醋水，孩子备考期间的减压饮品

备考期间，孩子的学习负担特别重，人也会特别疲劳，您可以给孩子准备一种减压饮料——蜂蜜醋水。它酸酸甜甜的，很好喝。它能清洁肠胃，给孩子的脾胃减压；又能缓解疲劳，愉悦心情，给孩子的心理减压。


## ﹡ 喝蜂蜜醋水，对学习压力大的孩子有什么好处？

第一，缓解压力。

第二，清洁肠胃。

第三，提高睡眠质量。

其实，蜂蜜醋水不仅孩子可以喝，大人也能喝。

蜂蜜醋水有助于清除我们身体内的毒素，如果您不是怕酸或是有胃病的人，也可以试着在早上空腹来喝。此外，喝蜂蜜醋水对缓解便秘也有一定的作用。

有的朋友坚持喝了一段时间的蜂蜜醋水以后，发现皮肤变白了，这是因为身体内部清洁了，自然就反映到了皮肤上。

自制蜂蜜醋水的时候，用什么样的蜂蜜比较好呢？

各种蜂蜜其实都是可以的，如果有条件，用应季的蜂蜜最好。高考、中考前应季的蜂蜜是橘花蜜。

用橘子皮制成的陈皮可以疏肝理气，橘子的花也具有相似的作用，因此，给孩子喝用橘花蜂蜜调和成的醋水，对于缓解情绪压力是有帮助的，还可以保肝。

当然，如果您买不到橘花蜂蜜，用其他的蜂蜜来调和醋水也可以。

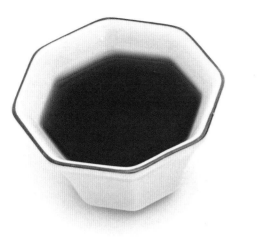

# 蜂蜜醋水

原料：1勺醋，1勺蜂蜜，1杯温水。

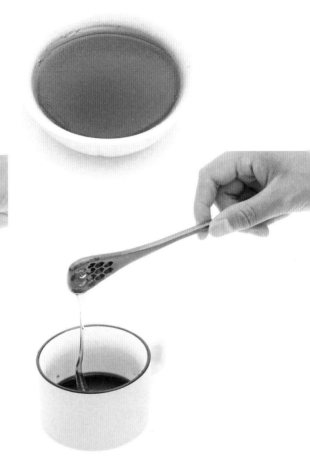

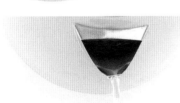

做法：把三样原料调和一下就成了。

**允斌叮嘱：**

1. 调蜂蜜醋水的水温不超过40℃比较好，能充分保留蜂蜜的营养，口感也更甜。

2. 胃酸过多型胃病的人不要喝。

3. 早上给孩子喝的时候，不要加太多的蜂蜜，因为蜂蜜有安神的作用。

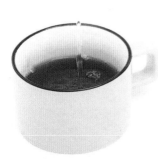

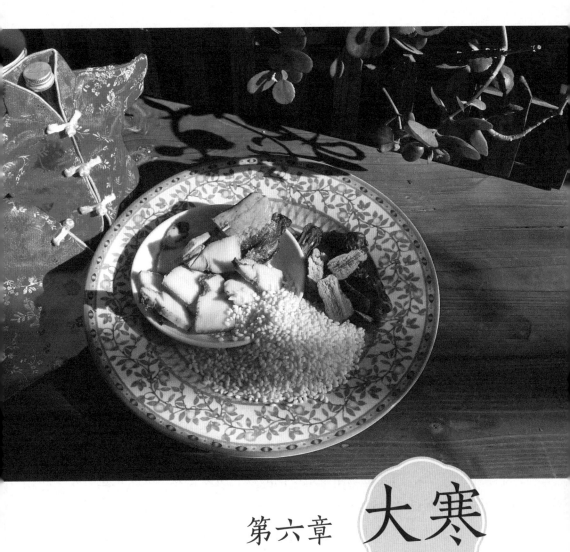

第六章 大寒

Great Cold

1 月 20 日或 21 日—2 月 4 日或 5 日

大寒节气是二十四节气中最后一个节气，
过完大寒这半个月就是立春。
大寒节气的时候不仅要进补，要暖身，
还要提前排出身体中的湿气。

# 一年中的最后一个节气如何补？

## 大寒，最后一次进补机会

*"严冬不肃杀，何以见阳春"*

大寒节气是二十四节气中最后一个节气，过完大寒这半个月就是立春。

从冬至开始进入数九天，到了小寒数过了三九，而大寒就是数四九的时候。

三九、四九是一年中最冷的时候，所以小寒、大寒也是一年中气温最低的时候。

为什么冬天马上要过去的时候反而有寒？小寒、大寒的寒来自何处呢？是来自地气。

冬至的时候，虽然太阳直射点离北半球最远，但大地还有余温，因为大地的降温有一个滞后的过程。到了小寒和大寒节气之间，大地的温度才降到最低点，这时候气温降到最冷，而且不同地域，小寒、大寒节气时的气温还不一样。

在内陆地区，往往是小寒时，气温就已经降到一年中最低点了。内陆地区大地降温特别快，而在东部沿海地区和南方地区，往往是大寒的时候，气温降到一年中的最低点，因为海洋是一个大的"空调"，它对气温有调节作用，所以近海地区的降温会慢一些。

在东部地区和南方地区的朋友要注意：大寒是一年中气温最低的时候，而且这些地区的寒往往还带有一点点的湿，寒湿是您要特别注意防范的。

其实，单纯的寒气是比较好解决的，只要保暖就行了，但寒和湿加在一起就不好办了。湿气遇到寒气就会凝结成冰，一旦寒湿进入我们身体内就会非常顽固，不容易把它去掉。所以在大寒节气的时候不仅要进补，要暖身，还要提前排出身体中的湿气。

如果您在小寒节气的时候，天天坚持吃糯米红豆饭，那大寒时，您就可以放心地来大补御寒了。

"小雪而物咸成，大寒而物毕藏，天地之功终矣。"大寒节气是冬藏的完成阶段，是到交一年养生作业的时候了。这一年身体养得好不好，到开春就见分晓。所以要抓紧这剩下的十五天，好好地内调外养，静候春天。

※ 大寒节气，身体如何将息？

### 1. 今天吃糯米红豆饭，明天吃消寒糯米饭

如果您觉得体内的湿气还没有排尽，或者是您所在的地方空气比较潮湿，我建议您在大寒节气的时候，继续吃小寒节气的糯米红豆饭。

因为小寒是一个节，它可以管整整一个月，大寒是一个气，

大
寒

叫作中气，它管的是半个月，所以，如果小寒节气的糯米红豆饭您喜欢吃，可以继续吃。

如果您是特别怕冷的朋友，可以在大寒节气这十五天专吃消寒糯米饭。如果您既怕冷，又担心体内的湿气没有完全祛除，那这两个食方您可以交替吃。比如，今天吃糯米红豆饭，明天吃消寒糯米饭。

还有一个方法是我经常用的，就是把糯米红豆饭换成糯米红豆粥，每天早上喝，然后中午的时候就吃大寒节气的消寒糯米饭，这样两个食方都可以用到了。

把糯米红豆饭换成糯米红豆粥，前提是您吃糯米可以消化，脾胃功能没有问题。而对于脾胃比较虚弱、吃糯米觉得难以消化的朋友，那您还是延续糯米红豆饭原来的做法——糯米要事先用油处理，这样才能使糯米的淀粉变性，才便于消化。

### 2. 喝银耳羹时，把糯米和银耳放在一起熬煮

还有一些朋友说："那我每天还在坚持喝银耳羹怎么办呢？"

其实，我也是每天在喝银耳羹，因为从秋分到立春之前，是喝银耳的黄金一百天。

如果您没有时间既炖银耳羹又做节气食方的话，也可以把糯米和银耳放在一起熬煮，这样熬出来的糯米银耳羹糯糯的、软软的，味道十分不错。

### 3. 根据自己脾胃的健康程度来决定如何吃糯米

在冬天的最后一个月，有一个很简单的进补原则：最好吃一点糯米来固肾气。

根据自己脾胃的健康程度，您可以直接吃用糯米煮的粥，也可以把糯米处理一下，做成糯米饭。

### 4. 糯米饭加一点点红豆、陈皮

有一个小秘诀：如果您担心糯米饭吃多了以后不消化，您可以放点陈皮，不管是做糯米红豆饭，还是糯米红豆粥、消寒糯米饭，都是可以放陈皮的。只要放一点点陈皮，就可以很好地健脾、开胃、消食、解腻。

进补的时候要注意，一定要给人体内的病气留下一个排出的通道，这就有点像屋里烧暖气，如果把门窗都封闭得死死的，人就会觉得憋得受不了，这时候需要开一点点窗户，让浊气排出去。

无论怎样大补，总要配一点点泄的东西——帮助身体排病的东西，这样才不会变成呆补。比如，吃糯米饭配红豆就是为了泄；吃消寒糯米饭加一点点陈皮，也是为了泄。

这些泄的食物，在选择的时候也有讲究，比如，在小寒、大寒期间，选择帮助身体排病的辅助材料的时候，就不能选择纯粹排毒的，而是要选补中有泄的。

比如，红小豆，它不仅能排湿气，有泄的作用，它还能养心，有补的作用；陈皮也是，它不仅能消食、解腻、祛湿、化痰，有泄的作用，而且它还可以健脾，有补的作用。

### 5. 小孩子特别需要吃消寒糯米饭

消寒糯米饭的作用是在冬天最冷的时候给身体增加热量，以增强身体的御寒能力，所以它非常滋补。家里如果有小孩可以给他多吃点。特别是一些瘦瘦的小孩子，吃了这饭以后有助于长得壮实。

老年人就不要多吃了，大寒节气的头一两天吃上一小碗就够了。

大寒

## 6. 猪油也是好药，怎样自己炼制又白又香的猪油？

"这个方子里的猪板油能不能换掉，用其他食材来代替？"一些吃素的朋友经常这样问。其实，大家真的不要嫌弃猪油，猪油是对身体健康很有益的东西，它能补虚、润燥、利肠胃。

我家炼猪油有一个小秘诀，能让炼出来的猪油很香又没有腥气，还更容易保存，那就是在炼猪油时，往里面加一点点陈皮。

陈皮可以先用开水泡软，然后切成丝，还有泡陈皮的水也往锅里倒一点点，用水来帮助炼油。

把猪板油切成小块放锅里，把泡过的陈皮连水一起放入，不要超过一半的高度。开火把水煮开后转小火。

炼油要有耐心，用小火慢慢地炼，一开始油会出得比较慢，后面就会很快了。如果您觉得水不够，油有点炼不出来，可以再往锅内加少许的植物油，通过植物油把猪油炼出来。

等到猪板油都炼干了，变成黄色的油渣，就可以关火起锅。把油渣捞出来，猪油晾凉以后放容器里，它会慢慢凝固。放在温度低的地方，或者冰箱保存都可以。油渣不要扔掉，从小我们是把油渣拌点糖直接吃，又香又甜。也可以用来炒菜。

---

**读者评论：** 消寒糯米饭真的太香了

singing_qq：糯米泡的时间短，炒得不软，放了点水焖熟了，但真的好香。

英子：小时候一到冬天最冷的时候，老人就会做消寒糯米饭，不过他们会加上点花椒和一些嫩嫩的豌豆，真的太香了，每次都会吃上两三碗。

玉兔：老师，消寒糯米饭很好吃。我原本身体不太好，这一年跟着老师养生，现在身体好了很多，谢谢老师。

鲜丰大冷面护心肉锅：消寒糯米饭好吃，非常适合我这种怕冷的体质。

## 消寒糯米饭

原料：糯米2两（100克），红枣10个，腊肉1两（50克），猪板油、陈皮少许（这是一家人一天的量）。

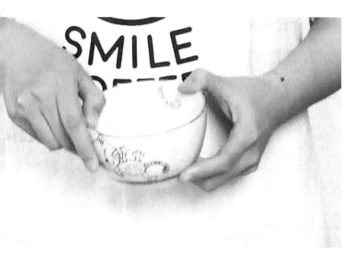

做法：

1. 提前把糯米泡两小时，让它泡涨，泡涨后会比原来的生糯米大将近1倍。把糯米沥干水分（尽量多晾一会儿，让水汽蒸发掉），否则糯米下锅的时候会导致油花四溅，容易被烫到。

2. 把腊肉切片，红枣掰开，去核备用。陈皮用水泡软。猪板油切成丁，放锅里，加入陈皮和泡陈皮的水，用小火慢慢炼出油。等猪板油丁全都变成油渣漂了上来，拿漏勺把油渣和陈皮渣捞出来。

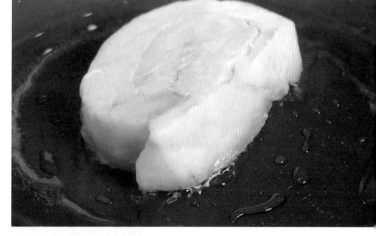

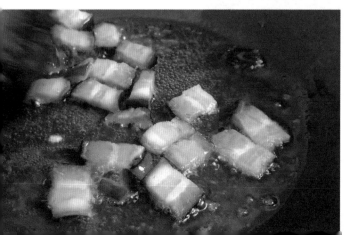

3. 锅里留下一点猪油，放入腊肉，把腊肉的油给煸出来，把腊肉盛出备用。

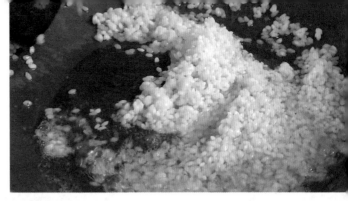

4. 放入糯米，因为炒的是生糯米，油多一点没有关系，但油要是少了糯米就容易煳锅。翻炒时手不能停，一停糯米就会黏结在一起。

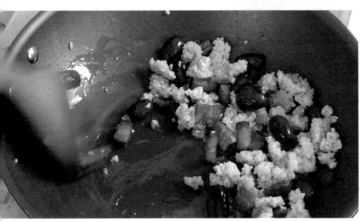

5. 炒到糯米九成熟的时候（锅里要保证有一点余油），把红枣放进去一起炒，炒到红枣皮变焦黑时，放入煸好的腊肉，再翻炒几下，拌匀起锅。

**允斌叮嘱：**

1. 消寒糯米饭的用量和比例，可以根据自己的喜好和家人的胃口来调整。腊肉也会出油，而且腊肉的肥瘦是不确定的，所以炼猪板油的量您可以根据腊肉的肥瘦来定。如果实在把握不好，也可以多炼一点，剩下的可以留起来做菜。

2. 炼油的油渣可以留着，切一点青椒跟油渣一起炒，可以做成一道很好吃的菜。很多人小时候可能都吃过猪油渣拌白糖，香香甜甜的，是小孩子很喜欢的零食，当然这个只适合小孩子或者年轻人吃，老年人最好少吃。

3. 腊肉一般是有肥有瘦的，稍微煸一下油就会出来了，这样腊肉吃起来就不会腻，而且腊肉的香味、咸味也浸到了猪油中。

4. 做这道饭的时候就不需要再放盐了。腊肉煸好之后盛出来备用。这时候您就可以往锅里放糯米了，记住一定要多放点油，这样才能把糯米炒熟，因为炒的是生糯米，油多一点没有关系，但油要是少了糯米就容易煳锅。

5. 怎么判断糯米是九成熟呢？刚开始的时候糯米颜色是发白的，炒着炒着它就会变得越来越透明，等到糯米一粒一粒都晶莹剔透发亮时，糯米就是九成熟了。
   炒好糯米后，锅里要保证有一点余油，然后把掰开的红枣放进去一起炒。红枣要炒到红枣皮有一点发黑的样子，因为红枣皮炒黑后，有健胃的作用。

6. 炒好的消寒糯米饭趁热吃是最好的，因为它的油比较多，如果凉了再吃，会有点腻。

# 吃消寒糯米饭需要注意什么？

※ 一天之中，什么时间吃消寒糯米饭比较好？

到了大寒节气，一天之中，什么时间段吃消寒糯米饭比较好呢？

您可以在早上或者中午的时候吃这道饭。晚上则不太建议您吃，因为晚上要吃得清淡，吃得少，而消寒糯米饭的营养特别丰富，不太适合晚上吃。

如果您只有晚上下班以后才有时间做这道饭的话，我建议您吃完这道饭后，最好要给肠胃留至少三小时的消化时间，三小时后才能去睡觉。如果是小孩，您尽量早给他吃饭，最好是在他睡觉三小时之前吃。

如果做不到三小时的间隔，又非常想吃消寒糯米饭怎么办呢？饭后泡一杯陈皮水喝，有助于消化这碗饭的油腻。

※ 急性病期间，不要吃消寒糯米饭

有些朋友患了感冒、咳嗽，或者是身体哪里不舒服，不清楚自己可不可以进补。

您要记住，在患急性病期间，比如，感冒咳嗽、痰多或者是支气管炎发作，凡是吃进补的食方都要谨慎。如果有痰，吃消寒糯米饭可能会使痰更多。所以一般来说，年轻人和小孩咳嗽不要吃。

大寒

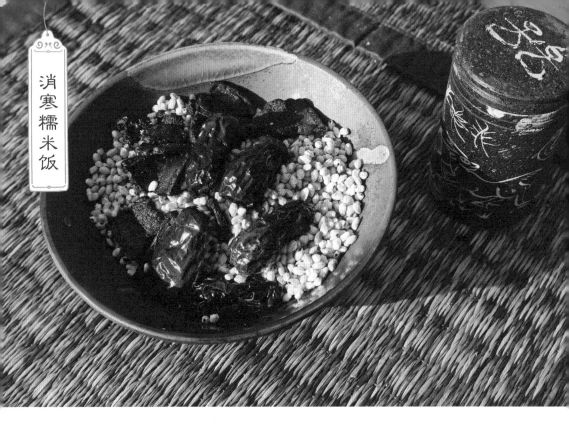

消寒糯米饭

但有一种老年人，他们长期久咳、虚咳，而且干咳无痰，是可以吃的。

※ 生理期、孕期可不可以吃消寒糯米饭？

女性朋友在生理期可不可以吃呢？没问题的。

孕妇可不可以吃呢？一般来说，怀孕在三个月以上，就可以放心地吃。但如果是在怀孕三个月内，有孕吐反应的朋友，吃这道饭可能会有一点腻，这时候暂时不要吃它。

产妇吃这道消寒糯米饭是没问题的。

　　老年人也可以少吃一点消寒糯米饭，如果吃完之后觉得有一点不消化，可以喝一点陈皮水。

　　如果孩子在吃消寒糯米饭时贪嘴，多吃了一碗，觉得顶住了，特别不消化，怎么办呢？这时可以把大蒜拍碎了，煮一点大蒜水给孩子喝，一会儿他就舒服了。

　　因为大蒜能很好地解除吃食物引起的积滞，而且它对吃糯米过多引起的积滞特别管用。以前在写到端午节吃粽子的食方时，我曾经说过，端午节吃粽子不小心吃多了就喝大蒜水。


* 红枣炒焦后发黑，会不会产生致癌物质？

　　有些朋友问："红枣炒焦后发黑会不会产生致癌物质？"

　　这个您不用担心。红枣既补血又暖身，把它稍微地炒焦一点点，为的是让它能够护胃，帮助消化，同时不会生寒湿。

　　如果是肉类炒煳了，它会产生致癌物质。但红枣皮主要是纤维素和微量的淀粉，炒焦黑之后不会产生致癌物质，反而会产生一种煳化的物质，这种物质带有一点苦

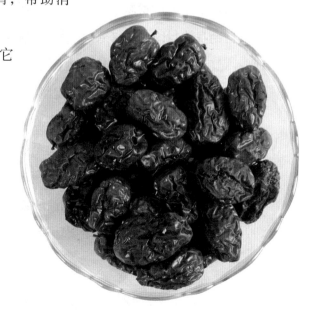

味，可以帮助胃来消化，还有护胃的功效。

我曾经推荐过一道茶方——整个冬天都可以喝的金丝焦枣茶，就是把红枣炒黑之后冲泡而成的。这道养生茶取的就是红枣被炒焦之后的药性，和平时人们喜欢吃的锅巴是同样的道理。锅巴也是焦煳的，而焦煳的锅巴有很好的促进消化的作用。小孩子如果胃口不好，平时煮饭的时候，您不妨有意识地多给孩子吃点锅底的锅巴。

## ＊ 腊肉好，还是新鲜的肉好？

有些朋友说："腊肉是不是不如新鲜的肉好啊？"其实腊肉和新鲜的肉相比，它们的功效各有不同。腊肉由于经过腌制，肉类中的蛋白质被分解成多种氨基酸，吃起来更鲜、更香，而且更容易消化，容易被人体吸收。

如果您是吃素的朋友，这道消寒糯米饭可以不放动物油，不放腊肉，这不会太影响它的功效，只是会削弱一点补益的作用。这道饭最主要的材料还是糯米，糯米是固肾气的，在大寒节气吃，能帮助身体封固，抵御寒冷，特别是抵御自下而上的地气的寒。

红枣和糯米加在一起是补上加补，将它们稍微处理一下，让它们变得不那么滋腻，再加上陈皮泄的作用，这样搭配起来，就补中有泄，身体既能全面地进补，又能给病气留下一个排出的通道。

大寒节气，虽然是寒气至大至极的时候，但物极必反，寒到极点也就表明天气要回暖了。大寒之后就是立春，冬去春回，春天是生发之际，是不宜大补的，所以大寒节气是我们一年中最后一次大补的机会，请您一定要珍惜。

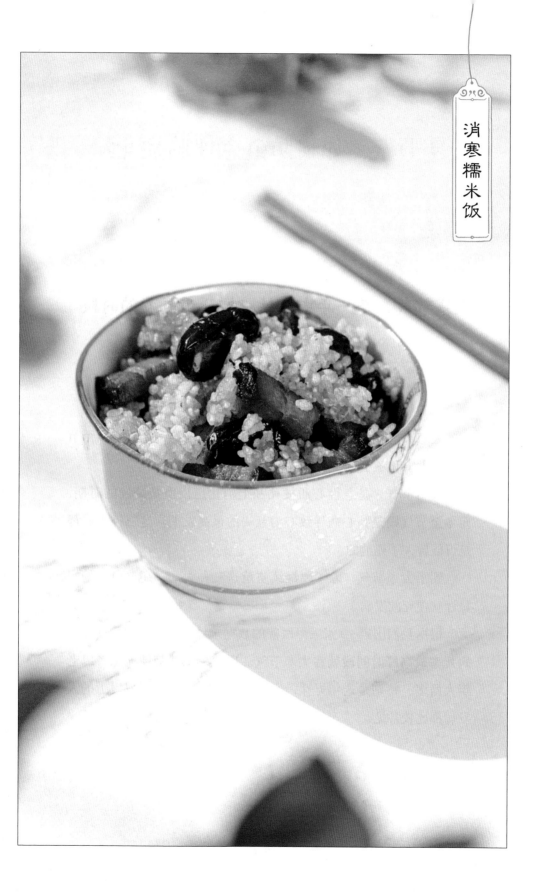

# 大寒节气，如何防范急性脑梗死？

## 大寒节气，是一年中急性脑梗死最高发的时段

* 现在，急性脑梗死的人越来越低龄化

大寒节气在冬天的最后一个月，在这之前的一个月有两个节气——大雪和冬至。

大雪节气，是急性心肌梗死和上消化道出血最高发的时期，而冬至节气则是肺心病导致心力衰竭的最高发期。这三种大病都是可能置人于死地的。

到了大寒节气，除了要继续防范这三种大病，还要更加警惕急性脑梗死的发病。

根据我们国家19家三甲医院的数据统计发现，急性脑梗死的病死率最高峰时间段就在大寒节气。以前，急性脑梗死患者以老年人居多，特别是老年男性，但现在也低龄化了，40岁以上的人发病都比较常见，二三十多岁的年轻人发病也不少。

### 1. 脑梗死，又叫缺血性脑卒中

有些朋友不太清楚什么叫脑梗死，其实，脑梗死是脑卒中（中风）的一种，中医也把它叫作脑中风。

脑卒中大家平时都听得比较多，其实，它分为两种——一种是缺血性的脑卒中，就是脑梗死；一种是出血性脑卒中，也就是脑溢血。

出血性脑卒中发病后的死亡率是很高的；缺血性脑卒中相对来说好一点，但它的发病率非常高。

在脑卒中的发病率中，70% 以上都是缺血性脑卒中，它是现在导致中年人、老年人残疾的首要原因。比如，瘫痪、半身不遂，或者言语不清，这些病症都是由缺血性脑卒中造成的。

### 2. 深冬易发脑梗死，早春易发脑溢血

深冬和早春是中风发病的两个高峰期，其中，缺血性脑卒中的最高发时期在大寒节气，而出血性脑卒中的发病率在春天会增高，这两种还是有区别的。在不同的节气，防范的重点应该各有侧重。

《黄帝内经》记载："寒独留，则血凝泣，凝则脉不通，其脉盛大以涩，故中寒。"用现在的话来说，就是人体的血脂、血小板的浓度在天气很寒冷的时候都会升高，血液就会特别浓稠，这样就容易形成血栓，从而引发脑梗死。

大寒

## * 冬天的最后一个月，哪些人要特别预防脑梗死？

### 1. 老年人，特别是老年慢性病患者

首先就是老年人，特别是男性老年人，如果您还有慢性病，如糖尿病、冠心病、高血压这些心脑血管疾病，更要特别注意防范。

### 2. 经常熬夜的中年人和年轻人

如果您平时比较肥胖，血脂比较高，或者是长期抽烟、喝酒，而且是酗酒，又经常地熬夜，工作劳累，这些因素都存在的话，那么您也要注意防范。

以前，年轻人脑梗死的概率非常小，但近年在逐渐上升。网上经常会有这样的新闻报道：16 岁少年经常通宵上网熬出脑梗死，26 岁小伙子长时间超负荷工作患脑梗死，等等。

据统计，现在年轻人脑梗死的比例已经达到了百分之十几，也就是说在 100 例脑梗死的病例里面，有十多例是年轻人，这个比率是非常可怕的。

### 3. 有风湿性心脏病、房颤、曾经出现过"小中风"的人

有风湿性心脏病、房颤的人，以及曾经出现过"小中风"的人要特别当心。"小中风"有一种很典型的症状，就是口眼歪斜，甚至是年轻人，早上起来突然觉得脸歪了，嘴也歪了，回不正了，通常都是在睡觉的时候受了风引起的，比如，窗户没有关严。但不是每一个人受风就会患"小中风"。

### 4. 经常半身出汗的人

半身出汗分为两种：一种是上半身出汗，下半身不出；一种是左半身出汗，右半身不出，或者是右半身出汗，左半身不出。如果您是后一种——半身不出汗的情况，就要特别注意防范中风了。

## ＊ 冬天最后一个月什么情况下要特别注意防脑梗死？

一是气温骤降的时候。当气温急速下降，就会引起血管收缩。

二是马上要过年的时候。这时候大家难免会大吃大喝，如果饮食不加节制，很容易引发脑梗死。

立春之后，逐渐进入出血性脑卒中——脑溢血的高发期，这时候我们要注意的就是不要激动。

## ＊ 出现脑梗死或脑溢血，要抓紧黄金三小时

不管是脑梗死还是脑溢血，一旦脑卒中就要马上送到医院急救，千万不要耽误，因为脑组织在缺血三小时以后，就会出现不可逆的坏死。如果超过六小时，脑细胞就都坏死了。所以要抓紧这黄金三小时的时间到医院进行抢救。

医院就有这样的病例。一个三十几岁的年轻人，可能从来没有想过自己会得脑梗死，所以在工作劳累一天后，晚上又出去应酬喝酒，半夜回到家后又熬夜工作，结果第二天发现右胳膊麻木、无力，他也没当回事。如果不是一位医生朋友及时提醒他，让他去医院检查一下，那他很有可能出现生命危险。因为他到医院一检查，发现已是大面积的脑梗死了，如果再晚一点到医院可能就无法抢救了。

大寒

有时候，脑梗死的前兆并不明显，很容易被忽略，比如，在脑梗死发生之前会有短暂性的脑缺血，因为这种症状维持的时间比较短，有的人就把它给忽略了，没有及时发现。如果能及时发现并防范的话，即便是比较严重的急性脑梗死也是可以抢救过来的。

我认识的一位朋友是一家医院的主任医师，年龄50岁左右。有一天，他在家里突然头很晕，而且半边的手脚麻木了，他觉得自己可能要发作急性脑梗死。他赶紧嘱咐家里的保姆，让她准备自行车，把他送往医院。因为他家就在医院的宿舍，骑车过去只要几分钟。然后他又马上给他爱人打电话，他爱人接了电话，他劈头就是一句"我中风了"。他爱人说："你怎么回事啊？你是在开玩笑吗？"都不敢相信。他只是简单地交代了一两句，就发现自己已经不太能说话了。

挂了电话，保姆立刻用自行车把他推到了医院。还没有到医院门口，他就已经昏迷了，但他利用自己昏迷之前宝贵的十分钟时间，做好了交代，所以一到医院，马上就被送去急救室急救。手术之后，他恢复得特别好。

可以设想一下，如果他没有这样的意识，不具备这样的医学常识，当自己觉得手脚有点麻木的时候稍微耽误一点时间，他很可能就会昏迷在家里，就有可能耽误了抢救的时机。

另外一个病人是一位领导，平时就有高血压。有一天晚上，他起来上厕所的时候，突然觉得自己左腿没有力气，很软，他就吃了一点家里备的安宫牛黄丸。吃药以后，他觉得又能走路了，就去睡觉了。结果，第二天急性脑梗死发作，虽然送到医院抢救过来了，但他已经偏瘫了。

所以一定要记住，平时可以用饮食来预防疾病，但一旦出现大病、重病还是要立刻到医院去。"有病靠医生，健康靠自己。"

# 脑梗死发作前的预兆

﹡ 头晕、手脚麻木、吐字不清、丧失理解力、恶心、呕吐、昏睡……

急性脑梗死发病的预兆一般都有哪些？

第一，感觉头晕。

第二，感觉手脚麻木，一般来说是一边的手脚麻木，比如，手、脚没有了力气，拿在手里的东西会掉落，或者是突然摔倒，有的人还会舌头麻、嘴麻。

第三，说话不清楚，吐字不清，或者是说不出完整的话来。

第四，丧失了理解力，您跟他说的话，他没法理解。

第五，完全没有原因的恶心、呕吐。

第六，突然长时间地昏睡，有点不太清醒的感觉。

第七，手脚抽搐。

第八，眼睛失明或者看不清楚，感觉视力非常模糊。

有些症状比较好鉴别，但有时候仅仅一开始有一点轻微的症状，比如只是呕吐或者头疼，这时候很可能会跟感冒的症状混淆，

大寒

特别是有些老年人自己都分不清楚，意识可能有点模糊了，家里人就很容易误判。

## * 伸臂笑语： 简单预知脑梗死的先兆

当您遇到上述无法判断的情况的时候，可以用一些简单的方法来帮助测定，这个方法可以总结为四个字——伸臂笑语。

伸臂笑语是三种测试方法：

第一种是伸臂，就是让他伸出手臂，平举在我们的身前。平举一会儿之后，如果发现两只手臂没有办法持平，有一只手臂总是往下耷拉，这就非常危险了。

第二种是要这个人笑一下。要露出八颗牙来笑，当他笑的时候看他嘴歪不歪，如果有脑梗死先兆的话，这个人的面部是歪斜的，不对称，笑的时候嘴也是歪的。

第三种就是说话。让他说一句话，看看他的语言表达有没有问题，会不会想要表达却表达不出来，或者口齿不清，说话不利落。

这三种方法分别测试什么呢？

第一种伸臂，它测试这个人是否会发生偏瘫，也就是半身不遂。

第二种笑，看他是否会发生面瘫。

第三种说话，看他是否会出现语言障碍。

这三种测试方法，如果有任何一个被测试出来的话，都要去医院检查。

# 年夜饭吃什么对身体好？

## 适合年夜饭的饮料：千岁饮

年夜饭吃什么才健康？其实，在我们国家，从南方到北方，从东部到西部，家家都有自己的私房年夜菜菜谱。这些传统菜是我们的前辈吃了几十年甚至几百年的东西，能够传下来、并经过时间打磨的，大多都是健康美食。

所以年夜饭您就尽情地享受家乡的传统菜，这些一般都是适合本地人体质的。

吃好了家乡的大菜，在年夜饭的宴席上，我再给您推荐一道咸汤、一道甜汤、一道鱼、一种素馅饺子，一道甜品和一种饮料。

### ＊ 年夜饭给小朋友喝的健康饮料：自制猕猴桃汁

过年一家人在一起吃年夜饭的时候，成年人有的喝酒，有的喝茶，小朋友往往喝的是加工饮料。其实，这对小朋友的身体不是很好，即便是果汁型的饮料，里面一般也含有一些防腐剂、添加剂。

如果孩子喝果汁，可以用水果自己榨汁。以前没有榨汁机，

 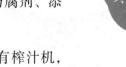

大寒

我的母亲也能自己做天然果饮。其中一种果饮"千岁饮"，很适合在年夜饭时喝。

千岁饮不仅适合小朋友喝，也适合大人喝。它可以帮助消化、解腻、降脂，还可以解酒毒，它也是一款大人在喝完酒之后很好的解酒甜品。

这道饮品非常简单，就是猕猴桃汁。自己在家里做也很方便。

### 猕猴桃属于餐后吃的水果

有些水果要饭前吃才健康，有些水果要饭后吃才合适，猕猴桃属于为数不多的要在餐后吃的水果，因为它含有一种酶，是可以帮助身体来消化油脂的。

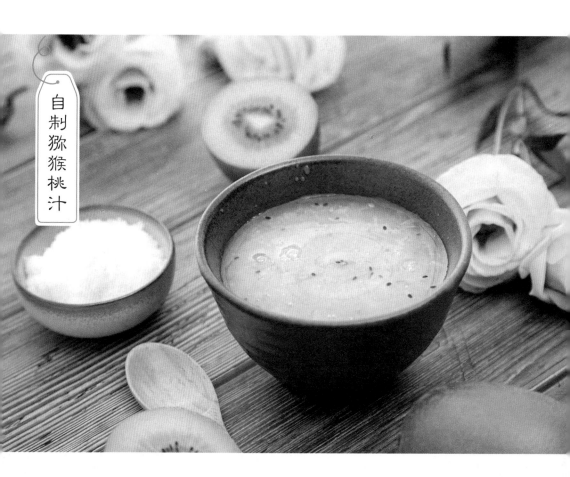

自制猕猴桃汁

# 自制猕猴桃汁

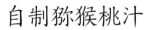

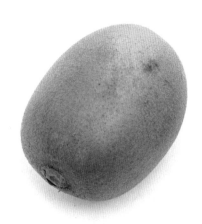

原料：猕猴桃、水、糖。

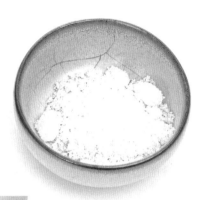

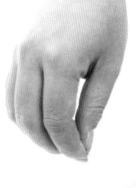

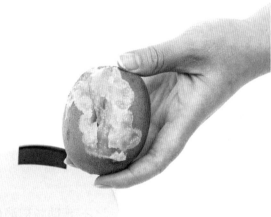

做法：
选软的猕猴桃，剥去外皮，将果肉放在碗里用擀面杖或者勺子捣碎，加一点水和糖搅匀，一杯绿绿的猕猴桃汁就做成了，味道还挺不错的。

猕猴桃又被称为千岁鲜果，在节日宴席中吃猕猴桃，对于老年人来说也有祝寿的意思。

**猕猴桃，糖尿病人也可以吃**

糖尿病人也可以吃猕猴桃，因为它的含糖量比较低，还能调节人体对糖的代谢，有防治糖尿病的作用。糖尿病中有一种表现就是特别的口渴，在古代，中医把这种叫作消渴病。其实，从唐代开始，中医就用猕猴桃治疗消渴病了。

如果家里有糖尿病人，您给他喝猕猴桃汁，不加糖，或者加罗汉果提取的代糖就可以了。

＊ 喝猕猴桃汁有哪些好处？

### 1. 解酒毒，保肝

它能解酒毒、保肝，清除血液中的酒精，解酒的效果相当不错。

### 2. 帮助肠道消化，降油脂

餐后吃猕猴桃还能帮助肠道消化，降油脂。

### 3. 防止吃炒货口干

猕猴桃中维生素 C 的含量非常丰富。过年的时候守岁，一家人坐在一起看春晚，这时候往往都要准备一点瓜子、花生吃。这些炒货吃多了以后是很耗伤人体的水液的，容易让人口干舌燥，舌头有时候还会起泡。猕猴桃正好可以平衡这些炒货的火性，它可以滋阴、生津。

为什么这道果饮叫"千岁饮"呢？因为猕猴桃又被称为千岁果，在节日宴席中吃猕猴桃，有祈福健康长寿的寓意。

**读者评论：** 以后过年不用买饮料了

Donna：以后过年不用买饮料了。猕猴桃里有一种酶，可以帮助消化大鱼大肉。

**允斌解惑：** 饭后喝什么？

敏二好学：饭后喝猕猴桃汁，还是什果银耳羹？

允斌：什果银耳羹是年夜饭的最后一道，而猕猴桃汁是饮料，两个都可以喝。

# 年夜饭里，不妨做一道茴香豆腐馅的"回乡饺子"

## 1. 茴香，回乡

北方的朋友在过年的时候是必须要吃饺子的，我推荐您吃茴香豆腐馅的饺子。

过年吃茴香豆腐馅的饺子是有寓意的，就是茴香的谐音是"回乡"，回到家乡。以前，讲究的人都要吃素馅的饺子。

茴香豆腐馅饺子的做法非常简单，把小茴香菜跟豆腐一起来剁，成馅后就可以用来包饺子了。

大寒

大寒　　217

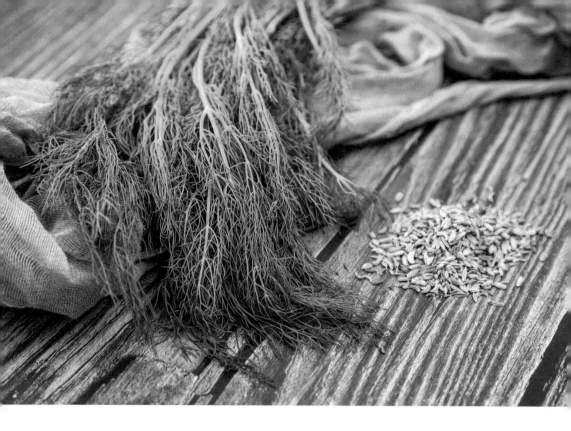

　　茴香豆腐馅饺子第一有回乡的寓意，第二它是素的。过年吃素馅饺子，这是老规矩，寓意这一年过得非常清净，不会有多余的烦恼。

## 2. 吃茴香豆腐馅饺子，能够补肾的阳气

　　茴香是蔬菜中的补阳菜，是温性的，有补肾阳的作用。它对于所有的寒症都是有保健作用的，比如，手脚发凉、胃寒、体质虚寒的人都很适合吃茴香。

　　过年吃茴香饺子，可以暖胃祛寒，预防过年时过食生冷油腻引起的胃痛。由于新年时入春了，温补肾阳需要防止上火，所以茴香馅儿里配了豆腐，豆腐是凉性的，可以平衡茴香菜的温性。

您在吃的时候，不妨搭配腊八蒜和腊八醋一起来吃，味道会更好。

# 年年有余，吃"鲤鱼跳龙门"

年年有余，年夜饭是不能少了鱼的。

鲤鱼跳龙门这道菜，就是用泡菜烧鲤鱼。

做河鱼很适合放泡菜，泡菜解毒杀菌，去鱼腥味，做出来的鱼特别好吃。

鲤鱼补阳，也去水肿。身体有点水肿的人，可以常吃鲤鱼。肝腹水的人，日常饮食调理也可以吃鲤鱼。

## ※ 怎样吃鲤鱼才不"发"

老人们认为鲤鱼是发物。我家有一个小秘诀，给想吃鲤鱼又怕发的人：炖鲤鱼时加上几粒花椒籽。

我们平时吃的花椒是花椒果外面的一层皮。花椒里面一粒一粒黑色的，就是花椒籽。上等的花椒是要把这些籽去掉的，因为籽有苦味。去掉的籽用来做中药，称为"椒目"。

花椒籽是祛毒的也是祛湿的，所以把它和鲤鱼放在一起，可以平衡鲤鱼的发性。

## ＊ 我家的秘方：天麻炖鲤鱼头加花椒籽

有一道治头晕很有名的药膳——天麻炖鱼头。有些人用了以后，感觉效果不是那么的好，其实这里有两个秘诀：

1. 天麻炖鱼头要用鲤鱼的头。

2. 加花椒籽当药引子。

花椒籽引药入脑，只有加了花椒籽，功效才能到十分。

## ＊ 养脾胃的鱼

鲤鱼是补阳的。如果要论养脾胃，好消化，可以吃鲫鱼、带鱼。

鲫鱼是河鱼中最养脾胃、最好消化的，适合脾胃虚弱的人吃。但因为刺比较多，所以通常用来炖汤。

带鱼是海鱼中养脾胃的鱼，也是很好消化，适合脾胃虚弱的人来吃的。

# 年夜饭，老人和小孩的专属食方

年夜饭不一定都是很贵的食材，用普通的鸡蛋也能做出不一样的味道。

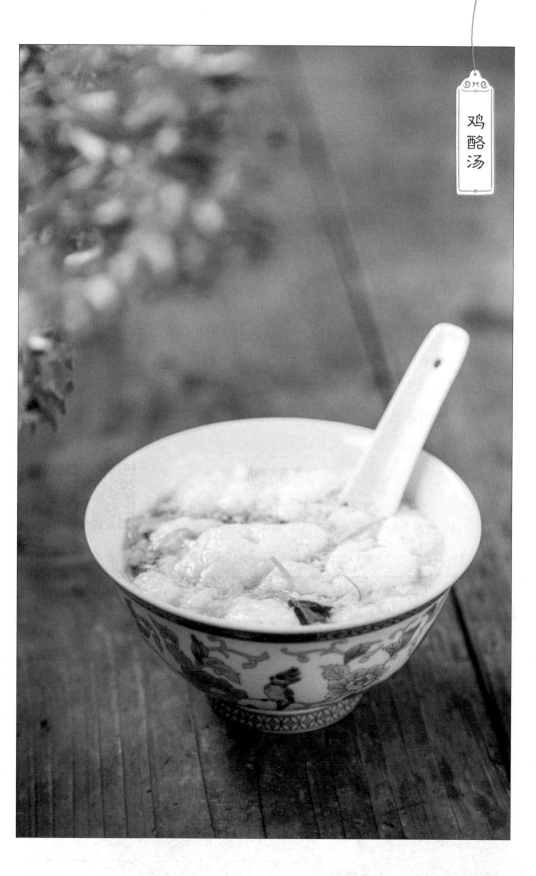

鸡酪汤

做鸡酪汤的要点，是要将鸡蛋清打成雪白的泡沫，直到可以立住筷子。在以前没有打蛋器的时候，我们的秘诀就是用四根筷子，用力地打，就能将蛋清打发。

可以取 10 个鸡蛋，将蛋清和蛋黄打到两个盆里。用蛋清来做一道补气安神的鸡酪汤，孝敬老人；再用蛋黄做一道益智补脑的甜黄泥，给孩子吃。

过年喝这道汤有三个好处：

1. 守岁时喝，可以补气解乏。

2. 滋养心肾。

3. 有助于缓解天冷时老年人容易出现的小腿皮肤干痒。

给老人做好补气安神汤，再用留下的鸡蛋黄，加上一点猪油或黄油、白糖，下锅炒熟，就做成一道给小孩增长智力的甜品——甜黄泥。

## 鸡酪汤

原料：鸡蛋、鸡胸肉、青菜。

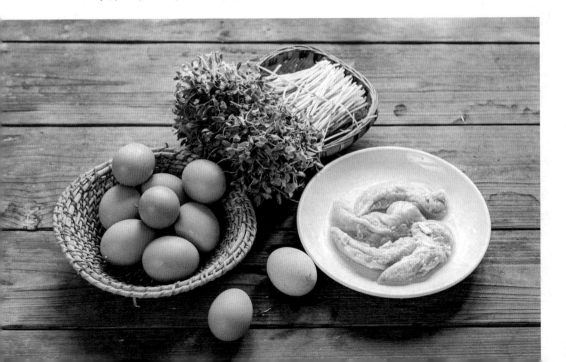

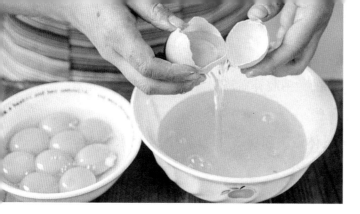

做法：
1. 取10个鸡蛋，将蛋清和蛋黄打到两个盆里。

2. 把鸡蛋清打散。

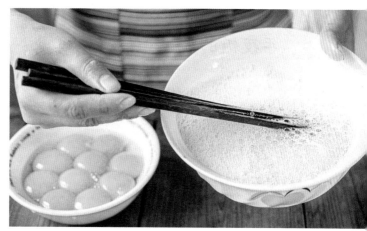

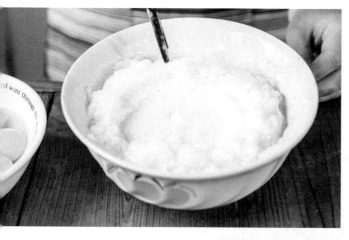

3. 把鸡蛋清打成蓬松的泡沫状。

4. 鸡胸肉切碎末，锅里烧开鸡汤，倒入鸡胸肉搅散，再放入鸡蛋清，凝固后马上关火。把青菜垫在碗底，将鸡酪汤倒进去即成。

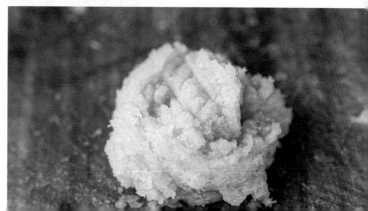

它也相当于一道温和的"阿胶补血汤"，可以滋养心血，儿童多动、血虚可以经常吃一些。

关于这两道方子的具体做法和功效，可以参照《回家吃饭的智慧》。

## 年夜饭的尾声：什果银耳羹

我家的年夜饭中，一道什果银耳羹是必不可少的，从小吃到大。

过年时全家聚在一起，聊天、忙碌，难免耗气又伤阴，此时喝一碗银耳羹，润肺补气滋养五脏，又极易消化。

## 什果银耳羹

做法：

1. 先炖银耳，用电炖锅小火慢慢地炖几个小时最好。没有时间的话，也可以用《回家吃饭的智慧》书中教过的懒人炖法。

2. 银耳炖到滑滑的胶质口感后，把苹果、杧果、猕猴桃等各种水果切成小丁，入锅煮一滚，撒入枸杞，关火起锅。
   这道甜汤可以最后再上桌。年夜饭一道道煎炒烹炸的菜吃下来，最后来一碗清甜滑润的银耳羹，从口腔、食道一直到胃，都会觉得舒服极了。

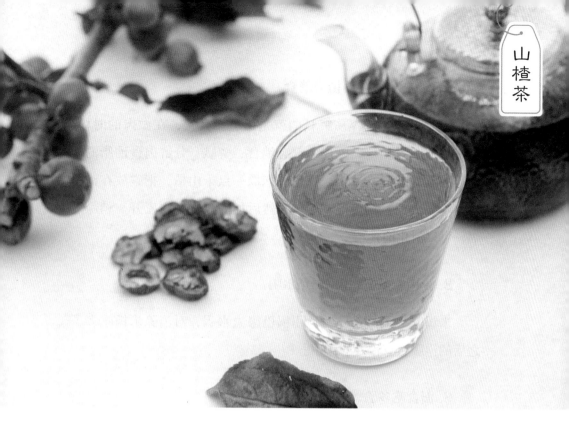

# 过年时吃撑了怎么办?

\* 吃不同的食物，就有不同的消食方法

在春节的七天长假里，我们每天可能都免不了聚餐。那么，吃撑了怎么办?

过年的时候，我们吃的东西五花八门，不同食物吃多了，应对的方法其实也是不同的。

我们可以预先准备这几样材料：橘子、萝卜、山楂、大蒜、酱豆腐。

大寒

### 1. 肉吃多了，用山楂来消食

肉吃多了，最容易解腻的就是山楂。其实，在做肉的时候，在里面放一点山楂、陈皮，都有消食、解腻、分解肉食油脂的功效。如果您吃肉吃撑了，我建议您取一点干山楂，把它放在锅里炒，不要放油，直接把它炒黑，然后加一点水把它煮开。稍冷后喝，可以消化肉食。

### 2. 米饭吃多了，用锅巴煮水喝

米饭吃多了怎么办呢？用锅巴来煮水喝，对消除米饭吃多了之后的饱胀感有很好的作用。

### 3. 面食吃多了，喝原汤化原食

面食吃多了怎么办呢？比如，北方人常吃的馒头、面条，其实原理是一样的，就是"原汤化原食"，原食炒焦了吃。

您可以多喝面汤、饺子汤。如果真的吃得太撑了，比如，吃饺子吃得太撑了，您可以把馒头放在火上烤焦了吃。这对于吃面食过多造成的烧心（胃灼热）、饱胀有很好的消除作用。

### 4. 鱼吃多了，吃一点酱豆腐

过年的时候大家都讲究一个美好寓意——年年有鱼（余），每家都要吃鱼。鱼肉相对其他肉来说比较好消化，一般不容易吃撑，但有的人吃完鱼之后，会觉得有点难受，有一点恶心，因为鱼肉是生痰的。

如果您想要吃鱼肉后还很舒服，首先不要去鳞，鱼肉和鱼鳞的营养是互相补充的。鱼肉是通的，鱼鳞是收的；鱼鳞含有胶原蛋白。如果您觉得鱼鳞吃起来的口感不好，还可以做成鱼鳞冻或者炸鱼鳞，这样吃起来味道也不错。

如吃了鱼以后有一点恶心的感觉，我建议您吃一点酱豆腐，酱豆腐可以很好地解除由于吃鱼过多造成的身体不舒服，还可以解腻去腥。

### 5. 酒喝多了，食用橘子皮泡的水或糖醋汁拌的白萝卜

酒喝多了怎么办呢？给大家分享一个我的解酒小偏方，"千杯不醉茶"，也就是川陈枳椇四物饮，原料有枳椇（别名：拐枣）、葛花（脾胃差的人换成葛根）、山楂和陈皮。

如果您来不及去药店配这几样东西，又怕酒喝多了难受，怎么办呢？我教您两个应急的小方法，对酒后的不适有减轻的作用。

第一个方法：您在喝酒的时候，如果餐桌上的果盘中有橘子，那就赶紧抓一个橘子，把它洗干净，用橘子皮泡水喝。这样可以很好地预防酒后的恶心、呕吐。泡的时候，最好加一点糖或者盐进去，效果会更好。

第二个方法：用糖醋汁拌白萝卜。有的朋友喝完酒的第二天脸色发青，胃里也特别难受，一点都不想吃东西，有时候甚至能难受一整天。这时候您取一点白萝卜，拌上一点糖醋汁吃下去，胃口就打开了，人也会舒服很多。

这两个应急解酒的小方法，用橘子皮水解酒，这个小方在喝酒的时候用效果比较好；而糖醋汁拌白萝卜的方法主要是缓解酒后第二天的不适感，特别是对于肠胃的不适，效果比较好。

您可以根据自己的情况来选择，当然最好还是配好解酒茶。因为解酒茶不仅能消除当时饮酒的不适感，减轻酒精对肝脏的损

伤，还能预防酒精在大脑中的蓄积，预防由于酒精引起的脂肪肝、动脉硬化，或者是阿尔茨海默症这样的一些后遗症。

## ﹡"尚期我老如亲老，却看儿童作节忙"

宋人高翥曾写道："长忆儿时二老傍，元正岁岁有风光。搀先礼数修人事，着好衣裳侍酒觞。回首不堪追日月，感情空叹换星霜。尚期我老如亲老，却看儿童作节忙。"

这首诗的意思就是诗人想起了他小的时候，每一年正月都是和父母一起过的。那时候很讲究礼仪，新衣服要穿得整整齐齐的，要搀扶父母，服侍父母喝酒、吃饭。现在回首往事，很是感叹。希望自己年纪大了以后也能像父母一样跟自己的儿女、孙辈一起过节，一家人热热闹闹的。

这首诗反映出了我们中国人传统的家庭观念。新年是一家人在一起团聚的日子，能有父母和儿女相伴的节日是最幸福的。无论是多大的人，过年时能陪在父母身边，也会拥有孩子一般的欢喜，幸福得像个孩子。这才是过年对我们身心最有益的事。

# 顺天之命，顺时生活

## 每一候，做一个小养生记录

我建议您从冬天开始，给自己做一个养生日志。每隔五天，也就是一候，对自己的身体做一个小的记录，观察自己身体的变化。比如，这五天您吃了什么节气食方？之后有什么感受？出现了什么反应？

别小看这小小的记录，一年之后再来回顾，您就会发现，在同样的一个节气，同样的第几天，您的身体在吃同样的食方的时候，出现了细微的不同反应。这个就可以反映出天时的变化，或者是您身体的变化，或者是所选用的食材的变化，这对于养生是很有帮助的。

有些朋友总是搞不清楚到底自己适合吃什么食材，有时候吃了有问题，有时候吃了又没问题，很纠结。

其实，这种问题之所以会让我们纠结，是因为自己没有做精细的养生记录，我们不知道到底是食材本身的原因呢，还是吃的时间或者身体当时的状况不一样。

## 养生记录，对一年四季的养生有很好的指导作用

如果我们能做一个小小的养生记录，那么对于养生是有很好的指导作用的。

一年有二十四个节气，每一个节气有三候，一年也就有七十二候。这个养生日志，您只是在一年中做七十二次小小的记录，也不会花太多的时间。但是积累了以后，您过一年、两年或三年之后再来回顾，您就会发现这个小小的习惯，可以给您很大的帮助。

经常有一些朋友留言咨询自己身体的各种情况，以及吃了什么食物以后的各种反应，有时候其实挺难回答的，就是因为这里面的信息不精准。比如，有的朋友会说他头痛，我问他头痛多少年了，他很难回忆起头痛是从哪一年开始的，更不要说哪一个月或者是哪一天开始的了。再比如，有的朋友说他吃了什么食物以后有什么反应，但是如果问他您是在哪一个季节吃的，他也记不清楚。

我建议您在做养生记录的时候，不妨顺便记录一下当时的天气。因为自然界的风、雨、寒、暑、晴，会对我们的身体产生不同的影响。只要您坚持记上一两年，您就能逐渐摸索出其中的规

律，知道自己的身体在什么样的情况下会发生什么样的变化，这时候您就将成为自己最好的保健医生了。

## 养生特别讲究"天、地、人"三者的协调

"天"就是天时，也就是我们所强调的节气养生；"地"就是地域，也就是说，您在哪个地方居住，跟您的身体也很有关系，这是地域养生；"人"就是自己本身的一个变化。所以天时、地利、人和，这三者是缺一不可的。

只有当我们做了精细的养生记录，才能知道影响我们致病的因素，到底是"天"造成的，还是"地"造成的，还是"人"造成的。

地域还包括地产，就是大地所赋予我们的食物。不同地域所生产的食物，功效也都不同。如果我们能随时随地注意"天、地、人"对我们的影响，那么，当您再去找医生看病的时候，您就可以告诉他，这个病是由"天、地、人"中的哪个因素造成的，是居住的地理环境造成的呢，还是气候造成的呢，还是吃了什么食物造成的，还是由于自己本身先天的体质造成的。

世界上真的没有多少医生能帮您分析得这么详尽，因此，我们每个人尽量自己去做这份工作，做自己的保健医生。

当我们充分地尊重了"天、地、人"这三者，注意倾听它们的声音，那我们就能真正地做到"顺天之命，顺时生活"，我们就能得到上天的眷顾。

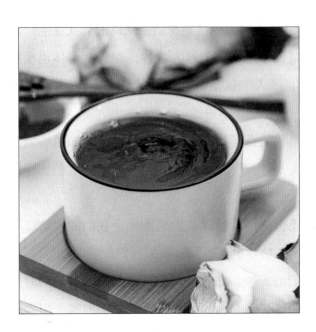